Rex를 활용한

보건통계학 개론

제2판

Rex Soft

Rex를 활용한
보건통계학 개론

제2판

HEALTH STATISTICS

최성경 · 원성호 · 김호 지음

KM 경문사

머리말

우리가 세상을 사는 것 혹은 학문을 연구하는 것은 여러 가능성 중에서 하나를 선택해가는 과정이다. 많은 현인들이 현명한 선택에 대한 이야기를 하였고 사회적으로도 좋은 선택을 하기 위하여 우리는 끊임없이 노력하고 있다. 학문을 하기 위해서 우리는 많은 자료에 근거한 결정을 하고 인류의 과학발전도 이러한 자료를 구축하고 이에 근거한 결정을 내리는 과정이다. 이러한 의사결정을 돕기 위한 여러 가지 방법들을 우리는 오랫동안 생각해왔고 이를 학문적으로 정리한 것이 통계학이다.

의·생물정보 및 보건학 분야에서도 전통적으로 과학자들은 좋은 자료를 만드는 일에 많은 노력을 쏟아왔고 그 자료를 설명할 수 있는 이론의 개발에 노력하여 왔다. 최근에는 과학의 발전과 더불어 막대한 양의 자료가 쏟아지고 있다. 이러한 연구 환경의 변화는 역설적으로 자료의 설명을 어렵게 하고 혼란을 야기한다. 자료의 이해가 부족한 상태에서 단순상관관계에 의존한 설명은 왜곡된 원인-결과의 오류를 일으키는 경우가 많다. 대규모 자료가 좋은 연구결과를 보장하는 것은 아니며, 과학적 분석을 담보하지 않으면 그 연구는 실패할 확률이 커지는 것이다.

보건학 분야에서는 전통적으로 통계학적 지식을 많이 활용하여 왔다. 세계적인 보건대학원에는 보건통계학(Biostatistics)과에 많은 연구자들이 근무하면서 연구와 교육에 힘쓰고 있다. 우리나라의 경우 기초통계학을 소개하는 교과서들은 많이 있으나 보건학도들이 쉽게 접근할 수 있는 교과서는 많지 않은 것이 현실이다. 저자는 과거 20여 년간 보건통계학 개론을 강의하면서 통계학을 처음 접하는 학생들에게 수리적인 이해를 바탕으로 한 개론 수준의 통계학을 소개하려고 노력하여 왔다. 이러한 경험을 바탕으로 학부에서 통계학에 노출된 경험이 없는 학생들을 포함한 일반적인 학생들에게 연구자로서 필요한 통계적 개념을 소개할 수 있는 교과서를 만들고자 하였다.

이 책에서는 보건학, 의학 분야에서 자료를 요약하고 일부 자료로부터 전체에 대한 내용을 추론하는 데 필요한 통계적 개념을 소개하였다. 자료를 정리하는 통계적 방법을 기술통계학(Descriptive statistics)이라고 하며, 정리한 자료로 전체 내용을 추론하는 통계적 방법론은 추론통계학(Inferential statistics)이라고 한다. 이 책의 제2장은 기술통계학에 대한 내용을 담고 있으며, 제3장부터 제6장에 걸쳐서 통계적 추론의 기본 개념들을 설명하고, 나머시 장에서는 추론통계학에 대한 내용을 설명하였다. 이 책은 보건학, 의학 분야에 이미 종사하고 있거나 이를 준비하는 사람을 대상으로 삼고 있기 때문에, 예제 및 연습문제 등은 보건학, 의학 분야에서 주로 발생하는 내용을 이용하여 구성되었다. 또한 모든 분석은 Rex 소프트웨어를 이용하였으며, Rex는 http://rexsoft.org/에서 설치파일을 내려받을 수 있다. 이 책에서 사용한 예제 데이터는 설치파일 내에 포함되어 있으니 참고하기 바란다.

2023년

최성경, 원성호, 김 호

차례

0 Rex 소개

1 보건통계학과 과학적 연구방법론

2 데이터 정리

차례

3 확률

4 확률분포

5 몇 가지 중요한 표집분포

6 통계적 추정

7 통계적 가설검정

8 실험계획 및 분산분석

9 회귀분석

10 상관분석

11 카이제곱분포와 도수분석

12 비모수 통계학

CHAPTER 0

Rex 소개

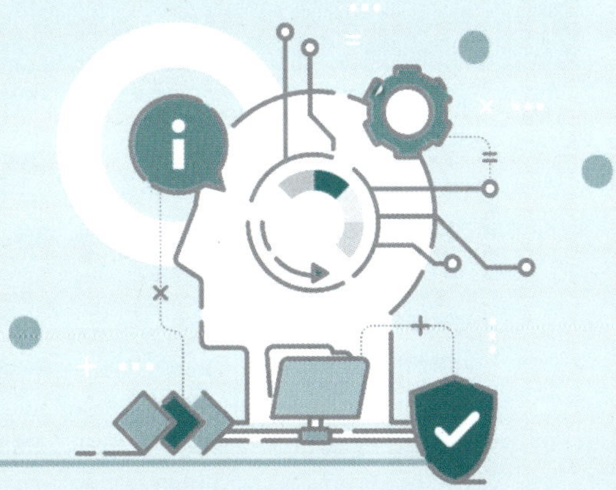

데이터의 크기가 방대해짐에 따라 대부분의 통계분석은 통계 소프트웨어를 이용하여 진행된다. 이 책에서는 Rex 소프트웨어를 이용하여 통계분석을 수행하였다. 따라서 기본적인 통계 분석에 대하여 살펴보기에 앞서, Rex 소프트웨어를 간략히 소개하고자 한다.

0.1 Rex 소개

[Rex 소개] 통계 소프트웨어 Rex는 Microsoft Excel에 플러그인으로 설치되어 엑셀 메뉴 '클릭' 만으로 손쉽게 분석을 수행할 수 있는 프로그램이다. 강력한 통계분석 도구인 R과 실시간으로 연동되어 기술통계분석, 이상치 탐색, 결측치 대체, 그룹비교, 상관분석, 범주형 자료분석, 분류분석, 차원 축소, 시계열 분석, 생존분석, 회귀분석, 일반화 선형모형, 비모수분석 등 다양한 통계분석을 지원한다. Rex는 무료버전과 유료버전으로 구성되어 있으며, 두 버전이 제공하는 기능에 차이가 있을 기억하기 바란다. Rex는 통계분석, 그래픽스, 확률 분포의 세 가지의 대메뉴로 구성되어 있다.

[Rex-통계분석] Rex는 [표 0.1.1]과 같이 총 12개의 통계분석 기능을 제공한다.

표 0.1.1

기술통계		그룹비교	회귀분석	상관분석	범주형 자료분석		분류분석	차원축소	시계열 분석	생존분석	비모수 분석	메타분석	임상진단 통계
기술 통계량	평균비교	일표본 T/Z검정	선형 회귀분석	이변량 상관분석	분할표 분석	비지도학습	K-평균 군집	요인분석	시계열 자료탐색	생명표	단일표본 위치문제	연속형 (단일집단) 메타분석	일치도 분석
		독립표본 T/Z검정	가중선형 회귀분석	편상관	로그 선형분석		계층적 군집	대응일치 분석	지수 평활법	Kaplan -Meier	단일표본 분포문제	연속형 (두 집단) 메타분석	위험도 분석
		짝진표본 T검정	편최소 제곱	거리측도			DBSCAN	주성분 분석	ARIMA 모형	Cox 비례 위험모형	이표본 위치문제	이분형 (단일집단) 메타분석	진단평가 분석
		일변량 분산분석	2단계 최소제곱				PAM 군집		GARCH 모형		이표본 위치문제 (대응)	이분형 (두 집단) 메타분석	ROC 분석
		다변량 분산분석	다변량 선형회귀				의사결정 나무				이표본 분포문제	상관관계 메타분석	
	비율비교	일표본 비율검정	포아송 회귀분석			지도학습	판별분석				K표본 위치문제	발생률 메타분석	
		이표본 비율검정	반복측정 회귀분석				K최근접 이웃기법				K표본 위치문제 (대응)	진단검사 메타분석	
	분산비교	등분산 검정					SVM				런 검정		
		일표본 분산검정											

[Rex-그래픽스] Rex 그래픽스는 [그림 0.1.1]과 같이 총 12종류의 그래프 관련 기능을 제공한다.

그림 0.1.1

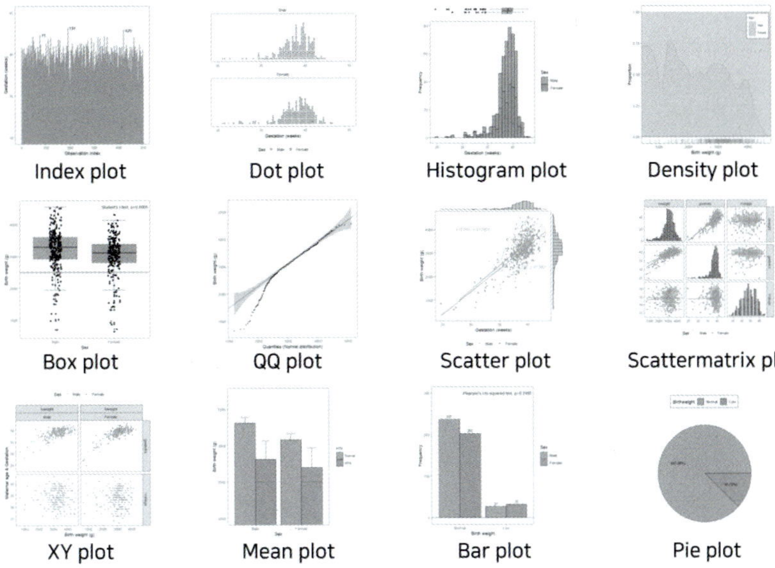

[Rex-확률 분포] Rex 확률분포는 [그림 0.1.2]와 같이 12개의 연속형확률분포와 5개의 이산형 확률분포에 대한 관련 기능을 제공한다.

그림 0.1.2

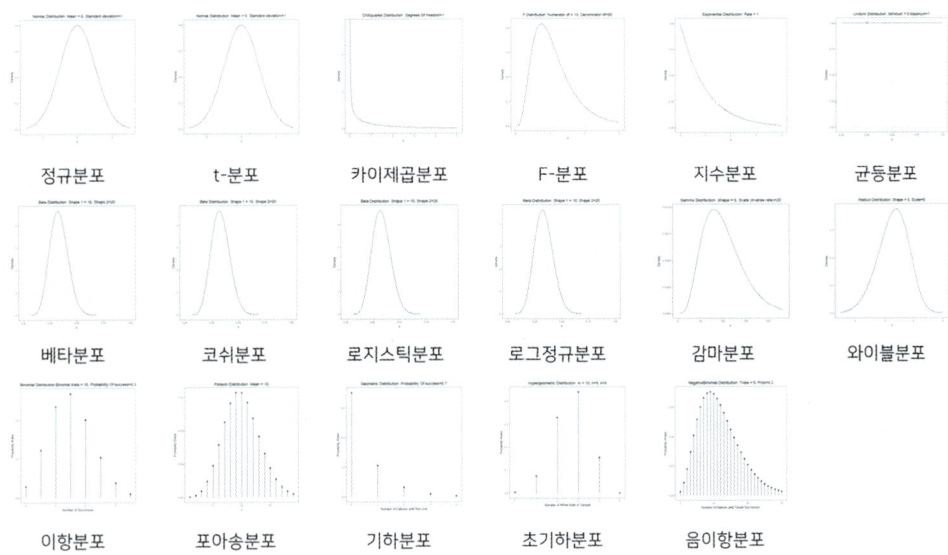

[사용자 환경]

① Windows 7 이상의 운영체제 (7, 8 및 10, 32비트, 64비트 무관)

② Microsoft Office 2013 이상 사전 설치 (2013 및 2016, 32비트, 64비트 무관)

③ 인텔 코어 시리즈 (i3 / i5 / i7) CPU 혹은 동급의 AMD사 CPU

④ 메모리 4GB 이상

⑤ R 버전 3.6.3

0.2 Rex 소프트웨어의 설치

Rex를 설치하기 위해서는 http://rexsoft.org/에 회원가입을 해야 한다. 절차는 다음과 같다.

① 홈페이지 http://rexsoft.org/ 방문 후 홈페이지 오른쪽 상단의 Register를 클릭한다. 만약 http://rcxsoft.org/에 이미 회원으로 기입되어 있으면 ① ②는 건너뛰고, ③으로 가기 바란다.

그림 0.2.1

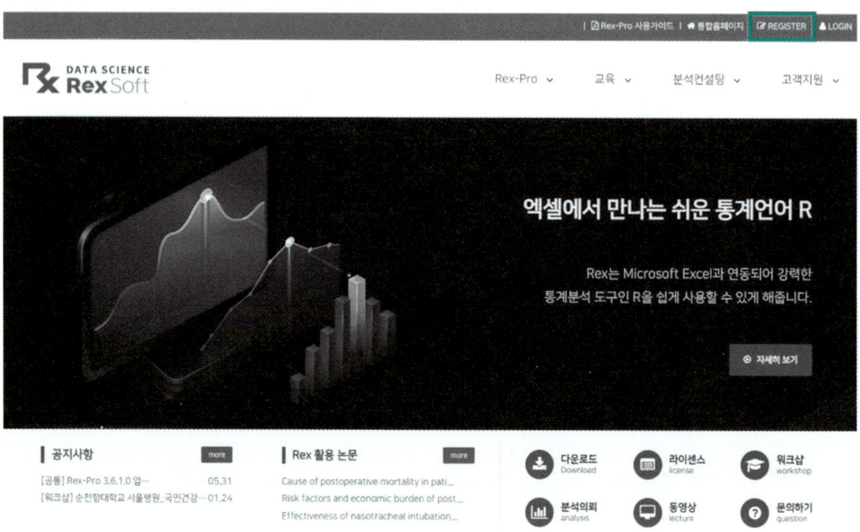

② 계정명, 이름, 이메일, 비밀번호를 입력 후, 회원가입 버튼을 클릭한다.

그림 0.2.2

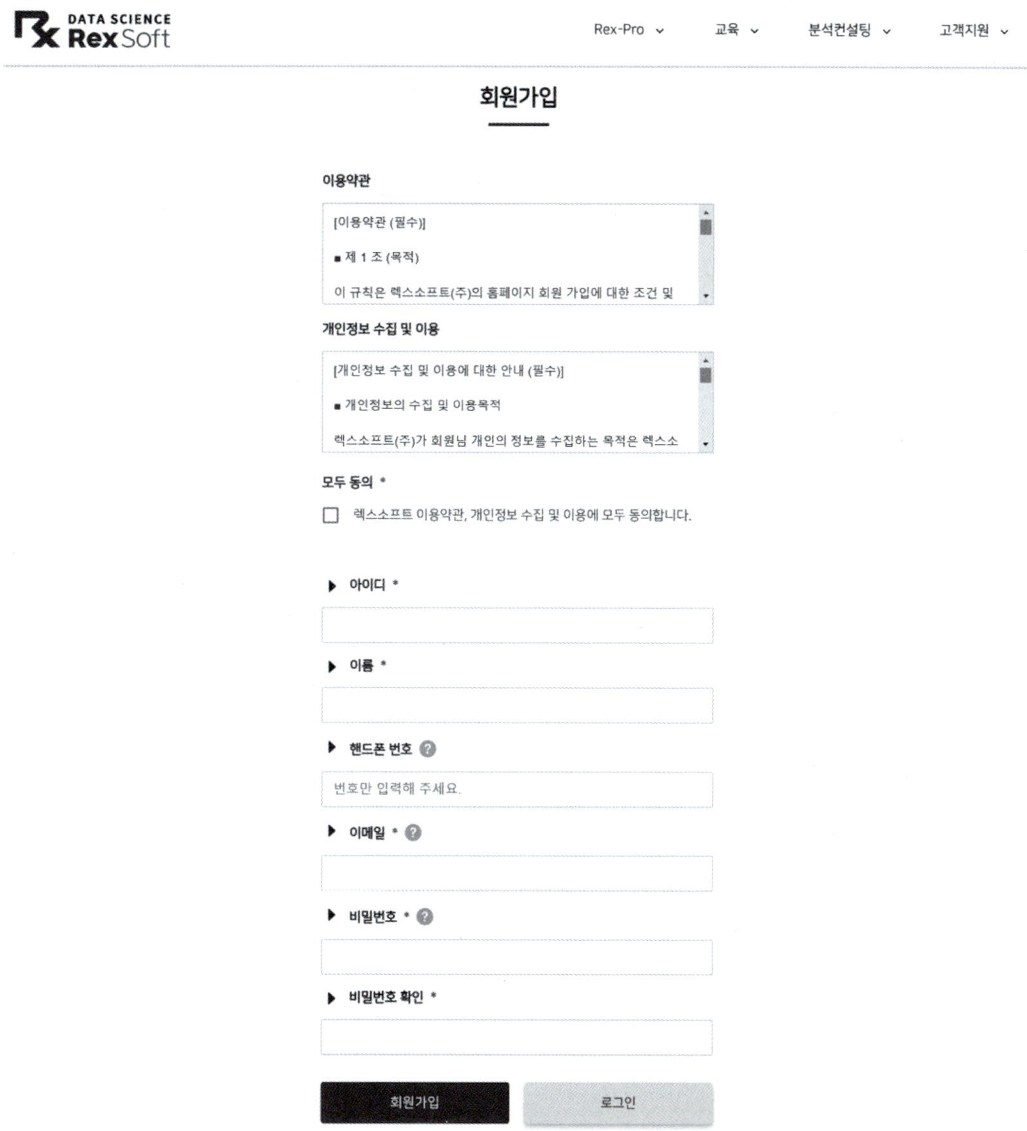

③ 렉스소프트(RexSoft) 홈페이지(http://rexsoft.org/)에 로그인 후, 홈페이지 목록 중 **'Rex-Pro > 다운로드'** 페이지의 **'다운로드'**를 클릭한다. 다운로드 페이지에서 '개인용 무료버전' DOWNLOAD 버튼을 선택한다.

그림 0.2.3

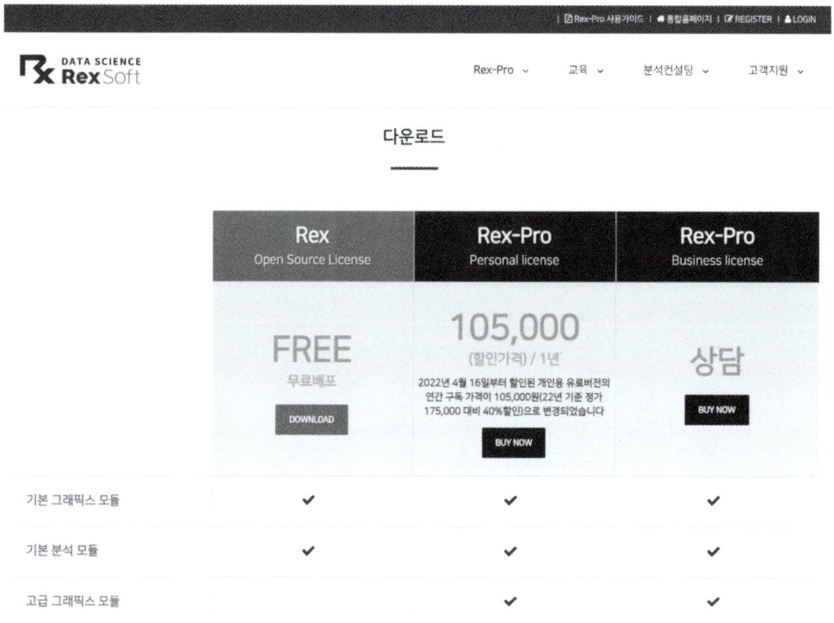

④ 약관 동의 후, 이름과 이메일 정보를 기재하고 '확인 및 다운로드' 버튼을 클릭한다.

그림 0.2.4

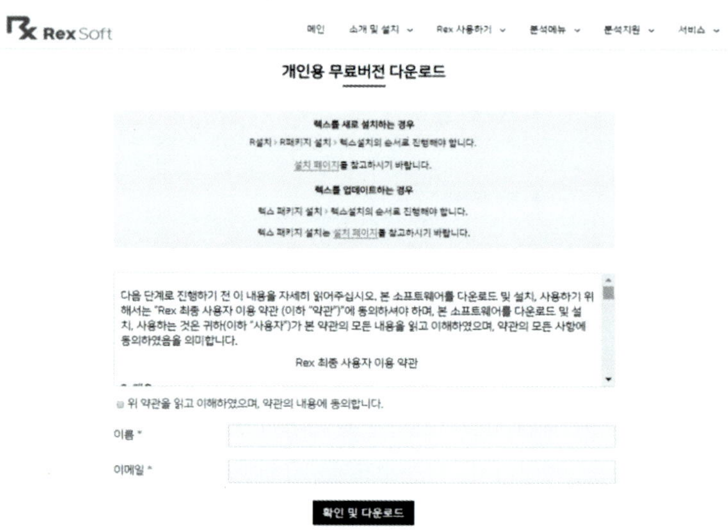

⑤ 해당 이메일 계정에서 **'[RexSoft] Rex 다운로드 안내'** 제목의 메일을 확인하고, 설치 파일을 다운로드 한다.

그림 0.2.5

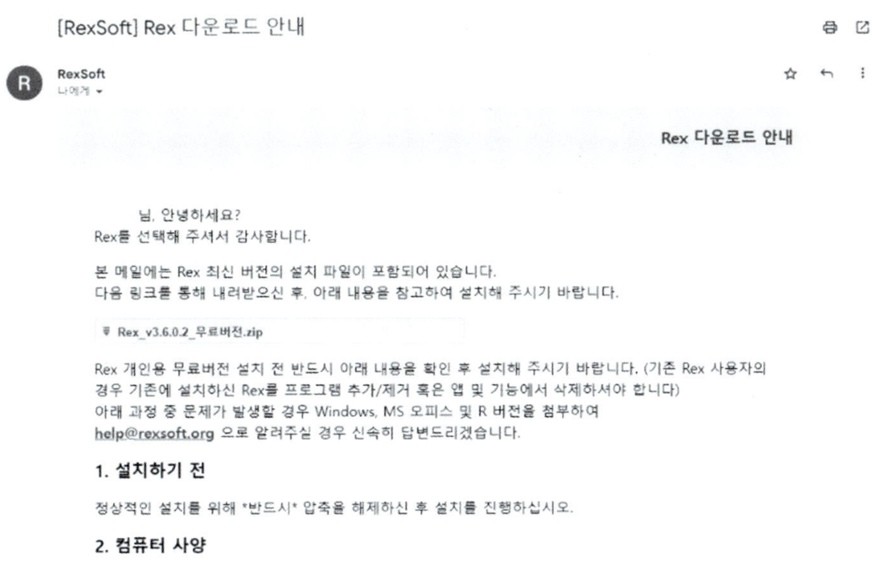

⑥ R 3.6.3 버전이 반드시 설치되어 있어야 한다. (단, R을 설치할 때, 32비트, 64비트는 자동적으로 선택되므로 변경하지 않는다.)

⑦ Rex 설치파일을 압축해제한 후, 설치 폴더 내의 setup 파일을 더블 클릭한다. 다음화면에서 '예' 버튼을 클릭한다.

그림 0.2.6

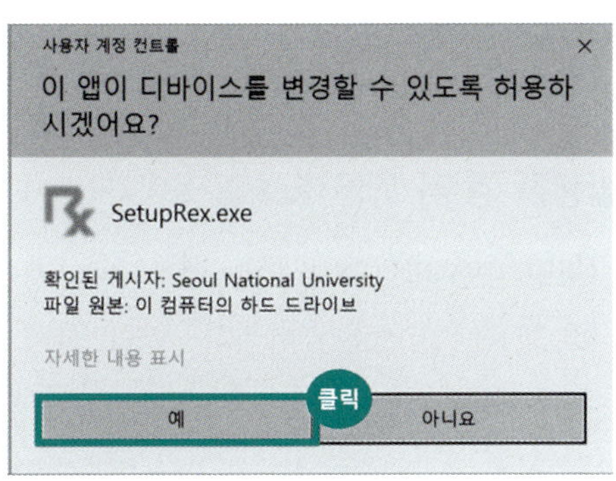

⑧ 약관 동의 후 '다음' 클릭 시 자동설치가 진행된다.

그림 0.2.7

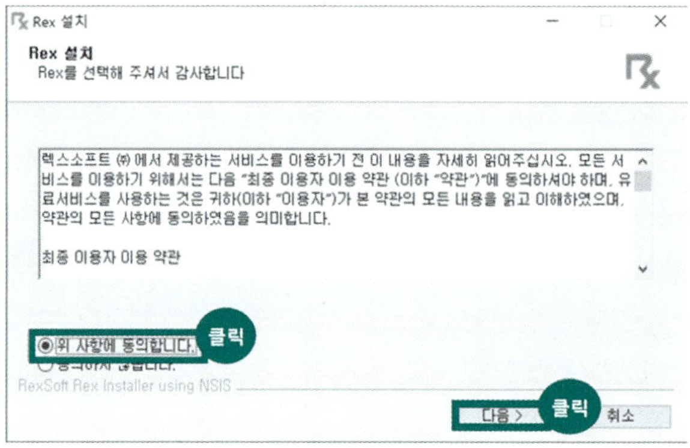

※ 여기에 기재된 설치방법과 캡처화면은 2022년 기준이다. 홈페이지 개편과 업데이트에 따라 화면이 다소 다를 수 있지만, 전반적인 설치 과정은 크게 변하지 않는다.

[Rex 정상 설치된 경우] Rex가 정상적으로 설치된 경우 엑셀을 실행하면 엑셀 실행창 왼쪽 하단에 [그림 0.2.9]와 같은 문구가 출력된다. 또한 엑셀의 리본메뉴에 'Rex' 탭이 생성된다.

그림 0.2.8

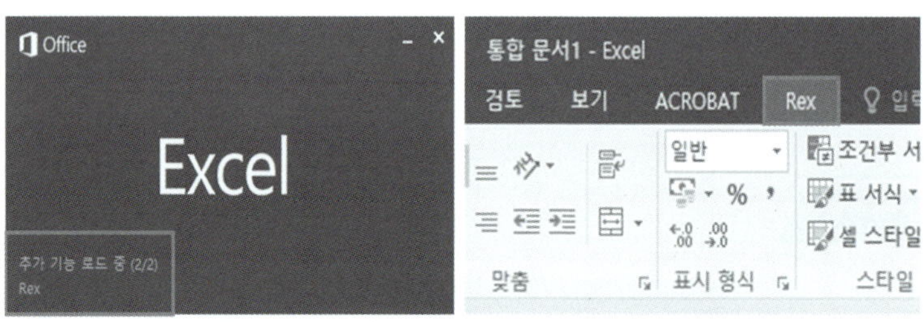

[Rex 설치에 에러가 발생한 경우] 만약 Rex를 설치하는 과정에서 에러가 발생한 경우 렉스소프트 홈페이지(http://rexsoft.org/)에서 배포하는 Rex-Pro 사용가이드 파일(https://rexsoft.org/?page_id=22)을 참고하기 바란다. 만약 설치 오류 문제가 해결되지 않는 경우에는 홈페이지 (http://rexsoft.org/)의 '고객지원 > 문의하기' 게시판으로 문의하면 적절한 답변을 얻을 수 있을 것이다.

⑨ Rex 연결 후, R 패키지 설치 진행을 위해 [그림 0.2.10]과 같이, 리본메뉴의 About Rex 아래 화살표를 클릭 후, R 패키지 설치를 클릭한다.

- 온라인 설치: 인터넷 연결이 필요하며, 국내 R 미러 서버에 자동으로 연결되어 Rex에 필요한 R 패키지 설치를 수행한다.
- 오프라인 설치: 사전 제작된 Rex 전용 패키지를 다운로드 및 압축해제 후, 경로 선택을 통해 R 패키지 설치를 수행한다.

그림 0.2.9

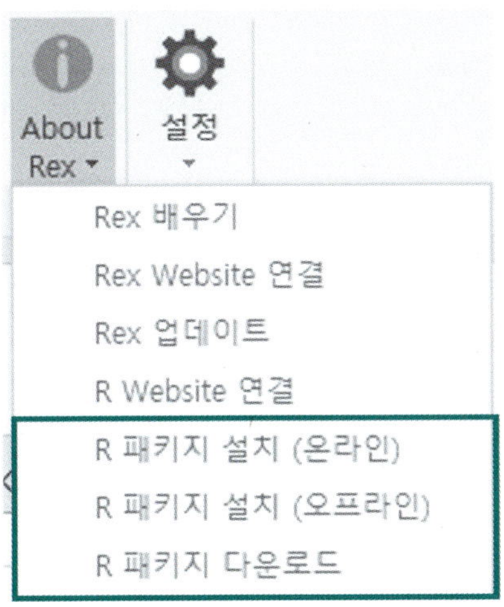

0.3 Rex 실행

Rex 실행 절차는 다음과 같다.

① Excel을 리본메뉴에서 [Rex] 선택하고, 왼쪽 상단의 'Rex 연결' 아이콘을 클릭한다. Rex가 정상적으로 설치되었다면 [그림 0.3.1]과 같이, 'R과 연결되었습니다'라는 안내창이 나타난다.

그림 0.3.1 Rex 소프트웨어 연결

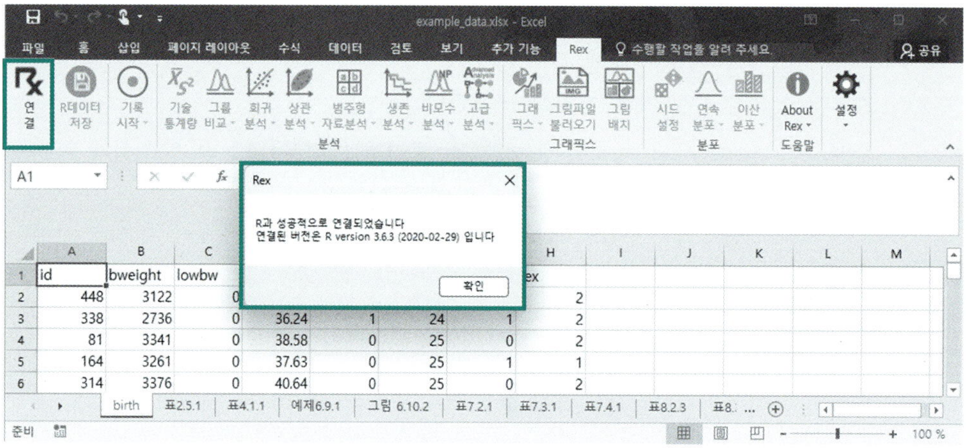

② 안내창의 확인 버튼을 클릭하면 [그림 0.3.2]와 같이, Rex 분석모듈이 활성화된다.

그림 0.3.2 Rex 소프트웨어 모듈 활성화 상태

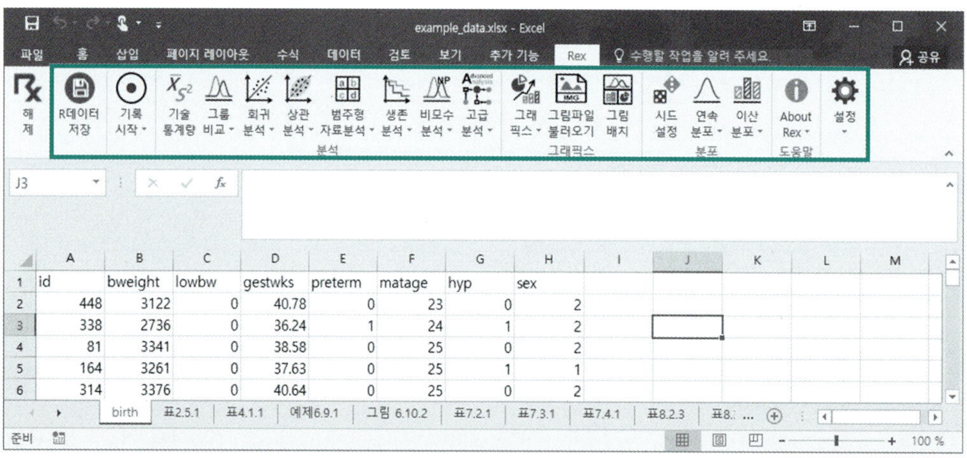

③ Rex 연결 해제 시에는 'Rex 해제' 아이콘을 클릭한다. 이때 [그림 1.3.3]과 같이, '정말로 연결을 해제하시겠습니까?'라는 안내창이 나타나며, 예(Y) 버튼을 클릭하면, Rex 연결이 해제된다. 만약 Rex를 활용하여 통계 분석을 수행하는 동안 메모리에 부하가 생기는 경우 Rex 연결을 해제하고 다시 Rex를 연결하여 분석을 수행하는 것이 도움이 될 수 있다.

그림 0.3.3 Rex 연결 해제

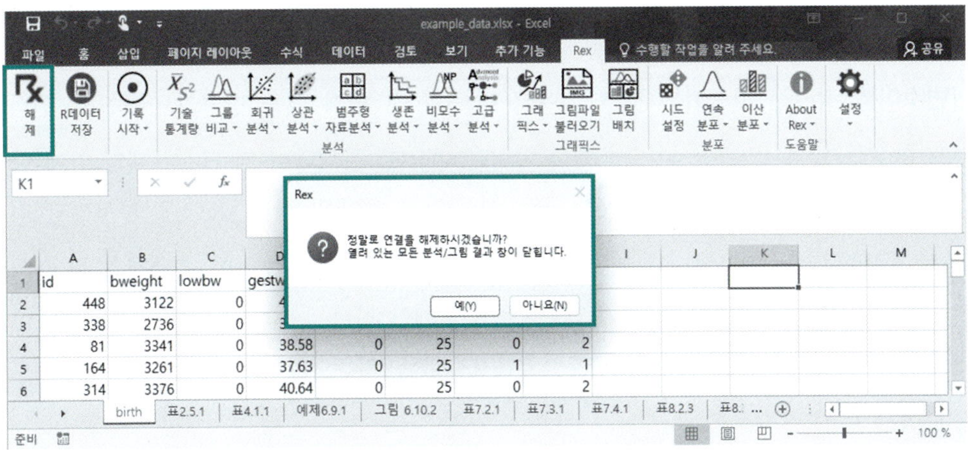

0.4 Rex 구성

Rex의 구성은 [그림 0.4.1]과 같다.

그림 0.4.1 Rex 소프트웨어의 구성

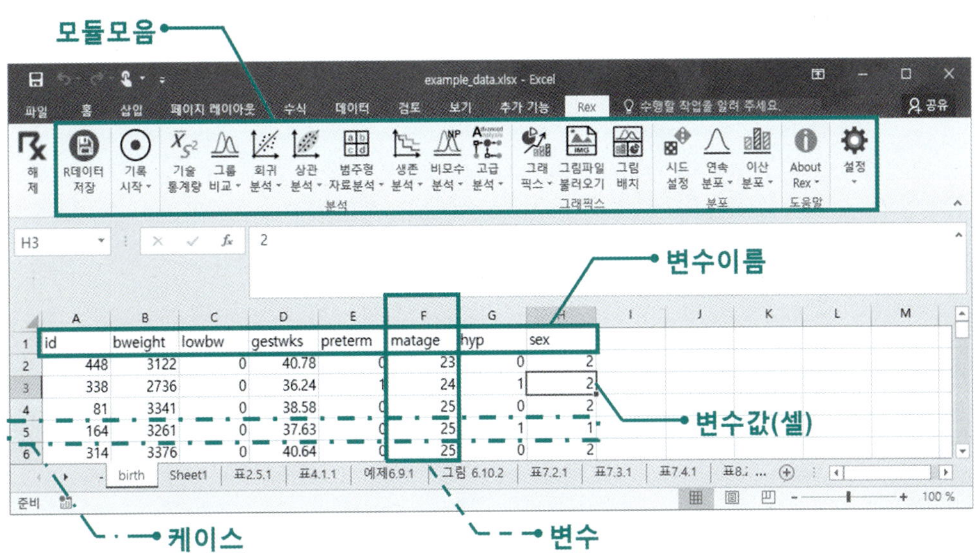

[모듈 모음] Rex가 제공하는 모든 다양한 모듈이 나열되어 있다. 모듈은 3개의 분석 모듈(분석모듈, 그래픽스 모듈, 분포 모듈)과 도움말로 구성되어 있다.

[변수이름] Rex는 활성화된 엑셀 데이터 sheet의 첫 번째 행을 변수의 이름으로 인식을 한다. 활성화가 되어있다는 의미는 엑셀 데이터 sheet를 클릭하여 컴퓨터의 제일 앞에 나타나 있음을 의미한다. 예를 들어 'example_data.xlsx' 파일의 birth sheet가 활성화된 경우 Rex는 첫 줄의 id, bweight, lowbw, gestwks, perterm, matage, hyp, sex 총 8개의 변수 이름을 인식한다. 변수 이름은 다음의 정의원칙을 만족해야 한다.

① 변수 이름은 반드시 영문/국문으로 시작해야 하며, 숫자는 그 뒤에 따라올 수 있다.

② .(마침표)와 _(밑줄)를 제외한 특수문자를 변수이름으로 사용할 수 없다.

만약 이러한 조건이 만족되지 않으면, [그림 0.4.2]와 같이 자동으로 변환이 가능하다. 다만 변수 이름이 변환이 된 이후에는 엑셀의 '실행취소' 기능을 통한 원래 변수명으로의 변환은 불가능하다.

그림 0.4.2 변수이름 정의원칙을 만족하지 않는 경우

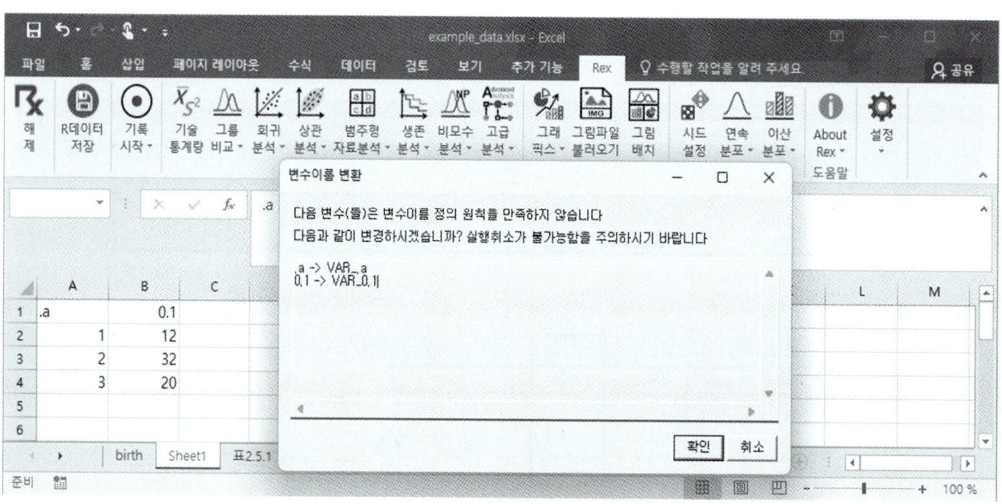

[변수] 엑셀 데이터sheet에서 각 열은 변수(variable)를 의미한다.

[케이스] 엑셀 데이터sheet에서 첫번째 행을 제외한 나머지 각 행은 케이스(case)를 의미한다. 예를 들어, 'example_data.xlsx' 파일은 총 500명의 케이스 정보가 입력되어 있다. Rex는 sheet의 행과 열의 최대값의 영역을 케이스로 인식한다. 또한 변수이름이 입력되어 있는 않은 열은 데이터로 인식하지 않는다. 예를 들어 [그림 0.4.3]과 같이 데이터가 입력되어 있는 경우 6행 4열이 가장 행과 열의 값이 최대인 관측값이다. 따라서 6행 4열을 데이터 케이스로 인식할 준비를 한다. 그러나 4번째 열은 변수명이 없으므로 처음 6개의 행과 3개의 열을 인식할 데이터 영역으로 인식하게 된다. 공백은 결측값으로 채워짐을 기억하자.

그림 0.4.3 Rex의 데이터 영역

	A	B	C	D
1	a1	a2	a3	
2	1			
3	2			
4		3		
5				
6				5

[변수값] 엑셀의 데이터sheet에서 첫번째 행의 변수명을 제외한 모든 값들은 변수값이다. 예를 들어, [그림 0.4.1]에서와 같이 'example_data.xlsx' 파일의 H열 3행의 셀은 '2'의 변수값을 가지고 있다. H열은 sex변수이므로 따라서 sex의 3행에 대응되는 샘플의 변수값은 2라고 해석하면 된다.

[결측값] Rex는 다음의 값들을 결측값으로 인식한다.

① 공백
② NA
③ #NUM!
④ #VALUE!
⑤ #DIV/0!
⑥ #N/A
⑦ #NAME?
⑧ #NULL!
⑨ #REF!

0.5 Rex 대화상자

대화상자는 사용자가 Rex에게 원하는 작업을 알려주기 위하여 사용된다. 예를 들어 기술통계 분석을 수행하는 경우, [Rex 분석: 'birth' Sheet] Rex → 기술통계량을 선택하면 [그림 0.5.1]과 같이 대화상자가 열린다.

그림 0.5.1 기술통계 대화상자

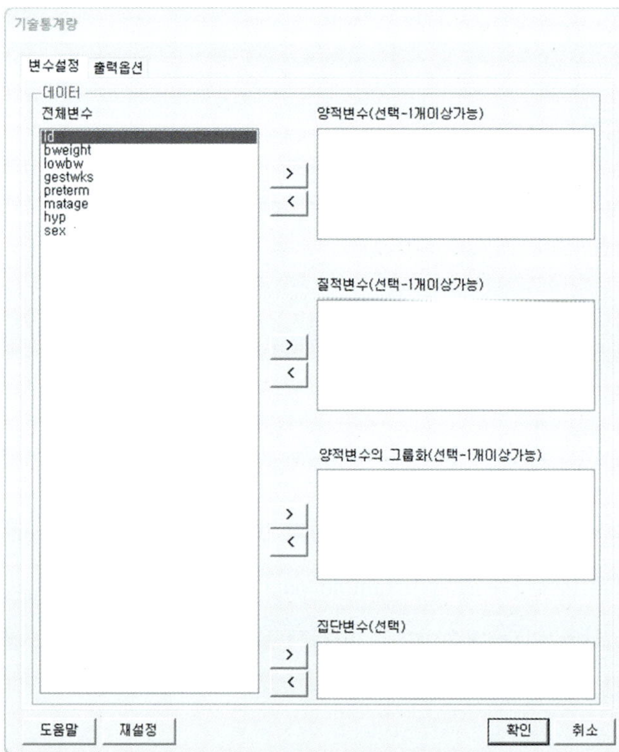

'변수설정' 탭의 '전체변수' 상자에는 엑셀 sheet에서 성공적으로 불러온 모든 변수의 이름이 나타난다. 변수를 선택하여 분석에 활용하려면 변수를 마우스 좌클릭하여 선택한 후, > 버튼을 클릭하면 된다. 만약 동일 변수를 두 번 클릭하면 선택이 해제된다. 여러 변수들을 동시에 선택하는 방법으로는

① **전체 변수를 선택하는 경우**: 변수 목록의 첫번째 변수를 클릭하고, 키보드의 '*Shift*'

키를 클릭 상태에서 마지막 변수를 클릭하면 모든 변수가 동시에 선택된다. 중간에 연속된 변수를 선택하는 경우에도 연속된 변수의 시작과 끝 변수를 동일한 방식으로 선택하면 된다.

② **띄엄띄엄 있는 변수를 선택하는 경우**: 키보드의 '*Ctrl*' 키를 누른 상태에서 관심 있는 변수를 클릭하여 선택하면 된다.

이미 옵션으로 선택된 변수를 제거하는 경우에는 변수상자 내의 변수목록에서 해제하려는 변수를 클릭하여 선택한 후, [<] 버튼을 누르면 해당 변수가 다시 전체변수 상자로 이동한다. 대화상자 하단에 위치한 [재설정] 버튼을 누르면, 변수 선택을 초기화하여 맨 처음 상태로 되돌아가게 된다. 대화상자 하단에 위치한 [도움말] 버튼을 누르면, 렉스소프트 홈페이지의 '분석 안내' 페이지 창이연결되어 해당 대화상자의 보다 자세한 설명을 참조할 수 있다.

[작업중지창] Rex를 활용하여 분석을 수행하는 경우에는 항상 [그림 0.5.2]와 같이 '작업 중단' 창이 나타난다. 해당 창을 클릭하면 Rex 작업이 중단된다.

그림 0.5.2 Rex 작업중지창

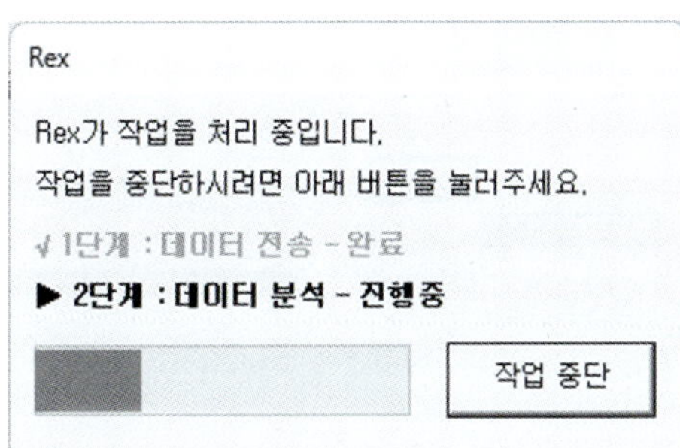

0.6 엑셀에서 Rex 추가 혹은 삭제하기

엑셀 메뉴에 추가된 Rex는 엑셀의 간단한 옵션을 이용하여 엑셀 메뉴에서 추가 혹은 제거할 수 있다. 엑셀의 다음 메뉴를 순서대로 클릭한다.

① 엑셀의 리본메뉴에서 '파일' 탭 클릭

② 좌측 맨하단의 '옵션' 항목 클릭

③ '추가기능' 카테고리 선택

④ 관리(<u>A</u>) 항목에서 'COM 추가 기능' 선택

⑤ 이동(<u>G</u>) 버튼 클릭

⑥ 사용 가능한 추가기능(<u>D</u>) 리스트 중에서 'Rex' 상자를 선택/해제

⑦ 확인 버튼 클릭

그림 0.6.1 Rex 메뉴 추가/해제

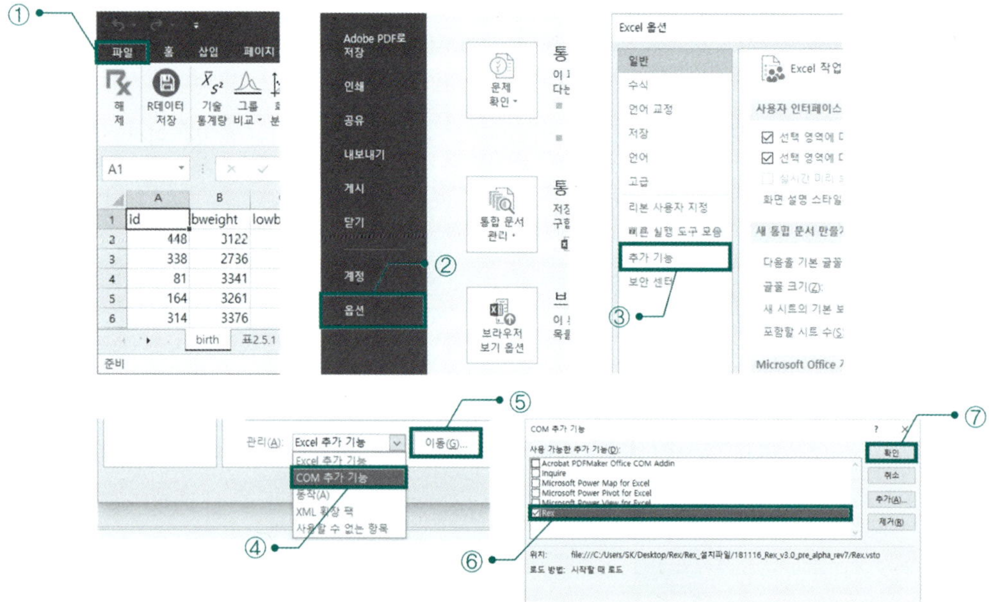

0.7 Rex 소프트웨어의 분석결과창

변수를 선택한 후, **확인** 버튼을 클릭하면, [그림 0.7.1]의 왼쪽 그림과 같이 Rex 실행 결과 창이 자동으로 열리고, 분석을 수행한 결과가 출력된다.

그림 0.7.1 Rex 실행 결과창

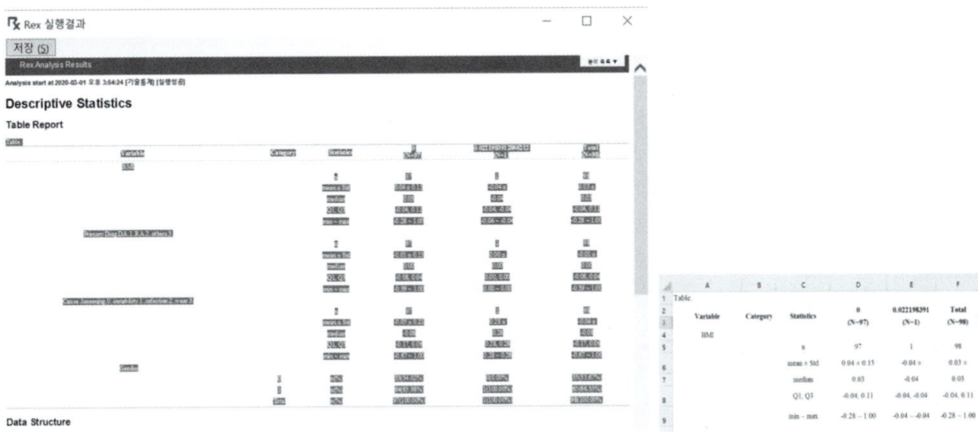

결과창에는 기본적으로 Rex 분석 수행 시간 및 분석 이름, 데이터 구조, 선택한 변수목록, 분석 결과 등이 출력된다. 왼쪽 상단의 [저장 (S)] 버튼을 클릭하면, 현재 출력된 분석결과를 html 파일로 저장할 수 있다. 저장된 html 파일은 https://convertio.co/kr/와 같은 홈페이지에서 워드, 엑셀과 같은 파일로 쉽게 변환할 수 있다. 또한 마우스로 [그림 0.7.1]의 왼쪽과 같이 블록으로 선택한 뒤에 '*Ctrl*'키와 '*c*'키를 동시에 클릭하여 복사하면 오른쪽 그림과 같이 엑셀에 '붙여넣기' 할 수 있다.

출력창 우측 상단에 위치한 '분석 목록'을 선택하면 [그림 0.7.2]와 같이, 분석된 모든 결과에 대한 개요가 계층적 구조로 나타나게 된다. 네비게이션 기능이 탑재되어 있어서 특정 개요 제목을 클릭하면 선택한 분석결과 위치로 이동한다. 또한, 분석 목록 리스트 상단에 위치한 [수정] 링크를 클릭하여 분석결과의 제목을 수정할 수 있다.

그림 0.7.2 분석 목록 기능

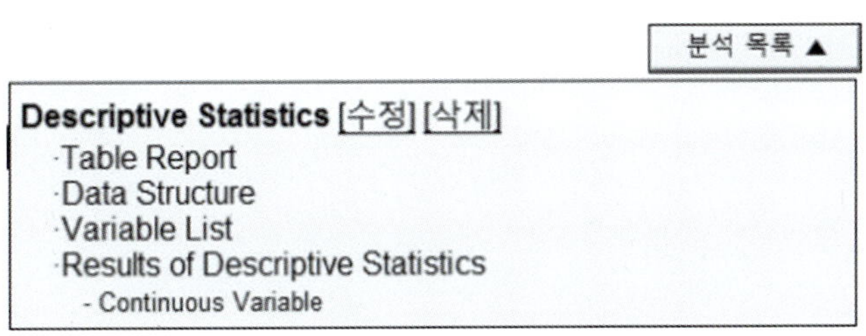

0.8 엑셀 데이터를 Rdata로 저장하기

[R데이터저장] 메뉴는 하나의 엑셀 스프레드시트를 Rdata 확장자로 저장하기 위해 사용한다. 만약 [그림 0.8.1]의 birth 데이터를 Rdata로 저장하고 싶은 경우 Rex가 연결되어 있는 상태에서 'R데이터저장'을 클릭하면 된다.

그림 0.8.1 [R데이터저장] 모듈의 위치

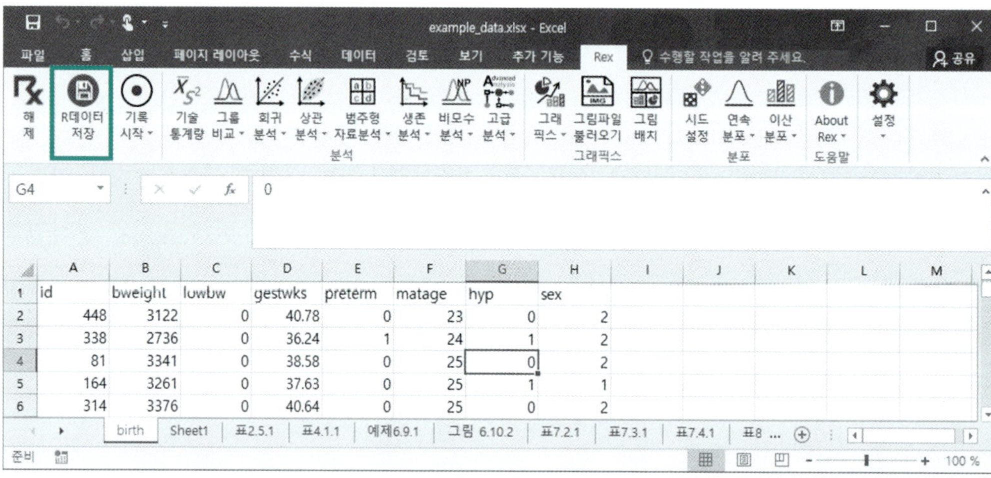

'R데이터저장'을 클릭하면 [그림 0.8.2]와 같은 창이 나타난다. 이때 저장하고자 하는 디렉토리를 선택하고 원하는 파일 명을 입력한 후 저장을 클릭하면 된다. [그림 0.8.2]을 따라서 실행하면 birth.Rdata로 데이터가 저장된다.

그림 0.8.2 [R데이터저장] 모듈의 사용자인터페이스

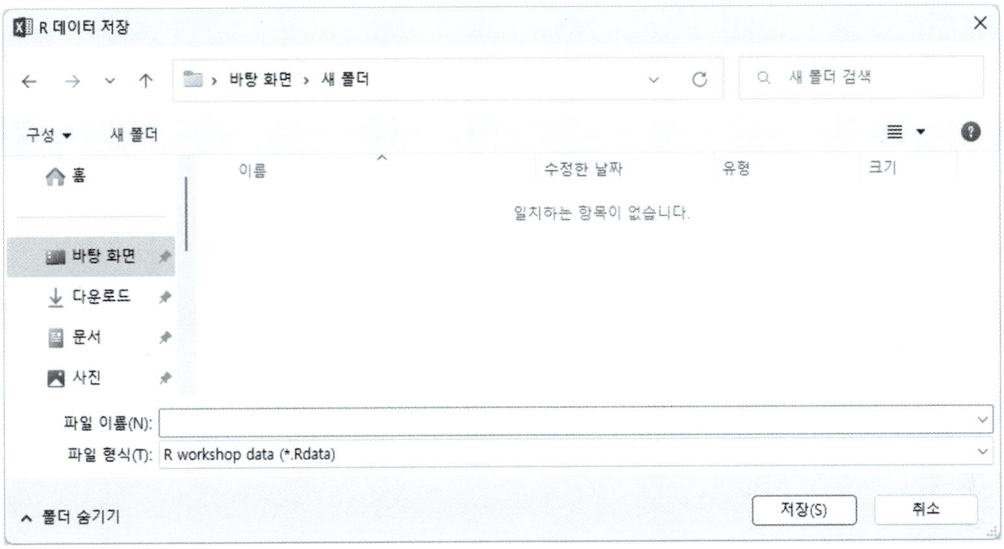

저장이 성공적으로 수행되면 [그림 0.8.3]과 같이 R 데이터 저장이 완료되었다는 메시지 창이 뜨며 원하는 위치에 Rdata 확장자의 파일이 나타난다.

그림 0.8.3 [R데이터저장] 완료 창 인터페이스

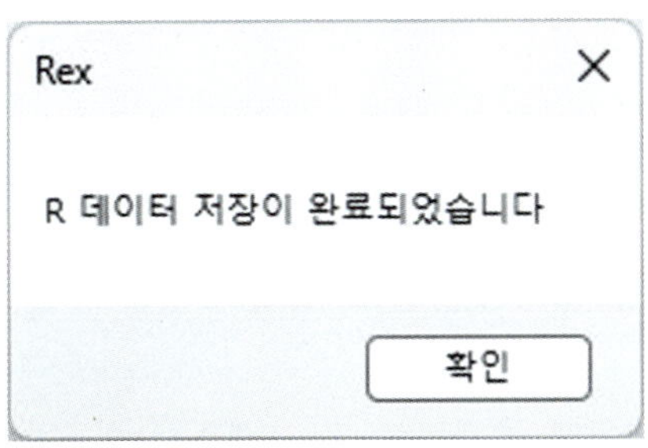

생성된 birth.Rdata를 클릭하면 R 또는 R studio로 파일이 열린다. R studio로 파일을 열 경우 [그림 0.8.4]와 같이 작업공간에 rexdata가 있는 것을 확인할 수 있다. View()함수를 쓰거나 오른쪽 아이콘을 클릭해 내용을 자세히 볼 수 있다. Rexdata는 엑셀의 birth 데이터와 동일하며, R의 data.frame 형식으로 저장이 되어 있다.

그림 0.8.4 [R데이터저장] 완료 창 인터페이스

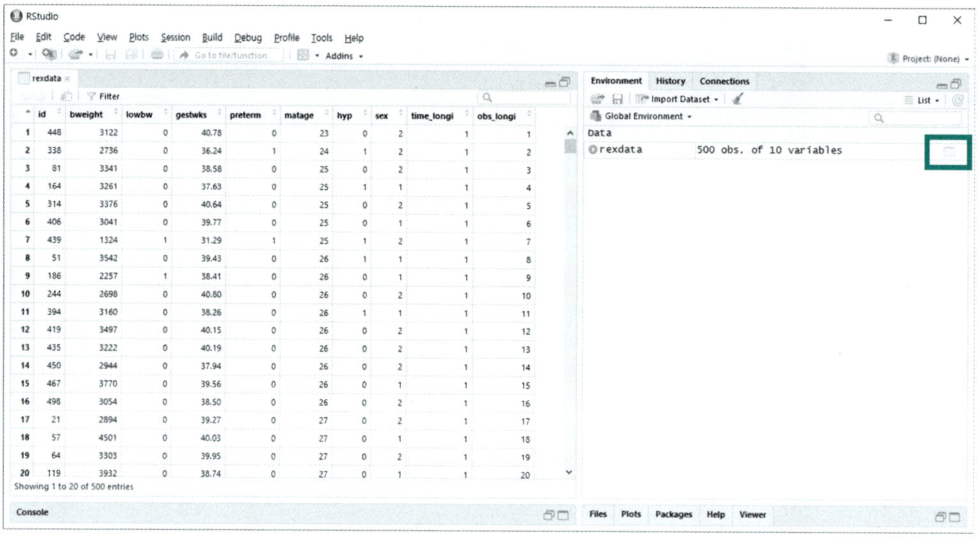

0.9 고객 지원

렉스소프트(RexSoft) 홈페이지(http://rexsoft.org)는 사용자에게 도움이 되는 몇 가지 기능을 제공한다.

[예제 데이터 다운로드] 이 책에 사용된 예제 데이터는 렉스소프트 홈페이지(http://rexsoft.org/)의 계정을 통해 다운받은 Rex 설치 파일에 포함되어 있다. 다운로드 받은 설치 파일의 압축을 해제하면, ‘example_data.xlsx’ 파일이 있음을 확인할 수 있다.

[Rex 이용안내] Rex는 다양한 통계분석 및 그래프를 제공한다. 분석모듈별 설명 및 User Interface (UI)에 대한 자세한 설명은 홈페이지(http://rexsoft.org/)의 ‘Rex-Pro > 메뉴얼’ 게시판을 참조하기 바란다.

[문의사항] Rex와 관련한 질문은 홈페이지(http://rexsoft.org/)의 ‘고객지원 > 문의하기’ 게시판으로 문의하기 바란다.

CHAPTER 1

보건통계학과 과학적 연구방법론

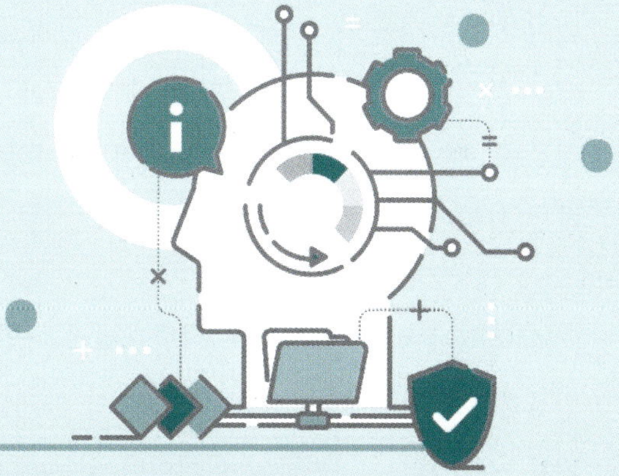

이번 장에서는 이 책에서 다루고 있는 보건통계학의 기본 개념을 요약하고 정리하였다. 독자들은 이러한 개념을 숙지함으로써 제2장부터 본격적으로 논의될 보건 통계학의 기본 원리를 정확하게 이해할 수 있을 것으로 기대한다.

1.1 기본개념

모든 학문들이 그러하듯 보건통계학 또한 그 분야에서 많이 활용되는 용어와 개념들을 잘 알고 있어야 쉽게 이해할 수 있다. 통계학에서 사용하는 용어 가운데 일부는 다른 분야에서 사용되지 않는 것일 수도 있고, 경우에 따라서 다른 의미로 사용되기도 한다. 이 책에서 많이 활용되고 있는 통계 용어는 다음과 같다.

[데이터] 통계학의 원재료는 숫자로 표현된 데이터(data)이다. 이렇게 통계학에서 쓰이는 숫자는 측정을 통해서 얻어지는 값과 계산을 통하여 얻어지는 값으로 구분할 수 있다. 예를 들어, 간호사는 환자의 키, 체중, 체온을 측정하여 172cm, 76kg, 36.5℃와 같은 값을 얻을 수 있다. 반면 병원을 방문한 환자 수 또는 특정 기간 동안 퇴원한 환자 수는 계산을 통하여 얻은 값으로 간주할 수 있다. 이처럼 데이터는 다양한 특성의 값들로 이루어져 있다.

[통계학] 통계학(Statistics)이란 데이터를 수집하고 정리하는 동시에 데이터를 분석하여 데이터의 특성을 추론하는 학문이다. 통계 분석을 수행하는 사람들은 분석 결과를 상황에 따라 적절하게 해석하고 전달할 수 있어야 한다. 데이터는 숫자로 이루어져 있고, 숫자는 정보를 포함하고 있으므로, 통계학은 데이터에 함축된 정보를 얻고 그 의미와 성격을 탐색하는 학문이라고 볼 수 있다.

[데이터 수집] 데이터를 분석함으로써 다양한 질문에 대한 답을 얻을 수 있다. 예를 들어, 임상의사의 경우 서로 다른 두 수술의 완치율을 비교하기를 원할 수 있다. 또한 회사의 관리자는 부서별로 직원들의 의식이나 업무에 대한 의욕을 평가해야 할 경우가 있을 수 있다. 이처럼 다양한 질문에 대한 답은 데이터를 통계분석하여 얻을 수 있다. 통계분석을 위한 데이터는 다음의 방법으로 얻을 수 있다.

① 일상 생활에서 수집되는 데이터

사람들의 일상 생활과 관련된 데이터는 많은 기관에 의하여 데이터로 수집된다. 예를 들어, 병원을 방문한 환자의 진료기록은 병원에 수집된다. 이 외에도 병원은 병원의 수입과 관련된 회계기록 또한 수집한다.

② 조사 데이터

기관에서 수집한 일상 생활과 관련된 데이터를 이용하여 원하는 결과를 얻을 수 없는 경우, 조사를 통해 데이터를 수집할 수 있다. 예를 들어, 환자들이 병원을 방문할 때 주로 이용하는 교통수단에 대한 정보를 얻고 싶을 수 있다. 그러나 병원은 교통수단에 대한 정보를 수집하지 않으므로 환자들의 교통수단을 따로 조사해야 한다.

③ 실험 데이터

질문의 답을 얻기 위하여 실험이 필요한 경우가 있다. 예를 들어 다양한 종류의 간호중재 방법 중 어떠한 방법이 환자를 가장 빨리 순응시키는지 궁금할 수 있다. 이러한 경우에는 환자를 다양한 방법으로 간호중재한 후에, 조사하여 얻은 데이터를 활용하여 어떠한 방법이 가장 효과적인지 결정할 수 있다.

④ 기타

이미 게재된 논문이나 보고서를 통하여 데이터를 얻을 수 있다. 또한 데이터 은행과 같이 데이터를 판매하는 회사들로부터 구매할 수도 있다.

[생물통계학] 통계학은 경제학, 교육학, 심리학, 농학 등의 여러 학문에서 데이터 분석 방법으로 활용되고 있다. 이 중에서 생물학이나 의학 분야에서 발생한 데이터를 처리하는 통계학 분야를 생물통계학(Biostatistics)이라고 한다. 이 책에서는 생물통계학 분야의 데이터 처리에 대하여 설명할 것이다.

[변수] 데이터를 수집할 때 관찰을 하는 장소나 사람, 그 외에도 관련된 조건에 따라 다양한 값을 가질 수 있으면 이를 변수(variable)라 한다. 관측값이 개체(subject)마다 다른 이유는 관찰한 값에 영향을 주는 개체의 고유한 특성이 서로 다르기 때문이다. 예를 들어 성인의 키, 몸무게 등이 변수에 해당한다.

[양적변수] 양적변수(quantitative variable)는 양(quantity)과 관련된 값을 갖는 변수를 의미한다. 예를 들어 성인의 혈압이나 심장 박동 수, 미취학 아동의 몸무게, 뇌졸중 치료를 받

는 환자들의 나이 등이 있다.

[질적변수] 양적 측정이 불가능한 변수들이 있다. 예를 들어, 환자의 종교를 관측한 경우의 관측값은 기독교, 불교, 천주교, 무교 등으로 구분되며 이는 질적 측정값이다. 이 외에도 질적변수(qualitative variable)에는 경제적 수준(상, 중, 하) 등이 있다. 정리하면 질적변수는 양적인 값이 아닌, 어떠한 범주에 속하는지를 나타내는 값을 갖는 변수를 의미한다.

질적변수의 경우에는 각 범주에 속하는 대상의 수를 셀 수 있다. 예를 들어 독감처방을 받은 환자의 수에 관심이 있을 수 있다. 이처럼 범주에 속하는 개체의 수를 빈도(frequency)라고 한다.

[확률변수] 키, 몸무게, 나이와 같은 변수의 관측값은 조사 시점 및 대상 등에 따라 다양한 값을 갖는다. 이처럼 변수의 관측값이 미리 결정된 것이 아니라, 가질 수 있는 값 중에서 (우연히) 선택된 값을 갖는 변수를 확률변수(random variable)라고 한다. 예를 들어 서울에 거주하는 성인 남성의 키를 조사한다고 가정하자. 이때 개별 관측값은 서울 지역 전체 성인 남성의 키의 분포에서 우연히 뽑힌 값으로 생각할 수 있으며, 따라서 확률변수라고 볼 수 있다. 특히 확률변수는 데이터를 조사하는 방식에 영향을 받음을 기억하자. 예를 들어 성인 남성 100명과 여성 100명을 뽑아 흡연 여부를 조사하였다고 가정하자. 이때 성별은 사전에 결정이 된 값으로 변수이긴 하나 확률변수라고는 할 수 없다. 반면 흡연 여부는 확률변수이다. 수학적으로 확률변수는 표본공간(sample space)에 속하는 각각의 원소를 실수로 대응시켜주는 함수를 의미한다.

[이산확률변수] 관측값은 연속형이거나 이산형일 수 있으며, 이 중 이산형인 확률변수를 이산확률변수(discrete random variable)라고 한다. 이산형이란 관측값이 가질 수 있는 값의 종류가 유한하거나 자연수만큼 존재하는 경우를 의미한다. 예를 들어, 일별 종합병원을 방문한 환자의 수는 0, 1, 2, 3과 같은 음이 아닌 정수값을 가질 수 있다. 따라서 방문한 환자의 수는 이산확률변수이다. 그러나 키와 같은 관측값은 140~200 사이의 임의의 실수값을 가질 수 있고, 가능한 두 관측값 사이에 항상 실수가 존재하므로 이산형이라고 볼 수 없다.

[연속확률변수] 연속확률변수(continuous random variable)는 관측값이 연속형인 확률변수

를 의미하며, 연속형이란 관측 가능한 값을 크기순으로 나열했을 때 연속한 두 값 사이에 실수가 항상 존재하는 변수를 의미한다. 예를 들어 성인 남성 키의 관측값은 140~200cm 사이의 임의의 값을 가질 수 있다. 이는 어떤 두 사람의 키가 아무리 비슷하더라도 두 사람 사이의 키를 갖는 사람이 있을 가능성이 존재함을 의미한다.

이론적으로는 연속형과 이산형은 명확히 구분 가능하지만, 측정 방법의 한계 때문에 현실에서는 연속형 변수가 종종 이산형으로 관측된다. 예를 들어 키의 경우 측정 시 보통 소수점 이하 한 자리 또는 두 자리까지 측정되므로, 실제로 관측된 값은 이산형이라고 볼 수 있다.

[모집단] 모집단(population)이란 개체의 측정값들의 전체집합을 의미하며, 개체는 사람을 포함하여 동물, 기계, 식물 또는 세포 등 다양한 종류일 수 있다. 모집단은 질문에 따라 다르므로, 모집단을 정확하게 정의할 필요가 있다. 예를 들어, 어떤 지역 초등학교 학생의 체중에 관심이 있다고 가정하면, 해당 지역 전체 초등학생의 몸무게 집합을 모집단이라고 할 수 있다. 만약 중학교 1학년 학생의 몸무게에 관심이 있다면, 전국 중학교 1학년 학생들의 몸무게의 집합이 모집단이다. 또 모집단은 유한 집합일 수도 있고 무한 집합일 수도 있다. 예를 들어 모집단의 관측값이 거주지역과 같이 범주형인 경우에는 유한 모집단이 되며, 키와 같이 실수값을 갖는 경우에는 무한 모집단이 된다.

[표본] 표본(sample)은 모집단의 부분집합으로서, 모집단으로부터 측정한 측정값의 집합을 의미한다. 예를 들어 모집단이 서울 지역 초등학생들의 몸무게이고, 강북지역 A 초등학교 학생의 체중을 측정한 경우, 측정한 A 초등학교 학생의 체중이 표본이다.

1.2 과학적 방법과 실험 계획

과학적 연구는 다양한 통계적 방법을 활용한 데이터 분석을 요구한다. 앞 절에서는 표본 추출에 대하여 언급하였는데, 적절한 표본 추출 방법을 이용하면 통계 분석의 결과를 보다 타당하고 정확하게 만들 수 있다. 따라서 과학적 발견을 검증하기 위해서는 적절한 데이터를 수집하는 것이 무엇보다 중요하다고 볼 수 있다. 이번 절에서는 연구 과정에서 통계학의 역할을 살펴볼 것이다.

정의

과학적 방법론이란 관찰된 현상을 정확히, 즉 편향 없이 설명할 수 있으며 반복 가능한 결과를 도출하는 과정으로서 정보를 수집하고, 분석하며, 정리하는 과정을 모두 포함한다.

과학적 방법은 세상을 좀 더 합리적이고 정확하게 이해하기 위하여 필요한 사실을 도출하는 데 사용된다. 과학적 방법론은 경험적 접근법에 기초하고 있으며, 연구 과정에서 얻은 결과는 모두 데이터를 근거로 해야 한다. 과학적 방법론에는 몇 가지 핵심 원리들이 있는데 이들은 통계학적 개념과 분석 기법들에 근거하고 있다.

[관측] 관측은 특정 현상이나 여러 현상들을 관측하는 것으로, 과학적 방법론의 첫 번째 단계이다. 우리는 관측을 통하여 과학적 방법으로 답변을 해야 하는 여러 현상의 구체적인 가설을 만들 수 있다. 예를 들어 규칙적인 운동 및 식단 조절은 체중 감량에 효과적이라는 사실은 이미 널리 알려져 있다. 즉, 규칙적인 운동과 식단 조절이라는 두 가지 관측 가능한 사실이 체중 감량과 관련이 있음을 알 수 있고, 이는 과학적 방법을 통해 검증이 가능하다.

[가설 설정] 과학적 방법론의 두 번째 단계는 관측값을 설명하거나 새로운 관측값을 정량적으로 예측하는 데 필요한 가설을 설정하는 것이다. 일반적으로 가설은 광범위한 문헌 고찰을 통해 생성한다. 가설은 종종 연구가설(research hypotheses) 혹은 통계가설(statistical hypotheses)로 표현되기도 하는데, 두 용어는 가설 검정을 다루는 제7장에서 자세히 설명하겠다. "운동을 하면 체중을 줄일 수 있다."라는 문장은 연구가설로서 적절할 수 있으나, 정량적인 연구결과를 도출하는 데 적절한 가설은 아니다. 예를 들어 통계가설은 "운동을 하는 사람의 평균 체중 감소량은 그렇지 않은 사람들보다 더 크다."와 같이 정량적 용어를 활용해야 한다. 가설 설정을 할 때 타당한 결론이 도출 가능한 가설을 만들고 결과를 정확하게 해석하는 것은 통계학자가 해야 하는 일이다.

[실험 설계] 과학적 방법론의 세 번째 단계에서는 통계가설을 검증하는 데 필요한 데이터를 얻기 위하여 실험을 설계한다. 데이터를 분석하기 위해서는 통계적 전문 지식이 필요하

며, 잘못 설계된 연구는 부적절한 연구결과를 얻게 하는 가장 큰 원인이 될 수 있다. 따라서 연구 설계가 적절한지, 부적절한지에 대해 검토를 받을 필요가 있다.

연구를 설계할 때, 연구자들은 관심 있는 현상을 정확하고 정밀하게 측정했는지 평가할 필요가 있다. 정확도(accuracy)란 얼마나 정확하게 측정하였는지를 의미하며, 정밀도(precision)는 얼마나 일관성 있게 측정하였는지를 말한다. 사회과학 분야에서는 정확도와 정밀도 대신 타당도(validity)와 신뢰도(reliability)를 사용한다. 앞의 체중 감량 예제의 경우, 연구 대상자들의 체중 측정 시 사용하는 체중계가 얼마나 정확하게 체중을 측정하는지 확인할 필요가 있다. 만약 체중계가 모든 연구 참여자의 체중을 실제보다 3kg 더 무겁게 측정한다고 가정하자. 이때 관측값은 부정확하다고 말할 수 있으나, 정밀도가 나쁘다고 말할 수는 없다. 만약 정밀도 혹은 정확도에 문제가 있는 측정값을 사용하면 연구 결과를 신뢰할 수 없기 때문에 연구를 수행하기에 앞서 관측값의 정확도와 정밀도를 미리 평가해야 한다.

실험설계 방법은 가설을 검정하는 데 필요한 데이터의 유형에 따라 달라진다. 데이터는 다양한 방법을 통해서 수집할 수 있으며, 실험은 과학적으로 좀 더 정확한 데이터의 수집을 가능하게 한다. 특정 처리의 효과를 검정하고자 하는 경우, 실험 설계란 연구 대상자들을 처리 받을 실험군과 받지 않을 대조군으로 랜덤으로 나누는 과정을 의미한다. 예를 들어 체중 감량 예시의 경우에 연구 참여자 100명을 1.4절에서 제시할 방법을 이용하여 랜덤으로 50명씩 실험군과 대조군에 배정할 수 있다. 연구 대상자들을 두 그룹에 배정한 후, 실험군에 배정된 50명은 연구기간 동안 운동을 하게 하고, 대조군에 배정된 50명은 연구기간 동안 운동을 하지 않도록 요청한다. 연구가 끝나면 실험군과 대조군의 평균 체중 감소량을 비교할 수 있다. 잠재적 요소를 잘 통제하는 경우, 실험 연구를 통하여 운동과 체중 감소 사이의 인과관계를 도출할 수 있으며, 이 때문에 많은 경우에 실험 연구가 선호된다. 실험설계와 관련된 자세한 통계적 내용은 제8장에서 다룰 예정이며, 좀 더 깊이 있는 내용을 알고 싶다면, Kuehl(1994), Keppel과 Wickens(1991), Tabachnick과 Fidell(2007)의 책을 참고하기 바란다.

[결론] 학술연구 혹은 실험연구로부터 신뢰할 만한 결론을 도출하기 위해선 신뢰할 수 있는 데이터의 수집이 선행되어야 한다. 또한 연구 결과가 예상과 다르거나 확신하기 어려운 경우에는 가설을 수정하고, 새로운 데이터를 수집하여 연구를 다시 수행해야 할 필요가 있다. 마지막으로 연구 결과가 과학적 신뢰를 얻기 위해선 무엇보다 다양한 연구에서 반복적으로 관찰되어야 함을 기억하자.

1.3 측정과 척도

데이터 수집은 관측될 데이터에 어떠한 특성이 있는지 먼저 확인을 한 뒤에 이루어져야 한다. 이번 절에서는 측정의 개념과 데이터의 네 가지 척도에 대하여 살펴볼 것이다.

[측정] 측정(measurement)이란 적절한 과정에 따라 변수의 값을 얻는 과정을 의미하며 이렇게 얻어진 값을 측정값이라고 한다. 변수는 측정 척도에 따라 크게 네 가지(명목척도, 순서척도, 구간척도, 비척도)로 구분할 수 있다.

[명목척도] 명목척도(nominal scale)란 이름과 같이 분류가 목적인 경우의 측정 척도를 의미한다. 분류가 목적이기 때문에 각 변수값에 임의의 숫자를 지정하여 활용하여도 무방하다. 예를 들어 질병의 진단명은 명목척도이고 진단명마다 고유 숫자를 부여하여 사용한다. 이 외에도 성별(남, 여), 결혼 여부 등 다양한 종류의 명목 척도가 있다.

[순서척도] 순서척도(ordinal scale)란 측정 대상을 분류하는 동시에 측정값을 가질 수 있는 값들 사이에 순서 개념이 포함되어 있어서 대소 비교가 가능한 척도를 의미한다. 예를 들어 재활치료 결과는 '전혀 개선되지 않음', '개선됨', '매우 개선됨'과 같이 세 범주로 분류할 수 있다. 이때 세 범주 사이에 개선된 정도에 대한 대소 비교가 가능하다. 즉, 같은 범주에 들어가는 환자들은 재활치료를 받은 결과, 개선된 정도가 유사하며, 서로 다른 두 범주에 들어가는 환자들 사이에는 개선된 정도에 차이가 있다. 그러나 '전혀 개선되지 않음' 범주와 '개선됨' 범주에 속하는 환자들 사이의 개선된 정도의 차이와 '개선됨' 범주와 '매우 개선됨' 범주에 들어가는 환자의 개선된 정도의 차이는 서로 다를 수 있다. 이 외에도 사회경제적 상태에 따라 환자를 '상', '중', '하'로 나누거나, 아동을 지능 발달 정도에 따라 '평균 이상', '평균', '평균 이하' 그룹으로 분류하는 경우도 순서척도로 볼 수 있다. 순서척도는 명목척도와 같이 질적변수에 활용되는 척도이다.

[구간척도] 구간척도(interval scale)는 측정 대상의 속성에 숫자를 부여하되, 숫자 사이의 간격을 비교할 수 있는 척도를 의미한다. 두 측정값 사이의 차이를 계산하여 비교할 수 있

다는 점에서 명목척도나 순서척도에 비해 더 많은 정보를 가지는 척도이다. 그러나 구간척도에서 0은 절대적 의미를 가지지 않는다. 예를 들어, 온도의 경우에 우리는 측정값 20℃와 30℃ 사이의 간격이 측정값 30℃와 40℃ 사이의 간격과 동일한 것을 알 수 있다. 그러나 0℃는 임의적으로 정의된 영점(zero point)으로서 절대적인 0을 의미하지 않는다.

[비척도] 네 가지 척도 가운데 가장 많은 정보를 가지는 척도인 비척도(ratio scale)는 숫자 사이의 간격을 비교할 수 있고, 영점이 절대적인 의미를 갖는 척도이다. 따라서 가감승제의 모든 연산이 가능하며, 높이, 무게, 길이 등이 비척도에 해당한다. 구간척도와 비척도는 모두 양적변수이며, 구간척도인지 혹은 비척도인지에 따라 통계분석 방법이 달라지지 않음을 기억하자.

1.4 표본 추출과 통계적 추론

통계적 추론은 다음과 같이 정의한다.

정의

통계적 추론은 모집단으로부터 추출한 표본을 활용하여 모집단의 특성을 유추하는 과정을 의미한다.

신뢰할 수 있는 통계 분석 결과를 얻기 위해서는 모집단을 대표할 수 있는 표본의 추출이 무엇보다 중요하다. 다양한 종류의 표본 추출 방법이 있으며, 이 중 가장 간단한 표본 추출 방법으로 단순랜덤표본추출법(simple random sampling)이 있다. 크기가 N인 모집단으로부터 크기가 n인 표본을 뽑는다고 가정했을 때, 단순랜덤표본추출법과 단순랜덤표본(simple random sample)은 다음과 같이 정의한다.

정의

크기가 n인 모든 가능한 표본이 뽑힐 확률이 동일하게 표본을 뽑는 추출 절차를 단순랜덤표본추출법이라 하고, 이 추출 방법에 의해서 얻어진 표본을 단순랜덤표본이라고 한다.

표본을 뽑을 때 연구자의 주관적인 판단으로 어떠한 표본을 뽑을지 결정하면 분석 결과에 심각한 오류가 발생할 수 있기 때문에 단순랜덤표본추출법과 같은 표본 추출 방법을 이용해야 한다.

단순랜덤표본과 같은 방법으로 데이터를 추출할 때, 가장 먼저 해야 할 일은 표본을 복원추출(with replacement)할지 혹은 비복원추출(without replacement)할지 결정하는 것이다. 복원추출은 한 번 뽑은 개체를 다시 뽑을 수 있는 추출 방법을 의미하며, 비복원추출은 한 번 뽑은 개체는 다시 뽑지 않는 추출 방법을 의미한다. 예를 들어 환자들의 입원기간을 조사하기 위하여 의무기록실의 퇴원환자를 뽑아 표본을 추출한다고 가정하자. 만약 뽑힌 환자의 정보를 기록한 뒤에 조사기록지를 다시 제자리에 돌려놓고, 이미 뽑힌 환자를 포함하는 전체 데이터에서 다음 환자를 뽑는다면 이는 복원추출이다. 반면, 한 번 뽑은 환자는 다음에 뽑힐 수 없도록 뽑힌 환자들의 데이터를 따로 보관하는 추출방법은 비복원추출이라고 한다. 실제 연구에서는 대부분의 경우 비복원추출을 이용하여 표본을 추출한다.

표본추출방법에 따라 학술연구를 위한 통계분석 결과의 의미가 달라질 수 있기 때문에 표본 추출은 매우 중요하다. 학술연구와 실험은 각각 다음과 같이 정의할 수 있다.

정의

학술연구는 관심 현상이나 가설에 대한 과학적인 연구를 의미한다. 표본 추출 방법의 계획부터 데이터를 수집하고 분석하는 과정까지 학술연구에 포함되며, 분석 결과를 바탕으로 타당한 결론을 제시해야 한다.

정의

실험은 학술연구의 한 가지 방법으로서, 결과에 영향을 미칠 수 있는 조건들을 바꿔가며 얻은 데이터를 활용하여 타당한 결론을 내리는 방법을 의미한다.

확률표본추출방법 이외에도 다양한 종류의 표본추출방법이 존재하고, 가장 효율적인 표본추출방법은 연구에 따라 다르다. 이 책에서는 표본추출방법에 대한 자세한 내용을 다루지는 않지만 확률표본추출법 외의 계통추출과 층화랜덤추출에 대하여 살펴볼 것이다. 두 표본추출방법은 보건학 분야에서 널리 사용되는 추출법으로, 자세한 내용은 좀 더 심화된 책을 참고하기 바란다.

[계통추출] 계통추출(systematic sampling)은 보건학 연구에서 폭넓게 사용되는 표본 추출 방법으로, 진료기록처럼 원시 데이터(raw data)가 컴퓨터에 파일로 저장되어 있는 경우에 가능하다. 계통추출을 하는 경우, 연구자는 먼저 학술연구 또는 실험에 필요한 기록의 수를 결정한 뒤에 파일에서 추출을 시작할 지점을 임의로 정한 x라고 했을 때, k만큼의 간격에 따라 순차적으로 $x, x+k, x+2k, x+3k, \cdots$번째 데이터를 추출하되, 필요한 만큼 데이터를 얻은 뒤에 멈추면 된다.

[층화랜덤추출] 일반적으로 연구 모집단은 유사한 성질을 갖는 개체들이 그룹화된 상태로 존재하나, 만약 그룹화되어 있지 않으면 표본추출목적에 따라 개체를 적절히 그룹화하는 것이 효과적이다. 모집단에 들어가는 개체들을 그룹화하면 같은 그룹 내의 개체들은 서로 유사한 경향이 있다. 이렇게 특정 기준에 따라 개체를 그룹화를 하는 것을 '층화'라고 하며, 층화된 모집단의 각 그룹별로 표본을 단순랜덤추출하는 것을 층화랜덤추출(stratified random sampling)이라고 한다. 같은 그룹에 들어가는 개체들은 서로 유사한 경향이 있기 때문에, 층화랜덤추출을 통하여 얻은 표본의 개체들은 단순랜덤추출한 표본의 개체보다 변이가 작은 경향이 있다.

예제 1.4.1

병원 외상 센터는 센터에서 다룰 수 있는 외상의 범위에 따라 적절한 등급을 부여받는다. 1등급의 외상 센터는 가장 높은 수준의 외상 치료를 제공함을 의미하며, 4등급은 가장 낮은 수준의 외상 치료를 제공하는 의료기관이다. 1등급, 2등급, 3등급 외상 센터기 각각 1개씩 존재하는 도시의 외상 환자 생존율을 추정하기 위한 적절한 표본 추출 방법은 무엇인지 설명하라. (이때 크기가 30인 외상 환자 표본을 추출한다고 가정하라.)

풀이 외상 환자의 생존율이 외상의 정도와 외상 센터의 치료 수준에 크게 영향을 받는다고 가정하자. 이때 병원마다 치료수준이 다르므로, 단순랜덤추출법으로 뽑은 표본으로부터 추정된 외상 환자들의 생존율은 효율적인 추정값이 아니다. 또한 같은 외상 센터의 환자들끼리 유사한 생존율을 가질 것으로 기대되므로, 외상 센터별로 10명의 환자를 단순랜덤추출하여 표본을 얻은 뒤에 생존율을 추정할 수 있는데, 이렇게 표본을 뽑는 방법이 층화랜덤추출이다. 층화추출로부터 구한 생존율의 추정치는 전체 외상 센터에서 환자를 단순랜덤추출하여 얻은 표본으로부터 구한 생존율의 추정치보다 변이가 적기 때문에 좀 더 효율적이다. 따라서 층화랜덤추출로 얻은 표본에서의 외상 환자 생존율이 좀 더 정확한 생존율 추정치를 제공한다고 볼 수 있다. ▣

이제 [예제 1.4.1]을 이용하여 층화추출을 이용한 추출 방법에 대하여 설명할 것이다. 환자들을 1등급, 2등급, 3등급의 외상 센터에서 각각 10명씩 계통추출할 수 있다. 이를 층화계통추출(stratified systematic sampling)이라고 한다. 또한 각 그룹별 크기가 다른 경우, 크기에 비례하는 만큼의 표본을 추출할 수 있다. 예를 들어 1등급 외상 센터에서 100명의 환자가 치료를 받았고, 2등급, 3등급 외상 센터에서 각각 10명의 환자가 치료를 받았다고 가정하자. 이때 각 계층마다 똑같이 10명의 표본을 추출하면 2등급, 3등급 외상 센터에 방문한 모든 환자를 추출하게 되는 문제가 발생한다. 이러한 문제를 방지하기 위해 그룹별 표본의 수를 각 계층에 속한 인구 수에 비례하게 결정할 수 있다. 이러한 표본추출방법은 비례층화추출(stratified sampling proportional to size)이라고 한다. 만약 각 그룹별 표본의 크기가 그룹의 크기에 비례하지 않으면 비비례층화추출이라고 한다. 비례층화추출, 비비례층화추출 모두 각 그룹별 표본을 추출하기 위하여 계통추출법, 단순랜덤추출법을 활용할 수 있다.

Chapter 1 연습문제

1. 기술통계학이란 무엇인지 설명하라.

2. 추론통계학이란 무엇인지 설명하라.

3. 다음 용어를 각각 정의하라.

    1) 변수
    2) 양적변수
    3) 질적변수
    4) 확률변수
    5) 모집단
    6) 표본
    7) 이산형 변수
    8) 연속형 변수
    9) 단순랜덤표본
    10) 복원추출
    11) 비복원추출

4. 측정이란 무엇인지 정의하라.

5. 네 가지 척도를 나열하고, 각각을 설명하라.

6. 다음의 각 변수가 양적변수인지 질적변수인지, 그리고 다음의 관측값은 어떠한 척도에 해당하는지 설명하라.

    1) 한 반에서의 시험 성적 순위
    2) 입원한 사람들의 입원진단
    3) 고등학생의 체중
    4) 성별
    5) 관절 부상자들의 운동 범위
    6) 체온

CHAPTER 2

데이터 정리

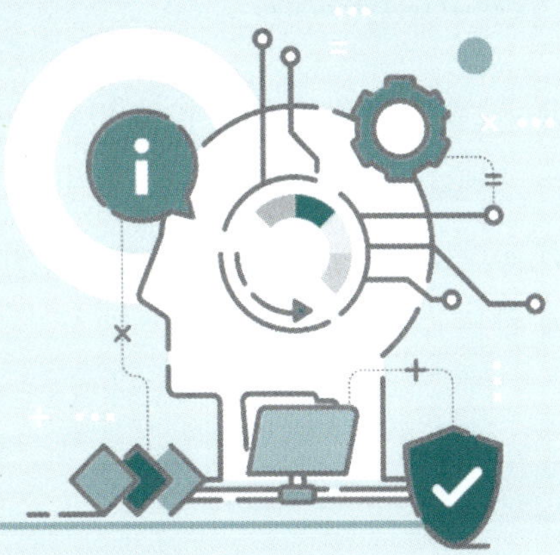

제1장에서는 생물통계학과 과학적 연구 방법론에 대하여 설명하였다. 또한 측정과 데이터의 네 가지 척도에 대하여 설명하였다. 이번 장에서는 데이터가 어떤 정보를 가지는지 쉽게 요약하는 방법에 대하여 논의할 것이다. 데이터를 요약하는 궁극적 이유는 데이터가 갖고 있는 중요한 정보를 전달할 수 있는 하나의 숫자를 얻기 위함이다. 데이터를 설명하기 위하여 계산한 숫자를 기술통계량이라고 한다. 이번 장을 학습하고 난 뒤에 독자는 모집단과 표본에 대한 몇 가지 기술통계량을 계산할 수 있을 것이다.

2.1 기술통계학

처음 관찰된 그대로 (정리 없이) 주어진 데이터는 무질서한 숫자들의 모임에 불과하다. 이처럼 요약되지 않은, 처음 기록된 그대로의 데이터를 원시 데이터라고 한다. 원시 데이터를 직접 보면서 유용한 정보를 얻는 것은, 관측값의 수가 작은 경우를 제외하면 불가능하다. 따라서 중요한 정보를 뽑을 수 있도록 원시 데이터를 요약할 필요가 있다. 원시 데이터의 특성을 요약하는 데 사용되는 숫자들을 기술통계량 (descriptive measure)이라고 한다. 다음 절에서 모집단이나 표본으로부터 몇 가지 기술통계량을 계산하는 방법을 설명할 것이다.

2.2 순서에 따른 배열

데이터를 요약하기 위해서 첫 번째로 수행해야 하는 작업은 데이터를 크기 순서로 나열하는 것이다. 만일 크기 순서로 배열해야 할 측정값들이 너무 많다면, 컴퓨터를 사용하는 것이 좋다. 크기 순서로 데이터를 배열하면 최솟값, 최댓값 등 순서와 관련된 다양한 값을 쉽게 찾을 수 있다. 다음의 예시를 살펴보자.

표 2.2.1 birth 데이터

start	event	event	age	year	surgery	transplate	id
0.0	50.0	1	-17.15	0.12	0	0	1
0.0	6.0	1	3.835	0.254	0	0	2
⋮			⋮	⋮			⋮

이 데이터는 통계 소프트웨어 R의 survival 패키지에 내장되어 있는 데이터를 편집하여 얻은 데이터로서 http://healthstat.snu.ac.kr에서 내려받을 수 있다. [예제 2.2.1]은 [표 2.2.1]의 데이터를 크기 순서로 나열한 결과를 보여준다.

예제 2.2.1

[표 2.2.1]은 연구에 참여한 산모들의 연령을 보여준다. [표 2.2.1]과 같이 데이터가 크기 순으로 정리되어 있지 않으면, 최연소자와 최고령자의 연령과 같은 기초정보를 찾기 어렵다.

풀이 [표 2.2.2]는 [표 2.2.1]의 데이터를 크기 순서로 정렬한 표이다. [표 2.2.2]에 따르면 최연소자와 최고령자의 나이가 각각 23세, 43세임을 쉽게 알 수 있다.

표 2.2.2 [표 2.2.1]의 birth의 산모연령을 크기 순서로 배열한 결과

B	C	D	E	F	G	H	I
id	bweight	lowbw	gestwks	preterm	matage	hyp	sex
448	3122	0	40.78	0	23	0	2
338	2736	0	36.24	1	24	1	2
81	3341	0	38.58	0	25	0	2
164	3261	0	37.63	0	25	1	1
314	3376	0	40.64	0	25	0	2
406	3041	0	39.77	0	25	0	1
439	1324	1	31.29	1	25	1	2
51	3542	0	39.43	0	26	1	1
186	2257	1	38.41	0	26	0	1
244	2698	0	40.8	0	26	0	2

[컴퓨터 분석] 만약 데이터를 수작업으로 요약해야 하는 경우에는 데이터를 크기 순서로 나열한 뒤에 요약하면 작업이 훨씬 쉬워진다. 그러나 컴퓨터를 이용하여 데이터를 분석하는 경우에는 데이터를 미리 크기 순서로 나열할 필요 없이 쉽게 도수분포표를 만들 수 있다. 모든 컴퓨터 통계 소프트웨어들과 스프레드시트(spreadsheet) 소프트웨어들은 데이터를 오름자순 혹은 내림차순으로 정렬하는 기능이 있기 때문이다.

2.3 그룹화된 데이터: 도수분포

크기 순서에 따라 관측값을 나열하면 데이터를 쉽게 이해할 수 있으나, 목적에 따라 데이터를 그룹화하는 것이 좀 더 유용할 수 있다. 컴퓨터가 존재하지 않았던 시대에는 백분율, 평균 등 다양한 기술통계량(descriptive measure)을 쉽게 계산하기 위하여 데이터를 그룹화하였다. 그러나 컴퓨터를 활용하면 기술통계량을 쉽게 계산할 수 있기 때문에, 최근에는 주

로 데이터를 요약하기 위하여 데이터를 그룹화한다. 데이터를 그룹화한 뒤에 각 그룹별로 데이터를 요약하면 데이터에 포함된 정보를 쉽게 파악할 수 있다. 그러나 데이터를 요약하는 과정에서 데이터에 포함된 정보를 잃어버릴 수 있으므로, 중요한 정보를 잃지 않도록 적절히 그룹화할 수 있어야 한다.

관측값들을 그룹화할 때는 같은 그룹에 포함된 관측값은 서로 유사하며, 각각의 관측값은 하나의 그룹에 들어가야 한다. 따라서 일반적으로 각 그룹을 위한 실수 구간을 정의하고, 같은 실수 구간에 포함된 데이터는 같은 그룹으로 간주하면 된다. 실수 구간은 서로 겹치지 않게 정의해야 하며, 이렇게 정의된 실수 구간을 계급구간(class interval)이라고 한다. 데이터를 그룹화할 때 제일 먼저 해야 하는 일은 계급구간의 수를 정의하는 것이다. 만약 계급구간이 너무 적으면 데이터에 있는 정보를 담기 힘들고, 계급구간이 너무 많으면 정보가 너무 많아 이해하는 것이 어렵다. 계급구간의 수를 결정할 때 여러 가지 사항을 고려해야 하나, 무엇보다 중요한 것은 데이터에 대한 이해이다. 예를 들어 전년도에 사용한 계급구간 정보가 있고 전년도와 당해년도를 구간별로 비교하는 경우, 전년도에 활용한 계급구간 정보를 그대로 활용하는 것이 바람직하다.

많은 경우 계급구간의 수는 5보다는 크고 15보다는 작게 잡는 경향이 있다. 만약 구간이 5개 이하이면, 데이터를 과다하게 요약하여 정보 손실이 우려되며, 구간이 15개 이상이라면 구간이 너무 많아 데이터의 요약이 어렵다. Sturges(1926)은 계급구간의 수를 정하는 공식을 제안하였다. Sturges에 따르면 n은 조사된 측정값의 수라고 했을 때, 계급구간 수 k는 다음과 같다.

$$k = 1 + 3.322(\log_{10} n)$$

예를 들어 그룹화하고자 하는 표본에 총 275개의 관측값이 있다고 가정하자. $\log_{10} 275 = 2.4393$이므로 Sturges의 법칙을 적용하면 $k = 1 + 3.322(2.4393) \approx 9$이다. 특별히 데이터가 정규분포에서 벗어나는 경우(정규분포는 제4장에서 논의하겠다), Sturges(1926)의 법칙에서 결정된 k는 작게 추정이 되는 경향이 있다고 알려져 있다. 또한 목적에 따라 필요한 계급구간의 수가 달라질 수 있으므로, 독자는 Sturges의 법칙을 참고용으로 사용하기 바란다.

계급구간의 수를 결정한 뒤에는 계급구간의 길이를 정해야 한다. 계급구간의 폭은 특별한 경우를 제외하면 일반적으로 모든 계급구간에 대하여 동일한 값을 사용한다. 동일한 값을 이용하는 경우 데이터의 범위(즉, 최댓값–최솟값)를 R이라고 하면, 계급구간의 폭, w는 다음과 같다.

$$w = \frac{R}{k} \tag{2.2.1}$$

위의 식 (2.2.1)을 이용하여 구간의 폭을 결정했을 때, 계급구간별 관측값의 숫자가 차이가 많이 나면 문제가 될 수 있다. 따라서 상황에 따라 구간 폭을 적절히 조정할 수 있어야 한다. 이 외에도 구간 폭을 5의 배수로 정하는 경우도 종종 있다. 예를 들어 5, 10, 혹은 10의 배수를 계급구간의 폭으로 이용하면 각 계급구간의 의미를 이해하기가 좀 더 쉬울 것이다. 이와 같은 구간 폭을 사용하는 경우, 각 구간의 하한점을 0이나 5로 두는 것이 이해하기 쉬움을 기억하자.

값이 제일 작은 구간을 최소 계급구간, 그리고 값이 제일 큰 구간을 최대 계급구간이라고 한다. 따라서 최소 계급구간의 하한(lower limit)은 데이터의 최솟값보다 작거나 같다. 마찬가지로 최대 계급구간의 상한은 데이터의 최댓값보다 크거나 같다.

통계 소프트웨어를 이용하면 계급구간의 수와 계급구간의 폭을 손쉽게 변경할 수 있으며, 동시에 데이터를 신속히 시각화하는 것 또한 가능하다. 결과적으로 사용자는 목적에 맞는 데이터의 요약 방법을 쉽게 찾을 수 있다. [표 2.2.1]의 500명의 연령과 [표 2.2.1]에 정리된 데이터를 사용하여 도수분포를 구해보자.

예제 2.3.1

[표 2.2.1]의 데이터를 이용하여 도수분포를 구하고자 한다. 적절한 계급구간의 수와 계급구간의 폭을 찾아라.

풀이 계급구간의 개수를 구하기 위하여 Sturges의 공식을 적용하면 계급구간의 수는 다음과 같다.

$$\begin{aligned} k &= 1 + 3.322(\log_{10} 500) \\ &= 1 + 3.322(2.70) \\ &\approx 10 \end{aligned}$$

식 (2.2.1)을 사용하여 계급구간의 폭을 구하면 다음과 같다.

$$\frac{R}{k} = \frac{43 - (23)}{10} = \frac{20}{10} = 2$$

▣

경우에 따라 해석을 쉽게 하기 위하여 계급구간의 폭을 5로 정할 수 있다. [표 2.2.1]에 의해 최솟값은 23이고 최댓값은 43이므로, 범위는 23~43이고 계급구간은 다음과 같다.

[23 ~ 27]
[28 ~ 32]
[33 ~ 37]
[38 ~ 42]
[43 ~ 47]

결과적으로 계급구간의 폭을 5로 정하면 총 5개의 계급구간이 필요함을 알 수 있다. 이는 Sturges의 공식으로 도출한 계급구간의 수보다 5개 작다. 즉, 해석이 중요한 경우 10개의 계급구간이 더욱 적절할 수 있다.

각 계급구간의 중심을 중간점(midpoint)이라고 한다. 중간점은 계급구간의 상한과 하한의 합을 2로 나눈 값이다. 예를 들어 계급구간 10~19의 중간점은 $(10 + 19)/2 = 14.5$이다. 데이터를 그룹화할 때, 크기순으로 나열된 데이터를 이용하면 각각의 계급구간에 몇 개의 관측값이 들어가는지는 쉽게 알 수 있다. 예를 들어 [표 2.2.1]을 이용하면, 각 계급구간이 몇 개의 관측값을 가지는지 쉽게 알 수 있으며, 이를 [표 2.3.1]과 같이 정리할 수 있다. [표 2.3.1]과 같은 표를 도수분포표(frequency distribution table)라고 한다.

표 2.3.1 [표 2.2.1]과 [예제 2.2.1]의 도수

계급구간	도수
[23~27]	32
[28~32]	138
[33~37]	221
[38~42]	106
[43~47]	3
합계	500

[Rex 분석: 'birth' Sheet] Rex → 기술통계량 [표 2.2.1]의 데이터를 이용하여 계급구간의 수와 계급 구간의 폭이 각각 5인 경우에 대한 도수분포표를 구하고자 한다.

그림 2.3.1 [표 2.2.1] birth 데이터의 matage 변수의 도수분석 설정 화면

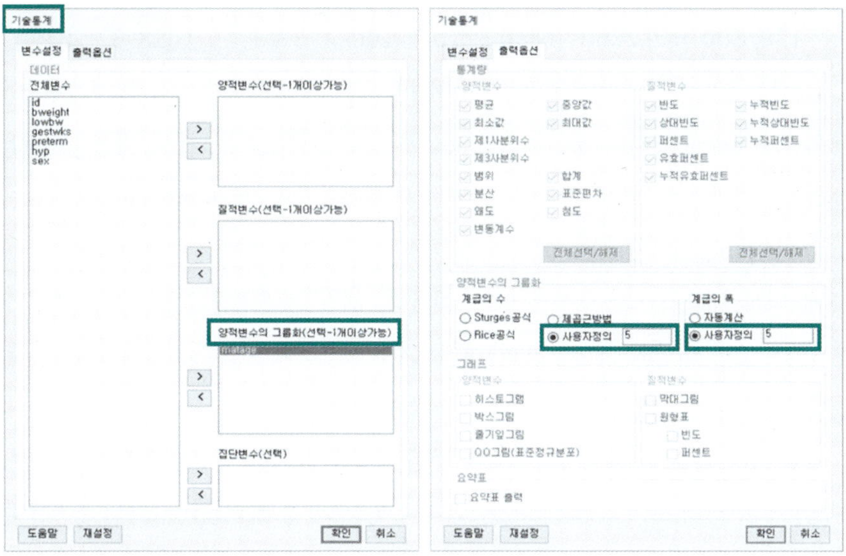

[그림 2.3.1]과 같이, '변수설정' 탭에서 matage 변수를 양적변수의 그룹화 상자로 이동시킨다. '출력옵션' 탭에서 활성화된 양적변수의 그룹화 세부항목 중, '계급의 수'와 '계급의 폭'의 사용자정의에 각각 '5'를 입력하고 '확인' 버튼을 클릭한다. [그림 2.3.2]와 같은 도수분포표를 활용하면 각 계급구간의 특성을 쉽게 파악할 수 있다.

그림 2.3.2 [표 2.2.1] birth 데이터의 matage 변수의 도수분석 결과

Rex 실행결과

저장 (S)

분석 목록 ▼

Results of Descriptive Statistics

Grouping of Continuous Variable

matage

Level	Frequency	Cumulative frequency	Relative frequency	Cumulative relative frequency	Percent	Cumulative percent	Valid percent	Cumulative valid percent
[23~27]	32	32	0.06	0.06	6.40	6.40	6.40	6.40
[28~32]	138	170	0.28	0.34	27.60	34.00	27.60	34.00
[33~37]	221	391	0.44	0.78	44.20	78.20	44.20	78.20
[38~42]	106	497	0.21	0.99	21.20	99.40	21.20	99.40
[43~43]	3	500	0.01	1.00	0.60	100.00	0.60	100.00
Missing	0		0.00		0.00			
Total	500		1.00		100.00		100.00	

[상대도수] 경우에 따라서 계급구간들의 도수보다 비율(proportion)이 좀 더 유용하며, 비율은 각 계급구간의 도수를 전체 도수의 합으로 나누면 된다. 예를 들어 계급구간 [28~32]의 비율은 $138/500\ = 0.2760$이다. 0.2770에 100을 곱하면 구간 [28~32]의 백분율이 된다. 즉, 계급구간 [28~32]의 백분율은 27.60%이다. 각 계급구간의 비율을 구간이 발생할 상대도수(relative frequency)로 볼 수 있으며, 구간의 상대도수는 발생 확률(probability of occurrence)을 의미한다. 발생 확률은 실험적 확률(experimental probability) 또는 경험적 확률(empirical probability)이라고 부르기도 한다.

만약 2개 이상 계급구간의 도수를 알고 싶다면, 해당 계급구간의 도수의 합을 구하면 된다. 마찬가지로 2개 이상의 계급구간의 상대도수는 해당 계급구간의 상대도수를 합하여 얻을 수 있다. 각 계급구간의 구간보다 작거나 같은 값을 갖는 계급구간들의 도수와 상대도수의 합을 각각 누적도수, 누적상대도수라고 한다. [그림 2.3.2]는 [표 2.3.1]의 도수분포를 활용하여 누적도수, 상대도수, 누적상대도수를 계산한 결과를 보여준다. [그림 2.3.2]에 따르면 계급구간 [33~37]의 누적상대도수는 $0.064 + 0.276 + 0.442 = 0.782$이며, [33~37]의 상대도수는 누적도수를 이용하여 $0.782 - 0.340 = 0.442$임을 알 수 있다.

[히스토그램] 히스토그램(histogram)은 도수분포 혹은 상대분포를 막대그래프의 형태로 표현한 그래프를 의미한다. 히스토그램의 y-축은 도수 혹은 상대도수를 의미하며, x-축은 각 계급구간을 사각형의 막대(bar)로 표시한다. 만약 모든 계급구간의 폭이 동일하면, 높이는 상대도수에 비례한다. 히스토그램의 각 막대들은 서로 맞닿아 있어야 하므로, 계급구간의 실경계선을 정확히 고려하여 막대 사이에 틈이 생기지 않도록 해야 한다.

연속형 변수에서 측정된 데이터의 정확도는 어느 자리에서 반올림을 했는지에 영향을 받는다. 반올림을 어떻게 할지는 조사자의 개인적 취향이나 측정 방법에 의해 결정된다. 도수분포표를 만들 때 계급구간의 양 끝점의 값을 보면 원시 데이터의 정확도를 판단할 수 있다. [그림 2.3.2]에 따르면 두 번째 계급구간은 [28~32]이다. 반올림에 의하여 실제값이 28보다 약간 작거나 32보다 약간 큰 값도 포함할 수 있다. 따라서 많은 경우 관측값은 반올림된 값임을 고려했을 때, 변수의 연속성을 고려하여 두 번째 계급구간의 관측값들의 참값(true value)의 범위는 27.5보다 크고 32.5보다 작은 값이라고 간주하는 것이 적절하다. 이처럼 참값의 범위를 고려하면 [그림 2.3.3]과 같이 막대 사이에 틈이 없는 히스토그램을 그릴 수 있다.

그림 2.3.3 [표 2.2.1] birth 데이터의 matage 변수의 히스토그램

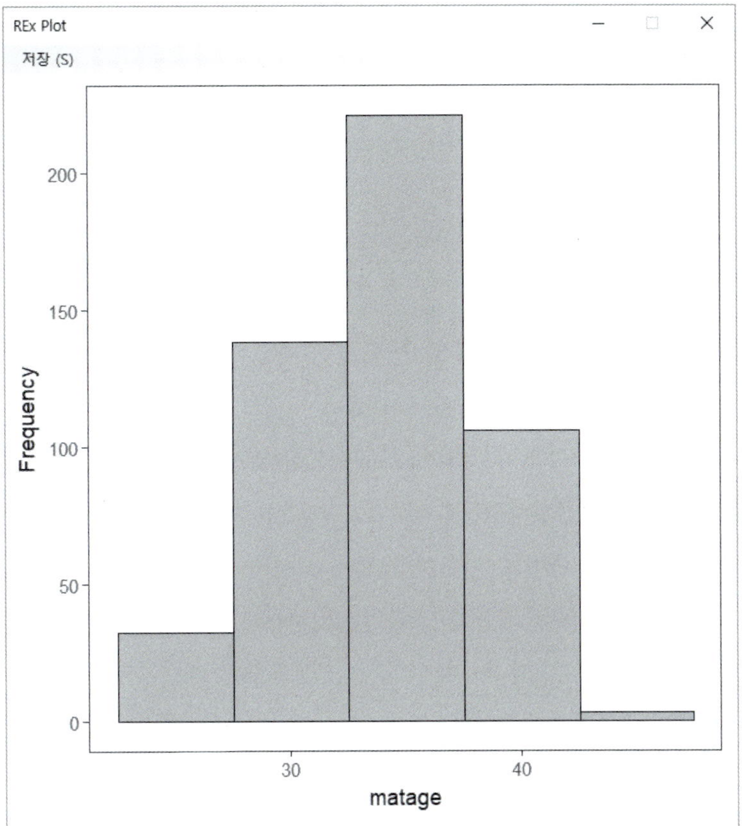

히스토그램의 경계선들로 이루어진 다각형을 히스토그램의 영역(area)이라고 한다. 히스토그램에서 막대의 높이는 각 계급구간에서의 관측값의 수를 의미한다. 예를 들어 [그림 2.3.2]에는 총 500개의 관측값이 있으므로, 모든 막대 높이의 합은 500이다. 또한 각 계급구간의 막대의 크기는 상대도수에 비례하는데, 예를 들어 두 번째 계급구간에 대한 막대의 영역은 전체 면적의 $138/500 = 0.276$에 해당한다. 이 값은 계급구간 [28~32]에 포함되는 관측값들의 상대빈도와 같다. 정리하면 각 계급구간의 막대의 높이는 해당 구간의 도수와 동일하며, 계급구간의 상대빈도는 전체 영역의 면적에 대한 구간의 막대 면적의 비와 같다.

표 2.3.2 [표 2.2.1]의 참계급구간

참계급구간	도수
[23.5~27.5)	32
[27.5~32.5)	138
[32.5~37.5)	221
[37.5~42.5)	106
[42.5~47.5)	3
합계	500

[도수다각형] 도수분포는 선 그래프의 특별한 형태인 도수다각형(frequency polygon)으로 표현할 수 있다. 도수다각형을 그리기 위하여 먼저 [그림 2.3.3]의 히스토그램에서 각 계급구간의 막대 윗부분에 중간점을 잡아야 한다. 이때 중간점의 높이는 계급구간의 빈도와 같다. 이렇게 얻어진 중간점들을 직선으로 연결하면 도수다각형이 완성된다. [그림 2.3.4]는 히스토그램과 도수다각형 사이의 관계를 보여준다.

그림 2.3.4 [표 2.2.1] 대상자 500명의 연령에 대한 히스토그램 및 도수다각형

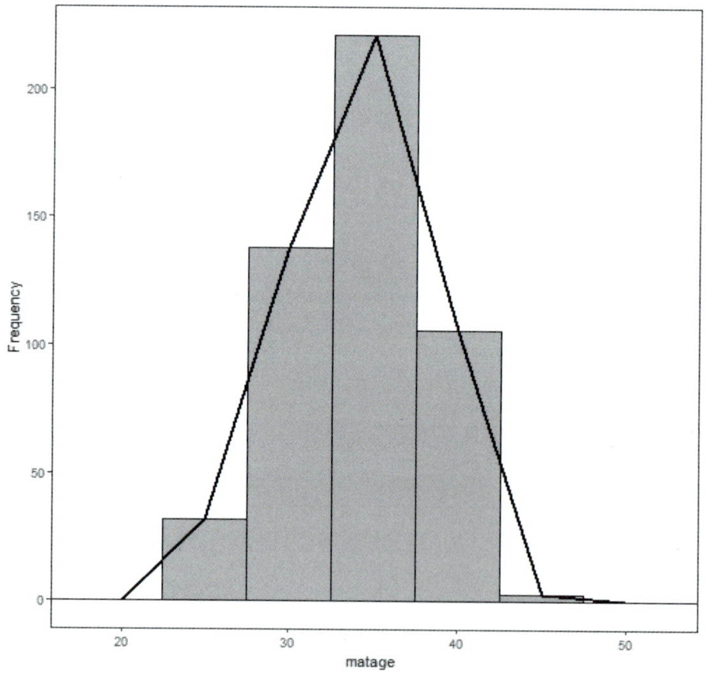

[줄기-잎 그림] 줄기-잎 그림(stem-and-leaf displays)은 양적 데이터를 효율적으로 요약하여 보여주는 그래프 중의 하나이다. 줄기-잎 그림은 히스토그램과 무척 유사하고 같은 목적을 위하여 사용된다. 줄기-잎 그림은 히스토그램처럼 관측값의 범위뿐만 아니라 어떤 계급구간이 관측값이 많은지, 상대도수가 좌우 대칭인지 쉽게 알 수 있다. 또한 히스토그램은 계급구간별 빈도를 보여주기 때문에 실제값은 알 수 없는 반면, 줄기-잎 그림은 관측값을 그대로 보여주기 때문에 실제값을 알 수 있다. 따라서 일반적으로 줄기-잎 그림이 히스토그램보다 선호된다.

줄기-잎 그림은 개개의 관측값을 줄기와 잎으로 분리한다. 관측값의 십진수의 각 단위 숫자 중 상위 단위 숫자가 줄기이고 나머지 숫자는 잎이다. 예를 들어 측정값 13의 경우, 줄기는 1 잎은 3으로 정의할 수 있다. 줄기-잎 그림은 이처럼 2개의 값으로 분리된 숫자들의 그림이다. 즉, 모든 측정값들의 줄기를 계산한 뒤에 값이 가장 작은 줄기를 상단에, 가장 큰 줄기를 하단에 배치한다. 줄기에는 데이터에 존재하지 않는 범위의 값들까지 함께 포함될 수 있다. 줄기-잎 그림의 각 행은 잎으로 구성되며 줄기의 우측에 위치한다. 잎이 하나 이상의 숫자로 구성될 때에는 첫 번째 숫자를 제외한 숫자를 생략할 수 있다. 예를 들어 잎이 일의 자리와 소수점으로 구성되어 있으면 소수점을 생략하게 된다. 줄기와 잎 사이에는 수직선을 그려 줄기와 잎을 구분한다.

줄기-잎 그림은 상대적으로 소량의 데이터 세트를 다룰 때 효율적이다. 하지만 그림을 보는 대상이 통계학 비전공자인 경우에는 사용하지 않는 것이 좋다. 예를 들어 정책 결정자들이 데이터를 쉽게 이해할 수 있도록 돕고자 할 때는 줄기-잎 그림보다는 히스토그램이 더 적절하다. 다음의 예제는 줄기-잎 그림을 그리는 방식을 보여준다.

예제 2.3.2

[표 2.2.1]의 연령데이터를 이용하여 줄기-잎 그림을 그려보라.

풀이 측정값들이 두 자리 수이기 때문에, 줄기는 십의 자리 숫자, 잎은 일의 자리 숫자로 정의하면 된다.

[Rex 분석: 'birth' Sheet] Rex → 기술통계량 [그림 2.3.5]와 같이, '변수설정' 탭에서 matage 변수를 양적변수 상자로 이동시킨다. '출력옵션' 탭에서 활성화된 그래프 세부항목

중, '줄기잎그림'을 선택하고 '확인' 버튼을 클릭한다.

그림 2.3.5 [표 2.2.1]을 활용한 산모 연령에 대한 줄기-잎-그림 설정 화면

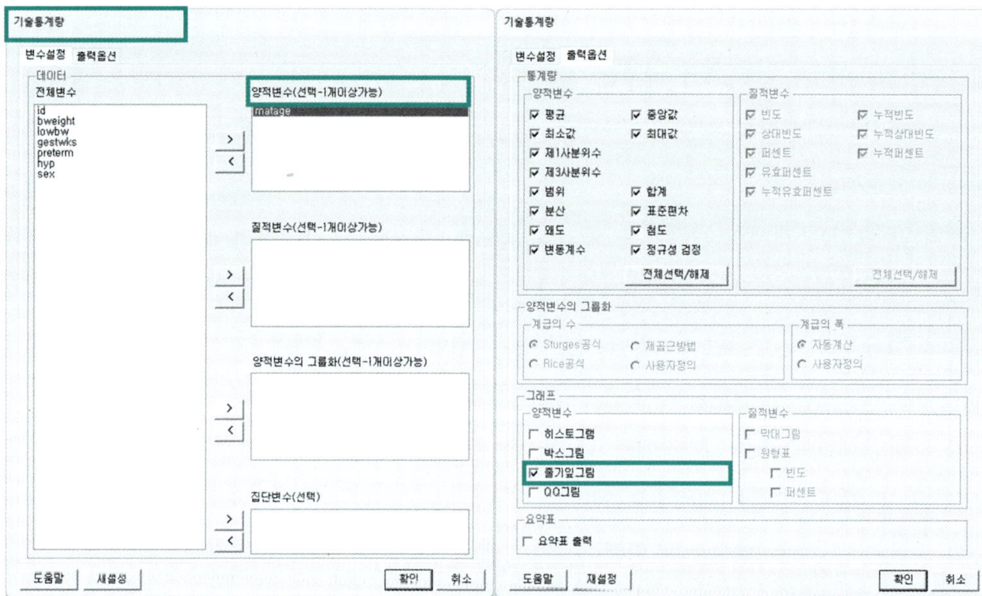

[그림 2.3.6]는 Rex를 실행한 결과이다. 줄기-잎 그림에서 수직선(|)의 왼쪽은 줄기, 오른쪽은 잎을 의미한다.

그림 2.3.6 [표 2.2.1]을 활용한 산모 연령에 대한 줄기-잎-그림

matage

```
The decimal point is at the |

23 | 0
24 | 0
25 | 00000
26 | 000000000
27 | 0000000000000000
28 | 000000000000
29 | 00000000000000000000000000
30 | 00000000000000000000000000000
31 | 00000000000000000000000000000
32 | 000000000000000000000000000000000000000000
33 | 0000000000000000000000000000000000000000000000
34 | 000000000000000000000000000000000000000000000000000000
35 | 00000000000000000000000000000000000000000000
36 | 00000000000000000000000000000000
37 | 000000000000000000000000000000000000000000000
38 | 000000000000000000000000000000000000000000000
39 | 0000000000000000000000000000
40 | 000000000000000000000000
41 | 0000000
42 | 00
43 | 000
```

2.4 기술통계학: 중심성향

도수분포표는 계급구간별 관측값의 도수를 알려주지만 중심성향, 산포 등과 같은 정보는 알려주지 않는다. 기술통계량을 이용하면 중심성향, 산포와 같은 데이터의 중요한 성질을 간단히 요약할 수 있다.

기술통계량은 표본 혹은 모집단의 데이터를 이용하여 계산하는데, 기술통계량이 표본으로부터 계산이 됐는지 혹은 모집단으로부터 계산이 되었는지에 따라 의미가 다르다.

정의

표본으로부터 계산된 기술통계량을 통계량(statistics)이라 하고, 모집단으로부터 얻어진 기술통계량은 모수(parameter)라 한다.

다양한 종류의 기술통계량이 있으며, 이번 장에서는 중심성향(central tendency)과 산포(dispersion)에 관련된 기술통계량을 다룰 것이다. 이번 절에서는 중심성향과 관련된 특성값을 다루고 다음 절에서는 산포와 관련된 특성값을 다룰 것이다. 중심성향은 데이터의 중심과 관련된 성질을 보여주는 값으로, 주로 평균(mean), 중위수(median), 최빈값(mode) 등이 중심성향을 보기 위하여 이용된다. 도수분포와 달리 세 가지 특성값은 모두 하나의 값으로 데이터의 중심성향과 관련된 성질을 보여준다.

[산술평균] 중심성향을 나타내는 특성값 가운데 가장 많이 이용되는 것이 산술평균(arithmetic mean)이다. 우리가 흔히 말하는 '평균'은 산술평균을 의미하며, 기하평균(geometric mean), 조화평균(harmonic mean) 등 다양한 종류의 평균이 있다. 이 책에서는 산술평균만 사용할 것이므로 편의상 산술평균을 평균으로 표현하겠다. 평균은 모집단 또는 표본에 존재하는 모든 값을 더한 뒤에 그 측정값의 개수로 나누면 된다.

예제 2.4.1

[표 2.2.1]의 matage변수의 평균을 구하라.

풀이 평균연령은 다음과 같이 계산하면 된다.

$$\text{평균연령} = \frac{34+31+\cdots+31}{500} = 34.028$$

■

위의 식에 사용된 기호(⋯)는 공간을 줄이기 위하여 사용된 기호로, 나타나지 않은 모든 연령을 의미한다.

[평균에 대한 공식] 평균을 구하는 과정은 기호를 이용하면 쉽게 설명할 수 있다. 대문자 'X'는 우리가 관찰하고자 하는 확률변수를 의미한다고 가정하자. [표 2.2.1]에서 환자들의 연령은 확률변수이며 X로 표기할 수 있다. 확률변수들이 실제로 측정된 값은 소문자 x로 표기한다. 또 환자들의 x값을 구분하기 위하여 1, 2, 3, ⋯의 아래첨자를 이용할 것이다. [표 2.2.1]의 연령의 측정값은 다음과 같이 표기할 수 있다.

$$x_1 = 34, \quad x_2 = 30, \quad \cdots, \quad x_{500} = 31$$

i번째 확률변수의 측정값을 x_i로 표기하고, 모집단의 경우 마지막 측정값을 x_N으로 표시하자. 이는 모집단의 측정값의 개수는 N임을 의미한다. 모집단의 평균(population mean)은 모평균이라고 하며 그리스 문자로 μ("뮤"라고 읽는다)로 표기하며, μ를 계산하는 공식은 다음과 같다.

$$\mu = \frac{\sum_{i=1}^{N} x_i}{N} \tag{2.4.1}$$

위 식에서 $\sum$는 합산 부호로서 $\sum_{i=1}^{N}$는 첫 번째 값부터 마지막 값까지 모든 값을 더하라는 의미이다. 이 책에서 합을 계산해야 하는 값들의 개수가 명확한 경우에는 합산 부호의 위첨자와 아래첨자를 생략할 것이다.

[표본평균] 표본의 평균을 계산하는 공식은 식 (2.4.1)을 약간 수정하면 된다. 표본평균(sample mean)은 $\bar{x}$로 표기하며, 표본의 측정값의 수는 n이라고 하자. 이때 표본평균은 다음과 같이 표현할 수 있다.

$$\bar{x} = \frac{\sum_{i=1}^{n} x_i}{n} \tag{2.4.2}$$

예제 2.4.2

[표 1.4.2]는 [표 2.2.1]에서 얻은 10개의 관측값으로 이루어진 표본이다. 이때 표본평균을 구하라.

풀이 [표 1.4.2]의 10개의 표본의 관찰치는 다음과 같이 표기할 수 있다.

$$x_1 = 34,\ x_2 = 30,\ x_3 = 35,\ x_4 = 31,\ x_5 = 33,\ x_6 = 33,\ x_7 = 29,$$
$$x_8 = 37,\ x_9 = 36,\ x_{10} = 39$$

식 (2.4.2)를 적용하면 표본평균은 다음과 같다.

$$\bar{x} = \frac{\sum_{i=1}^{10} x_i}{10} = 33.7$$

■

[산술평균의 성질] 산술평균의 성질은 다음과 같다.

① 모든 데이터는 오직 하나의 산술평균치만 갖는다(유일성, uniqueness).

② 산술평균은 그 의미를 이해하기 쉬우며 계산이 간단하다(간결성, simplicity).

③ 산술평균은 모든 데이터를 이용하여 계산하기 때문에 개별 값에 영향을 받는다. 따라서 극단적으로 크거나 작은 값이 존재하면 평균이 크게 영향을 받을 수 있기 때문에 산술평균은 중심성향을 나타내는 데 한계가 있을 수밖에 없다. 극단적으로 크거나 작은 값은 이상치(outlier)라고 한다.

이상치가 평균에 얼마나 큰 영향을 줄 수 있는지 다음 예시를 통하여 알아보자. 의사 5명이 특정 의료행위에 대하여 의료비를 각각 75, 75, 80, 80, 280만원을 부과하였다고 하자. 의료비의 평균은 118만원이나, 이 값이 전체의 데이터를 적절히 대표한다고 볼 수 없다. 왜냐하면 한 의사가 부과한 280만원이 전체 평균을 바꾸었기 때문이다.

[중위수] 표본 혹은 모집단이 유한인 경우, 중위수(median)는 데이터를 크기 순서대로 배열하였을 때 중앙에 위치한 값을 의미하며, 중위수보다 큰 값들의 수와 작은 값들의 수는

같아야 한다. 값들의 수가 홀수이면 모든 값을 크기 순서대로 배열했을 때 가운데에 있는 값이 중위수이다. 짝수일 때 가운데에 있는 관측값은 2개이다. 이때 중위수는 두 값의 평균이다. 예를 들어 11개의 관측값이 있을 때 중위수는 $(11+1)/2=6$번째로 큰 값이다. 그러나 만약 12개의 관측값이 있을 때 중위수는 6번째와 7번째로 큰 관측값의 평균이다.

예제 2.4.3

[표 2.2.1]의 데이터를 이용하여 matage의 중위수를 구하라.

풀이 총 500개의 데이터가 있으므로, 중위수는 250, 251번째로 큰 값의 평균이다. ▣

예제 2.4.4

[예제 2.4.2]의 표본 대상자들의 연령에 대한 중위수를 구하고자 한다.

풀이 10개의 연령 관측값을 크기순으로 나열하면, 총 관측값이 짝수 개이므로 중앙에 위치한 값은 2개이다. 5, 6번째로 큰 값은 각각 33, 34이므로 중위수는 33.5이다. ▣

[중위수의 성질] 중위수의 성질은 다음과 같다.

① 산술평균처럼 모든 데이터는 단 하나의 중위수를 갖는다(유일성).

② 계산이 쉽다(간결성).

③ 산술평균과는 달리 극단적인 값에 덜 민감하다.

[최빈값] 관측값 중 가장 빈도가 높은 값을 최빈값(mode)이라 한다. 만일 모든 관측값이 다르면 최빈값은 존재하지 않는다고 볼 수 있다. 또한 최빈값이 2개 이상 존재할 수도 있다.

예제 2.4.5

예를 들어 한 실험실에 10명의 연구원이 있으며, 연령은 20, 21, 21, 21, 34, 22, 24, 28, 28, 28이다. 최빈값을 구하라.

풀이 최빈값은 2개 이상일 수 있으며, 이 경우 최빈값은 21, 28이다. 20, 22, 24, 34는 한 번만 관측되었기 때문에 최빈값이 될 수 없다. 최빈값은 질적데이터(qualitative data)에도 사용된다. 예를 들어 정신건강상담소를 이용한 환자들의 1년간 진단받은 질병에는 정신지체, 기질성뇌증후군, 정신병, 신경증, 인격장애가 있다고 하자. 이 가운데 환자들이 가장 많은 진단을 받은 질병이 최빈진단명이 될 것이다. 데이터의 분포가 종형(bell-shaped)인 경우 평균, 중위수, 최빈값은 모두 같다. 대부분의 통계적 추론은 분포가 종형이라고 가정하며, 특히 종형을 갖는 분포 중 가장 많이 알려진 분포는 정규분포(normal distribution)이다. 정규분포 외에도 종형인 분포에는 t분포(t-distribution)가 있다. ▣

[왜도] 데이터의 분포는 좌우대칭일 수도 있고 비대칭일 수도 있으며, 왜도(skewness)는 비대칭 정도를 의미한다. 데이터가 좌우대칭이라는 것은 그래프(히스토그램이나 도수다각형)의 중위수를 기준으로 왼쪽과 오른쪽이 거울을 맞댄 것처럼 보인다는 의미이다. 만일 그래프가 중위수를 기준으로 왼쪽과 오른쪽이 거울을 맞댄 것처럼 동일하지 않으면 비대칭이라고 한다.

정의

만일 분포가 비대칭이면 치우친 분포(skewed distribution)라고 한다. 비대칭분포 그래프 모양의 오른쪽 꼬리가 왼쪽 꼬리보다 더 길면, 분포가 "우측으로 치우쳤다(skewed to the right)" 혹은 "양의 방향으로 치우쳤다(positively skewed)"고 한다. 반대로 왼쪽 꼬리가 오른쪽 꼬리보다 더 길면, 분포가 "좌측으로 치우쳤다(skewed to the left)" 혹은 "음의 방향으로 치우쳤다(negatively skewed)"고 한다.

최빈값보다 평균이 크다면 분포가 우측으로 치우쳤다고 볼 수 있다. 반대로 평균이 최빈값보다 작다면 분포가 좌측으로 치우쳤다고 볼 수 있다.

$$\text{왜도} = \frac{\sqrt{n}\sum_{i=1}^{n}(x_i - \bar{x})^3}{\left(\sum_{i=1}^{n}(x_i - \bar{x})^2\right)^{\frac{3}{2}}} = \frac{\sqrt{n}\sum_{i=1}^{n}(x_i - \bar{x})^3}{(n-1)\sqrt{n-1}s^3} \tag{2.4.3}$$

예제 2.4.6

[그림 2.4.1]의 왜도값에 따른 히스토그램의 특성을 설명하라.

그림 2.4.1 왜도에 따른 세 가지 히스토그램

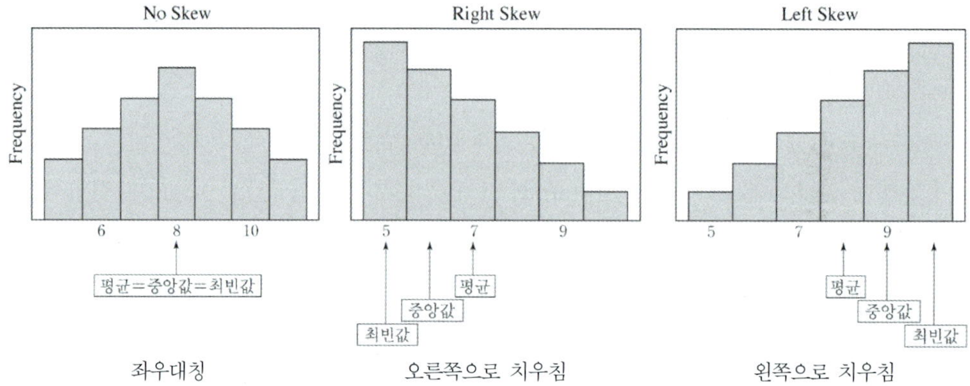

	좌우 대칭	오른쪽으로 치우침	왼쪽으로 치우침
평균	8.0000	6.6667	8.3333
중앙값	8.0000	6.0000	9.0000
최빈값	8.00	5.00	10.00
왜도	0.000	0.627	-0.627

식 (2.4.3)에서 s는 식 (2.5.4)에서 정의할 표준편차를 의미한다. 대부분의 통계 소프트웨어는 위의 통계량을 기본적으로 계산해준다. 왜도가 양수이면 분포가 양의 방향으로 치우친 것을 의미하며, 왜도가 음수이면 음의 방향으로 치우친 것을 의미한다. [그림 2.4.1]은 왜도 값에 따른 히스토그램의 형태를 보여준다.

2.5 기술통계학 산포

산포는 관측값들이 얼마나 다양한 값을 가질 수 있는지를 의미하며, 산포를 측정하여 데이터의 변동을 알 수 있다. 만일 모든 관측값이 동일하면 산포가 없음(0)을 의미한다. 모든 값들이 같지 않다면 데이터의 산포가 있음을 의미한다. 산포가 작다는 뜻은 값들이 다르지만 근접해 있다는 뜻이다. [그림 2.5.1]은 평균은 같으나 산포가 다른 두 모집단의 도수다각형을 보여준다. 모집단 A보다 산포가 큰 모집단 B의 데이터들이 조금 더 퍼져 있음을 알 수 있다. 만일 관측값들이 넓게 퍼져 분포되어 있다면 산포가 크다고 볼 수 있다. 산포는 변동(variation) 혹은 스프레드(spread)라고 불린다.

그림 2.5.1 평균은 동일하나 산포가 다른 두 도수다각형

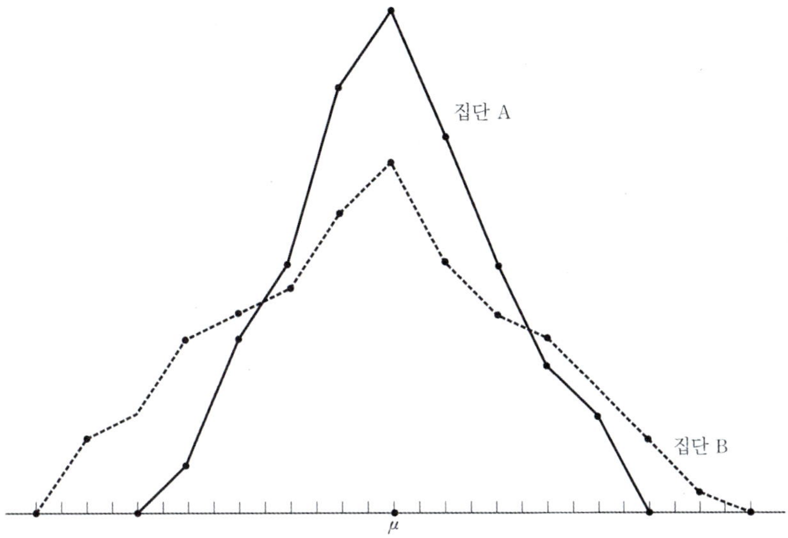

[범위] 범위(range)는 데이터의 산포를 알려주는 기술통계량으로서, 관측값들의 최댓값과 최솟값의 차이로 정의한다. 최댓값은 x_L, 최솟값은 x_S라고 하면, 범위 R은 다음과 같이 정의된다.

$$R = x_L - x_S \tag{2.5.1}$$

예제 2.5.1

[표 2.2.1]의 범위를 구하라.

풀이 최연소자는 23세이고 최고령자는 43세이므로, 범위는 다음과 같다.

$$R = 43 - (23) = 20$$

■

범위는 계산이 간단하여 과거에는 종종 활용되었으나 최솟값과 최댓값만 이용하여 계산하기 때문에 산포에 대하여 제한된 정보만 제공한다는 이유로 최근에는 많이 활용되지 않

는다. 또한 범위를 계산하는 것보다는 $[x_S,\ x_L]$의 형태로 최솟값과 최댓값을 보여주는 것이 좀 더 효율적이다. 예를 들어 [예제 2.5.1]의 경우 [23, 43]으로 표현하면, 관측값의 범위를 알 수 있다. 이처럼 범위가 20이라고 말하는 것보다 최솟값과 최댓값을 보여주는 것이 좀 더 효율적이다.

[분산] 대부분의 관측값이 평균과 비슷한 값을 갖고 있으면, 평균에서 값이 멀리 떨어져 있는 경우보다 산포가 작다고 볼 수 있다. 따라서 평균에서 관측값이 얼마나 떨어져 있는지를 이용하여 산포를 측정할 수 있으며, 이러한 원리를 이용하여 계산한 것이 분산(variance)이다. 크기가 n인 표본의 분산(표본분산)을 계산하는 방식을 알아보자. 먼저 평균을 계산한 뒤에, 개별 관측값과 평균의 차를 제곱하여 더한다. 그 뒤 제곱합을 $(n-1)$로 나누면 표본분산(sample variance)이 된다. 표본분산은 s^2으로 표기하며, 구하는 공식은 다음과 같다.

$$s^2 = \frac{\sum_{i=1}^{n}(x_i - \bar{x})^2}{n-1} \tag{2.5.2}$$

위 식 (2.5.2)에서 개별 관측값과 표본평균과의 차이를 편차(deviation)라고 하며, 표본분산은 편차를 이용하여 계산함을 쉽게 알 수 있다. 편차를 제곱하는 이유는 제곱없이 합산하면 항상 0이 되기 때문이다. 예를 들어 관측값들의 분포가 평균을 기준으로 좌우 대칭인 경우를 생각해보자. 이때 관측값과 평균값의 차를 구하면 크기는 같으나 부호가 다른 두 값이 항상 존재하므로, 제곱없이 모두 합산한 값은 0이 된다. 그러나 모든 관측값과 평균이 정확히 같은 경우를 제외하면 분산은 0이 되면 안 된다. 결과적으로 편차를 제곱해서 더해야 양의 값을 얻으므로, 식 (2.5.2)가 산포를 측정하기에 적절함을 알 수 있다.

예제 2.5.2

[예제 1.4.1]의 환자들의 연령에 대한 분산을 구하라.

풀이

$$s^2 = \frac{(34-(34.03))^2 + (30-(34.03))^2 + \cdots}{499} = 15.19$$

■

[자유도] 표본분산을 계산할 때 편차의 제곱합을 n 이 아닌 $n-1$로 나눈다. 이는 관측값

의 수가 아닌 자유도로 값을 나눠야 하기 때문이다. 자유도(degree of freedom)는 관측값의 수가 아닌, 모수에 대한 정보를 주는 독립적인 관측값의 수를 의미한다. 즉, 표본분산을 계산할 때 n개의 관측값 가운데 $n-1$개의 관측값들이 서로 독립이라는 의미이다. 관측값과 평균의 차가 표본분산의 계산에 활용되며 편차들의 합은 0이다. 따라서 $n-1$개의 편차를 알고 있으면 마지막 편차는 자동적으로 결정된다. 즉, $n-1$개의 편차가 독립이라고 볼 수 있고, 따라서 자유도는 $n-1$이다. 더 자세히 알고 싶은 독자는 Walker(1940)의 논문을 참고하라.

N개의 원소로 이루어진 유한 모집단의 분산은 각각의 관측값에서 모평균을 뺀 뒤 제곱한 값의 합을 $N-1$ 대신 N으로 나눈다. 유한모집단의 분산은 σ^2로 표기하며, 다음의 공식을 활용하여 계산할 수 있다.

$$\sigma^2 = \frac{\sum_{i=1}^{N}(x_i - \mu)^2}{N} \tag{2.5.3}$$

[표준편차] 분산은 제곱의 합이므로 관측값과 단위가 같지 않다. 따라서 관측값의 산포에 대한 측도로서, 분산의 제곱근을 이용하는 것이 더욱 적절함을 알 수 있다. 분산의 제곱근을 표준편차(standard deviation)라고 하며, 표본의 표준편차는 다음의 식을 활용하여 계산할 수 있다.

$$s = \sqrt{s^2} = \sqrt{\frac{\sum_{i=1}^{n}(x_i - \bar{x})^2}{n-1}} \tag{2.5.4}$$

마찬가지로 유한모집단의 표준편차는 식 (2.5.3)에서 구한 결과의 제곱근으로 정의하며 σ로 표기한다.

[변동계수] 표준편차는 산포에 대한 기술통계량으로, 데이터가 흩어져 있는 정도를 알려준다. 그러나 데이터마다 측정 단위가 다르기 때문에 표준편차는 서로 다른 두 데이터의 산포를 비교하기에 적절한 기술통계량이라고 할 수 없다. 예를 들어 몸무게를 그램(g) 단위로 측정한 데이터와 킬로그램(kg) 단위로 측정한 데이터를 비교하면 전자가 후자보다 변동이 더 클 수밖에 없다. 또한 동일한 단위로 측정을 한 경우에도, 두 데이터의 평균에 따라 산포가 다를 수 있다. 고등학생의 몸무게가 초등학생의 몸무게보다 크기 때문에 고등학생의 몸무게가 산포도 클 수밖에 없다.

이처럼 서로 다른 데이터의 산포를 비교할 때에는 절대적 변동(absolute variation)보다 상대적 변동(relative variation)을 비교하는 것이 적절하며, 상대적 변동에 대한 기술통계량에는 변동계수(coefficient of variation)가 있다. 표본 변동계수를 계산하는 공식은 다음과 같다.

$$C.V. = \frac{s}{\bar{x}}(100)\% \tag{2.5.5}$$

평균과 표준편차는 측정 단위가 같은 값임을 상기하자. 따라서 표준편차를 평균으로 나눔으로써 측정 단위의 영향을 제거할 수 있다. 따라서 변동계수는 측정 단위의 효과를 제거한 산포를 알려주는 기술통계량이라고 할 수 있다.

예제 2.5.3

두 병원의 병원 요금으로 구성된 두 표본집단으로부터 다음과 같이 기술 통계량을 얻었다.

	표본1	표본2
병원	병원 A	병원 B
평균요금	216.16	172
표준편차	19.99	19.99

병원 A와 B 중 어느 표본의 요금이 산포가 더 큰지 비교하라.

풀이 표준편차로 비교하면 두 집단이 같은 변동을 가진다고 볼 수 있다. 그러나 각각의 변동계수를 살펴보면, 병원 A의 경우

$$\text{C.V.} = \frac{19.99}{216.16}(100) = 9.25\%$$

이고, 병원 B의 경우

$$\text{C.V.} = \frac{19.99}{172}(100) = 11.62\%$$

이다. 따라서 변동계수를 이용하면 병원 B가 병원 A보다 산포가 더 큰 것을 알 수 있다. ▣

변동계수는 다른 사람들에 의하여 측정된 데이터를 비교하는 경우에도 유용하게 활용할 수 있다. 이는 데이터를 측정하는 사람마다 측정 단위가 다를 수 있는데, 변동 계수는 측

정 단위에 영향을 받지 않기 때문이다. 예를 들어 파운드로 측정된 몸무게의 표본과 킬로그램으로 측정된 몸무게의 표본의 변동을 비교하는 경우 변동계수를 이용하는 것이 바람직하다.

[Rex 분석: 'birth' Sheet] Rex → 기술통계량 [그림 2.5.2]와 같이, '변수설정' 탭에서 matage 변수를 양적변수 상자로 이동시킨다. '출력옵션' 탭에서 활성화된 양적변수의 통계량 세부항목 중, '평균', '중앙값', '최소값', '최대값', '제1사분위수', '제3사분위수'를 선택하고 '확인' 버튼을 클릭한다.

그림 2.5.2 [표 2.2.1]데이터에 대한 기술통계량 설정화면

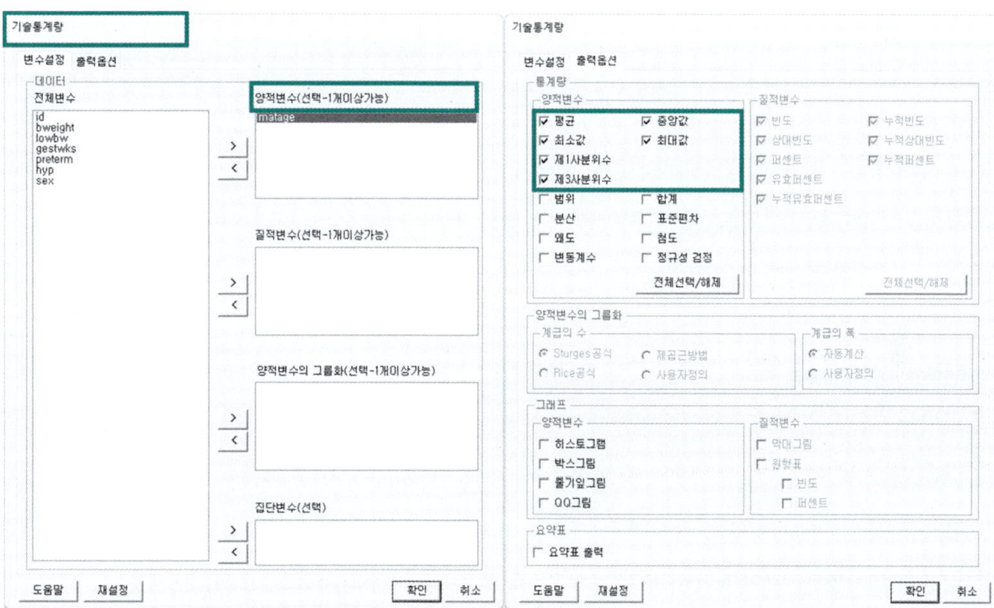

[그림 2.5.3]은 Rex의 기술통계량 분석결과를 나타낸다. 이러한 기술통계량은 다음 문단에서 설명할 것이다.

그림 2.5.3 [표 2.2.1] 데이터에 대한 기술통계량 분석결과

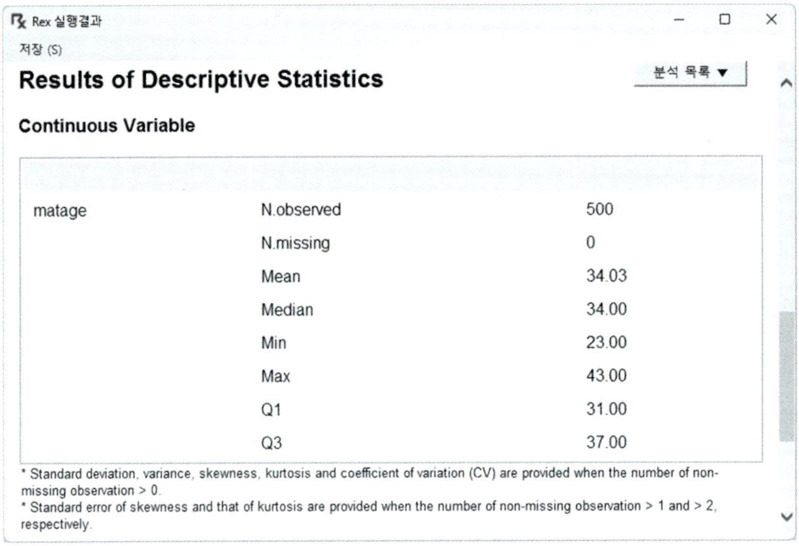

Results of Descriptive Statistics

Continuous Variable

matage	N.observed	500
	N.missing	0
	Mean	34.03
	Median	34.00
	Min	23.00
	Max	43.00
	Q1	31.00
	Q3	37.00

* Standard deviation, variance, skewness, kurtosis and coefficient of variation (CV) are provided when the number of non-missing observation > 0.
* Standard error of skewness and that of kurtosis are provided when the number of non-missing observation > 1 and > 2, respectively.

[순서통계량] n개의 관측값이 있고 이들을 $(x_1, x_2, \cdots, x_n)$라고 하자. 이때 r번째 순서통계량(order statistics)은 $x_{(r)}$로 표기하며 r번째로 작은 관측값을 의미한다. 따라서 $x_{(1)}$은 최솟값, $x_{(n)}$은 최댓값을 의미한다.

[백분위수와 사분위수] 백분위수(percentile)는 관측값을 크기 순서로 배열했을 때 백분율로 나타낸 특정 위치의 값을 의미한다. 예를 들어 99개로 이루어진 표본이 있을 때, $x_{(1)}$은 1% 백분위수이고, $x_{(25)}$는 25% 백분위수와 같다. $x_{(50)}$는 50% 백분위수이며 동시에 중위수이다. 사분위수(quartile)는 1사분위수(first quartile), 2사분위수(second quartile), 3사분위수(third quartile)로 구성되며, 1사분위수는 25% 백분위수를 의미하고 Q_1로 표기한다. 2사분위수는 50% 백분위수를 의미하고 Q_2로 표기하며, 3사분위수는 75% 백분위수를 의미하며 Q_3로 표기한다. 2사분위수는 중위수와도 같다. 위치모수(location parameter)란 백분위수와 사분위수처럼 도수분포의 x-축의 위치와 관련된 모수를 의미하며, 평균과 중위수도 위치모수에 포함된다. 위치모수를 이용하면 도수분포의 위치를 쉽게 비교할 수 있다. 예를 들어, 중위수가 100인 데이터의 도수분포는 중위수가 50인 데이터의 도수분포 오른쪽에 위치한다. 백분위수의 수학적 정의는 다음과 같다.

정의

n 개의 관측값이 있고 이들을 $(x_1, x_2, \cdots, x_n)$라고 하자. $(n+1)p$를 계산한 값의 음이 아닌 정수값을 r, 0과 1 사이의 소수를 $b(0 \le b < 1)$라고 하자. 이때 r번째 순서통계량과 $(r+1)$번째 순서통계량을 각각 $x_{(r)}$, $x_{(r+1)}$이라고 하면 $100p\%$ 백분위수는 다음과 같다.

$$(1-b)x_{(r)} + b\,x_{(r+1)} \tag{2.5.6}$$

앞으로 $100p$ % 백분위수는 P_{100p}로 표기할 것이다. 예를 들어 P_{10}는 10% 백분위수를, P_{70}은 70% 백분위수를 의미한다. P_{50}은 50% 백분위수를 의미하며 중위수와 같다. [예제 2.4.2]의 10개의 데이터를 이용하여 P_{40}를 구하면 $11 \times 0.40 = 4.4$이므로 다음과 같다.

$$P_{40} = (1-0.4)x_{(4)} + 0.4x_{(5)} = 0.6 \times 33 + 0.4 \times 33 = 33$$

사분위수는 앞에서 언급한 백분위수를 이용하여 쉽게 계산할 수 있고, 이 외에도 통계학적으로 좀 더 좋은 성질을 갖는 다른 종류의 사분위수 계산방법이 있다. SAS는 다섯 가지 계산 방법을 제공한다. 사분위수를 계산하는 데 관심이 있는 독자는 Hyndman과 Fan (1996)의 논문을 참고하라. [그림 2.5.3]은 Rex를 이용하여 사분위수를 구한 결과를 보여주며, 결과에 따르면 $Q_1 = 31$, $Q_3 = 37$이다.

[사분위범위] 범위는 최솟값과 최댓값만을 이용하여 계산하기 때문에 산포의 측정값으로서 한계가 있음을 앞에서 설명하였다. 범위보다 좀 더 적절한 값으로는 사분위범위(interquartile range, IQR)가 있다. 사분위범위는 관측값들을 크기 순서로 나열했을 때 중간에 위치한 50%의 관측값들의 범위를 의미하며 수학적 정의는 다음과 같다.

정의

사분위범위는 제3사분위수와 제1사분위수의 차이로 정의하며 다음과 같이 계산한다.

$$\mathbf{IQR} = \boldsymbol{Q_3 - Q_1} \tag{2.5.7}$$

사분위범위 값이 크다는 것은 중간에 위치한 50% 관측값들의 변동이 크다는 것을 의미하며, 반대로 사분위범위 값이 작다는 것은 중간 50%의 관측값들의 변동이 작음을 의미한다.

전체 관측값 가운데 Q_1보다 크고 Q_3보다 작은 값들이 몇 개인지 생각해보면, 좀 더 쉽게 이해할 수 있을 것이다. 또한 범위에서 사분위범위가 차지하는 퍼센트 비율은 $100\left(\frac{\text{IQR}}{\text{R}}\right)$임을 쉽게 알 수 있다.

[첨도] 첨도(kurtosis)는 왜도와 마찬가지로 분포의 형태와 관련된 값으로 다음과 같이 정의한다.

정의

첨도는 종형으로 생긴 정규분포에 비하여 분포가 상대적으로 좀 더 뾰족(peaked)한지 혹은 편평(flat)한지에 대한 정도를 측정하는 기술통계량이다.

정규분포에 비하여 상대적으로 값이 작거나 큰 관측값이 많은 경우, 히스토그램은 편평한 그래프 형태가 된다. 이러한 정규분포보다 평균에 집중도가 적은 데이터는 저첨(platykurtic), 반대로 정규분포에 비해 평균에 집중도가 높은 데이터는 극첨(leptokurtic)이라고 한다. 평균에 집중도가 정규분포와 비슷한 경우 중첨(mesokurtic)이라고 한다.

표본 첨도는 다음과 같이 계산한다.

$$\text{Kurtosis} = \frac{n\sum_{i=1}^{n}(x_i-\bar{x})^4}{\left(\sum_{i=1}^{n}(x_i-\bar{x})^2\right)^2} - 3 = \frac{n\sum_{i=1}^{n}(x_i-\bar{x})^4}{(n-1)^2 s^4} - 3 \tag{2.5.8}$$

식 (2.5.8)의 계산은 복잡하나, 대부분의 통계 소프트웨어는 이를 계산해준다. 계산과정에서 3을 빼는 이유는 정규분포의 첨도가 0이 되도록 만들기 위함이며, 따라서 중첨일 때 첨도는 0임을 알 수 있다. 대부분의 통계 소프트웨어는 위의 공식을 이용하여 첨도를 계산하기 때문에, 중첨일 때 첨도는 0이 된다. 통계 소프트웨어에 따라 중첨일 때 첨도가 3일 수도 있으므로 주의하기 바란다. [그림 2.5.4]는 서로 다른 첨도를 갖는 세 가지 분포를 보여준다.

그림 2.5.4 첨도가 다른 세 데이터의 히스토그램

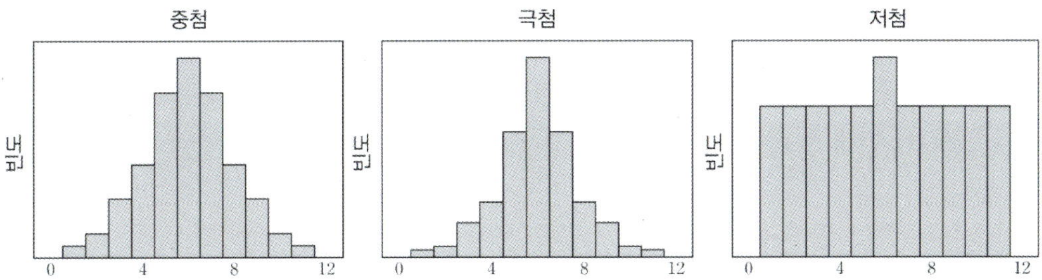

예제 2.5.4

세 데이터의 히스토그램은 [그림 2.5.4]와 같다고 가정하자. 예를 들어, [그림 2.5.4]의 중첨인 경우의 관측값은 $1, 2, 2, 3, 3, 3, 3, 3, \cdots, 9, 9, 9, 9, 9, 10, 10, 11$이다. 이때 각 경우별 기술통계량은 다음과 같다.

	중첨	극첨	저첨
평균	6.0000	6.0000	6.0000
중앙값	6.0000	6.0000	6.0000
최빈값	6.00	6.00	6.00
첨도	0.000	0.608	−1.158

[상자그림] 상자그림(box-and-whisker plots)은 데이터의 특성을 효과적으로 시각화할 수 있는 그래프이다. 상자그림은 데이터의 사분위수를 이용하여 그리며, 그리는 순서는 다음과 같다.

① 관심변수의 관측값을 x-축의 단위로 정한다.

② x-축 위에 직사각형 모양의 상자를 그리되, 상자의 왼쪽 수직선은 x-축의 제1사분위수에 위치하고, 상자의 오른쪽 수직선은 x-축의 제3사분위수에 위치하도록 그린다.

③ 상자를 제2사분위수 값을 기준으로 두 부분으로 나눈다.

④ 제1사분위수로부터 최솟값까지 x-축에 평행한 수평선을 긋는다. 이 수평선을 상자의 수염(whisker)이라고 한다.

⑤ ④와 마찬가지로 제3사분위수에서 최댓값까지 수평선을 그린다. 이는 상자의 오른쪽에 위치한 수염이다.

상자그림은 데이터의 산포, 중위수의 위치, 대칭성에 대한 정보를 제공한다. [표 2.5.1]의 데이터를 이용하여 상자그림을 그려보자.

표 2.5.1 크기가 24인 표본

76.9	84.6	65.7	71	73.8	66.3	50.4	67.7	72.7	59	72.4	58.8
55.5	70	54.6	72.6	64.1	73.6	59.7	80.5	76.9	79.6	50.5	100

예제 2.5.5

[표 2.5.1]를 이용하여 상자 그림을 그려라.

풀이 최솟값은 50.4, 최댓값은 100이다. 제1사분위수는 $25 \times 0.25 = 6.25\%$ 백분율이므로, $0.75 \times 59 + 0.25 \times 59.7 = 59.175$이다. 중위수는 $25 \times 0.5 = 12.5$이므로, $0.5 \times x_{(12)} + 0.5 \times x_{(13)} = 0.5 \times 70 + 0.5 \times 71 = 70.5$이다. 마찬가지로 제3사분위수는 76.125임을 쉽게 계산할 수 있다. 사분위범위는 $\text{IQR} = 76.125 - 59.175 = 16.95$이고, 범위는 49.6이다. 사분위범위는 범위의 $100\left(\frac{16.95}{49.6}\right) = 34.17\%$임을 알 수 있다.

[Rex 분석: '표2.5.1' Sheet] Rex → 그래픽스 → 박스 [그림 2.5.5]와 같이, '변수설정' 탭에서 영양상태 변수를 변수 상자로 이동시킨다. '출력옵션' 탭에서 방향은 '가로', 평균표기를 선택하고 '확인' 버튼을 클릭한다.

그림 2.5.5 [예제 2.5.5]의 상자그림 설정화면

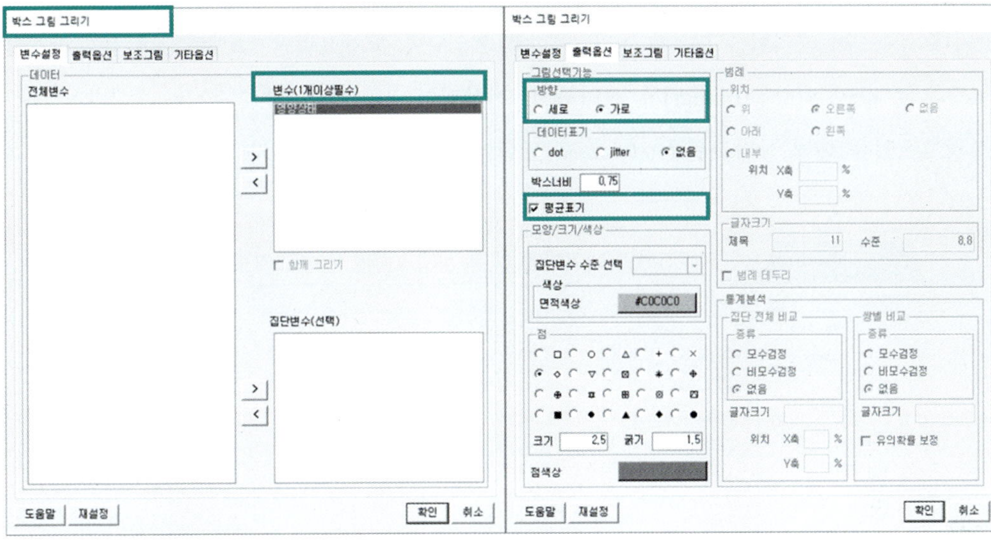

그림 2.5.6 [예제 2.5.5]의 상자그림 분석 결과

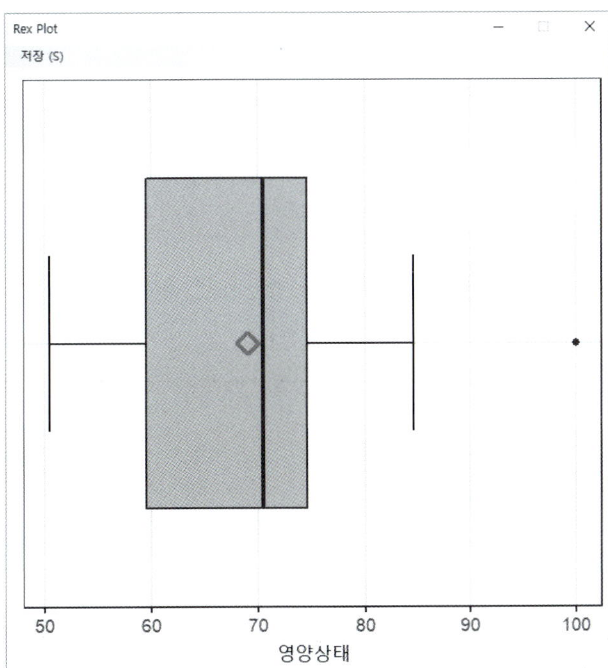

[그림 2.5.6]의 상자그림에서 측정값의 50%는 59과 76 사이에 있음을 알 수 있고, 이 값들이 대략 제1사분위수와 제3사분위수가 될 것이다. 상자 안에 있는 수직선은 중위수를 가리키며 대략 70 근처임을 알 수 있다. [그림 2.5.6]의 상자그림의 '●'는 값이 극단적으로 작거나 큰 값인 이상점(outlier)를 의미하며, 이상점의 관측값은 100임을 알 수 있다. 또한 [그림 2.5.7]을 통해 상자그림을 세로로도 표현할 수 있음을 기억하자.

그림 2.5.7 [표 2.5.1]의 데이터에 대한 상자그림을 Rex로 그린 결과

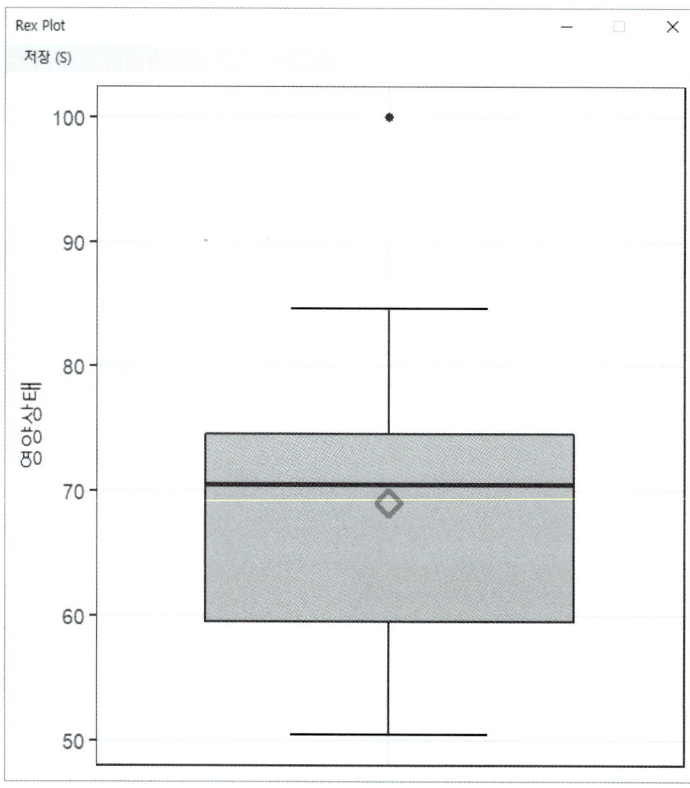

이상점은 다음과 같이 정의한다.

정의

이상점은 중위수로부터 많이 떨어져 있는 값으로, 일반적으로 $Q_3 + 1.5(\text{IQR})$보다 크거나 $Q_1 - 1.5(\text{IQR})$보다 작은 값으로 정의한다.

[표 2.5.1]의 데이터를 이용하여 이상점을 구하기 위해서는 먼저 Q_1, Q_3와 IQR을 구해야 한다. 이를 이용하여 이상점의 경계값을 구하면 다음과 같다.

$$x < 59.175 - 1.5(16.95) = 33.75, \quad x > 76.125 + 1.5(16.95) = 101.55$$

따라서 33.75보다 작거나 101.55보다 큰 관측값은 이상점이라고 볼 수 있다.

[탐색적 데이터 분석] 상자그림과 줄기-잎 그림은 데이터의 특성을 보여주는 그림이다. 이러한 방법들은 Tukey(1977)에 의해 데이터의 추세와 관계성 등을 기술하고 요약하는 데 사용되면서 널리 알려지게 되었다.

Chapter 2 연습문제

1. 다음을 정의하라.

1) 줄기-잎 그림	2) 상자그림
3) 백분위수	4) 사분위수
5) 위치모수	6) 도수분포
7) 상대도수분포	8) 통계량
9) 모수	10) 도수다각형
11) 히스토그램	

2. 평균, 중위수, 최빈값을 정의하고 각각의 특징을 비교하라.

3. 산포를 측정하는 데 사용하는 범위의 장점과 단점에 대하여 논하라.

4. 표본 분산 계산 시 $n-1$을 사용하는 이유에 대하여 설명하라.

5. 변동계수는 어떠한 경우에 사용하는지 설명하라.

6. 50번째 백분위수(제2사분위수)를 다른 용어로 표현하라.

7. [표 2.2.1]의 birth data를 이용하여 bweight의 데이터로 도수분포, 누적도수분포, 상대도수분포, 누적상대분포, 히스토그램, 도수다각형을 그려라.

8. [표 2.2.1]의 birth data를 이용하여 다음 물음에 답하라.
   1) 남성(sex=1)의 bweight 변수의 평균, 중위수, 분산, 표준편차를 답하라.
   2) 여성(sex=2)의 bweight 변수의 평균, 중위수, 분산, 표준편차를 답하라.
   3) 남성(sex=1)의 bweight 변수의 상자그림을 그려라.
   4) 여성(sex=2)의 bweight 변수의 상자그림을 그려라.
   5) 여성과 남성 간의 bweight에 차이가 있다고 볼 수 있는지 설명하라.

9. [표 2.2.1] birth data의 bweight 변수를 이용하여 다음 질문에 답하라.

1) 줄기-잎 그림을 그려라.

2) 줄기-잎 그림을 토대로 데이터 분포의 특성을 설명하라.

3) 평균, 중위수, 분산, 표준편차를 구하라.

10. 다음의 성질을 증명하라.

1) $\min_a \sum(x-a)^2 = \sum(x-\bar{x})^2$

2) $n\bar{x} = \sum x$

3) $\sum(x-\bar{x}) = 0$

11. 보건통계학 수업의 학점은 5번의 시험 결과로 결정된다. 5개 성적의 평균과 중위수 중 어떠한 통계량을 이용하여 최종 학점을 결정하는 것이 더 적절한가? 그리고 그 이유를 설명하라.

12. 다음은 집단선별검사에 참가한 대상자들의 혈청 콜레스테롤 지수의 도수분포를 설정하는 데 가능한 계급 폭을 보여준다.

(a)	(b)	(c)
50~74	50~74	50~75
75~99	75~99	75~100
100~149	100~124	100~125
150~174	125~149	125~150
175~199	150~174	150~175
200~249	175~199	175~200
250~274	200~224	200~225
	225~249	225~250

세 가지 계급 구간 중 분석 목적에 가장 적합한 것은 무엇인가? 선택에 대한 적절한 근거를 마련하라.

13. 모집단의 중심성향을 측정할 때, 중위수보다 평균을 더 많이 이용하는 이유는 무엇인지 설명하라.

14. 중심성향에 대한 통계량으로서, 평균보다 중위수가 더 적절한 경우는 언제인지 설명하라.

15. 다음 변수에 대하여 중심 성향을 측정하려고 할 때, 각 변수에 대해서 평균, 중위수, 최빈값 중 어떠한 통계량이 가장 적절한지 선택하고 그 이유를 설명하라.

1) 의사들의 연봉
2) 대도시 병원 응급실 환자의 진단명
3) 고등학교 남자 축구선수의 몸무게

16. [표 2.2.1]의 birth data의 matage 변수에 대하여 평균, 중위수, 최빈값을 구하라. 또한 만약 세 값이 동일하지 않으면 그렇지 않은 이유를 설명하라.

CHAPTER 3

확률

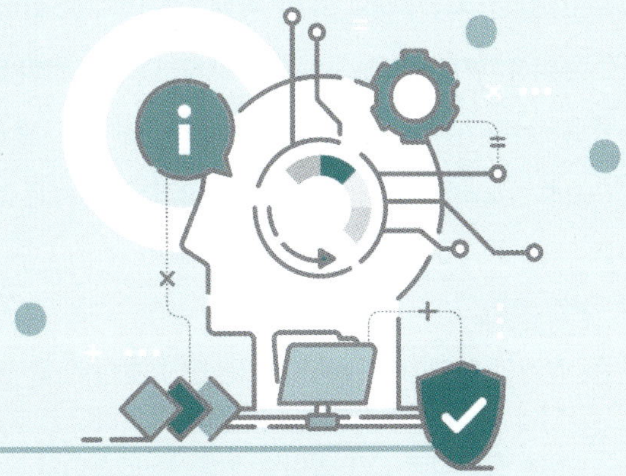

보건 의료 연구에서 얻은 데이터를 이용하여 합리적인 결론을 내리기 위해서는 관측된 데이터가 우연히 일어난 것인지 아니면 관심 가설에 의하여 일어난 것인지 판단할 수 있어야 한다. 예를 들어 10명의 환자 중 6명이 치료를 받고 회복되었다고 가정하자. 이때 치료가 효과적이었는지 판단하기 위해서는 확률의 성질을 잘 알고 있어야 한다. 이번 장에서는 통계적 추론의 이론적인 근거가 되는 확률을 정의하고, 다양한 확률 분포를 소개할 것이다. 대부분의 확률 이론을 이해하기 위해서는 심도 있는 수학적 지식이 필요하므로, 이 책에서는 확률의 기초적인 개념만 간단히 설명할 것이다.

3.1 확률에 대한 두 가지 관점

확률은 수학적인 과정에 기반하여 얻어지는 결과로서, (1) 고전적인 사전(priori) 확률과 (2) 상대도수 또는 사후(posteriori) 확률로 구분할 수 있다.

[고전적 확률이론] 고전적 확률이론(classical probability)에 대한 연구는 17세기의 두 수학자 Pascal과 Fermat의 연구로부터 시작되었다. 이들은 도박에서 파생되는 문제를 해결하기 위하여 확률 이론을 정립하였다. 고전적인 의미의 확률을 정의하기 위하여 정육면체의 주사위를 던지는 경우를 생각해보자. 이때 1이 나올 확률은 1/6이며, 그 외 다른 숫자가 나올 확률도 동일하다. 또한 랜덤으로 섞인 트럼프 카드에서 하트 모양의 카드를 뽑을 확률은 $13/52 = 1/4$이다. 이러한 확률은 실제로 주사위를 계속 던지거나 트럼프 카드를 뽑지 않고 몇 가지 가정을 하면 쉽게 계산할 수 있다. 예를 들어 주사위를 던질 때 모든 숫자들이 동일한 빈도로 나타난다고 가정하면, 1이 나올 확률은 모든 가능한 경우의 수의 역수가 된다. 마찬가지로 모든 카드가 같은 확률로 뽑힌다고 가정하면, 하트 모양의 카드를 뽑을 확률은 1/4이다. 고전적 확률의 의미는 다음과 같이 정의할 수 있다.

정의

N개의 결과(outcome)가 가능한 시행(trial)을 한다고 가정하자. 이때 N개의 결과는 동시에 일어날 수 없으며, 일어날 확률이 동일하다고 가정하자. 총 N개의 결과 중 m개가 사건(event) E에 포함되면 E가 일어날 확률은 m/N이다.

$P(E)$는 사건 E가 일어날 확률을 의미하며, 다음과 같이 계산할 수 있다.

$$P(E) = \frac{\text{사건 } E\text{에 포함되는 모든 경우의 수}}{\text{모든 가능한 경우의 수}} = \frac{m}{N} \tag{3.1.1}$$

[상대도수 확률] 만약 어떠한 시행을 반복할 수 있으면, 상대도수(relative frequency)를 이용하여 확률을 정의할 수 있다.

정의

반복 가능한 시행을 고려하자. 시행을 n번 반복하고, 이 중 m번의 시행 결과가 사건 E를 만족하면, E의 상대도수는 m/n이다. 또한 n이 충분히 크면(무한번 반복하면), 상대도수는 확률과 비슷해진다.

상대도수와 확률의 관계는 다음과 같이 표시할 수 있다.

$$P(E) \approx \frac{m}{n} \tag{3.1.2}$$

m/n은 $P(E)$의 추정치이므로, 시행에 따라 값이 다를 수 있다. 그리고 n이 크면 클 수록 두 값은 비슷해진다.

[주관적 확률] 1950년대 초반 L.J. Savage(1972)는 주관적 확률의 개념을 정립하였다. 주관적 확률(subjective probability)이란 '어떠한 명제의 가능성에 대한 개인의 확신 정도'를 의미하며, 어떤 시행을 반복하여 얻을 수 있는 값이 아니다. 주관적 확률의 개념을 활용하면, 앞으로 10년 동안에 암 치료법이 발견될 확률과 같이 단 한 번만 일어나는 사건의 확률을 계산할 수 있다. 이러한 주관적 확률의 개념은 널리 사용되고 있으나, 아직까지 고전적 확률 개념을 연구하는 통계학자들에게 인정받는 개념은 아니다.

[베이지안 방법] 베이지안 방법(Bayesian method)의 개념은 18세기 영국의 성직자이자 수학자인 Thomas Bayes에 의하여 처음으로 제안되었다. 베이지안 방법은 사건이 일어날 확률을 개인의 믿음(사전확률)에 기초하여 계산하기 때문에, 주관적인 확률을 계산할 때에도 사용할 수 있다. 고전적 확률은 수집된 데이터를 활용하여 의사결정을 하는 반면, 베이지안 방법은 사전확률과 사후확률을 사용하여 결론을 내림을 기억하자.

정의

사건의 사전확률은 사전 지식, 경험 혹은 과거 데이터로부터 얻은 결과를 이용하여 계산한 확률을 의미한다.

정의

사건의 사후확률은 사전확률을 활용하여 계산한 확률을 의미한다.

데이터를 더 많이 수집할수록, 정확한 확률을 계산할 수 있다. 사전확률을 이용하여 확률을 업데이트하는 베이지안 방법은 고전적 확률의 개념에 위배됨에도 불구하고, 스팸 이메일을 걸러내는 알고리즘을 비롯한 다양한 분야에 활용되고 있다. 베이지안 방법은 베이즈 정리를 이용하여 실제 문제에 적용되며, 3.4절에서는 진단검사에서 베이즈 정리가 어떻게 활용되는지 예를 들어 설명할 것이다.

3.2 확률의 기본 성질

1933년 러시아의 수학자 A.N. Kolmogorov(1950)는 세 가지 성질을 만족하는 함수를 확률이라고 정의하였는데, 이 세 가지 성질을 확률의 공리(axiom)라고 한다. 확률의 세 가지 공리를 설명하는 데 필요한 개념을 먼저 정의하자.

정의

시행으로부터 관측되는 값을 결과라고 하며 모든 가능한 결과의 집합을 표본공간(sample space)이라고 한다. 또한 표본공간의 부분집합을 사건(event)이라고 한다. 표본공간은 앞으로 S로 표기할 것이다.

표본공간과 사건의 개념을 좀 더 쉽게 이해하기 위하여 주사위를 던지는 시행을 생각해보자. 관측 가능한 결과는 1, 2, ⋯, 6이므로, 표본공간은 {1, ⋯, 6}이다. 또한 {1, 3}, {1}, {1, 2, 3, 4, 5, 6}와 같이 표본공간의 부분집합을 사건이라고 한다. 확률은 사건을 실수로 대응시키는 함수이다.

정의

사건 $E_1, E_2, \cdots, E_n$을 고려하자. 이 중 모든 가능한 $k(k \le n)$개의 사건의 교집합이 모두 공집합(null set)이면, $E_1, E_2, \cdots, E_n$은 상호배반(mutually exclusive)이라고 한다.

A, B, C 3개의 사건에 대하여 A∩B={}, B∩C={}, A∩C={}, A∩B∩C={}이면, 세 사건은 상호배반이라고 한다. 만약 두 사건이 상호배반이 아니면, 두 사건이 동시에 일어날 수

있다는 의미이다. E_i와 E_j가 동시에 일어나는 확률의 계산은 복잡하므로 나중에 다룰 것이다.

【확률의 세 가지 공리】 확률의 세 가지 공리는 다음과 같다.

① 확률은 사건을 실수로 대응시키는 함수로서, 임의의 사건 E_k가 일어날 확률은 음이 아닌 실수이다.

$$P(E_k) \geq 0 \tag{3.2.1}$$

모든 사건들의 확률은 0보다 크거나 같아야 하며, 이는 확률은 음수가 될 수 없다는 직관적 사실에 기초한다.

② 상호배반인 사건 $E_1, E_2, \cdots, E_n$에 대하여

$$P(E_1) + P(E_2) + \cdots + P(E_n) = P(E_1 \cup E_2 \cup \cdots E_n) \tag{3.2.2}$$

이다. 확률이 되기 위해서는 위 성질이 무한개의 상호 배반 사건들에 대하여도 성립되어야 함에 유의하자.

③ 표본공간의 확률은 1이다.

$$P(S) = 1 \tag{3.2.3}$$

3.3 확률의 계산

앞에서 설명한 개념을 활용하여 사건이 일어날 확률을 계산해보자.

표 3.3.1 보건통계학개론 수강생 중 보건통계 전공 학생과 타 전과 학생의 성적 분포

성적 분포	보건통계전공(E_1)	타 전공(E_2)	전체
A	9	36	45
B	5	33	38
C	1	12	13
D	0	4	4
합계	15	85	100

정의

[표 3.3.1]과 같은 표가 주어져 있을 때, 각 칸(cell)은 두 변수의 수준(level)별 관측 도수를 나타낸다. 이때 두 변수 중 한 변수의 특정 수준의 도수는 행이나 열의 합을 계산하여 구할 수 있고, 이를 주변합(marginal sum)이라고 한다.

예제 3.3.1

한 사람을 랜덤으로 뽑을 때, 뽑힌 사람이 보건통계 전공(E_1)인 경우의 주변합을 구하라. 또한 보건통계 전공일 확률을 구하라.

풀이 보건통계 전공일 사건과 타 전공일 사건은 배반 사건이다. 보건통계 전공인 경우의 주변합은 $9+5+1+0=15$이다. 또한 보건통계 전공일 확률은 다음과 같다.

$$P(E_1) = \text{보건통계 전공 학생의 수/ 전체 학생 수} = 15/100 = 0.15$$

■

보건통계 전공일 확률을 구할 때 분자는 보건통계 전공인 경우의 주변합이고, 이 확률을 주변확률(marginal probablility)이라고도 한다.

[조건부 확률] 사건 A가 일어났다는 가정하에 사건 B의 조건부 확률(conditional probability)이란 사건 A에 포함되는 결과 중에서 사건 B에도 포함되는 결과의 비율을 의미한다. 따라서 조건부 확률이란 사건 A를 표본 공간으로 간주하는, 즉 표본공간의 부분집합인 사건 A를 표본공간으로 간주하고 계산하는 확률이라고 볼 수 있다. [예제 3.3.1]과 같이 전체 그룹의 크기를 분모로 사용하여 확률을 계산하는 경우는 조건부 확률이 될 수 없다.

정의

∩은 교집합(intersection)이라고 하며, $A \cap B$은 사건 A와 B에 모두 포함되는 표본공간의 원소들의 집합을 의미한다.

정의

$n(A)$는 사건 A의 도수, $n(A \cap B)$은 사건 $A \cap B$의 도수를 의미한다고 가정하자. 이때 사건 A가 일어났다는 가정하에 사건 B의 조건부 확률은 다음과 같이 계산할 수 있다.

$$P(B|A) = \frac{n(A \cap B)}{n(A)}$$

단, 사건 A가 일어났다고 가정하므로, $n(A) > 0$임을 기억하자. 조건부 확률의 수직선(|)은 "바"라고 읽는다.

예제 3.3.2

[표 3.3.1]에서 100명의 학생 중에서 보건통계 전공(E_1)인 학생을 선택했을 때, 선택된 학생이 A를 받았을 확률을 계산하라.

풀이 E_1은 보건통계 전공인 학생을 뽑는 사건, 또한 A는 보건통계학개론 성적이 A인 사건이라고 정의하자. 이때 사건 E_1이 일어났을 때, 사건 A의 조건부 확률은 $P(A|E_1)$으로 표시할 수 있다. 보건통계 전공인 학생은 총 15명이므로 $n(E_1) = 15$이다. 또한 보건통계 전공이면서 성적이 A인 학생은 9명이므로 $n(\mathrm{A} \cap E_1) = 9$이다. 따라서 조건부 확률은 다음과 같다.

$$P(A|E_1) = \frac{9}{15} = 0.6$$

■

[결합확률] 두 가지 이상의 사건을 모두 만족시키는 확률에 관심이 있는 경우가 있을 수 있다. 이처럼 두 가지 이상의 사건을 모두 만족시킬 확률을 결합확률(joint probability)이라고 한다. [예제 3.3.3]은 결합확률의 예를 보여준다.

예제 3.3.3

[표 3.3.1]을 고려하라. 100명의 학생에서 1명을 뽑을 때, 뽑힌 학생이 보건통계 전공(E_1)이고 A를 받았을(A) 확률을 구하라.

풀이 $E_1 \cap A$은 사건 A와 사건 E_1를 모두 만족시키는 원소들의 집합을 의미하므로, $P(E_1 \cap A)$을 구하면 된다. [표 3.3.1]에 따르면 $n(A \cap E_1) = 9$, $n(S) = 100$이므로 다음과 같이 정리할 수 있다.

$$P(A \cap E_1) = \frac{n(A \cap E_1)}{n(S)} = \frac{9}{100} = 0.09$$

■

[곱의 법칙] 결합확률은 주변확률과 조건부 확률의 곱과 같으며, 이를 곱의 법칙이라고 한다. [예제 3.3.4]는 곱의 법칙(multiplication rule)의 예를 보여준다.

예제 3.3.4

$P(E_1 \cap \mathrm{A})$을 구하려고 한다. 만약 주변확률이 $P(E_1) = 15/100 = 0.15$이고, 조건부확률은 $P(A|E_1) = 9/15 = 0.6$임이 알려져 있다고 가정하자. 이때 $P(E_1 \cap A)$을 구하라.

풀이 $P(E_1 \cap \mathrm{A})$는 다음과 같이 구할 수 있다.

$$P(E_1 \cap A) \;=\; P(E_1)P(A|E_1) = (0.15)(0.6) = 0.09$$

이 결과는 [예제 3.3.3]과 같음을 주목하자. ■

두 사건 A와 B가 있을 때, 곱의 법칙은 다음과 같다.

$$P(A \cap B) = P(B)P(A|B), \text{ if } P(B) \neq 0 \tag{3.3.1}$$

또한 다음과 같이 표현할 수도 있다.

$$P(A \cap B) = P(A)P(B|A), \text{ if } P(A) \neq 0 \tag{3.3.2}$$

곱의 법칙을 통하여 두 사건 A와 B의 결합확률은 식 (3.3.1) 혹은 식 (3.3.2)와 같이 표현할 수 있음을 확인하였다. 따라서 $P(A|B)$와 $P(B)$ 혹은 $P(B|A)$와 $P(A)$를 이용하여 $P(A \cap B)$를 구할 수 있다. 또한 $P(A \cap B)$와 $P(B)$를 알고 있으면 조건부 확률 $P(A|B)$를 계산할 수 있다. 따라서 조건부 확률은 다음의 성질을 만족함을 알 수 있다.

정리

사건 B가 일어났을 때, 사건 A의 조건부확률은 다음과 같다.

$$P(A|B) = \frac{P(A \cap B)}{P(B)}, \quad \text{if} \quad P(B) \neq 0 \tag{3.3.3}$$

다음은 조건부 확률을 계산할 때 곱의 법칙이 어떻게 활용될 수 있는지 예를 들어 보여준다.

예제 3.3.5

식 (3.3.3)을 이용하여 [예제 3.3.2]의 조건부 확률 $P(A|E_1)$을 다시 구하라.

풀이 식 (3.3.3)에 의하여

$$P(A|E_1) = P(A \cap E_1)/\ P(E_1)$$

[예제 3.3.2]에 의하여 $P(E_1 \cap A) \ = P(A \cap E_1) = \frac{9}{100} = 0.09$, $P(E_1) = \frac{15}{100} = 0.15$임을 알고 있다. 따라서 $P(A|E_1) = \frac{0.09}{0.15} = 0.6$이다.

두 사건 A와 B가 동시에 일어날 수 없는 경우, 두 사건은 배반사건이라고 한다. 즉, A와 B가 배반사건이면 $P(A \cap B) = 0$이다. 사건 A 혹은 B가 일어날 확률은 $P(A \cup B)$이며, 합의 법칙을 이용하여 $P(A \cup B)$를 구할 수 있다. ▣

[합의 법칙] 상호 배반인 두 사건의 합사건의 확률은 각 사건의 확률의 합과 같다. 합사건은 두 사건의 합집합을 의미한다. 예를 들어 주사위를 던졌을 때 두 사건 {1, 2}, {3, 4}은 상호 배반이며, 두 사건의 합사건은 {1, 2, 3, 4}이다. 이때 합사건의 확률은 2/3이며, {1, 2}가 나올 확률과 {3, 4}가 나올 확률은 각각 1/3이다. 따라서 두 사건의 확률의 합은 2/3로 합사건의 확률과 같음을 알 수 있다. 또한 [표 3.3.1]에서 100명 중에서 보건통계 전공인 학생을 뽑을 사건(E_1)과 타 전공인 학생을 뽑을 사건(E_2)을 생각해보자. 두 사건의 합집합은 $E_1 \cup E_2$으로 표현하며, 합집합의 확률은 $P(E_1 \cup E_2)$이다. 두 사건은 배반사건이므로 $P(E_1 \cup E_2) = (15/100) + (85/100) = 0.15 + 0.85 = 1$이다. 만약 두 사건이 배반사건이 아니면, 다음의 합의 법칙(addition rule)을 이용해야 한다.

정리

사건 A와 B를 고려하자. 이때 사건 A 또는 B가 일어날 확률은 사건 A의 확률과 사건 B의 확률의 합에서 두 가지 사건이 동시에 일어날 확률을 뺀 값과 같다. 즉, 합의 법칙은 다음과 같다.

$$P(A \cup B) = P(A) + P(B) - P(A \cap B) \tag{3.3.4}$$

다음 예제를 통하여 합의 법칙을 적용해보자.

예제 3.3.6

[표 3.3.1]의 100명 중에서 랜덤으로 한 사람을 뽑을 때, 뽑은 사람의 성적이 A이거나 보건통계 전공일 확률을 구하라.

풀이 성적이 A이거나 통계학과일 확률은 $P(A \cup E_1)$이다. [예제 3.3.5]에 의하여 $P(E_1) = 15/100 = 0.15$, $P(E_1 \cap A) = 9/100 = 0.09$ 이다. 또한 [표 3.3.1]에 의하여 $P(A) = 45/100 = 0.45$이다. 따라서 합의 법칙에 의하여 $P(E_1 \cup A) = 0.15 + 0.45 - 0.09 = 0.51$임을 알 수 있다. ■

[독립사건] 식 (3.3.2)에서 사건 A와 사건 B가 독립적으로 일어난다고 가정하자. 이는 사건 A가 일어날 확률은 사건 B가 일어났는지 여부와 관련이 없음을 의미한다. 즉 $P(A|B) = P(A)$이라고 할 수 있다. 만약 $P(A|B) = P(A)$이면, 사건 A와 B는 서로 독립이라고 한다. 그리고 곱의 법칙에 의하여 다음의 결과를 얻을 수 있다.

$$P(A \cap B) = P(B)P(A|B) = P(B)P(A); \quad P(A) \neq 0, P(B) \neq 0 \tag{3.3.5}$$

따라서 두 사건이 독립이면 두 사건의 결합확률은 두 사건의 확률의 곱과 같음을 알 수 있다. 또 두 사건의 확률이 모두 0이 아니면 다음 등식을 얻을 수 있다.

$$P(A|B) = P(A), \;\; P(B|A) = P(B), \;\; P(A \cap B) = P(A)P(B)$$

이 식이 참이 아니면 두 사건은 독립이라 할 수 없다. 또 두 사건이 독립이라는 것과 상호 배반이라는 것은 전혀 다른 의미이므로 이를 구분할 수 있어야 한다. 다음 예제를 살펴보자.

예제 3.3.7

고등학교 어느 반에 남학생이 40명, 여학생이 60명 있다고 가정하자. 이 중 남학생 16명과, 여학생 24명이 안경을 쓰고 있다. 학생 중 1명을 뽑았을 때, 이 학생이 안경을 쓴 학생일 확률은 $P(E) = 40/100 = 0.4$이다.

① 남학생을 뽑았을 때, 이 남학생이 안경을 쓰고 있을 확률을 구하라.

② 학생 1명을 뽑았을 때, 이 학생이 안경을 쓰고 있고, 남학생일 결합확률을 구하라.

풀이 ① 조건부 확률의 성질에 의하여,

$$P(E|B) = \frac{P(E \cap B)}{P(B)} = \frac{16/100}{40/100} = 0.4$$

따라서 조건부 확률 $P(E|B)$와 $P(E)$는 같음을 알 수 있다. 따라서 두 사건은 독립이다. 만약 여학생을 뽑았을 때 안경을 쓰고 있을 확률은 다음과 같다.

$$P(E|\bar{B}) = \frac{P(E \cap \bar{B})}{P(\bar{B})} = \frac{24/100}{60/100} = \frac{24}{60} = 0.4$$

② 식 (3.3.5)에 의하여 $P(E \cap B) = P(B)P(E|B)$이다. ①에 의해 사건 E와 B는 독립이므로 $P(E|B) = P(E)$이다. 따라서

$$P(E \cap B) = P(B)P(E) = \left(\frac{40}{100}\right)\left(\frac{40}{100}\right) = 0.16$$

■

[여사건] [표 3.3.1]을 고려하자. 100명의 학생 중에서 1명을 랜덤으로 뽑았을 때, 뽑힌 학생이 보건통계 전공일 사건(E_1)의 확률은 $\mathrm{P}(E_1) = 15/100 = 0.15$이다. 마찬가지로 타 전공일 확률은 $P(E_2) = 85/100 = 0.85$이며, 두 사건의 확률의 합은 1이다. 여기서 두 사건 E_1와 E_2가 배반사건이다. 이처럼 두 사건 A, B가 서로 배반사건이고 $A \cup B$가 표본공간과 같으면, B는 A의 여사건(complementary event)이라고 한다. 만약 B가 A의 여사건이면 A 또한 B의 여사건이라고 할 수 있다. 사건 A의 여사건은 $\bar{A}$ 혹은 A^C라고 표기하며 다음의 관계를 갖는다.

$$P(\bar{A}) = 1 - P(A) \tag{3.3.6}$$

두 사건 A와 $\bar{A}$는 서로 배반이므로 식 (3.3.6)은 확률의 세 번째 공리에 의하여 쉽게 얻을 수 있다.

예제 3.3.8

어느 종합병원에 1년 동안 1,200명의 환자가 입원하였다고 하자. 그중 750명이 서울에 거주한다고 하고 이를 집합 A로 표시한다면 $\bar{A}$는 1,200명에서 750명을 뺀 450이 된다. 즉

$$P(A) = 750/1200 = 0.625$$

이고,

$$P(\bar{A}) = 450/1200 = 0.375$$

이다. 또한

$$P(\bar{A}) = 1 - P(A)$$
$$0.375 = 1 - 0.625$$
$$0.625 = 1 - 0.375$$

[주변확률] [예제 3.3.1]에서 주변합과 주변확률을 설명하였다. 앞에서 설명한 것처럼 2개 이상의 변수가 있을 때, 한 변수의 수준을 기준으로 표를 만들어 계산한 확률을 주변확률이라고 한다. 예를 들어 [표 3.3.1]에서 100명의 학생 중에서 1명을 랜덤으로 뽑을 때, 보건통계 전공일 주변확률은 성적 변수는 무시하고 계산하며, 확률값은 $P(E_1) = 15/100 = 0.15$이다. 주변확률의 수학적 정의는 다음과 같다.

정의

변수 A는 m개의 수준이 있고, 각각을 $A_1, A_2, \cdots, A_i, \cdots, A_m$이라고 하자. 또한 변수 B는 n개의 수준이 있으며, 각각 $B_1, B_2, \cdots, B_j, \cdots, B_n$이라고 하자. 이때 A_i의 주변확률 $P(A_i)$은 B의 모든 수준과 A_i의 결합확률들의 합과 같다. 즉 다음과 같다.

$$P(A_i) = \sum_{j=1}^{n} P(A_i \cap B_j) \tag{3.3.7}$$

예제 3.3.9

식 (3.3.7)을 이용하여 [표 3.3.1]의 주변확률 $P(E_1)$를 구하라.

풀이 전공 변수는 보건통계 전공(E_1)과 타 전공(E_2)이 가능하므로 수준은 2이다. 성적 변수는 A, B, C, D의 네 가지 수준이 있다. 식 (3.3.7)에 의하여 보건통계 전공일 주변확률은 다음 네 가지 결합확률의 합과 같다.

$$P(E_1 \cap A) = 9/100 = 0.09$$
$$P(E_1 \cap B) = 5/100 = 0.05$$
$$P(E_1 \cap C) = 1/100 = 0.01$$
$$P(E_1 \cap D) = 0/100 = 0$$

따라서 식 (3.3.7)에 의하여 주변확률 $P(E_1)$는 다음과 같다.

$$\begin{aligned} P(E_1) &= P(E_1 \cap A) + P(E_1 \cap B) + P(E_1 \cap C) + P(E_1 \cap D) \\ &= 0.09 + 0.05 + 0.01 + 0 = 0.15 \end{aligned}$$

이 결과는 [예제 3.3.1]의 결과와 동일함을 알 수 있다. ▣

3.4 베이즈 정리

보건학/의학에서 확률의 개념은 선별검사(screening test)와 진단기준(diagnostic criteria)에 많이 활용된다. 선별검사에서 확률이 중요한 이유는 질병의 검사 결과가 틀릴 가능성이 존재하기 때문이다. 따라서 거짓양성(false positive)과 거짓음성(false negative)을 고려해야 한다. 또한 특정 증상이 정상인이나 환자들에게 나타날 가능성을 예측하는 경우에도 확률적 추론이 필요하다.

정의

1. 거짓양성은 실제는 음성이나, 검사 결과는 양성으로 나오는 경우를 의미한다.
2. 거짓음성은 실제는 양성이나, 검사 결과는 음성으로 나오는 경우를 의미한다.

즉, 개인의 질병 여부를 진단할 때, 다음과 같이 선별검사 결과가 부정확한 경우를 고려해야 한다.

① 질병이 있을 때 검사 결과가 양성으로 나올 확률(또는 증상이 있을 확률)은 얼마인가?
② 질병이 없을 때 검사 결과가 음성으로 나올 확률(또는 증상이 없을 확률)은 얼마인가?
③ 선별검사 결과가 양성일 때(혹은 증상이 있을 때), 실제로 환자일 확률은 얼마인가?
④ 선별검사 결과가 음성일 때(혹은 증상이 없을 때), 실제로 정상일 확률은 얼마인가?

표 3.4.1 질병 여부와 선별검사 결과에 대한 표

선별검사	질병 여부		
	환자(D)	정상($\bar{D}$)	합계
양성(T)	a	b	$a+b$
음성($\bar{T}$)	c	d	$c+d$
합계	$a+c$	$b+d$	n

전체 표본크기 n이 충분히 크면, [표 3.4.1]을 활용하여 질병 여부와 선별검사 결과 사이의 관계를 추론할 수 있다. 각 칸의 도수는 질병 여부와 선별검사 결과에 따른 관측값의 수를 의미한다. 예를 들어 a는 환자이며 선별검사 결과도 양성인 사람의 수이다. [표 3.4.1]과 같은 이원분할표를 활용하면 다양한 확률의 추정치를 계산할 수 있다. 예를 들어, 환자 가운데 선별검사 결과가 양성인 사람들의 조건부 확률은 $P(T|D)$이며, 이를 민감도라고 한다. 민감도의 추정치는 $a/(a+c)$이다.

정의

민감도(sensitivity)는 환자들의 선별검사 결과가 양성일 조건부확률이다.

또한 정상인의 선별검사 결과가 음성일 조건부 확률은 특이도라고 한다. 특이도의 추정치는 $P(\bar{T}|\bar{D}) = d/(b+d)$이다.

정의

특이도(specificity)는 정상인의 선별검사 결과가 음성일 조건부확률이다.

마찬가지 방법으로 선별검사 결과가 양성일 때(혹은 증상이 있을 때), 실제로 질병이 있을 확률을 추정할 수 있다.

정의

양성예측도(positive predictive value)는 선별검사 결과가 양성일 때, 실제로 환자일 조건부 확률을 의미한다.

선별검사 결과가 음성일 때(혹은 증상이 없을 때), 실제로 정상일 확률을 추정할 수 있다.

정의

음성예측도(negative predictive value)는 선별검사 결과가 음성일 때, 실제로 정상일 조건부 확률을 의미한다.

양성예측도와 음성예측도는 선별검사의 민감도와 특이도, 그리고 모집단에서의 유병률을 알고 있으면 베이즈정리(Bayes's theorem)를 이용하여 직접 구할 수 있다. [표 3.4.1]에 베이즈 정리를 적용하면 다음과 같이 양성예측도를 구할 수 있다.

$$P(D|T) = \frac{P(T|D)P(D)}{P(T|D)P(D) + P(T|\bar{D})P(\bar{D})} \tag{3.4.1}$$

식 (3.4.1)은 다음의 결과를 이용하여 얻을 수 있다. 식 (3.3.2)와 $P(D \cap T) = P(T|D)P(D)$에 의하여,

$$P(D|T) = \frac{P(D \cap T)}{P(T)} = \frac{P(T|D)P(D)}{P(T)}$$

이다. 위 식의 분모 $P(T)$는 다음의 결과를 이용하면 식 (3.4.1)의 분모와 동일한 결과를 얻을 수 있다. $P(T)$는 선별검사 결과가 양성일 확률을 의미한다. 이때 질병 여부는 정상이거나 환자인 두 가지만 가능하므로, 선별검사 결과가 양성인 사람들은 환자이거나 정상인 두 가지 경우만 존재한다. 따라서 $P(T) = P(D \cap T) + P(\bar{D} \cap T)$임을 쉽게 알 수 있다. 따라서 두 사건 D와 $\bar{D}$가 배반사건이고, 두 사건의 합사건이 표본공간인 경우 다음의 관계를 얻는다.

$$P(T) = P(D \cap T) + P(\bar{D} \cap T) \tag{3.4.2}$$

또한 $P(D \cap T) = P(T|D)P(D)$, $P(\bar{D} \cap T) = P(T|\bar{D})P(\bar{D})$ 이므로 식 (3.4.2)는 다음과 같이 표현할 수 있다.

$$P(T) = P(T|D)P(D) + P(T|\bar{D})P(\bar{D}) \tag{3.4.3}$$

$P(T|D)$는 민감도이고 $P(D)$는 유병률이다. 또한 $P(T|\bar{D})$은 1−특이도이고 $P(\bar{D})$은 1−유병률임을 유념하자. 즉, 양성예측도는 민감도와 특이도, 유병률로 표현할 수 있다. 즉, 질문 ③에 대한 해답은 식 (3.4.1)로 찾을 수 있다. 식 (3.4.1)과 마찬가지 방법으로 음성예측도도 다음과 같이 계산할 수 있다.

$$P(\bar{D}|\bar{T}) = \frac{P(\bar{T}|\bar{D})P(\bar{D})}{P(\bar{T}|\bar{D})P(\bar{D}) + P(\bar{T}|D)P(D)} \tag{3.4.4}$$

다음 예제를 통하여 베이즈 정리를 이용하여 양성예측도를 계산하는 방법을 살펴보자.

예제 3.4.1

새롭게 개발한 알츠하이머병 선별검사의 정확도를 평가하려고 한다. 65세 이상의 450명의 알츠하이머 환자와 500명의 정상인을 검사하였고, 그 결과는 다음과 같다. 다음 표를 이용하여 양성예측도를 구하라.

	알츠하이머 여부		
검사결과	알츠하이머(D)	정상($\bar{D}$)	합계
양성(T)	436	5	441
음성($\bar{T}$)	14	495	509
합계	450	500	950

풀이 민감도와 특이도의 추정치는 각각 $P(T|D) = \frac{436}{450} = 0.97$, $P(\bar{T}|\bar{D}) = \frac{495}{500} = 0.99$이다. 양성예측도를 계산하기 위하여 민감도와 특이도를 식 (3.4.1)에 대입하면 다음과 같다.

$$P(D|T) = \frac{0.9689 \times P(D)}{0.9689 \times P(D) + 0.01 \times P(\bar{D})} \tag{3.4.5}$$

결과적으로 양성예측도는 모집단의 유병률에 따라 값이 변함을 알 수 있다. 또한 환자군과 정상군은 모집단에서 랜덤으로 뽑은 표본이 아닌, 질병 여부를 기준으로 뽑은 표본이기 때문에 환자군, 정상군의 숫자를 이용하여 유병률을 추정할 수 없음을 유념하자. 따라서 본 데이터를 활용하여 유병률을 추정할 수 없으므로, 문헌조사 결과를 참고하자. Evans(1990)는 65세 이상의 미국인의 경우 약 11.3%가 알츠하이머 병을 갖고 있다고 보고하였다. 이 값을 식 (3.4.5)의 $P(D)$에 대입하면 다음과 같다.

$$P(D|T) = \frac{0.9689 \times 0.113}{0.9689 \times 0.113 + 0.01 \times (1 - 0.113)} = 0.93$$

결과적으로 양성예측도가 매우 큼을 알 수 있다. 마찬가지 방법으로 음성예측도를 식 (3.4.4)를 이용하여 계산하면 다음과 같다.

$$P(\bar{D}|\bar{T}) = \frac{0.99 \times (1 - 0.113)}{0.99 \times (1 - 0.113) + 0.0311 \times 0.113} = 0.996$$

Chapter 3 연습문제

1. 고전적 확률의 개념을 정의하라.

2. 통계적 확률의 개념을 정의하라.

3. 조건부확률의 정의는 무엇인지 설명하라.

4. 독립사건을 정의하라.

5. 확률의 세 가지 공리를 설명하라.

6. 베이즈 정리를 설명하라.

7. 민감도, 특이도를 정의하라.

8. 다음의 표를 이용하여 각각의 확률을 구하라.

	폐암(A)	비폐암(B)
흡연(S)	10	40
비흡연(N)	50	300

1) $P(S)$
2) $P(\bar{S})$
3) $P(A)$
4) $P(\bar{A})$
5) $P(S \cap A)$
6) $P(S|A)$, $P(S|B)$
7) $P(N \cap \bar{B})$

9. 사건 A와 사건 B는 독립이며, $P(A)=0.3$, $P(B)=0.2$이다. $P(A \cap B)$를 구하라.

10. 배반사건과 독립사건의 차이를 기술하라.

11. $P(A) \neq 0$, $P(B) \neq 1$인 경우, $A \subset B$라면 A와 B는 독립일 수 있는지 설명하라.

12. 다음 식의 참-거짓을 판단하라.

1) $P(A \cap C) = P(C \cap A)$
2) $P(A \cup B) = P(A) + P(B)$
3) $P(D|A) = P(D)$
4) $P(D|A) = P(D \cap A)$
5) $P(A \cap B) = P(A|B)P(A)$
6) $P(A \cap B) = P(A)P(B)$
7) $P(A) = P(A \cap B) + P(A \cap C)$, 단 $P(A \cup B \cup C) = 1$

13. WIN이 적혀 있는 공이 1개, LOSE가 적혀 있는 공이 4개 있다고 하자. A, B 두 사람이 공을 선택하여 먼저 WIN을 뽑는 사람이 이긴다고 했을 때, A가 이길 확률을 구하라(단 A가 먼저 선택한다).

1) 복원추출인 경우
2) 비복원추출인 경우

14. 주머니에 초록색 공 3개, 파란색 공 5개가 있다고 하자. 비복원추출로 공을 하나씩 뽑을 때, 첫 번째는 초록색이고, 두 번째는 파란색일 확률을 구하라.

15. 그릇 A에는 3개의 빨간 칩과 7개의 파란 칩이 있다. 그릇 B에는 빨간 칩 8개, 파란 칩 2개가 있다. 주사위를 던졌을 때 앞면이 5나 6이 나오면 A에서 하나의 칩을 선택하고, 그렇지 않으면 B에서 하나의 칩을 선택한다. 빨간 칩이 뽑혔을 때, 그 칩이 A에서 뽑혔을 확률을 구하라.

16. 조건부 확률이 확률의 세 가지 공리를 만족하는지 확인하라.

17. 민감도와 특이도를 수식을 이용하여 정의하고, 그 차이를 설명하라.

18. 다음 표를 이용하여 다음을 계산하라. (단, 결핵의 유병률은 0.0008% 라고 가정한다.)

검사/질병 유무	결핵 있음	결핵 없음
양성	120	7
음성	20	250

1) 민감도
2) 특이도
3) 양성예측도
4) 음성예측도

19. 양성예측도와 음성예측도를 수식을 이용하여 정의하고, 그 차이를 설명하라.

CHAPTER 4

확률분포

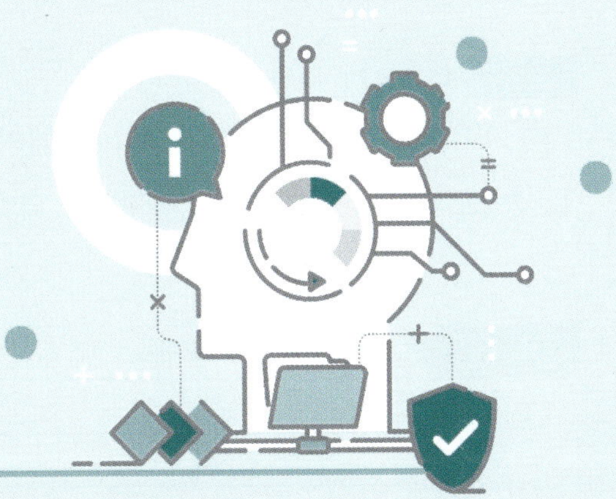

확률변수의 확률분포는 통계적 추론에서 중요한 역할을 한다. 예를 들어 확률분포함수를 이용하여 확률변수들이 가질 수 있는 값을 예측하고 관측값의 확률을 계산할 수 있다. 또 모집단의 분포가 알려져 있을 때, 분포함수를 이용하여 객관적인 의사결정이 가능하다.

제3장에서는 확률을 정의하고 사건의 확률 계산방법을 소개하였다. 이번 장에서는 앞서 소개한 확률의 기본 개념을 이용하여 좀 더 복잡한 사건의 확률을 구하는 방법을 소개할 것이다. 확률분포를 식, 그림, 표 등으로 표현하는 방법을 알아보고, 확률분포를 이용한 확률의 계산법을 소개할 것이다. 이를 통하여 모집단에서 추출한 표본으로부터 얻은 결론이 무엇을 의미하는지 좀 더 쉽게 이해할 수 있을 것으로 기대한다.

4.1 이산확률분포

이산확률분포는 다음과 같이 정의한다.

정의

이산확률변수의 확률분포는 이산확률변수가 가질 수 있는 값들의 확률로서, 표, 그림, 식 등을 이용하여 나타낼 수 있다.

이산확률분포를 $p(x)$라고 하면, $p(x) = P(X = x)$이다. 즉, 이산확률분포 $p(x)$는 X가 x일 때의 확률을 의미한다.

예제 4.1.1

[표 4.1.1]은 질병의 중증도에 따른 환자의 수를 보여준다. X는 질병의 중증도를 의미하고, 중증도의 값이 클수록 병이 심각함을 의미한다. 이산확률변수 X의 확률분포를 구하라.

표 4.1.1 [예제 4.1.1]의 데이터

중증도	환자의 수
1	26
2	18
3	24
4	8
합계	76

풀이 이산확률변수 X는 0, 1, 2, ⋯, 4의 값을 가질 수 있으며, $x_0 = 0,\ x_1 = 1, \cdots,\ x_4 = 4$이라고 하자. 이산확률변수 X가 가질 수 있는 값들의 확률의 추정값은 환자의 수를 76으로 나누면 된다. 예를 들어 $p(x_1) = P(X = x_1) = \frac{26}{76} = 0.3421$이다.

[표 4.1.2]는 [표 4.1.1]로부터 계산한 확률분포표이다.

표 4.1.2 [예제 4.1.1]의 [표 4.1.1]로부터 계산한 이산확률분포표

중증도	**P(X = x)**
1	0.3421
2	0.2368
3	0.3158
4	0.1053
합계	1.0000

또한 확률분포는 [그림 4.1.1]과 같은 그림으로도 나타낼 수 있다. [그림 4.1.1]에서 각각의 막대의 높이는 각 x의 확률을 나타낸다. [표 4.1.2]의 결과에 따르면 $p(x) = P(X = x)$의 값은 모두 양수이고 1보다 작으며 합은 1임을 알 수 있다. 이는 모두 이산확률분포의 특성이다. 만약 $x_1, x_2, \cdots, x_k$가 이산확률변수 X가 가질 수 있는 모든 가능한 값이라고 가정하자. 이때 이산확률분포는 다음의 성질을 갖는다.

① $0 \leq P(X = x_i) \leq 1$, for all $i = 1, 2, \ldots, k$

② $\sum_{i=1}^{k} P(X = x_i) = 1$

제3장을 잘 이해한 독자는 [표 4.1.2]의 각 확률이 질병의 중증도(X)의 상대도수임을 쉽게 알 수 있을 것이다. 주어진 확률분포를 통해 확률변수 X의 확률을 계산할 수 있다. 다음의 예제를 살펴보자.

그림 4.1.1 [표 4.1.1]의 확률분포표의 막대그래프

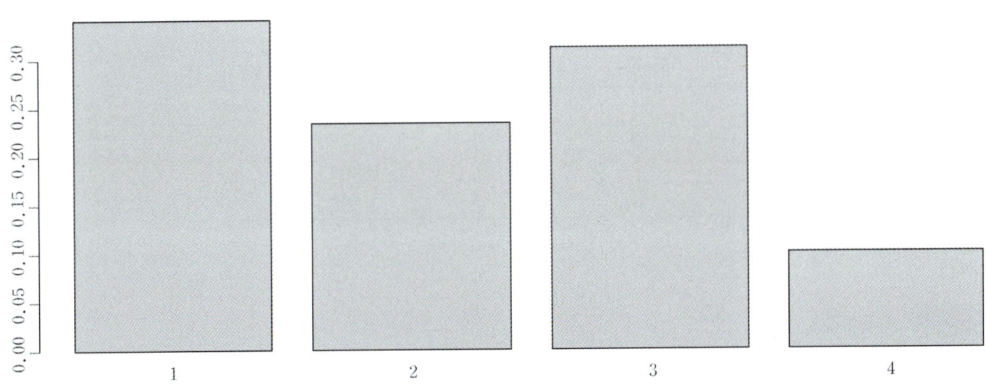

예제 4.1.2

랜덤으로 뽑은 환자의 중증도가 3일 확률을 구하라.

풀이 $p(3) = P(X = 3)$으로 표현할 수 있다. 따라서 [표 4.1.2]에 의해 0.3158임을 알 수 있다. ■

예제 4.1.3

랜덤으로 뽑은 환자의 중증도가 1 또는 4일 확률을 구하라.

풀이 [표 4.1.2]의 결과에 상호배반사건의 합의 법칙(addition rule)을 적용하면 다음과 같다.

$$
\begin{aligned}
P(X = 1 \text{ or } X = 4) &= P(\{X = 1\} \cup \{X = 4\}) = P(X = 1) + P(X = 4) \\
&= 0.3421 + 0.1053 = 0.4474
\end{aligned}
$$

■

[누적확률분포] 많은 경우 누적확률분포(cumulative probability distribution)를 이용하면 확률을 쉽게 계산할 수 있다. 이산확률변수의 누적확률분포는 [표 4.1.2]의 개별 확률, 즉 $P(X = x)$을 누적하여 더하면 얻을 수 있다. x의 누적확률은 $F(x)$로 표현하며, 이는 X가 x보다 작거나 같을 확률, 즉 $P(X \leq x)$을 의미한다. [표 4.1.3]은 [표 4.1.2]의 누적확률분포이며, 누적확률분포의 그림은 누적확률분포곡선(ogive)이라고 한다. 누적확률분포를 이용하면 다음과 같은 질문에 쉽게 대답할 수 있을 것이다.

표 4.1.3 [예제 4.1.1]의 질병 중증도의 누적확률분포

중증도	누적확률 $P(X \leq x)$
1	0.3421
2	0.5789
3	0.8947
4	1.0000

예제 4.1.4

랜덤으로 뽑힌 환자의 질병의 중증도가 2 이하일 확률은?

풀이 정답은 [표 4.1.3]의 $X = 2$일 때의 누적확률인 0.5789이며, $P(X \leq 2) = 0.5789$으로 표현할 수 있다. ▣

예제 4.1.5

랜덤으로 뽑힌 환자의 질병의 중증도가 4 미만일 확률은?

풀이 4번 미만이므로 1, 2 또는 3일 확률을 구하면 된다. 따라서 $X = 3$일 때의 누적확률이다. 즉, $P(X < 4) = P(X \leq 3) = 0.8947$이다. ▣

예제 4.1.6

랜덤으로 뽑힌 환자의 질병의 중증도가 2 이상일 확률은?

풀이 다음과 같이 여사건의 확률을 구하면 된다.

$$P(X \geq 2) + P(X < 2) = 1$$

따라서 $P(X \geq 2) = 1 - P(X < 2) = 1 - 0.3421 = 0.6579$이다. ▣

예제 4.1.7

랜덤으로 뽑힌 환자의 질병의 중증도가 2 이상, 3 이하일 확률은?

풀이 중증도가 3 이하일 확률은 $P(X \leq 3) = 0.8947$이다. 이 확률에서 2개 미만인 경우의 확률을 빼면 된다. 이를 누적분포함수를 이용하여 표현하면 다음과 같다.

$$P(2 \leq X \leq 3) = P(X \leq 3) - P(X < 2) = 0.8947 - 0.3421 = 0.5526$$ ▣

[표 4.1.1]의 확률분포는 표본으로부터 계산한 값으로, 표본에 따라 확률값이 다르다. 그러나 확률 이론에 의하여 이론적으로 유도된 확률분포들도 존재하며, 보편적으로 이러한 확률분포들이 실제분석에 자주 활용된다. 특별히 이항분포, 포아송 분포, 정규분포는 가장 많이 활용되는 확률분포들로서, 이 분포들에 대하여 살펴보려 한다.

[이산확률분포의 평균과 분산] 이산확률분포가 $p(x)$인 확률변수 X의 평균과 분산은 다음과 같이 정의한다.

$$E(X) = \mu = \sum_{i=1}^{k} x_i p(x_i) = \sum_{i=1}^{k} x_i p(X = x_i), \quad (4.1.1)$$

$$var(X) = \sigma^2 = \sum_{i=1}^{k} (x_i - \mu)^2 p(x_i) = \sum_{i=1}^{k} (x_i - \mu)^2 p(X = x_i) \quad (4.1.2)$$

예제 4.1.8

[예제 4.1.1]에서 구한 분포의 평균, 분산, 표준편차를 구하라.

풀이

$$\mu = 1(0.3421) + 2(0.2368) + \cdots = 2.1843$$
$$\sigma^2 = (1 - \mu)^2(0.3421) + \cdots = 1.0451$$

평균은 2.1843, 분산은 1.0451이다. 표준편차는 $\sigma = \sqrt{1.0451} = 1.0223$이다.

4.2 이항분포

이항분포는 통계 응용에서 가장 많이 이용되는 확률분포 중의 하나로서, 베르누이 시행이라고 알려진 확률 과정에서 유도된 분포이다. 베르누이 시행의 이름은 스위스의 수학자인 James Bernoulli(1654~1705)의 이름을 따서 붙여졌다. Bernoulli는 확률론 분야, 그중에서도 특히 이항분포 이론에 많은 공헌을 하였다. 베르누이 시행은 어떤 실험에서 배타적인 두 가지 결과가 가능한 시행을 의미한다. 예를 들면 동전을 던졌을 때 앞면과 뒷면이 가능하다. 또한 죽거나 사는 경우, 혹은 아프거나 건강한 경우 등이 베르누이 시행에 해당한다.

[베르누이 과정] 베르누이 시행을 연속적으로 수행한 결과들을 베르누이 과정이라고 하며, 베르누이 과정은 다음의 조건을 만족해야 한다.

① 각 시행은 2개의 결과를 가질 수 있으며, 두 결과는 동시에 나올 수 없다. 그중 하나를 성공이라 하고 다른 하나를 실패라고 한다.

② 성공확률을 p라고 할 때, p는 베르누이 시행을 여러 번 수행해도 변하지 않는다. 실패확률은 $1 - p$이며, 이를 q로 표시할 것이다.

③ 모든 베르누이 시행은 서로 독립이다. 즉 베르누이 시행의 결과는 다른 베르누이 시

행의 결과에 영향을 받거나 주지 않는다.

예제 4.2.1

n개의 베르누이 시행을 수행했을 때, x개의 성공이 관찰될 확률을 계산하려고 한다. 예를 들어, 2001년 미국 노스캐롤라이나 주의 출생기록을 조사한 결과, 출생아 가운데 85.8%는 37주 이후에 출생하였음을 확인하였다. 따라서 임신 37주 이후에 출산할 확률이 0.858임을 알 수 있다. 만약 모집단에서 5건의 출산기록을 랜덤으로 뽑았을 때 그중 정확히 3건이 임신 37주 이후에 출산했을 확률은 얼마인가?

풀이 임신 37주 이후에 출산하면 성공이라고 정의하자. 일반적으로 37주 이전에 출산한 유아는 건강하지 않을 수 있을 것으로 예상한다. 만약 조기출산을 연구하는 경우에는 성공을 37주 이전 출산으로 정의하는 것이 바람직하다. 출생기록 결과들은 베르누이 과정의 성질을 만족한다고 가정하자. 다음 5건의 출산기록을 고려하자.

(성공, 실패, 성공, 성공, 실패)

성공은 1, 실패는 0의 숫자로 표현하면 다음과 같다.

(1,0,1,1,0)

성공의 확률을 p로 표시하고 실패의 확률을 q라고 하면 위와 같은 결과가 관측될 확률은 곱의 법칙에 의해 다음과 같다.

$$P(1,0,1,1,0) = pqppq = p^3q^2$$

성공, 실패, 성공, 성공, 실패의 순서로 일어난 다섯 사건의 결합확률을 구해야 하므로 곱의 법칙을 사용하는 것이 적절함을 기억하자. 편의를 위해 교집합이 아닌 쉼표를 사용하여 결과를 분리하였다. 최종 확률은 p^xq^y의 형태로 표현되며, x는 성공의 횟수, y는 실패의 횟수가 됨을 주목하자. 따라서 확률은 성공과 실패의 횟수를 고려하여 계산할 수 있다.

일반적으로 베르누이 과정의 주된 관심사는 성공과 실패의 순서가 아닌 성공과 실패의 횟수이다. 따라서 순서에 대한 고려 없이 총 3번의 성공과 2번의 실패가 일어날 확률을 구하는 방법을 알아보도록 하자. 3번의 성공과 2번의 실패가 일어날 확률을 구하기 위하여, 모든 가능한 베르누이 과정의 결과들은 [표 4.2.1]에 나열하였다.

표 4.2.1 [예제 4.2.1]의 모든 가능한 베르누이 과정의 결과

순번	결과
1	10110
2	11100
3	10011
4	11010
5	11001
6	10101
7	01110
8	00111
9	01011
10	01101

모든 베르누이 과정의 결과들은 모두 동일한 확률로 일어나며 p^3q^2이다. [표 4.2.1]에 의해 총 10개의 가능한 결과가 있고 모든 결과들의 확률은 동일하다. 따라서 합의 법칙에 의해 각 결과들의 확률을 합하면 총 세 번의 성공과 두 번의 실패를 관측할 확률을 구할 수 있다. 따라서 세 번의 성공과 두 번의 실패를 관측할 확률은 $10p^3q^2$이다. 결과적으로 성공의 확률은 0.858, 실패할 확률은 0.142이므로 [예제 4.2.1]의 정답은 다음과 같다.

$$10(0.858)^3(0.142)^2$$

▣

[대표본 절차: 조합] 표본의 수가 클수록 모든 가능한 배열의 수를 확인하는 것은 복잡해진다. 따라서 가능한 배열의 수를 쉽게 파악할 수 있는 방법이 필요하다. 만약 $1, \cdots, n$에서 x개의 자연수를 뽑는다고 가정하자. 뽑는 순서를 무시했을 때, 가능한 모든 경우의 수를 조합(combination)이라고 한다. 순서를 무시한다는 것은 뽑힌 자연수의 종류는 동일하나 순서만 다른 경우들은 같은 경우로 간주함을 의미한다. 반면 자연수를 뽑은 순서를 고려했을 때, 가능한 모든 경우의 수를 순열(permutation)이라고 한다. 순열은 확률 이론에 자주 사용되기는 하지만, 먼저 조합을 고려할 것이다. 조합은 다음과 같이 정의한다.

정의

조합은 n개의 서로 다른 객체에서 x개의 객체를 순서에 상관없이 뽑을 때 가능한 모든 경우를 의미한다.

n개의 객체에서 x개의 객체를 순서에 상관없이 한 번에 뽑는 조합의 수는 다음과 같다.

$$\binom{n}{x} = \frac{n!}{x!\,(n-x)!} \tag{4.2.1}$$

위 식에서 $x!$는 x의 계승(factorial)이라고 하며, 1부터 x까지 모든 자연수의 곱, $x! = (1)(2)\cdots(x-1)x$을 의미한다. 또한 $0! = 1$으로 정의함을 기억하자. 따라서 시행횟수가 n이고 성공의 확률이 p, 실패의 확률이 q인 베르누이 과정에서 x번의 성공을 관측할 확률은 다음과 같다.

표 4.2.2 시행횟수가 n이고 성공의 확률이 p, 실패의 확률이 q인 이항분포의 확률

성공의 횟수= x	확률
0	$\binom{n}{0} q^{n-0} p^0$
1	$\binom{n}{1} q^{n-1} p^1$
⋮	⋮
x	$\binom{n}{x} q^{n-x} p^x$
⋮	⋮
n	$\binom{n}{n} q^{n-n} p^n$
합계	1

위 결과를 [예제 4.2.1]에 적용하면, 즉 $n = 5$의 출생기록이 있을 때 $x = 3$건이 성공일 확률을 구하는 과정에 적용해보자. 가능한 경우의 수는 식 (4.2.1)에 의해 다음과 같다.

$$p = \binom{5}{3} = \frac{5!}{3!\,(5-3)!} = \frac{5 \cdot 4 \cdot 3 \cdot 2 \cdot 1}{3 \cdot 2 \cdot 1 \cdot 2 \cdot 1} = 10$$

따라서 5번의 시행에서 3번의 성공을 관측할 확률은 다음과 같다.

$$p(3) = \binom{5}{3}(0.858)^3(0.142)^2$$

$$p(x) = \begin{cases} P(X = x) = \binom{n}{x} p^x q^{n-x}, & x = 0, 1, \cdots, n \\ 0 & , \text{그 밖의 경우} \end{cases} \tag{4.2.2}$$

확률분포함수가 식 (4.2.2)와 같으면 확률변수는 이항분포를 따른다고 이야기한다. 식 (4.2.2)에서 확률변수 X는 n번의 시도에서 성공의 횟수라고 하면 $p(x) = P(X = x)$이다. $p(x)$는 간결하기 때문에 $P(X = x)$ 대신에 많이 활용된다. [표 4.2.2]는 이항분포의 확률을 표로 표현하였다. 식 (4.2.2)는 다음의 특성을 갖는다.

① 모든 실수 x에 대하여 $p(x) \geq 0$이다. 이는 n, p, $\binom{n}{x}$, q가 모두 음이 아닌 실수이기 때문이다.

② 이항정리에 의하여 $\sum_{x=0}^{n} p(x) = (p+q)^n = 1$이다. 이항정리는 다음과 같다.

$$(x+y)^n = x^n + n \cdot x^{n-1}y^1 + \frac{n(n-1)}{2} \cdot x^{n-2}y^2 + \cdots + y^n$$

따라서 이항정리의 각 항과 [표 4.2.2]의 $p(x)$는 다음과 같이 동일하다.

$$p(0) = \binom{n}{0} q^{n-0}p^0 = q^n$$

$$p(1) = \binom{n}{1} q^{n-1}p^1 = n \cdot q^{n-1}p^1$$

$$p(2) = \binom{n}{2} q^{n-2}p^2 = \frac{n(n-1)}{2} \cdot q^{n-2}p^2$$

$$\vdots$$

$$p(n) = \binom{n}{n} q^{n-n}p^n = p^n$$

예제 4.2.2

노스캐롤라이나 주 보건통계 센터의 데이터에 따르면, 14%의 산모들이 임신 기간 중 하루 평균 1개피 이상의 담배를 피운다고 한다. 만약 10명의 산모를 랜덤으로 뽑았을 때, 임신 중에 하루 평균 1개피 이상 흡연을 한 산모가 정확히 4명일 확률을 구하라.

풀이 흡연을 한 산모의 비율이 0.14임을 알고 있다. 식 (4.2.2)에 의하여 확률은 다음과 같다.

$$p(4) = \binom{10}{4}(0.86)^6(0.14)^4 = 0.0326$$

■

이항분포표 식 (4.2.2)를 이용하여 확률을 계산할 때, 만약 표본수가 많다면 계산이 복잡하다. 이때 Rex를 이용하면 다양한 n, p, x에 대한 이항분포를 쉽게 구할 수 있다.

[Rex 분석] Rex → 이산분포 → 이항분포 → 이항확률 [예제 4.2.2]를 이용하여, $n = 10, p = 0.14, x = 4$일 때 $P(X = x)$을 구해보도록 하자. 변수값에 4를 입력하고, 이항시행에 10, 성공확률에 0.14를 입력하고 '확인' 버튼을 클릭한다. Rex를 이용하여 이항확률분석을 실행하면 0.0326임을 쉽게 알 수 있다.

그림 4.2.1 [예제 4.2.2]를 이용한 이항확률 분석 설정화면

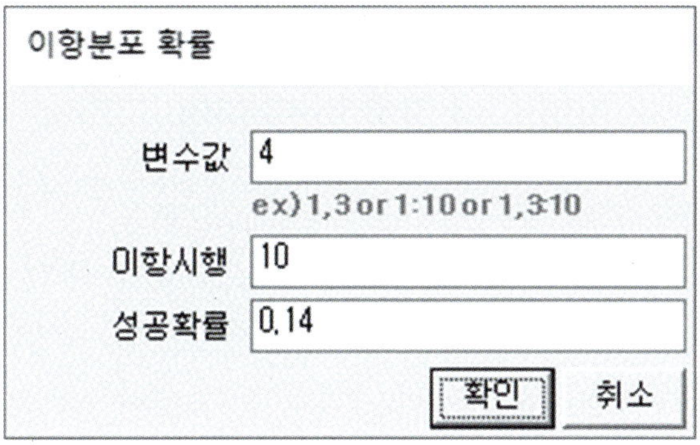

그림 4.2.2 [예제 4.2.2]를 이용한 이항확률 분석 결과

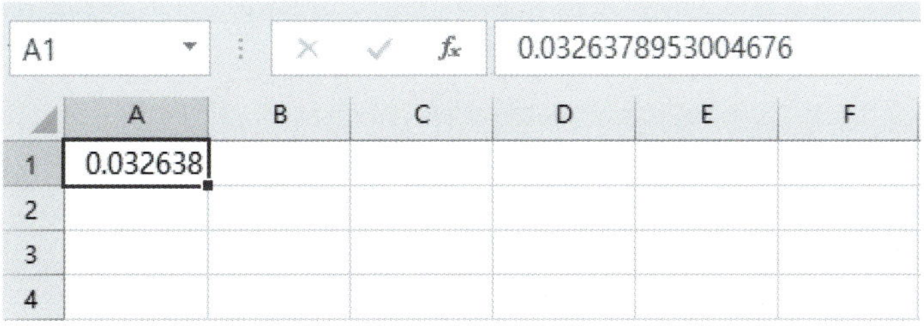

예제 4.2.3

어떤 집단의 10%가 색맹이라고 하자. 모집단으로부터 랜덤으로 25명의 표본을 뽑을 때 다음의 확률을 Rex를 이용하여 구해보자.

① 5명 또는 그 이하가 색맹일 때

② 6명 또는 그 이상이 색맹일 경우

③ 6명에서 9명이 색맹일 경우

④ 2, 3 또는 4명이 색맹일 경우

풀이 ① Rex → 이산분포 → 이항분포 → 이항꼬리확률 변수값에 5, 이항시행에 25, 성공확률에 0.1을 입력하고 낮은쪽 꼬리를 선택한 후 '확인' 버튼을 클릭한다. 얻어진 확률값이 바로 다음과 같은 결과임을 확인할 수 있다.

$$P(X \le 5) = 0.9666$$

② Rex → 이산분포 → 이항분포 → 이항꼬리확률 변수값에 5, 이항시행에 25, 성공확률에 0.1을 입력하고 높은쪽 꼬리를 선택한 후 '확인' 버튼을 클릭한다. 얻어진 확률값이 바로 다음과 같은 결과임을 확인할 수 있다.

$$P(X \ge 6) = 1 - P(X \le 5) = 1 - 0.9666 = 0.0334$$

③ Rex → 이산분포 → 이항분포 → 이항확률 변수값에 6: 9를 입력하고, 이항시행에 25, 성공확률에 0.1을 입력하고 '확인' 버튼을 클릭한다. 얻어진 확률값을 모두 더하면 다음과 같은 결과를 얻을 수 있다.

$$P(6 \le X \le 9) = P(X \le 9) - P(X \le 5) = 0.9999 - 0.9666 = 0.0333$$

④ Rex → 이산분포 → 이항분포 → 이항확률 변수값에 2:4를 입력하고, 이항시행에 25, 성공확률에 0.1을 입력하고 '확인' 버튼을 클릭한다. 얻어진 확률값을 모두 더하면 다음과 같은 결과를 얻을 수 있다.

$$P(2 \le X \le 4) = P(X \le 4) - P(X \le 1) = 0.9020 - 0.2712 = 0.6308$$

■

조합 $\binom{n}{x}$은 $\binom{n}{n-x}$와 서로 같다. 따라서 시행횟수가 n, 성공의 확률이 p인 이항분포에서 성공의 횟수가 x일 확률은 시행횟수가 n이고 성공의 확률이 $q = 1 - p$인 이항분포에서 성공의 횟수가 $n-x$일 확률과 같다. 수식으로 표현하면 다음과 같다.

$$P(X=x|n,p)=P(X=n-x|n,q=1-p) \qquad (4.2.3)$$

또한 식 (4.2.3)의 관계는 다음과 같이 누적확률에 대해서도 성립됨을 알 수 있다.

$$P(X\le x|n,p)=P(X\ge n-x|n,1-p) \qquad (4.2.4)$$

예제 4.2.4

2003년 6월 소아비만을 국가적 문제로 생각하는지에 대한 여론 조사를 수행하였다. 설문자는 '매우 심각한 문제다', '약간 심각한 문제다', '별로 심각한 문제가 아니다', '전혀 심각한 문제가 아니다' 중에서 하나의 답변을 선택하였으며, 약 55%의 국민들이 매우 심각하다고 답했다. 통계 소프트웨어를 활용하여 12명의 국민을 랜덤으로 뽑았을 때, 다음의 확률을 구하라.

① 정확히 7명이 '매우 심각한 문제다'라고 답하는 경우

② 5명 또는 그 이하의 국민이 '매우 심각한 문제다'라고 답하는 경우

③ 8명 또는 그 이상의 국민이 '매우 심각한 문제다'라고 답하는 경우

풀이 ① Rex를 이용하면 바로 다음과 같은 결과를 얻을 수 있다. Rex → 이산분포 → 이항분포 → 이항확률 변수값에 7을 입력하고, 이항시행에 12, 성공확률에 0.55를 입력하고 '확인' 버튼을 클릭한다.

$$P(X=7|n=12,p=0.55)=P(X\le 7)-P(X\le 6)=0.6955-0.4730=0.2225$$

② Rex → 이산분포 → 이항분포 → 이항꼬리확률 변수값에 5, 이항시행에 12, 성공확률에 0.55를 입력하고, 낮은쪽 꼬리를 선택한 후 '확인' 버튼을 클릭한다. 얻어진 확률값이 다음과 같은 결과임을 확인할 수 있다.

$$\begin{aligned}P(X\le 5|n=12,p=0.55)&=P(X\ge 12-5|n=12,p=0.45)\\&=P(X\ge 7|n=12,p=0.45)\\&=1-P(X\le 6|n=12,p=0.45)=0.2607\end{aligned}$$

③ Rex → 이산분포 → 이항분포 → 이항꼬리확률 변수값에 7, 이항시행에 12, 성공확률에 0.55를 입력하고, 높은쪽 꼬리를 선택한 후 '확인' 버튼을 클릭한다. 얻어진 확률값이 다

음과 같은 결과임을 확인할 수 있다.

$$P(X \geq 8|n = 12, p = 0.55) = 0.3044$$ ■

[이항분포의 모수] 이항분포는 n과 p, 2개의 모수를 갖는다. 만약 n과 p 가운데 하나라도 다르면 두 확률분포함수는 서로 다르며, 가능한 모든 이항분포의 확률분포함수들의 집합을 이항분포의 분포족(family of distribution)이라고 한다. 이항분포의 평균과 분산은 각각 $\mu = np$, $\sigma^2 = np(1-p)$이다.

일반적으로 이항분포는 무한 혹은 유한 모집단으로부터 표본을 복원추출 할 때 주로 활용된다. 그렇다면 만약 크기가 n인 표본을 비복원추출할 때 이항분포는 적절한가? 이항분포가 적절하기 위해서는 성공의 확률 p가 각 베르누이 시행의 결과에 영향을 받지 않아야 한다. 따라서 표본을 비복원추출하는 경우에는 이항분포가 적절하지 않을 수 있으며, 표본의 크기 n이 모집단의 크기인 N에 비하여 상대적으로 클수록 부적절하다고 볼 수 있다. 일부 학자들은 N이 적어도 n보다 10배 이상 크면 이항분포를 사용하는 데 큰 문제가 없다고 주장한다.

4.3 포아송 분포

다음으로 포아송 분포(Poisson distribution)를 살펴보도록 한다. 포아송 분포는 1837년 프랑스 수학자 Simeon Denis Poisson(1781~1840)에 의하여 분포함수가 유도되었으며, 그의 업적을 기리기 위하여 포아송 분포라고 이름을 지었다. 포아송 분포는 생물학과 의학에서 확률모형으로 널리 이용되고 있다. Haight은 ≪Handbook of the Poisson distribution≫(1967)의 제7장에서 포아송 분포의 많은 응용방법을 소개하였다.

만약 x를 어떤 시간이나 공간에서 일어나는 사건의 발생횟수라고 할 때, 어떠한 사건이 x번 일어날 확률은 다음과 같이 표현할 수 있다.

$$p(x) = P(X = x) = \frac{e^{-\lambda}\lambda^x}{x!}, \quad x = 0, 1, 2, \cdots \tag{4.3.1}$$

λ(lambda)는 포아송 분포의 유일한 모수로서, 가정한 시간이나 공간에서의 평균 사건 발생횟수를 의미한다. e는 자연대수로 2.718281⋯이다. 이항분포와 마찬가지로, 포아송 분포의 확률분포함수는 $p(x) \geq 0$, $\sum_{x=0}^{\infty} p(x) = 1$이다. 따라서 $p(x)$는 확률분포함수의 조건을 만족함을 알 수 있다.

[포아송 과정] 우리는 결과가 숫자로 관찰되는 과정이 몇 가지 가정을 만족하면 이항분포가 된다는 사실을 배웠다. 마찬가지로 포아송 과정으로부터 포아송 분포를 얻을 수 있으며, 다음은 포아송 과정에 대한 설명이다.

① 발생하는 사건들은 서로 독립이다. 즉, 어떤 공간이나 시간에서 발생한 사건은 동일한 혹은 다른 구간에서 발생한 다음 번 사건에 영향을 미치지 않는다.
② 이론적으로 임의의 시간이나 공간에서 사건은 무한히 발생할 수 있다.
③ 어떤 시간이나 공간에서 사건이 한 번 발생할 확률은 그 구간의 길이에 비례한다.
④ 매우 작은 시간이나 공간에서 사건이 두 번 이상 발생할 확률은 거의 0과 비슷하다.

포아송 분포의 가장 흥미로운 특성은 평균과 분산이 동일하다는 것이다. 평균과 분산 둘 다 λ로 나타낸다.

[포아송 모형은 언제 사용할까?] 포아송 분포는 어떤 시간이나 공간에서 랜덤으로 발생하는 사건의 횟수를 나타내기 위해 사용된다. 만약 어떠한 과정이 포아송 분포를 따른다고 가정한다면, 해당 시간이나 공간에서 사건이 x번 발생할 확률을 계산할 수 있다. 예를 들어 숙주(host)에서 발견되는 기생충 수의 분포가 포아송 분포를 따르고, 모수 λ의 값을 알고 있다면, 랜덤으로 추출된 숙주가 x개의 기생충을 가질 확률을 계산할 수 있다. n이 크고 p가 작은 이항분포는 포아송 분포와 비슷하며, 이런 경우 포아송 분포가 이항분포의 근사치를 계산하기 위하여 사용된다. 즉,

$$\binom{n}{x} p^x q^{n-x} \approx \frac{e^{-\lambda}\lambda^x}{x!}, \quad x = 0, 1, 2, \cdots$$

가 되며 이때 $\lambda = np$이다. 다음은 포아송 분포를 이용하여 확률을 계산하는 예를 보여준다.

예제 4.3.1

Laake와 Røttingen(2001)은 브롬화 로큐로늄을 투약한 환자들의 약인성 아나필락시스(drug-induced anaphylaxis)에 대한 연구에서 매년 노르웨이의 아나필락시스의 발생 횟수가 $\lambda = 12$인 포아송 분포를 따른다는 것을 발견했다. 그렇다면 로큐로늄을 투약했을 때 정확히 3명이 아나필락시스를 경험할 확률을 구하라.

풀이 식 (4.3.1)에 의해 정확히 3명이 아나필락시스를 경험할 확률은 다음과 같다.

$$p(3) = P(X = 3) = \frac{e^{-12}12^3}{3!} = 0.00177$$

■

예제 4.3.2

[예제 4.3.1]의 노르웨이의 아나필락시스 발생 횟수를 고려하자. 로큐로늄을 사용했을 때 적어도 3명의 환자가 아나필락시스를 겪을 확률을 구하라.

풀이 여사건의 개념을 이용하여 확률을 계산할 수 있다. $P(X \leq 2)$의 여집합은 $P(X \geq 3)$이므로 다음과 같다.

$$\begin{aligned} P(X \geq 3) &= 1 - P(X \leq 2) = 1 - [P(X = 0) + P(X = 1) + P(X = 2)] \\ &= 1 - [0.000000614 + 0.00007373 + 0.00044238] \\ &= 0.99947775 \end{aligned}$$

■

[예제 4.3.2]에서는 공식을 이용하여 확률을 계산하였다. Rex를 이용하면 다양한 λ와 X에 대한 누적확률을 쉽게 구할 수 있다.

예제 4.3.3

수중 미생물연구를 위해 연못에서 많은 수의 시료를 채취하였으며 각각의 시료에서 미생물의 수를 셌다. 이때, 시료당 미생물 수의 평균은 2이다. 미생물의 수가 포아송 분포를 따를 때, 다음 번 시료에 1 또는 1보다 작은 수의 미생물이 포함되어 있을 확률을 구하라.

풀이 Rex → 이산분포 → 포아송분포 → 포아송꼬리확률 변수값에 1를, 평균값에 2를 입력하고, 낮은쪽 꼬리를 선택한 후 '확인' 버튼을 클릭한다. 얻어진 확률값이 $P(X \leq 1) = 0.406$ 임을 쉽게 알 수 있다. ▣

그림 4.3.1 [예제 4.3.3]를 이용한 포아송확률 분석 설정화면

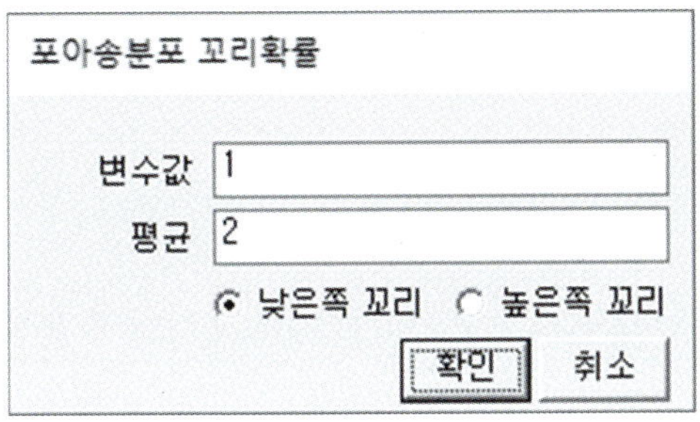

그림 4.3.2 [예제 4.3.3]를 이용한 포아송확률 분석 결과

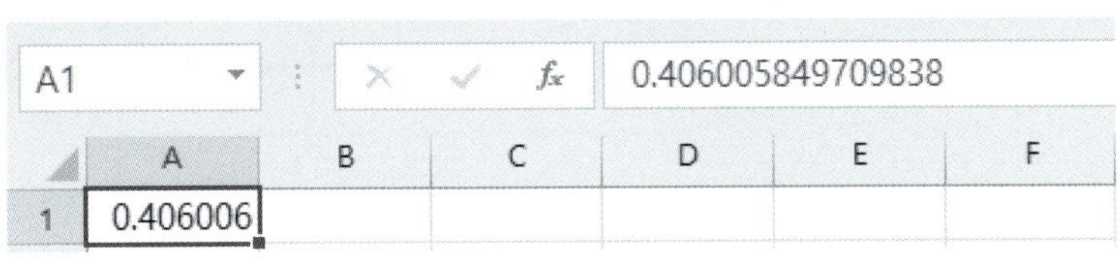

예제 4.3.4

[예제 4.3.3]을 이용하라. 다음 시료에 정확히 세 마리의 미생물이 있을 확률을 구하라.

풀이 Rex → 이산분포 → 포아송분포 → 포아송확률 변수값에 3을 입력하고, 평균에 2를 입력한 후 '확인' 버튼을 클릭한다. Rex를 실행하면, $P(X = 3) = P(X \leq 3) - P(X \leq 2) = 0.857 - 0.677 = 0.180$임을 쉽게 알 수 있다. ▣

예제 4.3.5

[예제 4.3.3]을 이용하라. 다음 시료에 다섯 마리보다 많은 미생물이 있을 확률을 구하라.

풀이 '5보다 많은'은 5를 포함하지 않는다. 따라서 우리는 여섯 마리 이상의 미생물이 관측될 확률을 계산해야 하며, 이는 1에서 5보다 작거나 같은 미생물이 관측될 확률을 빼면 된다.

$$P(X > 5) = 1 - P(X \le 5) = 1 - 0.983 = 0.017$$

Rex → 이산분포 → 포아송분포 → 포아송꼬리확률 변수값에 5를, 평균에 2를 입력하고 높은쪽 꼬리를 선택한 후, '확인' 버튼을 클릭한다. Rex를 실행하면, 위 확률임을 쉽게 알 수 있다. ■

만약 $\lambda = 0.7$일 때 $X \in \{0, \cdots, 6\}$의 확률을 구하려고 한다면 다음과 같이 Rex를 이용하여 쉽게 계산할 수 있다.

그림 4.3.3 $P(X \in \{0, \cdots, 6\})$을 계산하는 포아송확률 분석 설정화면

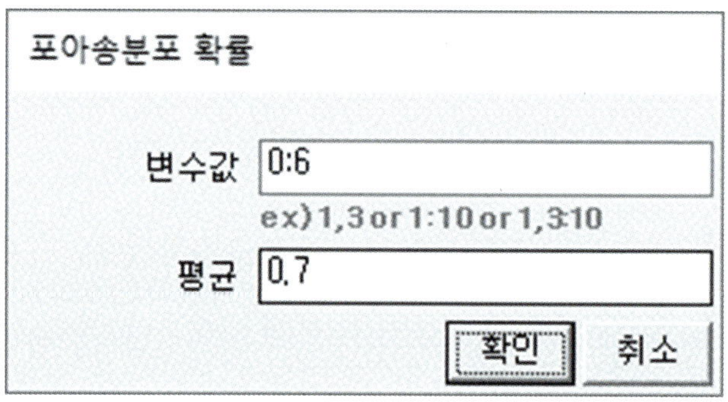

그림 4.3.4 $P(X \in \{0, \cdots, 6\})$을 계산하는 포아송확률 분석 결과

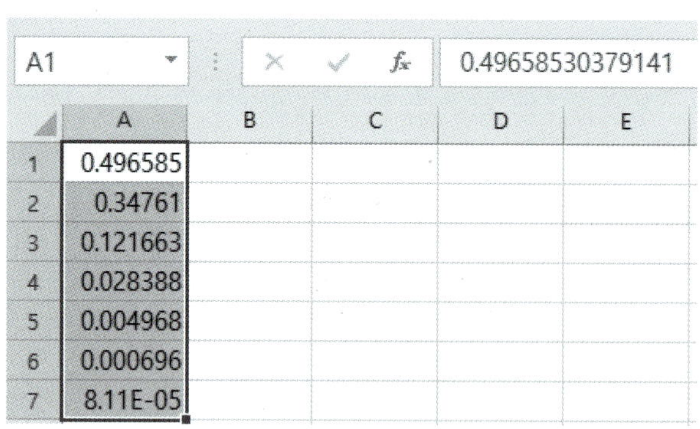

4.4 연속확률분포

지금까지 살펴본 이항분포와 포아송 분포는 이산확률변수의 분포이다. 이번 절에서는 연속확률변수의 분포를 살펴보고자 한다. 1.1절에서 연속확률변수란 변수가 가질 수 있는 값들의 집합이 실수의 구간이나 실수집합인 확률변수라고 정의하였다.

연속확률변수의 분포의 특성을 이해하기 위하여 [그림 4.4.1]을 살펴보자. 히스토그램은 x-축 상에 특정한 두 점을 가로로 하는 막대들로 표현된다. 이때 각 막대의 너비는 x-축 상의 가로축 두 점 사이의 거리를 의미하며, 높이는 그 두 점 사이에 위치한 값들의 도수를 나타낸다. x-축 상의 연속된 두 점으로 정의된 구간은 계급구간이다. 4.1절에서 언급한 것처럼 히스토그램의 막대의 면적은 막대에 대응되는 계급구간에서의 발생빈도와 같다. 따라서 전체 면적에 대한 각 막대의 면적의 비율을 알면, 계급구간에서의 상대도수(relative frequency)를 구할 수 있다.

이제 데이터의 수가 매우 많고 계급구간의 간격이 매우 작은 경우를 고려하자. [그림 4.4.1]은 이러한 경우의 히스토그램의 예이다. 만약 [그림 4.4.1]의 히스토그램에서 각 막대의 위쪽 가로의 중간지점을 연결한 도수다각형(frequency polygon)은 [그림 2.3.2]의 도수다각형보다 좀 더 부드럽게 직선이 연결되어 있음을 쉽게 알 수 있다.

그림 4.4.1 계급구간이 짧고 수가 많은 데이터로부터 구한 히스토그램

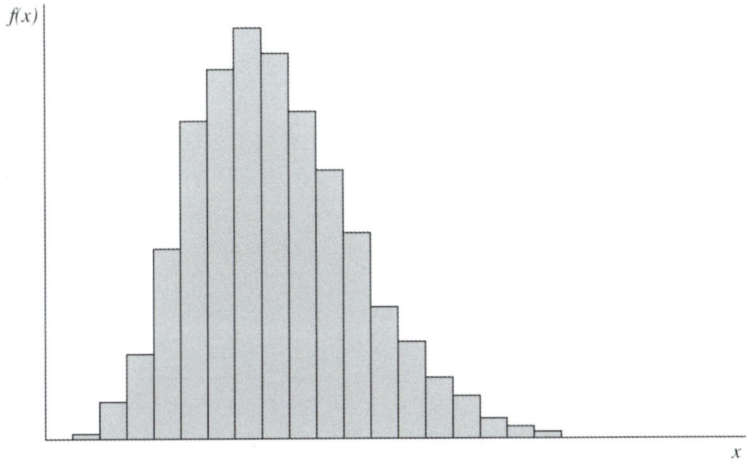

일반적으로 데이터의 수 n이 아주 크고 계급구간의 너비가 0에 가깝게 된다면 도수다각형은 [그림 4.4.2]와 같이 부드러운 곡선(smooth curve)의 형태가 될 것이다. 곡선이 부드럽다는 말의 의미는 꺾이는 점이 적어 모든 점에서 미분 가능함을 의미한다. 이렇게 만들어진 도수다각형이 연속확률변수의 확률분포함수이며, 연속확률변수는 이처럼 부드럽게 연결되는 곡선을 확률분포함수로 갖는다. 이를 통해 연속확률변수의 확률분포함수에 대한 중요한

그림 4.4.2 연속확률분포의 예

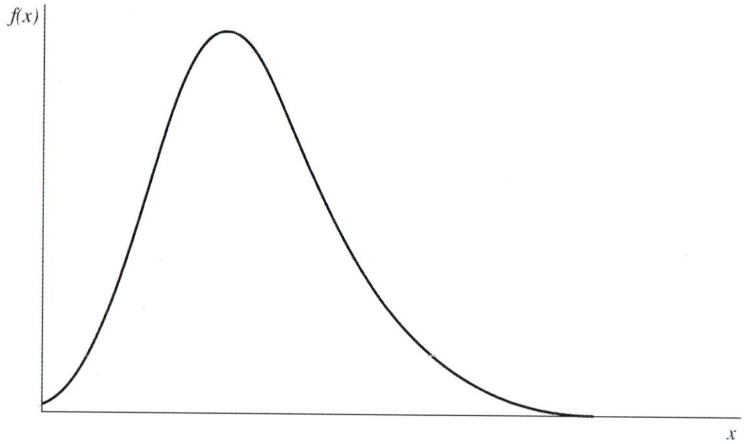

그림 4.4.3 임의의 두 점인 a와 b에서의 수직선과 $f(x)$, x-축으로 둘러싸인 영역

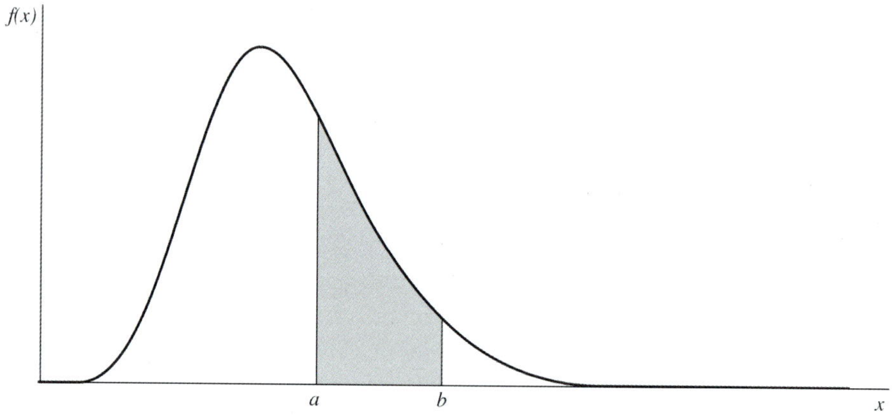

몇 가지 사실을 알 수 있다. 첫째, 곡선과 x-축으로 둘러싸인 부분의 면적은 1이다. 또한 x-축의 두 점 사이의 상대도수는 두 점에서 x-축에 수직으로 그은 선, 곡선과 x-축으로 둘러싸인 부분의 면적과 같다. [그림 4.4.3]을 참고하라.

연속확률변수는 각 점에서의 확률은 0이다. 즉 $P(X = x) = 0$이다. 이는 연속확률변수의 확률은 대응되는 구간의 면적과 같으며, 모든 점의 면적은 0이기 때문이다.

[부드러운 곡선의 면적 구하기] 히스토그램에서는 관심 있는 부분의 면적을 구할 때, 막대들의 면적을 더하면 되었다. 그러나 부드러운 곡선의 경우, 막대로 표현되지 않기 때문에 x-축 임의의 두 점과 부드러운 곡선으로 둘러싸인 영역의 면적을 구하기 위해서는 다른 방법을 이용해야 한다. 면적은 적분을 이용하면 쉽게 구할 수 있다. 확률분포함수를 a에서 b까지 적분하면 두 점 a와 b에서의 x-축의 수직선, 부드러운 곡선과 x-축으로 둘러싸인 영역의 면적을 구할 수 있다. 이때 확률분포함수는 연속확률변수의 분포를 나타내는 함수이다. 확률분포함수와 연속확률변수의 관계에 대한 수학적인 설명은 이 책의 영역을 벗어나므로 더 이상은 언급하지 않겠다. 정리하면 연속확률변수의 확률분포함수, 확률밀도함수는 다음과 같이 정의한다.

정의

음의 값을 갖지 않는 함수 $f(x)$와 x-축으로 둘러싸인 면적의 값이 1이고 x-축의 임의의 두 점인 a와 b에서의 수직선과 $f(x)$, x-축으로 둘러싸인 영역의 면적이 $P(a \le X \le b)$와 같으면 $f(x)$를 연속확률변수 X의 확률분포함수 또는 확률밀도함수라고 한다.

연속확률변수가 a와 b 사이의 값을 가질 확률은 $P(a \le X \le b)$로 표현되며, 모든 점에서의 확률은 0이므로 $P(a \le X \le b) = P(a < X \le b) = P(a \le X < b) = P(a < X < b)$이다.

4.5 정규분포

이번 절에서는 통계학에서 가장 중요한 정규분포를 배우도록 하겠다. 정규분포는 1733년

11월 12일 Abraham De Moivre(1667~1754)에 의해 발표되었다. 또한 Carl Friedrich Gauss (1777~1855)와 같은 많은 수학자들이 정규분포를 생각했었고, 그의 업적을 기리기 위하여 정규분포는 종종 가우스 분포(Gaussian distribution)라고 불리기도 한다. 정규분포의 확률밀도함수는 다음과 같이 표현된다.

$$f(x) = \frac{1}{\sigma\sqrt{2\pi}} e^{-(x-\mu)^2/(2\sigma^2)}, \quad -\infty < x < \infty \tag{4.5.1}$$

식 (4.5.1)에서 π와 e는 원주율과 자연대수로서 각각 3.14159⋯와 2.71828⋯이다. 정규분포는 2개의 모수 μ와 σ를 갖고 있으며 두 모수는 각각 평균과 표준편차를 나타낸다. 정규분포의 μ와 σ는 각각 중심경향(central tendency)과 산포(dispersion)를 나타내는 모수이다. 정규분포의 확률변수는 연속형이며 임의의 실수, 즉 $(-\infty,\infty)$ 값을 가질 수 있다. 또한 [그림 4.5.1]에 나타나 있듯이 정규분포의 확률밀도함수는 종형이다.

[정규분포의 특성] 확률변수 X의 확률밀도함수가 식 (4.5.1)과 같으면 $X \sim N(\mu, \sigma^2)$로 표기하며, 정규분포는 다음의 성질을 가진다.

① 평균이 μ이면, x-축의 점 μ에서의 수직선에 대하여 확률밀도함수는 좌우 대칭이다. [그림 4.5.1]을 보면 $x = \mu$(x-축의 μ에서의 수직선)를 기준으로 어느 쪽에서 보든 반대쪽을 거울에 비친 형태이다.

그림 4.5.1 정규분포의 확률밀도함수

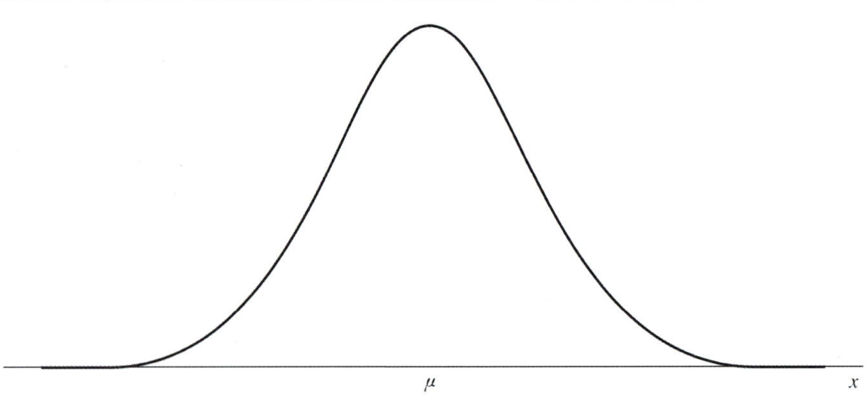

② 평균, 중위수, 최빈값은 모두 같다.

③ 곡선과 x축 사이의 면적은 1이다. 이는 정규분포가 확률분포함수이기 때문에 성립되어야 한다. 또한 $x = \mu$를 기준으로 좌우 대칭이므로, 전체 면적의 50%는 $x = \mu$의 오른쪽, 나머지 50%는 왼쪽에 위치한다.

④ 만약 평균으로부터 좌우로 표준편차의 거리만큼 떨어진 두 점에서 x-축에 수직선 ($x = \mu - \sigma$, $x = \mu + \sigma$)을 그린다면, x-축, 정규확률밀도함수($f(x)$), 수직선들로부터

그림 4.5.2 정규분포의 영역별 면적

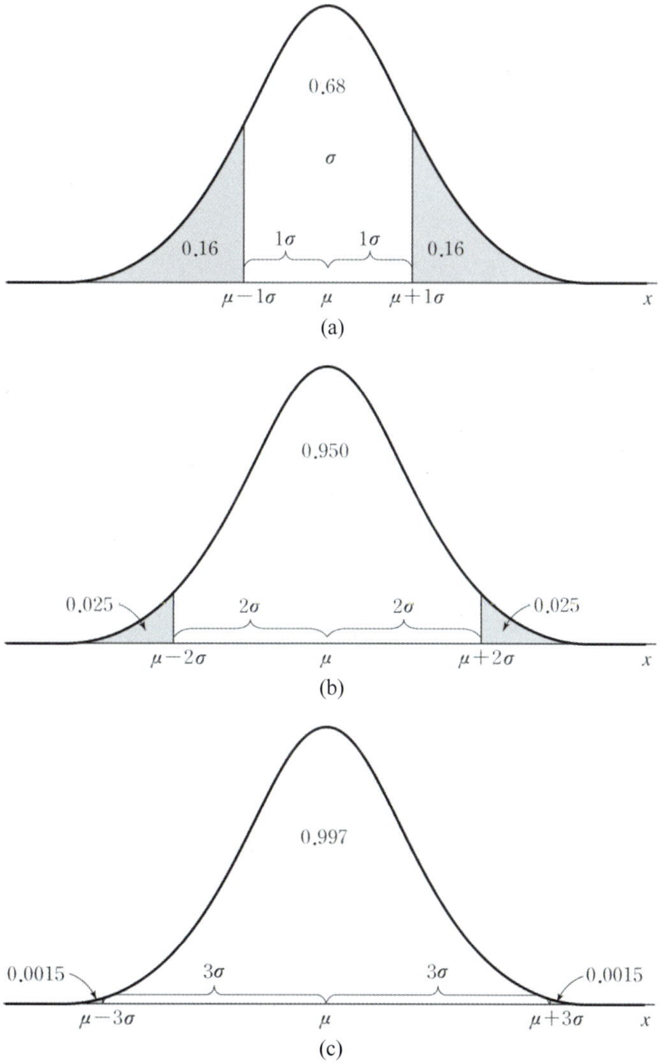

둘러싸인 영역의 면적은 0.68이다. 만약 두 측면의 경계를 표준편차의 2배로 늘린다면, 즉 $x = \mu - 2\sigma$, $x = \mu + 2\sigma$, x-축, $f(x)$로 둘러싸인 영역의 면적은 약 0.95이다. 만약 경계를 표준편차의 3배로 늘린다면 약 0.997이 된다. 대략적인 영역은 [그림 4.5.2]를 보면 알 수 있다.

⑤ 정규분포의 형태는 모수 μ와 σ에 의해 결정된다. 즉, μ와 σ가 서로 다르면, 정규분포의 형태가 달라진다. [그림 4.5.3]을 보면 알 수 있듯이 μ에 따라 정규분포의 확률 밀도함수는 x축을 따라 이동하게 된다. σ은 [그림 4.5.4]에서 보면 알 수 있듯이 확률변수의 산포, 즉 편평하거나(flatness) 뾰족한(peakedness) 정도를 결정한다. 이러

그림 4.5.3 σ는 같으나 μ가 다른 정규분포

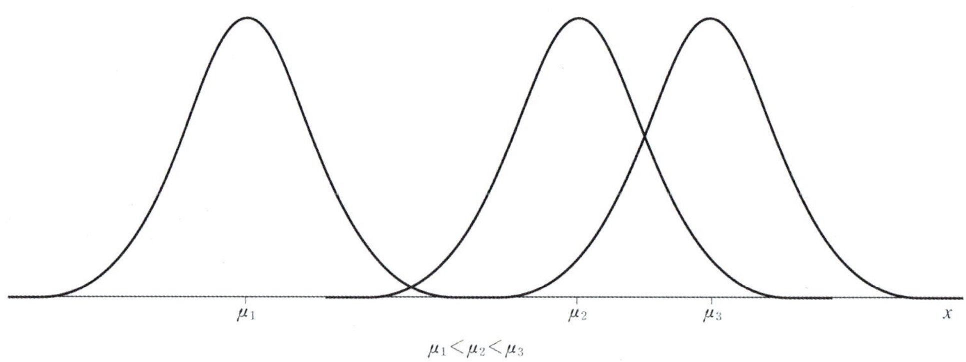

그림 4.5.4 μ는 같으나 σ가 다른 정규분포

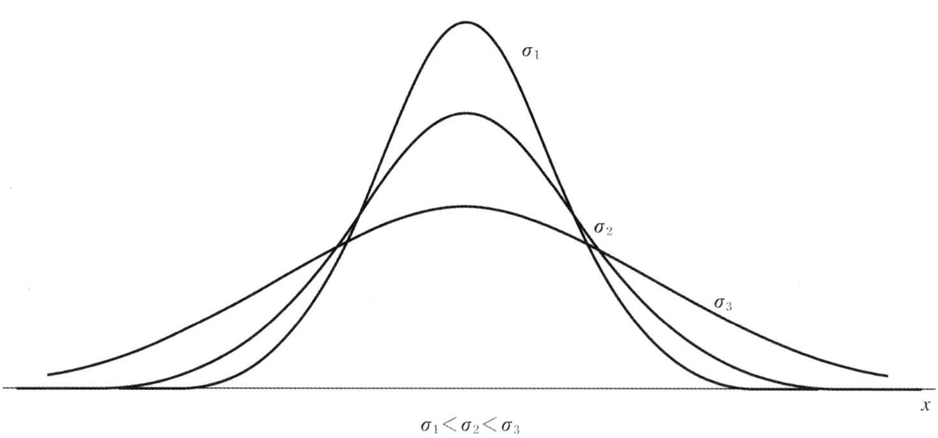

한 특성 때문에 두 모수 μ와 σ는 각각 위치모수(location parameter), 형태모수(shape parameter)라고 불린다.

[표준정규분포] 정규분포는 서로 다른 두 모수 μ와 σ에 의하여 확률밀도함수의 형태가 결정되며, 가능한 모든 μ와 σ의 확률밀도함수 집합을 정규분포에 대한 분포족(family of distribution)이라고 한다. 정규분포의 분포족에서 가장 중요한 분포는 표준정규분포(standard normal distribution)이다. 표준정규분포는 $\mu = 0$, $\sigma = 1$인 정규분포를 의미한다. 만약 평균이 μ, 표준편차가 σ인 정규분포를 따르는 확률변수 X를 다음과 같이 변환하면, 확률변수 Z는 표준정규분포를 따른다.

$$Z = \frac{X - \mu}{\sigma} \tag{4.5.2}$$

표준정규분포를 따르는 확률변수 Z의 확률밀도함수는 다음과 같다.

$$f(z) = \frac{1}{\sqrt{2\pi}} e^{-z^2/2}, \quad -\infty < z < \infty \tag{4.5.3}$$

이처럼 $x \rightarrow z = (x - \mu)/\sigma$로 변환하는 것을 z-변환이라고 한다. 표준정규분포의 확률밀도함수는 [그림 4.5.5]와 같다. z-변환은 예제나 응용문제를 풀 때 유용하게 활용될 수 있다. 예

그림 4.5.5 표준정규분포의 확률밀도함수

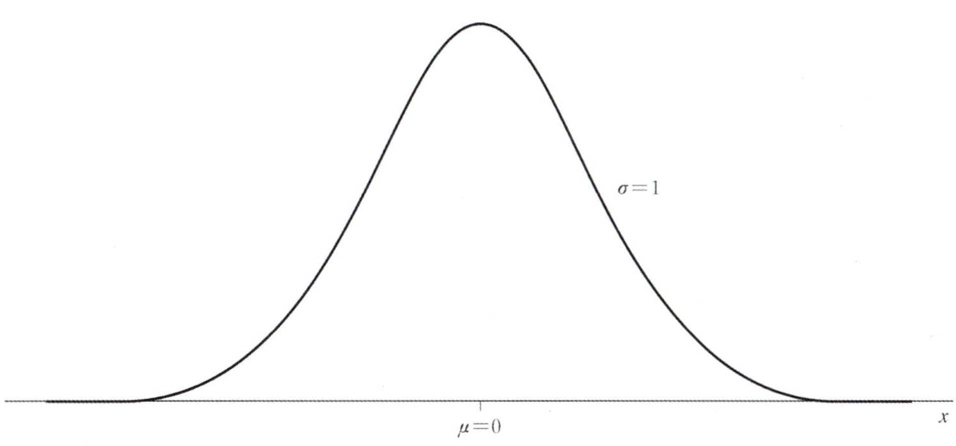

를 들어, z값은 평균으로부터 양의 방향 혹은 음의 방향으로 σ의 $|z|$배만큼 떨어진 정도를 나타낸다. 예를 들어, z-변환을 통해 구한 값이 1이면 x값이 μ로부터 양의 방향으로 $1 \cdot \sigma$ 만큼 떨어져 있다는 것을 의미한다. $z = -1$이면 x값이 μ으로부터 음의 방향으로 $|-1| \cdot \sigma$ 만큼 떨어져 있다는 것을 의미한다. 이러한 성질은 4.6절에서 좀 더 구체적으로 설명할 것이다.

표준정규분포의 확률밀도함수의 x-축을 앞으로 z-축으로 표현하겠다. 확률변수 Z가 z_0와 z_1 사이의 값을 가질 확률을 구하기 위해서는 z-축 상의 두 점에서의 수직선과 $f(z)$ 그리고 z-축으로 둘러싸인 영역의 면적을 구해야 한다. 앞 절에서 언급했듯이, 확률밀도함수의 아래쪽 면적을 구하기 위해서는 확률밀도함수를 두 점에서 적분하면 된다. 표준정규분포의 z_0와 z_1 사이의 면적은 다음과 같이 계산할 수 있다.

$$\int_{z_0}^{z_1} f(z)dz = \int_{z_0}^{z_1} \frac{1}{\sqrt{2\pi}} e^{-\frac{1}{2}z^2} dz$$

이렇게 적분한 값은 $P(z_0 \leq Z \leq z_1)$와 같음을 기억하자. 위 적분은 컴퓨터의 도움 없이 직접 계산하기 어렵다. 이러한 경우 닫힌 해(closed form)가 존재하지 않는다고 말한다. 수치해석 알고리즘을 적용하면 근사값을 계산할 수 있고, 근사값의 정확도를 향상하기 위하여 컴퓨터를 활용하면 된다. Rex를 이용하여 정규분포의 확률을 구하는 방법을 알아보자.

그림 4.5.6 Z가 표준정규분포를 따르고 $z = z_0$일 때, $P(Z \leq z)$의 면적

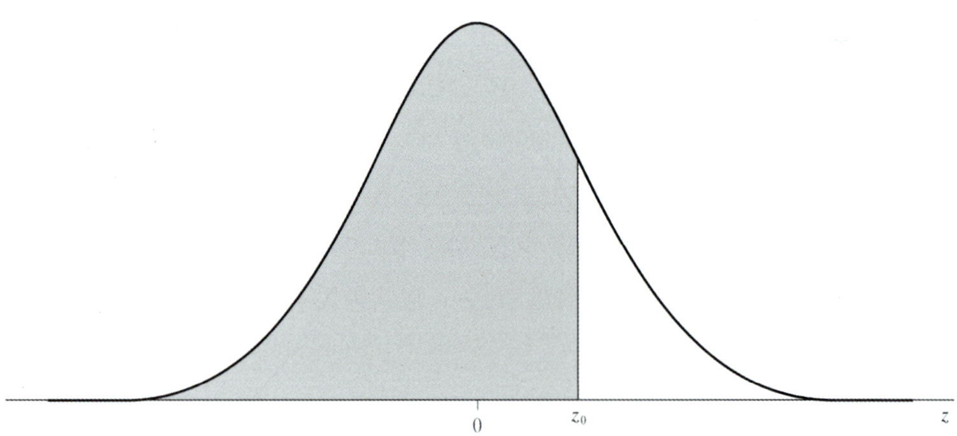

예제 4.5.1

표준정규분포의 $z = -\infty$에서 $z = 2$ 사이의 면적을 계산하라.

풀이 Rex → 연속분포 → 정규분포 → 정규확률 변수값에 2, 평균에 0, 표준편차에 1를 입력하고 낮은쪽 꼬리를 선택한 후, '확인' 버튼을 클릭한다.

그림 4.5.7 [예제 4.5.1]를 이용한 정규확률 분석 설정화면

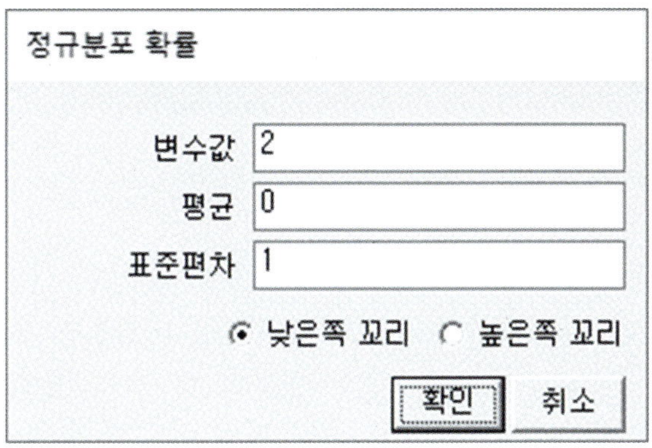

그림 4.5.8 [예제 4.5.1]를 이용한 정규확률 분석 결과

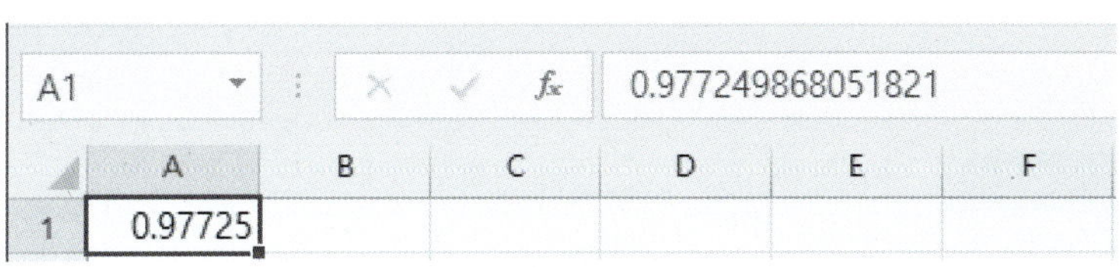

Rex를 실행하면 이 값이 0.9772임을 쉽게 확인할 수 있다. 이 값은 [그림 4.5.9]의 회색 영역의 면적과 같으므로, 회색 영역의 면적은 0.9772임을 알 수 있다. 0.9772은 다양한 의미로 해석될 수 있다. 첫째, 표준정규분포를 따르는 모집단에서 랜덤으로 선택된 z가 $-\infty$와 2 사이의 값을 가질 확률은 0.9772이다. 둘째, $-\infty$와 2 사이의 상대도수는 0.9772이다. 마지막으로, 표준정규분포를 따르는 데이터의 관측값 중의 97.72%가 $-\infty$에서 2 사이의 값을 갖는다고 해석할 수 있다.

그림 4.5.9 Z가 표준정규분포를 따를 때, $z=-\infty$와 $z=2$ 사이의 면적

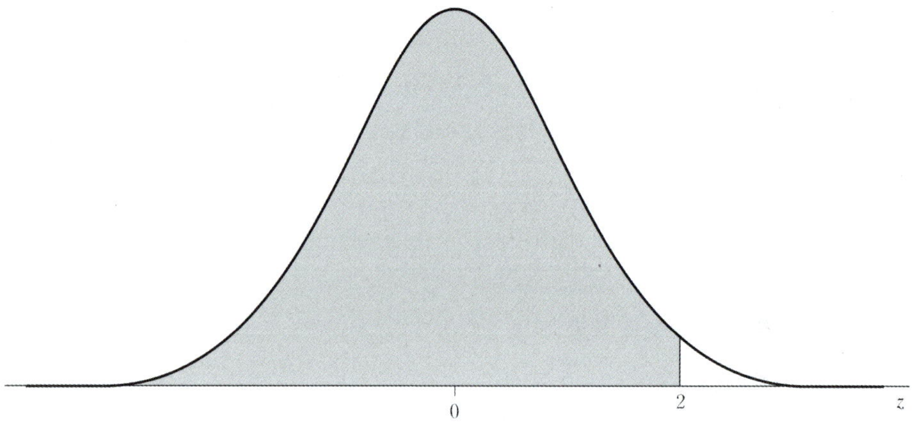

예제 4.5.2

표준정규분포를 따르는 모집단에서 랜덤으로 선택된 z가 -2.55와 2.55 사이의 값을 가질 확률을 구하라.

풀이 이 확률은 [그림 4.5.10]의 회색영역의 면적과 같다. 회색 영역의 면적은 Rex를 실행하면 쉽게 구할 수 있다.

그림 4.5.10 $P(-2.55<Z<2.55)$의 면적

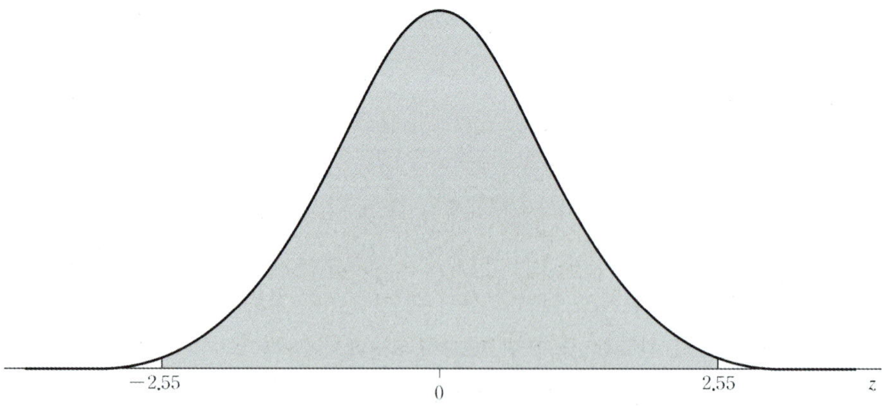

Rex → 연속분포 → 정규분포 → 정규확률 먼저, 변수값에 2.55, 평균에 0, 표준편차에 1를 입력하고 낮은쪽 꼬리를 선택한 후, '확인' 버튼을 클릭한다. 그 다음으로, 변수값에 -2.55, 평균에 0, 표준편차에 1를 입력하고 낮은쪽 꼬리를 선택한 후, '확인' 버튼을 클릭한다. 각각 얻어진 확률값은 0.9946, 0.0054이므로, 구하고자 하는 확률은 다음과 같다.

$$P(-2.55 < Z < 2.55) = 0.9946 - 0.0054 = 0.9892$$

■

예제 4.5.3

표준정규분포를 따르는 모집단에서 뽑은 표본 가운데 그 값이 -2.74보다 크고 1.53보다 작은 값들의 비율(proportion)을 구하라.

풀이 값이 -2.74보다 크고 1.53보다 작은 값들의 비율은 [그림 4.5.11]에서 회색 영역의 면적을 구하면 된다. Rex를 실행하면, 변수값 1.53에 대한 결과로는 0.9370, 변수값 -2.74에 대한 결과로 0.0031의 값을 얻는다. 따라서 구하고자 하는 비율은 다음과 같다.

$$P(-2.74 < Z < 1.53) = 0.9370 - 0.0031 = 0.9339$$

그림 4.5.11 $P(-2.74 < Z < 1.53)$의 면적

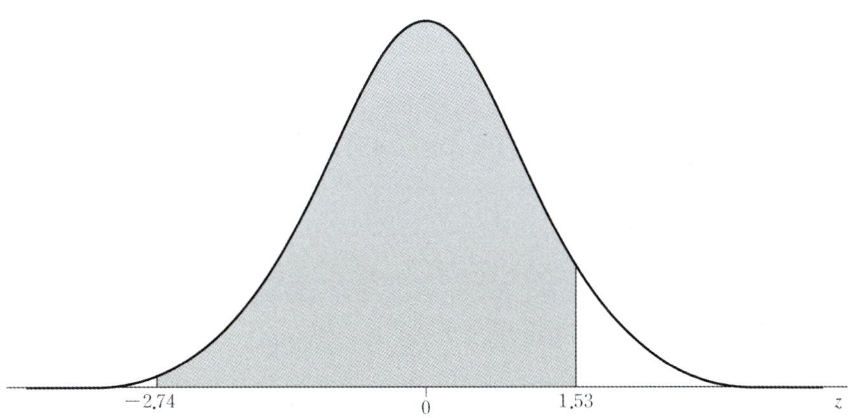

■

예제 4.5.4

확률변수 Z가 표준정규분포를 따를 때 $P(Z \geq 2.71)$을 구하라.

풀이 $P(Z \geq 2.71)$은 [그림 4.5.12]의 회색 영역의 면적을 구하면 된다. $z = 2.71$의 우측 영역의 면적을 구하려면, 1에서 $-\infty$와 2.71 사이의 영역의 면적을 빼면 된다. Rex → 연속분포 → 정규분포 → 정규확률 변수값에 2.71, 평균에 0, 표준편차에 1를 입력하고 높은쪽 꼬리를 선택한 후, '확인' 버튼을 클릭한다. Rex를 실행하면 다음의 확률과 같음을 확인할 수 있다.

$$P(Z \geq 2.71) = 1 - P(Z \leq 2.71) = 1 - 0.9966 = 0.0034$$

그림 4.5.12 $P(z \geq 2.71)$의 면적

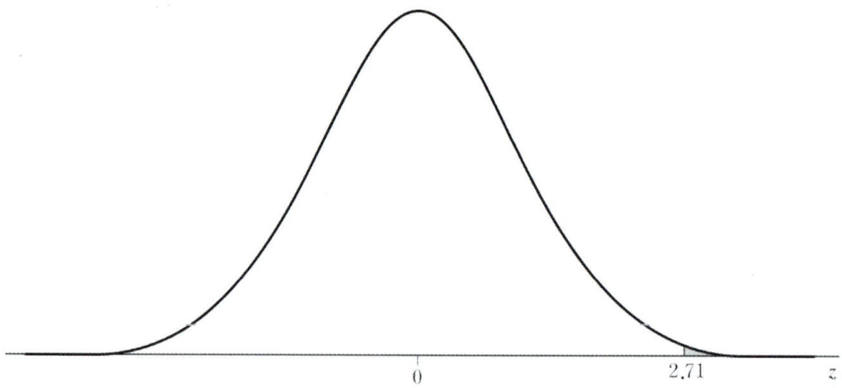

예제 4.5.5

Z가 표준정규분포를 따를 때, $P(0.84 \leq Z \leq 2.45)$를 구하라.

풀이 확률은 [그림 4.5.13]의 회색 영역의 면적과 같다. 따라서 $-\infty$와 2.45 사이 영역의 면적을 구한 후, $-\infty$와 0.84 사이 영역의 면적을 빼면 된다. Rex → 연속분포 → 정규분포 → 정규확률 먼저, 변수값에 2.45, 평균에 0, 표준편차에 1를 입력하고 낮은쪽 꼬리를 선택한 후, '확인' 버튼을 클릭한다. 그 다음으로, 변수값에 0.84, 평균에 0, 표준편차에 1를 입력하고 낮은쪽 꼬리를 선택한 후, '확인' 버튼을 클릭한다. 각각 얻어진 확률값은 0.9929, 0.7995이므로, 구하고자 하는 확률은 다음과 같다.

$$P(0.84 \leq Z \leq 2.45) = P(Z \leq 2.45) - P(Z \leq 0.84) = 0.9929 - 0.7995 = 0.1934$$

그림 4.5.13 $P(0.84 \le z \le 2.45)$의 면적

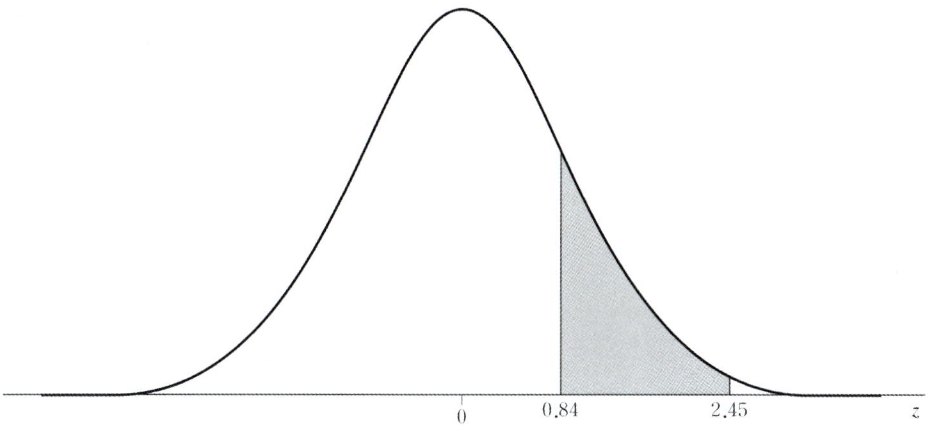

■

4.6 정규분포의 응용

정규분포는 통계학에서 가장 많이 활용되는 분포로, 자연에서 관측되는 데이터들은 많은 경우에 근사적으로 정규분포를 따른다. 따라서 정규분포는 데이터를 근사적으로 모형화하는 데 많이 사용된다고 볼 수 있다. 또한 정규분포를 가정하면 다양한 종류의 확률을 쉽게 계산할 수 있으므로, 복잡한 분포를 사용하는 것보다 정규분포를 이용하는 것이 훨씬 유용하다.

정규분포를 따르는 대표적인 변수에는 사람의 신장과 지능이 있다. 그러나 정규분포를 따르지 않는 변수 또한 많기 때문에, 변수가 정규분포를 따른다는 것이 알려져 있거나 정규분포의 가정이 적절한지 판단 가능한 경우에 정규분포를 활용한 통계적 추론을 수행할 것을 추천한다. 이번 절에서는 확률변수가 정규분포를 따른다는 것이 알려져 있을 때, 정규분포를 활용하여 확률을 어떻게 계산하는지 살펴보도록 하겠다.

예제 4.6.1

Uptimer는 사람이 서 있는 시간을 측정하는 제품이다. Eldridge 등(2003)은 8세에서 15세 사이의 529명의 아이들에게 24시간 동안 Uptimer를 착용시켰다. 연구 결과에 따르면 아이

들이 하루 동안 서 있는 시간은 평균이 5.4시간이고 표준편차는 1.3시간인 정규분포를 따른다는 사실을 확인하였다. 이 결과를 활용하여 8세에서 15세 사이의 아이가 하루 동안 서 있는 시간이 3시간 이하일 확률을 구하라.

풀이 [그림 4.6.1]은 평균이 5.4, 표준편차가 1.3인 정규분포의 확률밀도함수를 보여준다. 따라서 [그림 4.6.1]의 회색 영역의 면적을 구하면 된다.

그림 4.6.1 평균이 5.4, 표준편차가 1.3인 정규분포의 확률밀도함수

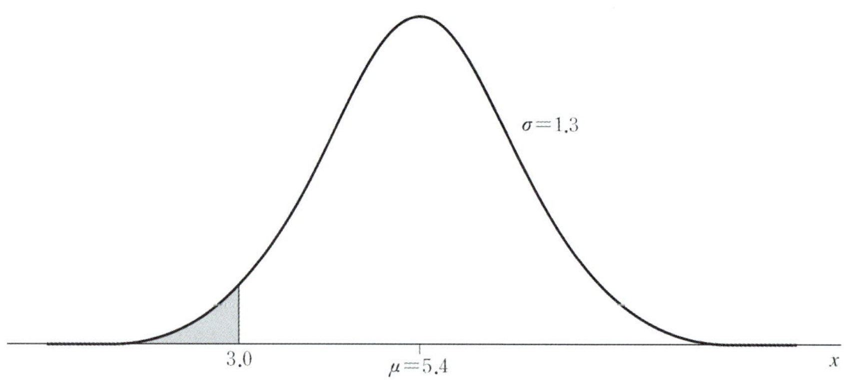

식 (4.5.2)에 의하여 변환식은 $z = {(x-\mu)}/_{\sigma}$이다. 이렇게 변환한 z의 평균은 0이며 표준편차는 1이다. [그림 4.6.2]는 변환 전 데이터와 변환 후 데이터의 확률밀도함수를 보여준다. 또한 $x = 3$, $\mu = 5.4$, $\sigma = 1.3$이므로 x를 z로 변환하면 다음과 같다.

$$z = {(x-\mu)}/_{\sigma} = {(3-5.4)}/_{1.3} = -1.85$$

z값은 다음과 같이 해석할 수 있다. 평균 $\mu = 5.4$와 관측값 3.0과의 거리는 $3.0 - 5.4 = -2.4$이며, 2.4는 표준편차 $\sigma = 1.3$의 $\frac{2.4}{1.3} = 1.85$배이다. 따라서 z는 x가 평균(μ)으로부터 떨어진 거리를 표준편차(σ)의 비율로 환산한 값을 의미한다. [예제 4.6.1]의 3은 평균으로부터 떨어져 있는 거리가 표준편차의 1.85배임을 의미한다. 또한 z값의 부호는 x가 평균에 비해 값이 큰지 작은지를 알려준다. 결과적으로 $z = -1.85$은 x값이 평균보다 작은 방향으로 표준편차의 1.85배만큼 떨어져 있음을 의미한다. 따라서 Rex → 연속분포 → 정규분포 → 정규확률 변수값에 -1.85, 평균에 0, 표준편차에 1를 입력하고, 낮은쪽 꼬리를 선택한 후 '확인' 버튼을 클릭한다. 얻어진 확률값이 0.0322임을 알 수 있으며, 정리하면 다음과 같다.

그림 4.6.2 평균이 5.4, 표준편차가 1.3인 정규분포와 표준정규분포의 확률밀도함수

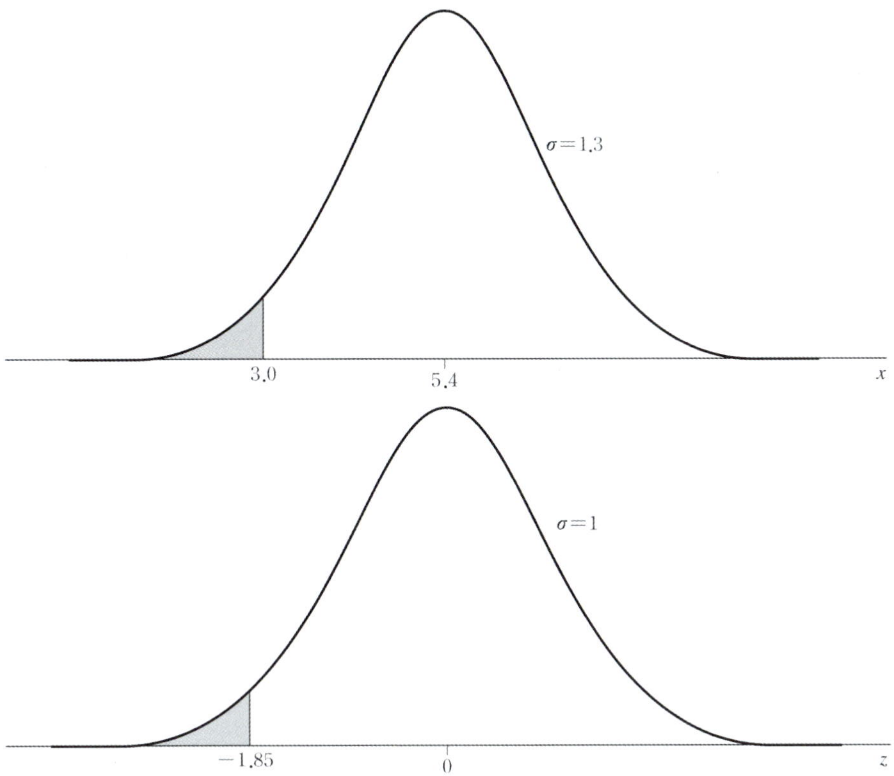

※두 확률밀도함수의 회색부분의 면적은 동일함을 주목하라.

$$P(X < 3.0) = P\left(Z < \frac{3.0 - 5.4}{1.3}\right) = P(Z < -1.85) = 0.0322$$

따라서 랜덤으로 뽑힌 아이가 똑바로 서 있는 시간이 하루 동안 3시간 이하일 확률은 0.0322 이다. ■

예제 4.6.2

Diskin 등(2003)은 30일 동안 암모니아, 아세톤, 이소프렌, 에탄올, 아세트알데히드와 같은 호흡대사물질에 대한 연구를 진행하였다. Diskin 등은 매일 아침 샘플이 연구소에 도착하는 즉시 암모니아 농도를 측정하였다. 연구에 따르면 27세 여성 A의 암모니아 농도(ppb)는 평균이 491이고 표준편차가 119인 정규분포를 따른다고 한다. 여성 A의 암모니아 농도가 292ppb와 649ppb 사이일 확률을 구하라.

풀이 [그림 4.6.3]은 암모니아 농도의 확률밀도함수와 z-변환하여 얻은 값들의 확률밀도함수를 보여준다. $x = 292$에 대응되는 z는 다음과 같이 계산할 수 있다.

$$z = \frac{292 - 491}{119} = -1.67$$

그림 4.6.3 암모니아 농도를 z-변환하기 전(위)과 후(아래)의 확률밀도함수

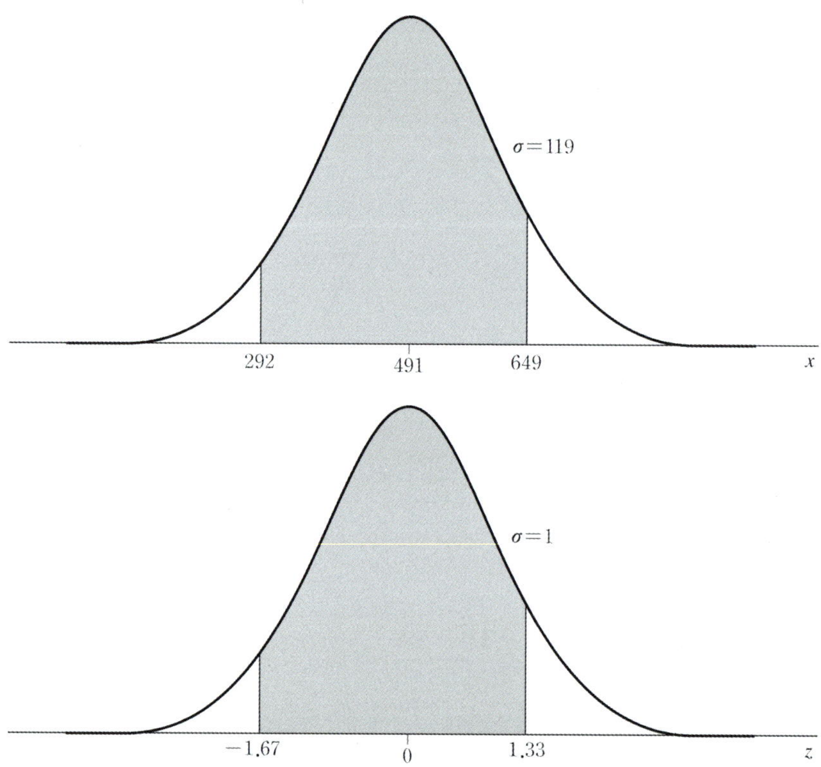

마찬가지로 $x = 649$에 대응되는 z는 다음과 같다.

$$z = \frac{649 - 491}{119} = 1.33$$

Rex → 연속분포 → 정규분포 → 정규확률 먼저, 변수값에 1.33, 평균에 0, 표준편차에 1를 입력하고 낮은쪽 꼬리를 선택한 후, '확인' 버튼을 클릭한다. 그 다음으로, 변수값에 −1.67, 평균에 0, 표준편차에 1를 입력하고 낮은쪽 꼬리를 선택한 후, '확인' 버튼을 클릭한다. 결과적으로

여성 A의 암모니아 농도가 292ppb와 649ppb 사이일 확률은 0.9082와 0.0475의 차인 0.8607이다. 정리하면 다음과 같다.

$$P(292 \le X \le 649) = P\left(\frac{292 - 491}{119} \le Z \le \frac{649 - 491}{119}\right) = P(-1.67 \le Z \le 1.33)$$

$$= P(Z \le 1.33) - P(Z \le -1.67) = 0.8607$$

■

예제 4.6.3

[예제 4.6.1]에서 모집단은 10,000명의 아이들로 구성되어 있다고 가정하자. 이때 서 있는 시간이 8.5시간 이상인 아이들의 수를 구하라.

풀이 먼저 모집단에서 랜덤으로 선택된 아이가 8.5시간 이상 서 있을 확률을 다음과 같이 계산할 수 있다.

$$P(X \ge 8.5) = P\left(Z \ge \frac{8.5 - 5.4}{1.3}\right) = P(Z \ge 2.38) = 1 - 0.9913 = 0.0087$$

따라서 10,000명의 아이들 중에서 8.5시간 이상 서 있는 아이들의 수는 $10{,}000(0.0087) = 87$이다.

■

Rex를 이용하면 쉽게 정규분포의 누적확률을 계산할 수 있다. **Rex → 연속분포 → 정규분포 → 정규확률** 먼저, 변수값에 649, 평균에 491, 표준편차에 119를 입력하고 낮은쪽 꼬리를 선택한 후, '확인' 버튼을 클릭한다. 그 다음으로, 변수값에 292, 평균에 491, 표준편차에 119를 입력하고 낮은쪽 꼬리를 선택한 후, '확인' 버튼을 클릭한다. 각각 얻어진 확률값은 0.9079, 0.0472이므로, 구하고자 하는 확률은 0.8607이다.

지금까지 연속확률분포 가운데 가장 많이 활용되는 정규분포에 대하여 살펴보았다. 정규분포 외에도 t-분포, F-분포 등과 같이 연속확률분포로 많이 사용되는 분포들이 있으며, 이 책의 후반부에서 통계적 추론에 대하여 논의할 때 이러한 분포들을 소개할 것이다.

연습문제

1. 이산확률변수를 정의하고, 이산확률변수에 해당하는 예를 세 가지 이상 들어보라.
2. 연속확률변수를 정의하고, 연속확률변수에 해당하는 예를 세 가지 이상 들어보라.
3. 이산확률변수의 확률분포함수를 정의하라.
4. 연속확률변수의 확률분포함수를 정의하라.
5. 누적확률분포를 수식을 이용하여 정의하라.
6. 베르누이 시행을 정의하라.
7. 확률분포함수를 이용하여 이항분포를 설명하라.
8. 이항분포를 따르는 확률변수의 예를 들어보라.
9. 확률분포함수를 이용하여 포아송 분포를 설명하라.
10. 포아송 분포를 따르는 확률변수의 예를 들어보라.
11. 확률분포함수를 이용하여 정규분포를 설명하라.
12. 표준정규분포는 왜 중요한지 설명하라.
13. 정규분포를 따르는 확률변수의 예를 들어보라.
14. 다음은 약물의 수와 약물 중독자의 빈도를 나타낸 표이다. 다음 물음에 답하라.

중독물질의 수	빈도
0	100
1	150
2	200
3	210
4	150
5	80
6	10
합계	900

1) 상대도수와 누적도수표를 만들어라.
2) 확률분포와 누적확률분포의 그래프를 그려라.
3) 랜덤으로 선택한 사람이 5개의 중독 물질을 사용할 확률을 구하라.
4) 랜덤으로 선택한 사람이 3개 미만의 중독 물질을 사용할 확률을 구하라.
5) 랜덤으로 선택한 사람이 6개 초과의 중독 물질을 사용할 확률을 구하라.
6) 랜덤으로 선택한 사람이 2개 이상 5개 이하의 중독 물질을 사용할 확률을 구하라.
7) 도수분포를 이용하여 평균, 분산, 표준편차를 구하라.

※ 다음 연습문제에서 모집단의 크기 N은 표본의 크기 n에 비해 충분히 크다고 가정하자.

15. 고혈압을 앓고 있는 성인 비율은 20%라고 한다. 랜덤으로 20명의 성인을 추출했을 때 다음의 확률을 계산하라.

1) 고혈압 환자가 3명일 확률
2) 고혈압 환자가 3명 이상일 확률
3) 고혈압 환자가 3명 미만일 확률
4) 고혈압 환자가 3명 이상, 7명 이하일 확률

16. 연습문제 15의 가정이 만족된다고 가정하자. 20명의 표본을 뽑았을 때 기대되는 고혈압 환자의 수를 구하라.

17. 연습문제 15의 가정이 만족된다고 가정하자. 랜덤으로 5명의 성인을 선택했다고 가정했을 때, 다음의 확률을 계산하라.

1) 고혈압 환자가 0명일 확률
2) 고혈압 환자가 1명 초과일 확률
3) 고혈압 환자가 1명 이상, 3명 이하일 확률
4) 고혈압 환자가 2명 이하일 확률
5) 고혈압 환자가 5명일 확률

18. $p = 0.8,\ n = 3$인 이항분포를 고려하자. $(p+q)^n = 1$를 이항전개(binomial expansion)하였을 때, 이항전개된 식의 i번째 항은 성공이 $(4-i)$번 일어날 확률과 같음을 확인하고, 이를 이용하여 $\sum_{i=0}^{n} \mathrm{p}(i) = 1$임을 증명하라.

19. 울산의 공장에서 1년 평균 5건의 사고가 발생한다고 가정하자. 다음의 확률을 계산하라.

1) 1년 동안 7건의 사고가 발생할 확률
2) 1년 동안 10건 이상의 사고가 발생할 확률
3) 1년 동안 사고가 발생하지 않을 확률
4) 1년 동안 5건 미만의 사고가 발생할 확률

20. 확률변수 Z는 표준정규분포를 따른다는 가정하에서 다음을 계산하라.

1) 확률변수 Z의 확률밀도함수에 대하여 $x = 0$과 $x = 1.43$, x축, 그리고 표준정규분포의 확률밀도함수로 둘러싸인 영역의 면적을 구하라.
2) Z가 -2.87보다 크고 2.64보다 작을 확률을 구하라.
3) $P(Z \geq 0.50)$
4) $P(Z \geq -0.45)$
5) $P(Z < -2.35)$
6) $P(Z < 2.35)$
7) $P(-1.96 \leq Z \leq 1.96)$
8) $P(-2.58 \leq Z \leq 2.58)$
9) $P(-1.65 \leq Z \leq 1.65)$

21. 고등학교 2학년 여학생의 키는 평균 163, 표준편차 5인 정규분포를 따른다고 가정하자. 다음의 확률을 구하라.

1) 키가 168 이상일 확률
2) 키가 158 미만일 확률
3) 키가 158보다 크고 168보다 작을 확률
4) 키가 153보다 크고 173보다 작을 확률

22. $X \sim N(75, 625)$라고 한다. 이때 다음의 확률을 구하라.

1) $P(50 \leq X \leq 100)$
2) $P(X > 90)$
3) $P(X < 60)$
4) $P(X \geq 85)$
5) $P(30 \leq X \leq 110)$

23. 어떠한 이항분포의 평균과 분산은 각각 20, 16이라고 한다. 이때 이항분포의 시행횟수와 성공 확률을 구하라.

24. 정규분포를 따르는 확률변수 X의 평균은 100, 표준편차는 15일 때, 다음을 만족하는 k를 구하라.

1) $P(X \leq k) = 0.0094$

2) $P(X \geq k) = 0.1093$

3) $P(100 \leq X \leq k) = 0.4778$

4) $P(\mu - k \leq X \leq \mu + k) = 0.9660$

25. 다음의 분포표는 확률분포라고 할 수 있는가? 또한 답변에 대한 근거를 마련하라.

1)

x	$P(X = x)$
0	0.15
1	0.25
2	0.10
3	0.25
4	0.30

2)

x	$P(X = x)$
0	0.15
1	0.20
2	0.30
3	0.10

3)

x	$P(X = x)$
0	0.15
1	−0.20
2	0.30
3	0.20
4	0.15

4)

x	$P(X = x)$
−1	0.15
0	0.30
1	0.20
2	0.15
3	0.10
4	0.10

CHAPTER 5

몇 가지 중요한 표집분포

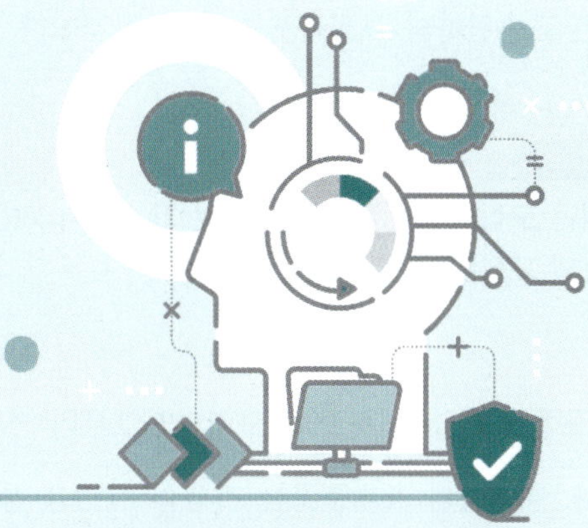

제1장에서는 기본적인 통계 용어와 자료 수집에 대한 기본 개념에 대하여 설명하였다. 제2장에서는 데이터의 구성과 요약방법에 대하여 설명하였다. 또한 중심 경향성과 산포의 개념을 설명하였고 관련된 측정치를 계산하는 방법을 배웠다. 제3장에서 확률의 기본 개념을 소개하였고, 제4장에서는 확률분포의 개념을 배웠다.

이번 장에서는 지금까지 살펴본 확률분포에 대한 기술적인 내용과 후반부에서 살펴볼 통계적 추론을 연결하는 내용을 담고 있으며, 통계 분석의 기초가 되는 기술통계학, 확률, 그리고 통계적 추론의 과정에 대하여 설명할 것이다. 또한 통계학에 있어 가장 중요한 이론 중 하나인 중심극한정리를 설명할 것이다. 중심극한정리는 이 책의 후반부에 설명할 통계적 추론에 있어서 가장 중요한 이론임을 기억하자.

5.1 표집분포

모집단에서 크기가 n인 표본을 추출하고, 표본으로부터 통계량(표본평균, 표본중위수, 표본표준편차)을 계산한다고 가정하자. 이때 통계량은 선택된 표본에 따라 값이 달라지며, 이러한 통계량의 확률분포를 표집분포(sampling distributions)라고 한다. 표집분포를 이용하여 표본으로부터 계산한 통계량의 확률을 계산할 수 있고, 이렇게 계산한 확률은 통계적 추론의 근거가 된다. 따라서 통계적 추론을 이해하기 위해서는 표집분포(sampling distribution)를 명확히 이해할 필요가 있다.

이번 장에서는 표집분포를 이용하여 표본으로부터 계산한 다양한 통계량의 확률을 계산하는 과정을 설명할 것이다. 또한 통계량으로는 제2장에서 설명한 표본평균, 표본중위수, 혹은 표준편차의 표집분포를 고려할 것이다. 표집분포는 다음과 같이 정의할 수 있다.

정의

어떤 모집단에서 무작위로 뽑은 표본에서 계산한 통계량이 가질 수 있는 값들의 분포를 통계량의 표집분포라고 한다.

[표집분포] 표집분포는 모집단으로부터 직접 추출한 표본의 통계량을 이용하여 구할 수 있다. 통계량의 표집분포는 다음의 과정을 통하여 얻을 수 있다.

① 유한모집단으로부터 크기가 n인 모든 가능한 표본을 추출한다.
② 각 표본으로부터 관심 통계량을 계산한다.
③ 이렇게 계산한 통계량의 각 관측값별 빈도를 계산한다.

모집단이 클수록 모든 가능한 표본으로부터 통계량을 직접 계산하는 것이 어렵다. 따라서 모집단이 큰 경우 모든 가능한 통계량을 계산하는 대신, 충분한 수의 통계량을 계산하여 근사적으로 표집분포를 추론하는 것이 합리적이다. 표집분포를 추론하는 방법에는 모수적(parametric) 방법과 비모수적(nonparametric) 방법이 있다. 표집분포의 비모수적 추론 방법을 이해하기 위해서는 대학원 수준의 통계 지식이 필요하므로 이 책에서는 모수적 방법만 고려할 것이다.

표집분포를 모수적 방법으로 추론하기 위해서는 먼저 표집분포의 형태에 대한 정보가 필요하다. 예를 들어 정규분포 등이 표집분포의 형태로 많이 활용된다. 또한 정규분포는 평균과 분산에 따라 형태가 달라지기 때문에 표집분포의 평균, 분산의 추정값이 필요함을 주목하자. 이처럼 표집분포의 추론은 표집분포함수의 형태에 대한 정보와 표집분포의 평균, 분산 등에 대한 정보가 추가적으로 필요하다. 따라서 이러한 정보를 알려주는 통계량을 계산하여 표집분포를 추론할 수 있다. 이러한 문제와 관련된 수학적인 이론들이 다수 존재하나, 이는 이 책의 수준을 넘어서므로 다루지 않겠다. 관심 있는 독자는 Larsen과 Marx(2006)나 Rice(2006)의 수리통계학 저서를 참고하기 바란다.

5.2 표본평균의 분포

표본평균의 분포는 가장 중요한 표집분포 중 하나이다. 다음 예제를 통하여 표본평균의 확률분포에 대하여 알아보자.

예제 5.2.1

보건통계학개론을 수강하는 5명의 성적으로 이루어진 모집단을 고려하자. 5명의 성적은 x_1=10, x_2=20, x_3=30, x_4=40, x_5=50이라고 한다. 이 모집단에서 복원추출로 뽑은 크기가 2인 표본의 표본평균의 확률분포를 구하라.

풀이 $N = 5$이고, 모집단의 평균과 분산은 각각 다음과 같다.

$$\mu = \sum x_i/N = 30, \quad \sigma^2 = \frac{\sum(x_i - \mu)^2}{N} = \frac{1000}{5} = 200$$

산포에 대한 또 다른 통계량으로서 다음을 고려하자.

$$S^2 = \frac{\sum (x_i - \mu)^2}{N-1} = \frac{1000}{4} = 250$$

■

위의 S^2은 모집단에서 계산한 값으로 모분산과 분모에 차이가 있음을 주목하자. S^2의 의미는 다음 장에서 다시 설명할 것이다. 크기가 2인 모든 가능한 표본의 평균을 계산하면 [표 5.2.1]과 같다.

표 5.2.1 [예제 5.2.1]의 모집단으로부터 복원추출한 크기가 2인 표본평균의 분포

대각원소 (10,10), (20, 20), ⋯ (50, 50) 는 복원추출하는 경우에만 가능한 결과이며, 괄호 안의 값은 평균을 의미한다.

		두 번째로 뽑힌 수강생				
		10	20	30	40	50
첫 번째로 뽑힌 수강생	10	10,10 (10)	10,20 (15)	10,30 (20)	10,40 (25)	10,50 (30)
	20	20,10 (15)	20,20 (20)	20,30 (25)	20,40 (30)	20,50 (35)
	30	30,10 (20)	30,20 (25)	30,30 (30)	30,40 (35)	30,50 (40)
	40	40,10 (25)	40,20 (30)	40,30 (35)	40,40 (40)	40,50 (45)
	50	50,10 (30)	50,20 (35)	50,30 (40)	50,40 (45)	50,50 (50)

[표 5.2.1]의 표본에 대하여 계산한 표본평균의 분포는 [표 5.2.2]와 같다.

표 5.2.2 [표 5.2.1]에서 계산된 $\bar{x}$의 분포

$\bar{x}$	도수	상대도수
10	1	1/25
15	2	2/25
20	3	3/25
25	4	4/25
30	5	5/25
35	4	4/25
40	3	3/25
45	2	2/25
50	1	1/25
합계	25	1

[표 5.2.1]에 의해 복원추출방법으로 표본을 뽑는 경우에 25개의 표본이 가능함을 알 수 있다. 모집단의 크기가 N일 때, 복원추출을 하면 가능한 표본 수는 N^2이다. [표 5.2.2]의 첫

번째 열은 $\bar{x}$의 가능한 값을 보여주며, 두 번째와 세 번째 열은 각각 도수와 상대도수이다. 상대도수는 모두 0보다 크고 그 합은 1이므로, 확률의 조건이 만족됨을 쉽게 알 수 있다. 즉, [표 5.2.2]는 표본의 크기가 2인 표본평균의 확률분포이다.

[$\bar{x}$의 표집분포: 함수형태] [그림 5.2.1]은 모집단(5명의 성적)과 표본평균($\bar{x}$)의 히스토그램을 보여주며, 히스토그램을 통해 모집단의 분포와 표본평균의 분포에 차이가 있음을 알 수 있다. 모집단의 분포와 달리 표본평균의 분포는 좌우 대칭으로 종형임을 주목하자.

그림 5.2.1 [표 5.2.1], [표 5.2.2]를 이용하여 얻은 모집단의 분포(위)와 $\bar{x}$의 분포(아래)

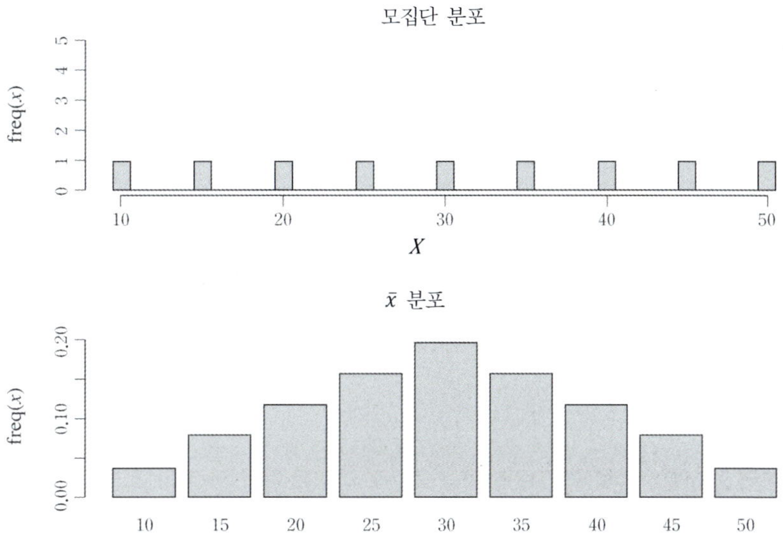

이 결과를 이용하여 표본평균 $\bar{x}$의 표집분포의 성질을 살펴보자.

[$\bar{x}$의 표집분포: 평균] 표본평균들의 평균($\mu_{\bar{x}}$)은 25개 표본평균의 합을 25로 나눈 값이다. 이를 계산하면 다음과 같다.

$$\mu_{\bar{x}} = \frac{\sum \bar{x}_i}{N^2} = \frac{10 + 15 \times 2 + 20 \times 3 + 25 \times 4 + \cdots + 50}{25} = \frac{750}{25} = 30$$

따라서 표본평균의 평균은 모집단의 평균과 일치함을 알 수 있다.

[$\bar{x}$의 표집분포: 분산] 표본평균의 분산 ${\sigma_{\bar{x}}}^2$은 다음과 같이 계산할 수 있다.

$$
\begin{aligned}
{\sigma_{\bar{x}}}^2 &= \frac{\sum(\bar{x}_i - \mu_{\bar{x}})^2}{N^2} \\
&= \frac{(10-30)^2 + (15-30)^2 \times 2 + (20-30)^2 \times 3 + \cdots + (50-30)^2}{25} \\
&= \frac{2500}{25} = 100
\end{aligned}
$$

모집단의 분산(σ^2)은 200이므로, 표본평균의 분산과 다름을 알 수 있다. 표본평균의 분산은 관측값의 분산을 의미하고, 따라서 모집단의 분산과 차이가 있을 수밖에 없다. 일반적으로 모집단의 분산과 표본평균의 분산 사이에는 다음의 관계가 성립한다.

$$
{\sigma_{\bar{x}}}^2 = \frac{\sigma^2}{n} = \frac{200}{2} = 100
$$

표집분포 분산의 제곱근 $\sqrt{{\sigma_{\bar{x}}}^2} = \sigma/\sqrt{n}$는 표본평균의 표준오차(standard error of the sample mean) 혹은 간단히 표준오차(standard error)라 한다. 표준편차는 데이터를 추출한 모집단의 산포를 측정하는 반면, 표준오차는 표본으로부터 계산한 추정량(표본평균, 표본분산 등)의 산포를 측정함을 주목하자.

정의

표본으로부터 계산한 추정량의 표준편차를 표준오차(standard error)라고 한다.

[$\bar{x}$의 표집분포: 정규분포 모집단에서 표본추출] 정규분포를 따르는 모집단에서 표본을 추출할 때, 표본평균의 분포는 다음과 같은 특징을 가진다.

① $\bar{x}$는 정규분포를 따른다.

② $\bar{x}$의 평균 $\mu_{\bar{x}}$은 모집단의 평균과 같다.

③ $\bar{x}$의 분산 ${\sigma_{\bar{x}}}^2$은 모집단의 분산을 표본의 크기로 나눈 값과 같다.

[$\bar{x}$의 표집분포: 비정규분포 모집단에서 표본추출] 모집단이 정규분포를 따르지 않을 때, 표본평균의 분포는 중심극한정리(central limit theorem)를 이용하여 추론할 수 있다. 중심극한정리는 통계적 추론에서 가장 많이 활용되는 이론이다.

[중심극한정리] 모집단이 정규분포가 아닌 다른 분포를 따르며 평균이 μ이고, 분산이 σ^2일 때, 크기가 n인 표본으로부터 계산한 $\bar{x}$의 표집분포는 n이 충분히 크면 평균과 분산이 각각 μ, σ^2/n인 정규분포이다.

[중심극한 정리의 수학적 공식]

$$\frac{\bar{x}-\mu}{\sigma/\sqrt{n}} \rightarrow \mathrm{N}(0,1) \text{ as } n \rightarrow \infty$$

결과적으로 중심극한정리에 의해 표본의 크기가 큰 경우 모집단의 분포와 상관없이 표본평균은 정규분포를 따른다고 가정할 수 있다.

표본평균은 모평균을 추론하기 위하여 활용할 수 있다. 이때 모평균에 대하여 통계적인 추론을 하기 위해서는 표본평균의 분포를 알아야 한다. 통계적 추론의 구체적인 순서는 다음 장에서 설명할 것이다. 모집단이 정규분포를 따르면 표본평균은 정규분포를 따른다. 모집단이 정규분포를 따르지 않는 경우, 중심극한정리에 의하여 표본평균이 정규분포를 따른다고 가정할 수 있다. 따라서 중심극한정리는 모평균에 대한 통계적 추론을 할 때 무엇보다 중요한 정리임을 알 수 있다. 정리하면 다음 두 가지 중 하나 이상의 조건이 만족되면 표집분포는 근사적으로 정규분포를 따른다고 가정할 수 있다.

① 모집단이 정규분포를 따를 때

② 모집단이 정규분포를 따르지는 않지만 표본 크기가 클 때

조건 ②는 모집단이 어떠한 분포를 따르는지 모르는 경우에도 n이 크면 표본평균은 정규분포를 가정할 수 있음을 의미한다. 지금까지 표본의 크기가 큰 경우 중심극한정리에 의하여 표본평균이 정규분포를 따름을 설명하였다. 그렇다면 표본의 크기 n은 얼마나 커야 할까? 이는 모집단의 분포가 정규분포에서 벗어난 정도에 따라 다르며, 모집단의 분포가 정규분포와 비슷할수록 표본의 크기가 작아도 된다. 하지만 경험적으로 표본의 크기가 30 이상이면 정규분포를 가정하기에 무리가 없음이 알려져 있다. 또한 표본의 크기가 클수록 $\bar{x}$의 표집분포는 정규분포로 유사해진다.

[비복원추출] 지금까지 무한모집단이나 복원추출하는 경우의 $\bar{x}$의 표집분포에 대하여 살펴보았다. 그러나 대부분의 표본추출은 비복원추출이고 모집단은 유한하기 때문에, 지금까지의 결과를 유한모집단에서 비복원추출한 경우에 적용하기 어렵다. 따라서 유한모집단에서 비복원추출할 때 표본평균의 분포에 대하여 알아보도록 하자. [표 5.2.1]에서 대각원소를 무시하고 비대각원소만을 고려하면, 비복원추출할 때 표본평균의 분포를 알 수 있다. 만약 표본을 뽑는 순서를 무시하는 경우, [표 5.2.1]의 대각원소의 위쪽과 아래쪽의 결과들은 같은 경우이다. 예를 들어 [표 5.2.1]의 1행 2열과 2행 1열은 같은 경우에 해당한다. 따라서 비복원추출할 때 뽑는 순서를 무시하는 경우, 표본평균은 열 가지 종류의 값을 가질 수 있음을 알 수 있다. 일반적으로 크기가 N인 유한한 모집단에서 크기가 n인 표본을 순서를 고려하지 않고 추출할 때, 가능한 표본의 수는 한 번에 N개 중에 n개를 뽑는 조합으로 얻어진다.

$$\binom{N}{n} = \frac{N!}{n!\,(N-n)!} = \frac{5!}{2!\,3!} = \frac{5\cdot 4\cdot 3!}{2!\,3!} = 10$$

10개의 표본평균이 가능하며 이들의 평균은 다음과 같다.

$$\mu_{\bar{x}} = \frac{\sum \bar{x}_i}{\binom{N}{n}} = \frac{15+20+\cdots+45}{10} = \frac{300}{10} = 30$$

따라서 비복원추출할 때 표본평균의 평균은 모집단의 평균과 같음을 알 수 있다. 표본평균의 분산은 다음과 같다.

$$\sigma_{\bar{x}}{}^2 = \frac{\sum(\bar{x}_i - \mu_{\bar{x}})^2}{\binom{N}{n}} = \frac{750}{10} = 75$$

복원추출과 달리 비복원추출하는 경우에 표본평균의 분산은 모집단의 분산을 표본 크기로 나눈 값과 다르다($\sigma_{\bar{x}}{}^2 = 75 \neq 200/2 = 100$). 일반적으로 비복원추출할 때 표본평균의 분산은 모분산과 다음의 관계를 갖는다.

$$\sigma_{\bar{x}}{}^2 = \frac{\sigma^2}{n}\cdot\frac{N-n}{N-1} \implies 75 = \frac{200}{2}\cdot\frac{5-2}{4}$$

즉, 비복원추출할 때 표본평균의 분산은 복원추출할 때 표본평균의 분산에 $(N-n)/(N-1)$을 곱하면 된다. 다음과 같이 결과를 일반화할 수 있다.

정리

크기가 N인 모집단에서 비복원추출로 표본을 뽑을 때, $\bar{x}$의 표집분포는 다음과 같다.

$$\mu_{\bar{x}} = \mu,\ \ \sigma_{\bar{x}}{}^2 = \frac{\sigma^2}{n} \cdot \frac{N-n}{N-1}$$

표본의 크기가 크면, 중심극한정리에 의하여 $\bar{x}$의 표집분포는 근사적으로 정규분포를 따른다.

[유한 모집단 수정] $(N-n)/(N-1)$는 유한 모집단 수정(finite population correction) 계수라고 하며, 유한 모집단 수정계수는 모집단의 크기가 표본크기에 비하여 충분히 큰 경우 근사적으로 1과 같다. 따라서 모집단이 표본보다 충분히 클 때(즉, $N \gg n$), 비복원추출로 얻은 표본평균의 분산은 근사적으로 σ^2/n이라고 할 수 있다. 예를 들어 $N = 10{,}000$이고 $n = 25$일 때, 유한 모집단의 수정계수는 $(10{,}000 - 25)/9999 = 0.9976$이다. 이때 σ^2/n에 0.9976을 곱한 값은 σ^2/n과 거의 차이가 없다. 일반적으로 표본의 크기가 모집단 크기의 5% 이하일 때($n/N \leq 0.05$), 유한 모집단 수정계수는 무시해도 된다.

[$\bar{x}$의 표집분포: 요약] 모집단이 정규분포를 따르며, 모집단의 분산이 알려져 있다고 하자. 이때 복원추출하거나 비복원추출하더라도 모집단의 크기가 충분히 큰 경우($n/N \leq 0.05$), $\bar{x}$는 다음의 성질을 만족한다.

① $\mu_{\bar{x}} = \mu$
② $\sigma_{\bar{x}} = \sigma/\sqrt{n}$
③ $\bar{x}$ 는 정규분포를 따른다.

모집단의 분산이 알려져 있으나, 정규분포를 따르지 않는 경우, 비복원추출한 표본으로부터 계산한 $\bar{x}$는 다음의 성질을 만족한다.

① $\mu_{\bar{x}} = \mu$

② $n/N \le 0.05$이면 $\sigma_{\bar{x}} = \sigma/\sqrt{n}$이고, $n/N > 0.05$이면 $\sigma_{\bar{x}} = \left(\frac{\sigma}{\sqrt{n}}\right) \cdot \sqrt{\frac{N-n}{N-1}}$이다.

③ $n \ge 30$이면, $\bar{x}$는 근사적으로 정규분포를 따른다.

예제 5.2.2

어떤 인구 집단의 두개골의 길이는 평균과 분산이 각각 185.6mm, 12.7^2mm인 정규분포를 따른다고 가정하자. 이 모집단에서 뽑은 크기가 10인 표본의 평균이 190 이상일 확률을 구하라.

풀이 모집단에서 표본을 뽑아 평균을 계산하였다고 가정하자. 이때 계산한 표본의 평균은 표본평균이 가질 수 있는 값 중에 하나로서, 표본평균의 분포를 이용하여 모평균에 대한 추론이 가능하다. 이 예제에서 모집단은 정규분포를 따르며, 모분산이 알려져 있다고 가정하였다. 따라서 표본의 크기가 충분히 크다고 가정하면, 표본평균의 평균과 표준오차는 각각 185.6, $\sqrt{(12.7)^2/10} = 12.7/\sqrt{10} = 4.0161$이다.

제4장에서 정규분포를 따르는 확률분포를 표준화하여 표준정규분포로 변환할 수 있음을 설명하였다. 표본평균 $\bar{x}$는 평균 $\mu_{\bar{x}}$, 표준오차 $\sigma_{\bar{x}} = \sigma/\sqrt{n}$인 정규분포를 따르므로, 다음과 같이 표준화할 수 있다.

$$z = \frac{\bar{x} - \mu_{\bar{x}}}{\frac{\sigma}{\sqrt{n}}} \tag{5.2.1}$$

식 (5.2.1)에 의하여 $(190 - 185.6)/(12.7/\sqrt{10}) = 1.096$ 이다. 표본평균이 190 이상일 확률은 표준정규분포가 1.096보다 클 확률과 같다. Rex → 연속분포 → 정규분포 → 정규확률 변수값에 1.096, 평균에 0, 표준편차에 1을 입력하고, 높은쪽 꼬리를 선택한 후, '확인' 버튼을 클릭한다. 얻어진 확률이 0.137임을 쉽게 알 수 있다.

[그림 5.2.2]에 의하여 표본의 평균이 190 이상일 확률은 표준정규분포가 1.09보다 클 확률과 같으며, 이 확률은 0.137이다. 따라서 크기가 10인 표본의 평균이 190 이상일 확률은 0.137이다. ■

그림 5.2.2 [예제 5.2.2]의 모집단과 표본평균의 분포

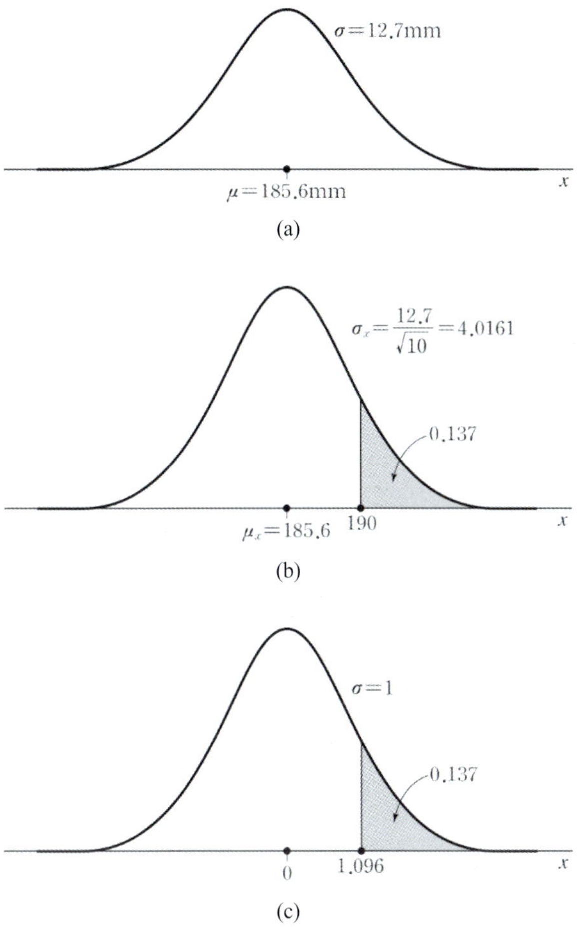

(a) 모집단 분포; (b) 크기가 10인 표본평균의 분포; (c) (b)를 표준화했을 때 표본평균의 분포

예제 5.2.3

건강한 남성 혈청의 철 농도의 평균과 표준 편차는 각각 100ml당 130과 25마이크로그램이라고 가정하자. 이때 정상 남자 50명으로 이루어진 표본의 평균이 100ml당 120마이크로그램보다 크고 140마이크로그램보다 작을 확률을 구하라.

풀이 모집단이 어떠한 분포를 따르는지 알려져 있지 않으나, 표본의 크기가 30 이상이므로 중심극한정리를 사용할 수 있다. 표본평균의 평균은 130이고, 표준오차는 $25/\sqrt{50} = 3.5355$이

므로, 구하고자 하는 확률은 다음과 같이 표준화하여 계산할 수 있다.

$$P(120 \le \bar{x} \le 140) = P\left(\frac{120-130}{3.5355} \le z \le \frac{140-130}{3.5355}\right)$$
$$= P(-2.82 \le z \le 2.82) = 0.9975 - 0.0024 = 0.9951$$

■

5.3 두 표본평균 간 차이의 분포

두 모집단의 평균을 비교해야 하는 경우가 종종 있다. 또는 두 모집단의 평균이 다르다고 알려져 있으면, 두 모집단의 평균이 얼마나 다른지 알고 싶을 것이다. 예를 들어 사무직 종사자들의 혈청 콜레스테롤 농도의 평균이 노동자의 평균과 같은지 조사한다고 가정하자. 이때 차이가 있음이 확인되었다면, 얼마나 차이가 나는지 조사해야 할 필요가 있을 것이다. 이처럼 두 모집단의 평균을 비교하기 위하는 경우에는 두 모집단으로부터 얻은 표본평균의 차가 어떠한 분포를 따르는지 알아야 한다.

[정규분포를 따르는 모집단에서 추출한 표본] 다음의 예를 이용하여 정규분포를 따르는 두 모집단으로부터 얻은 표본평균 차이가 어떠한 분포를 따르는지 살펴보자.

예제 5.3.1

지적장애인의 지능점수와 비장애 집단의 지능점수를 비교하고자 한다. 두 모집단은 평균이 같고, 표준편차는 20인 정규분포를 따른다고 한다. 또한 두 모집단에서 뽑은 15명으로 구성된 두 표본의 표본평균을 각각 $\bar{x}_1$, $\bar{x}_2$라고 한다. 이때 $\bar{x}_1 - \bar{x}_2$의 표집분포가 -13보다 작을 확률을 구하라.

풀이 $\bar{x}_1 - \bar{x}_2$가 -13보다 작을 확률을 구하기 위해서는 $\bar{x}_1 - \bar{x}_2$의 분포를 알아야 한다. $\bar{x}_1$(혹은 $\bar{x}_2$)와 $\bar{x}_1 - \bar{x}_2$의 확률분포는 같지 않으나 확률분포를 구하는 방법은 유사하다. ■

[$\bar{x}_1 - \bar{x}_2$의 표집분포: 유도] $\bar{x}_1 - \bar{x}_2$에 대한 통계적 추론을 하기 위해서는 $\bar{x}_1 - \bar{x}_2$의 표

집분포를 알아야 한다. $\bar{x}_1 - \bar{x}_2$의 표집분포는 유한모집단에서 표본평균의 분포를 얻는 방식을 변형하여 구할 수 있다. 모집단 1에서 크기가 15인 모든 가능한 표본을 뽑고, 각 표본의 평균을 계산한다. 만약 모집단 1의 크기가 N_1이고 표본 크기가 n_1이면 가능한 표본의 수는 $\binom{N_1}{n_1}$이다. 마찬가지로 모집단 2에서 크기가 15인 모든 가능한 표본을 뽑고, 각 표본의 평균을 계산한다. 모집단 1의 표본과 모집단 2의 표본들의 모든 가능한 짝에 대하여 표본평균의 차이를 구하면, $\bar{x}_1 - \bar{x}_2$의 표집분포를 구할 수 있다. [표 5.3.1]은 이 과정을 정리하여 보여준다.

[$\bar{x}_1 - \bar{x}_2$의 표집분포: 평균] 표본평균 차이의 가능한 값들의 빈도를 구하면, 표본평균 차이의 표집분포를 구할 수 있다. 두 모집단이 모두 정규분포를 따르면, 표본평균의 차이의 분포는 분산이$({\sigma_1}^2/n_1) + ({\sigma_2}^2/n_2)$인 정규분포를 따른다. 두 표본평균 차이의 표준 오차는 $\sqrt{({\sigma_1}^2/n_1) + ({\sigma_2}^2/n_2)}$이다. 이러한 결과는 다음 사실에 근거한다.

> **정리**
>
> 확률변수 X의 평균과 분산은 각각 μ_x, σ_x^2이고, Y의 평균과 분산은 μ_y, σ_y^2라고 하자. 이때 상수 a, b에 대하여 $aX + bY$의 평균은 $a\mu_x + b\mu_y$이다. 또한 확률변수 X와 Y가 서로 독립이면, $aX + bY$의 분산은 $a^2\sigma_x^2 + b^2\sigma_y^2$이다.

$\bar{x}_1$와 $\bar{x}_2$는 표본에 따라 값이 변하므로 확률변수라고 할 수 있다. 두 확률변수가 서로 독립이라는 의미는 $\bar{x}_1$와 $\bar{x}_2$가 서로 영향을 주지 않음을 뜻한다. 독립이 아닌 경우의 예로는 일란성 쌍둥이의 키, 혹은 양쪽 눈의 시력 등이 있다. 이때 한쪽 값이 크면 나머지 값도 같이 커지는 경향이 있으므로 독립이라고 할 수 없다. 서로 다른 모집단에서 뽑은 두 표본의 평균은 서로 영향을 주고 받지 않으므로 독립이라고 할 수 있다. 두 확률변수의 독립성 여부와 상관없이 평균은 $a\mu_x + b\mu_y$임을 주목하자.

위 정리를 이용하여 [예제 5.3.1]에서 $\bar{x}_1 - \bar{x}_2$ 표집분포의 평균과 분산을 구할 수 있다. $\bar{x}_1 - \bar{x}_2$의 표집분포의 평균은 0이다. 또한 $\bar{x}_1$와 $\bar{x}_2$의 표집분포의 분산은 $20^2/15$이므로, $\bar{x}_1 - \bar{x}_2$의 표집분포의 분산은 $(20^2/15) + (20^2/15) = 53.3333$임을 알 수 있다. [표 5.3.1]은 $\bar{x}_1 - \bar{x}_2$의 표집분포를 보여준다.

표 5.3.1 두 표본평균 차이의 분포표

모집단 1로부터 표본 아이디	모집단 2로부터 표본 아이디	모집단 1로부터 표본의 평균	모집단 2로부터 표본의 평균	모든 가능한 표본평균의 차
1	1	$\bar{x}_{1,1}$	$\bar{x}_{1,2}$	$\bar{x}_{1,1} - \bar{x}_{1,2}$
⋮	⋮	⋮	⋮	⋮
1	$\binom{N_2}{n_2}$	$\bar{x}_{1,1}$	$\bar{x}_{\binom{N_2}{n_2},2}$	$\bar{x}_{1,1} - \bar{x}_{\binom{N_2}{n_2},2}$
2	1	$\bar{x}_{2,1}$	$\bar{x}_{1,2}$	$\bar{x}_{2,1} - \bar{x}_{1,2}$
⋮	⋮	⋮	⋮	⋮
$\binom{N_1}{n_1}$	$\binom{N_2}{n_2}$	$\bar{x}_{\binom{N_1}{n_1},1}$	$\bar{x}_{\binom{N_2}{n_2},2}$	$\bar{x}_{\binom{N_1}{n_1},1} - \bar{x}_{\binom{N_2}{n_2},2}$

그림 5.3.1 [예제 5.3.1]에서 두 모집단의 평균이 같을 때, $\bar{x}_1 - \bar{x}_2$의 표집분포

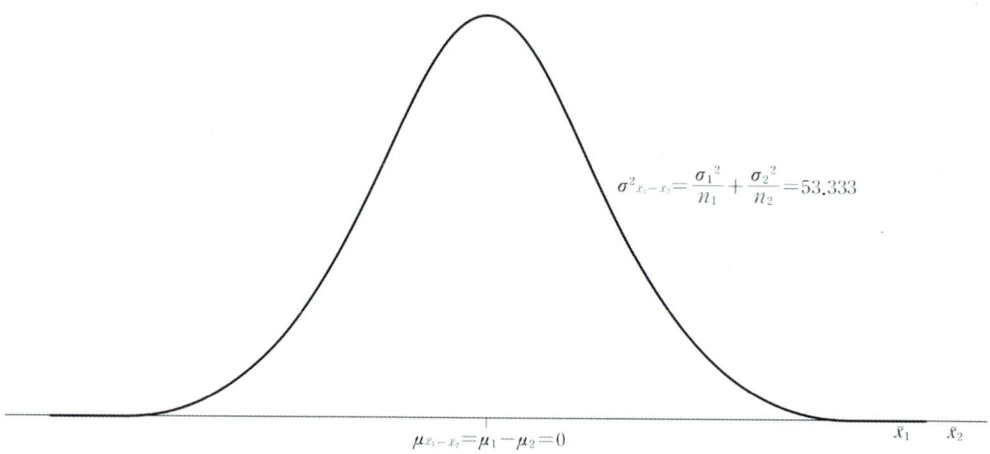

[z로의 변환] [예제 5.3.1]에서 $\bar{x}_1 - \bar{x}_2$의 표집분포는 정규분포를 따르므로, 다음과 같이 표준화하여 표준정규분포로 변환할 수 있다. 변환공식은 다음과 같다.

$$z = \frac{(\bar{x}_1 - \bar{x}_2) - (\mu_1 - \mu_2)}{\sqrt{\frac{\sigma_1^2}{n_1} + \frac{\sigma_2^2}{n_2}}} \tag{5.3.1}$$

[예제 5.3.1]에서 $\bar{x}_1 - \bar{x}_2$의 표집분포가 -13보다 작을 확률을 구하고자 한다. 또한 두 모집단의 평균이 같다고 가정했으므로 $\mu_1 - \mu_2 = 0$이다. 따라서 식 (5.3.1)에 의하여 z 값은

다음과 같다.

$$z = \frac{-13 - 0}{\sqrt{\frac{(20)^2}{15} + \frac{(20)^2}{15}}} = \frac{-13}{\sqrt{53.3333}} = \frac{-13}{7.3030} = -1.780$$

Rex를 이용하면, Rex → 연속분포 → 정규분포 → 정규확률 변수값에 -1.780, 평균에 0, 표준편차에 1을 입력하고, 낮은쪽 꼬리를 선택한 후, '확인' 버튼을 클릭한다. 얻어진 확률이 0.0375임을 쉽게 알 수 있다. 결론적으로 두 모집단의 평균이 같다는 가정하에서, 표본평균의 차이가 -13보다 작을 확률은 0.0375이다.

[정규분포를 따르는 모집단으로부터의 표집] 두 표본의 크기가 다르거나 모집단의 분산이 다를 때도 식 (5.3.1)은 유효하다. 이 과정의 이론적인 근거는 다음과 같이 요약할 수 있다.

정리

두 모집단이 정규분포를 따르며 평균은 각각 μ_1, μ_2이고, 분산은 σ_1^2, σ_2^2이라고 하자. 이때 두 모집단으로부터 크기가 n_1, n_2인 두 독립 표본의 평균 차이 $\bar{x}_1 - \bar{x}_2$의 표집분포는 평균 $\mu_1 - \mu_2$, 분산 $({\sigma_1}^2/n_1) + ({\sigma_2}^2/n_2)$인 정규분포이다.

[비정규분포 모집단으로부터의 표집] 많은 경우 연구자들은 다음과 같은 문제에 직면한다. (1) 정규분포를 따르지 않는 모집단으로부터 표본을 추출하거나 (2) 확률밀도함수의 형태를 알 수 없는 모집단으로부터 표본추출을 해야 할 때가 있다. 이 문제의 해결 방법은 충분히 큰 표본을 얻는 것이다. 표본의 크기가 크면, 중심극한 정리에 의해 두 표본평균 차이는 평균 $\mu_1 - \mu_2$, 분산 $({\sigma_1}^2/n_1) + ({\sigma_2}^2/n_2)$인 정규분포를 따르기 때문이다.

예제 5.3.2

간호사가 질병 A를 앓는 환자의 가정을 방문하는 시간의 평균은 45분이고 표준 편차가 15분이라고 하자. 그리고 질병 B를 앓는 환자의 가정을 방문하는 시간의 평균은 30분이고 표준 편차가 20분이라고 가정하자. 간호사가 질병 A를 앓는 환자 35명, 질병 B를 앓는 환자 40명을 방문할 때, 질병 A를 앓는 환자를 방문하는 시간과 질병 B를 앓는 환자를 방문하는 시간의 표본평균의 차이가 20분 이상일 확률을 구하라.

풀이 표본 크기가 모두 30보다 크므로 각 표본평균은 중심극한정리에 의하여 정규분포를 따른다고 가정할 수 있다. 따라서 표본평균의 차이의 표집분포는 다음의 평균과 분산을 가진 정규분포이다.

$$\mu_{\bar{x}_1-\bar{x}_2} = \mu_1 - \mu_2 = 45 - 30 = 15$$

$$\sigma^2{}_{\bar{x}_1-\bar{x}_2} = \frac{\sigma_1^2}{n_1} + \frac{\sigma_2^2}{n_2} = \frac{15^2}{35} + \frac{20^2}{40} = 16.4286$$

따라서 구하고자 하는 확률은 [그림 5.3.2]의 회색 영역과 같다.

그림 5.3.2 [예제 5.3.2]에서 $\bar{x}_1 - \bar{x}_2$의 표집분포와 표준정규분포 사이의 관계

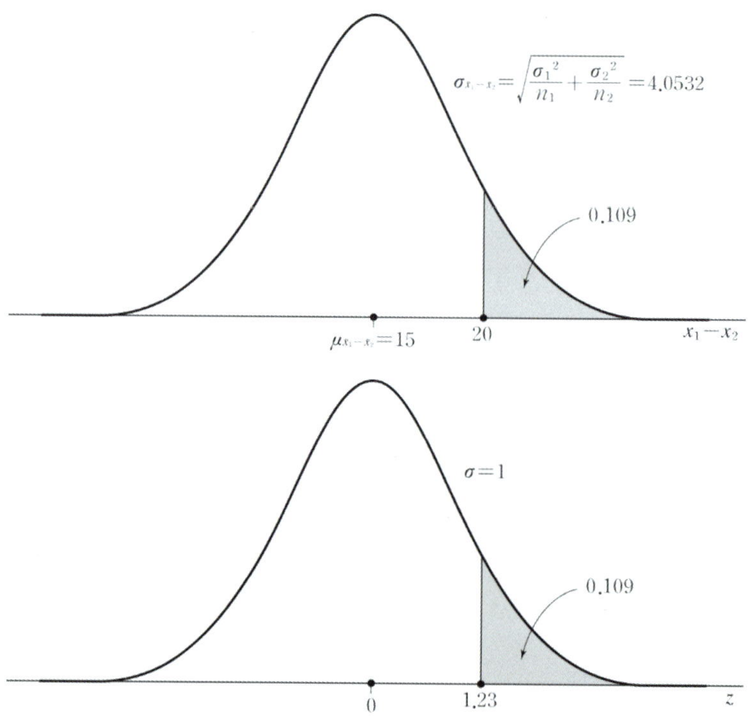

[예제 5.3.2]에서 구하고자 하는 확률은 [그림 5.3.2]의 회색 영역이다. 따라서 $\bar{x}_1 - \bar{x}_2$의 표집분포가 20보다 클 확률을 구하면 된다. 식 (5.3.1)에 의하여 z-값은 다음과 같다.

$$z = \frac{(\bar{x}_1 - \bar{x}_2) - (\mu_1 - \mu_2)}{\sqrt{\frac{\sigma_1^2}{n_1} + \frac{\sigma_2^2}{n_2}}} = \frac{20 - 15}{\sqrt{16.4286}} = \frac{20 - 15}{4.0532} = 1.234$$

Rex를 이용하면, Rex → 연속분포 → 정규분포 → 정규확률 변수값에 1.234, 평균에 0, 표준편차에 1을 입력하고, 높은쪽 꼬리를 선택한 후, '확인' 버튼을 클릭한다. 얻어진 확률이 0.109임을 쉽게 알 수 있다. 따라서 간호사가 두 환자그룹을 방문하는 시간의 표본평균 차이가 20분 이상일 확률은 0.109이다. ▣

5.4 표본비율의 분포

앞 절에서 우리는 연속형 변수로부터 계산한 표본평균의 표집분포에 대해 살펴보았다. 경우에 따라서 빈도나 비율로 이루어진 데이터로부터 표본비율과 같은 통계량의 표집분포를 구해야 하는 경우가 있다.

예제 5.4.1

2009년, 2010년 국민건강영양조사(2011)에 따르면 20세 이상 성인의 35.7%가 비만이라고 한다. 만약 이 모집단으로부터 150명의 표본을 뽑았을 때, 비만인 사람의 비율이 0.4보다 클 확률을 구하라.

풀이 이 질문에 답변하기 위해서는 표본비율의 표집분포의 성질을 알아야 한다. 앞으로 표본비율은 $\hat{p}$으로 표현할 것이다. 표본비율은 4.2절의 이항분포와 관련이 있다. 비만의 비율을 계산할 때, 관측값은 비만인지 정상인지로 구분되므로, 각각의 관측값은 2개의 배타적인 결과를 가질 수 있는 베르누이 분포를 따른다. 4.2절에서는 베르누이 시행에서 성공의 횟수를 고려하였지만, 여기서는 성공의 횟수를 시행횟수로 나눈 표본비율을 고려한다는 점만 다르다. 이항분포 확률 표를 이용하여 관심 있는 비율에 해당하는 성공의 횟수에 대한 확률을 구할 수 있다. 만약 표본의 수가 큰 경우 이항분포확률 표를 이용할 필요 없이 좀 더 쉽게 계산이 가능하다.

[$\hat{p}$의 표집분포: 구성] 표본비율의 표집분포는 5.3절에서 다룬 표본평균의 차의 표집분포를 구하는 것과 같은 방법으로 유도할 수 있다. 모집단에서 크기가 n인 모든 가능한 표본을 뽑은 뒤

에 각 표본에서 표본비율을 계산한다. 가능한 표본비율 값의 빈도를 구하여 도수분포표를 만들면 $\hat{p}$의 표집분포를 알 수 있다.

[$\hat{p}$의 표집분포: 성질] 표본의 크기가 충분히 크면 중심극한정리에 의하여 표본비율은 정규분포를 따른다고 가정할 수 있다. 표집분포의 평균 $\mu_{\hat{p}}$ (가능한 모든 표본비율의 평균)은 모집단의 비율 p와 일치하고, 표집분포의 분산 $\sigma_{\hat{p}}{}^2$은 $p(1-p)/n$, 또는 $q = 1 - p$라 하면 pq/n으로 표현할 수 있다. 모집단의 비율 p에 대하여 추론하기 위해서는 표집분포를 다음과 같이 표준화할 필요가 있다.

$$z = \frac{\hat{p} - p}{\sqrt{\frac{p(1-p)}{n}}} \tag{5.4.1}$$

중심극한정리를 잘 활용하기 위해서는, 표본이 얼마나 클 때 중심극한정리를 적용할 수 있는지 알아야 한다. 일반적으로 np, $n(1-p)$가 모두 5보다 클 때 중심극한정리를 이용할 수 있다고 알려져 있다.

[예제 5.4.1]을 다시 살펴보자. 모집단에서 35.7%가 비만이므로, 150명의 표본에서 $np = 150 \times 0.357 = 53.55$, $n(1-p) = 150 \times 0.643 = 96.45$로 모두 5보다 크다. 따라서 표본비율은 평균이 $\mu_{\hat{p}} = p = 0.357$이고, 분산은 $\sigma_{\hat{p}}{}^2 = p(1-p)/n = (0.357)(0.643)/150 = 0.0015$인 정규분포를 따른다고 가정할 수 있다. 따라서 표본비율이 0.4보다 클 확률은 다음과 같이 표준화하여 계산할 수 있다.

$$z = \frac{\hat{p} - p}{\sqrt{\frac{p(1-p)}{n}}} = \frac{0.40 - 0.357}{\sqrt{0.0015}} = 1.110$$

따라서 표준정규분포표를 이용하면 원하는 확률을 구할 수 있다. Rex를 이용하면, Rex → 연속분포 → 정규분포 → 정규확률 변수값에 1.110, 평균에 0, 표준편차에 1을 입력하고, 높은쪽 꼬리를 선택한 후, '확인' 버튼을 클릭한다. 얻어진 확률이 0.134임을 쉽게 알 수 있다. 따라서 표본비율이 0.4보다 클 확률은 0.134이다. ▣

[연속성 수정] 이산분포는 연속성이 없으므로 비연속성을 보정하면 표본비율의 정규근사(normal approximation)를 개선할 수 있다. 표본비율을 $\hat{p}$라고 하자. 이때 표본에서 성공의 횟수는 $x = n\hat{p}$이다. $q = 1 - p$라고 하면 다음 공식을 이용하여 연속성을 수정할 수 있다.

$$Z_c = \begin{cases} \dfrac{\dfrac{x+0.5}{n} - p}{\sqrt{pq/n}}, & \text{for } x < np \\ \\ \dfrac{\dfrac{x-0.5}{n} - p}{\sqrt{pq/n}}, & \text{for } x > np \end{cases} \tag{5.4.2}$$

n이 크면 식 (5.4.1)과 식 (5.4.2)는 차이가 거의 없다. [예제 5.4.1]의 경우에 $x = n\hat{p} = 150(0.40) = 60$이므로 연속성을 수정한 값은 다음과 같다.

$$Z_c = \frac{\dfrac{60-0.5}{150} - 0.357}{\sqrt{(0.357)(0.643)/150}} = 1.014$$

따라서 $P(\hat{p} \geq 0.40) = 1 - 0.8437 = 0.156$이므로, 이 결과는 연속성을 수정하지 않은 결과(0.134)와 차이가 있음을 알 수 있다. 연속성 수정은 Rex를 이용하면 쉽게 계산할 수 있다.

예제 5.4.2

Blanche Mikhail(2000)은 저소득층 아프리카 여성의 산전 건강관리에 대해 연구를 수행한 결과, 여성들 중 51%만이 적절한 산전관리를 받고 있음을 확인하였다. 비슷한 저소득층 아프리카 여성 모집단에서 200명의 확률표본을 뽑았을 때, 적절한 산전관리를 받은 여성의 비율이 45% 이하일 확률은 얼마인가?

풀이 표본비율 $\hat{p}$은 평균 $\mu_{\hat{p}} = 0.51$, 분산 $\sigma_{\hat{p}}{}^2 = (0.51)(0.49)/200 = 0.0012$인 정규분포를 따른다고 볼 수 있다. 따라서 식 (5.4.1)을 이용하여 표준화하면 다음과 같다.

$$z = \frac{0.45 - 0.51}{\sqrt{0.0012}} = \frac{-0.06}{0.0346} = -1.734$$

표준정규분포에서 -1.734보다 작을 확률은 0.042이다. 따라서, $P(\hat{p} \leq 0.45) = P(Z \leq -1.734) = 0.042$이다. ▣

5.5 두 표본비율 간 차이의 분포

두 모집단의 비율의 차이에 관심이 있다고 하자. 이때 두 모집단의 표본비율의 차를 이용하여 모집단 비율의 차이에 대한 통계적 추론을 하기 위해서는 표본비율 차이의 분포를 알아야 한다.

[$\hat{p}_1 - \hat{p}_2$의 표집분포: 성질] 표본비율의 성질은 다음과 같이 요약할 수 있다. 두 모집단에서 성공의 비율이 p_1, p_2이고, 모집단의 크기는 n_1, n_2이라고 하자. 이때 두 독립 표본비율 차이 $\hat{p}_1 - \hat{p}_2$의 표집분포의 평균과 분산은 각각 다음과 같다.

$$\mu_{\hat{p}_1-\hat{p}_2} = p_1 - p_2,$$

$$\sigma^2{}_{\hat{p}_1-\hat{p}_2} = \frac{p_1(1-p_1)}{n_1} + \frac{p_2(1-p_2)}{n_2}$$

또한 $n_1p_1 > 5$, $n_2p_2 > 5$, $n_1(1-p_1) > 5$, $n_2(1-p_2) > 5$이면 $\hat{p}_1 - \hat{p}_2$은 정규분포를 따른다고 가정할 수 있다.

[$\hat{p}_1 - \hat{p}_2$의 표집분포: 구성] 두 표본비율 차이의 표집분포는 5.3절에서 다룬 두 표본평균 차이의 표집분포를 유도한 방법과 동일한 방법으로 얻을 수 있다. 모집단의 크기가 작은 경우에 첫 번째 모집단으로부터 표본크기가 n_1인 가능한 모든 표본을 추출하여 각각의 표본에서 표본비율 $\hat{p}_1$을 계산한다. 두 번째 모집단으로부터 표본크기가 n_2인 가능한 모든 독립적인 표본을 추출하여 각 표본에서 표본비율 $\hat{p}_2$을 계산한다. 마지막으로 두 표본비율의 가능한 모든 값에 대한 표본비율의 차이를 구하고, 이 값을 이용하여 빈도를 계산하면, 두 표본비율 차이의 표집분포를 구할 수 있다.

만약 모집단의 크기가 충분히 크고, $n_1p_1 > 5, n_2p_2 > 5, n_1(1-p_1) > 5, n_2(1-p_2) > 5$ 이면 두 표본비율 차이는 정규분포를 따른다. 따라서 다음과 같이 표준화하여 쉽게 확률을 계산할 수 있다.

$$z = \frac{(\hat{p}_1 - \hat{p}_2) - (p_1 - p_2)}{\sqrt{\frac{p_1(1-p_1)}{n_1} + \frac{p_2(1-p_2)}{n_2}}} \quad (5.5.1)$$

예제 5.5.1

1999년 국가 건강 인터뷰 조사(2004)에 따르면 조사 전 3개월 동안 백인의 28%, 히스패닉의 21%가 허리 통증을 경험하였다고 한다. 각 모집단으로부터 크기가 100인 독립 확률표본을 추출할 때, $\hat{p}_1 - \hat{p}_2$이 0.10 이상일 확률을 구하라. 단, $\hat{p}_1$은 허리통증을 경험한 백인의 표본비율이다.

풀이 표본이 충분히 크므로($n_1p_1 > 5$, $n_2p_2 > 5$, $n_1(1-p_1) > 5$, $n_2(1-p_2) > 5$) 표본비율 $\hat{p}_1 - \hat{p}_2$은 근사적으로 정규분포를 따른다고 볼 수 있다. 표본비율 $\hat{p}_1 - \hat{p}_2$은 다음의 평균과 분산을 갖는 정규분포를 따른다.

$$\mu_{\hat{p}_1 - \hat{p}_2} = 0.28 - 0.21 = 0.07,$$

$$\sigma^2{}_{\hat{p}_1 - \hat{p}_2} = \frac{(0.28)(0.72)}{100} + \frac{(0.21)(0.79)}{100} = 0.0037$$

식 (5.5.1)에 의하여 표준정규분포로 변환하면 다음과 같다.

$$z = \frac{(\hat{p}_1 - \hat{p}_2) - (p_1 - p_2)}{\sqrt{\frac{p_1(1-p_1)}{n_1} + \frac{p_2(1-p_2)}{n_2}}} = \frac{0.10 - 0.07}{\sqrt{0.0037}} = 0.493$$

Rex를 이용하면, Rex → 연속분포 → 정규분포 → 정규확률 변수값에 0.493, 평균에 0, 표준편차에 1을 입력하고, 높은쪽 꼬리를 선택한 후, '확인' 버튼을 클릭한다. 얻어진 확률이 0.311임을 알 수 있다. 따라서 표본비율의 차이가 0.10 이상일 확률은 0.311이다. ■

예제 5.5.2

1999년 국가 건강 인터뷰 조사(2004) 결과에 따르면 75세 이상 성인의 34%, 65세~74세 성인의 26%가 치아가 없다고 한다. 65세~74세 성인 200명, 75세 이상인 성인 250명의 표본에서 치아가 없는 성인의 비율의 차이가 5% 미만일 확률을 구하라.

풀이 표본이 충분히 크므로($n_1p_1 > 5$, $n_2p_2 > 5$, $n_1(1-p_1) > 5$, $n_2(1-p_2) > 5$) 표본비율 $\hat{p}_1 - \hat{p}_2$은 근사적으로 정규분포를 따른다고 볼 수 있다. 치아가 모두 빠진 성인의 비율의 차이 평균은

$$\mu_{\hat{p}_1-\hat{p}_2} = 0.34 - 0.26 = 0.08$$

이고, 분산은

$$\sigma^2{}_{\hat{p}_1-\hat{p}_2} = \frac{p_1(1-p_1)}{n_1} + \frac{p_2(1-p_2)}{n_2} = \frac{(0.34)(0.66)}{250} + \frac{(0.26)(0.74)}{200} = 0.00186$$

이다. 따라서 표본비율의 차이가 0.05보다 작을 확률을 구하기 위해서, $|\hat{p}_1 - \hat{p}_2| < 0.05$, $-0.05 < \hat{p}_1 - \hat{p}_2 < 0.05$를 식 (5.5.1)을 이용하여 표준화하면 다음과 같다.

$$z = \frac{0.05-0.08}{\sqrt{0.00186}} = -0.6956,\ z = \frac{-0.05-0.08}{\sqrt{0.00186}} = -3.0143$$

Rex를 이용하면, Rex → 연속분포 → 정규분포 → 정규확률 먼저 변수값에 −0.6956, 평균에 0, 표준편차에 1을 입력하고, 낮은쪽 꼬리를 선택한 후, '확인' 버튼을 클릭한다. 그 다음으로, 변수값에 −3.0143, 평균에 0, 표준편차에 1를 입력하고 낮은쪽 꼬리를 선택한 후, '확인' 버튼을 클릭한다. 각각 얻어진 확률값은 0.2433, 0.0013이므로, 구하고자 하는 확률은 0.242임을 알 수 있다. 따라서 치아가 없는 성인의 비율의 차이가 5% 미만일 확률은 0.242이다. ▣

Chapter 5 연습문제

1. 표집분포가 무엇인지 설명하라.

2. 중심극한정리에 대하여 설명하라.

3. 두 표본평균 차이의 분포에 대하여 기술하라.

4. 20~74세의 혈청콜레스테롤 평균은 204mg/dl이며, 표준편차는 대략 44mg/dl이라고 한다. 이 모집단으로부터 50명의 표본을 추출하였을 때, 평균과 표준오차는 각각 무엇인가?

5. 20~29세 여성의 혈청콜레스테롤 평균은 183mg/dl, 표준편차는 37mg/dl이라고 한다. 이 모집단으로부터 60명의 여성을 표본으로 추출하였을 때, 다음의 확률을 구하라.

   1) 표본평균이 170보다 크고 195보다 작을 확률
   2) 표본평균이 175 미만일 확률
   3) 표본평균이 190 이상일 확률

6. 한 도시에서 진행된 연구에 따르면 60세 이상의 남성과 여성의 칼슘 수치의 평균과 표준편차는 다음과 같다고 한다.

	평균	표준 편차
남자	797	482
여자	660	414

   1) 이 모집단으로부터 40명의 남성과 35명의 여성을 추출하였다. 이때 남성과 여성의 표본평균 차이가 100 이상일 확률은 얼마인가?
   2) 1)의 예에서 표본평균의 차이가 50 이상일 확률은 얼마인가?

7. 20~74세의 한국 성인의 45%는 비만이라고 가정하자. 이 모집단으로부터 성인 125명을 임의 추출하였다. 이때 다음의 확률을 구하라.

   1) 비만인 사람이 70% 이상일 확률
   2) 비만인 사람이 70% 초과일 확률
   3) 비만인 사람이 90% 이상일 확률
   4) 비만인 사람이 10% 미만일 확률

8. 성인의 35%는 한 가지 이상의 만성 질환을 겪고 있다고 한다. 이 모집단으로부터 200명의 성인을 추출하였을 때, 만성 질환이 있는 사람들이 80% 이상일 확률을 구하라.

9. A회사 노동자의 21%, B회사 노동자의 13%가 매년 1번 이상 병원을 찾는다고 한다. A회사 노동자 100명, B회사 노동자 120명의 표본을 추출하였을 때, 다음의 확률을 구하라.
   1) 표본 비율의 차이인 $\widehat{P_A} - \widehat{P_B}$가 0.04와 0.2 사이가 될 확률
   2) $\widehat{P_A} - \widehat{P_B}$가 0.3 이상일 확률
   3) $\widehat{P_A} - \widehat{P_B}$가 0.1 이하일 확률
   4) $\widehat{P_A} - \widehat{P_B}$가 0.5일 확률
   5) $\widehat{P_A} - \widehat{P_B}$가 0 이상일 확률

10. 20~39세 남성의 체내 철분 보유량의 평균은 18mg이고, 표준 편차 10mg라고 한다. 이 모집단으로부터 120명의 남성을 뽑았을 때 체내 철분 보유량의 표본평균이 19mg 이상일 확률을 구하라.

11. 65세 이상 남성의 암 발생 비율은 23%라고 한다. 250명의 남성 중에서 암이 발생한 남성의 비율이 20% 미만일 확률을 구하라.

12. 두 모집단의 평균은 같고 모분산은 각각 $\sigma_1{}^2 = 100$, $\sigma_2{}^2 = 80$이라고 한다. 두 모집단에서 각각 40, 60개의 표본을 뽑았을 때, $\overline{x_1} - \overline{x_2}$가 8보다 크거나 같을 확률을 구하라.

CHAPTER 6

통계적 추정

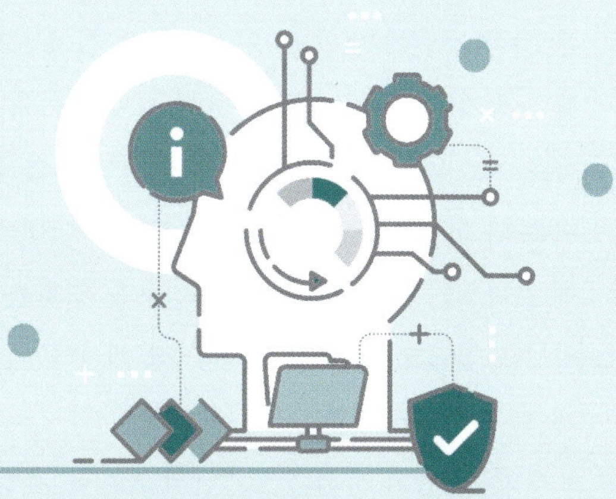

앞 장에서 설명한 표본평균, 표본분산은 표본으로부터 계산한 값으로 모평균, 모분산에 대한 추정치이다. 이처럼 모집단의 모수를 알기 위하여 이용하는 통계량을 추정량이라고 한다. 통계적 추론은 추정과 가설검정으로 이루어지며, 이번 장에서는 추정에 대하여 설명할 것이다.

6.1 통계적 추정

통계적 추론은 추정과 가설검정(hypothesis testing)으로 이루어지며, 이 중에서 추정은 다음과 같이 정의한다.

정의

통계적 추정은 표본을 활용하여 모집단의 모수를 유추하는 과정을 의미한다.

추정이란 표본으로부터 계산한 통계량을 이용하여 모집단의 모수를 유추하는 과정을 의미한다. 모집단의 평균, 비율과 같은 모수들은 보건학 분야에서 아주 중요한 의미를 가진다. 그러나 대부분의 모집단은 무한 모집단이거나, 유한 모집단이라도 그 크기가 매우 크기 때문에 모집단의 모든 값을 관측하는 것은 현실적으로 어렵다. 따라서 표본으로부터 적절한 통계량을 계산하여 모수를 추정하는 것이 바람직하다.

가령 대형 병원의 작년 방문 환자들의 평균 연령을 조사한다고 가정하자. 이때 많은 비용을 들여 작년에 병원을 방문한 모든 환자들의 기록을 조사하는 것보다 적절한 수의 표본을 뽑아 환자들의 표본평균을 구해 모평균을 추정하는 것이 훨씬 더 효율적이다. 또한 어떤 약물로 치료받은 환자 중 부작용을 경험한 환자의 비율에 관심이 있다고 가정하자. 이때 모집단은 과거에 약물 치료를 받은 사람과 미래에 치료를 받을 사람을 모두 포함하므로, 모집단에 포함되는 모든 사람들이 부작용을 경험했는지 파악하는 것은 현실적으로 불가능하다. 따라서 모집단으로부터 모수를 직접 계산하는 것은 시간적, 비용적 측면에서 비효율적임을 쉽게 알 수 있다.

위의 두 가지 사례는 모평균과 모비율 추정의 예를 보여준다. 이 장에서는 이외에 모평균의 차, 두 모비율의 차, 모분산, 두 모분산의 비와 같은 모수들의 추정에 대해서도 소개할 것이다. 모수를 추정하는 방법에는 점추정(point estimation)과 구간추정(interval estimation)이 있으며 다음과 같이 정의한다.

정의

점추정은 모집단의 모수를 하나의 값으로 추정하는 것을 의미한다.

정의

구간추정은 모집단의 모수를 포함하는 값의 구간을 추정하는 방법으로, 추정한 구간을 신뢰구간이라고 한다. $100(1-\alpha)\%$ 신뢰구간 $(0<\alpha<1)$ 이란 모수가 구간에 포함될 가능성이 $100(1-\alpha)\%$임을 의미한다.

점추정과 구간추정은 예제를 통하여 좀 더 자세히 살펴볼 것이다.

[적절한 추정량이란?] 모수를 추정하기 위하여 표본으로부터 계산한 값을 추정값이라고 한다. 그리고 추정값을 구하는 공식을 추정량(estimator)이라고 한다. 예를 들어 표본평균은 다음의 공식을 활용하여 표본으로 계산한 값으로 모평균 μ의 추정량이다.

$$\bar{x}=\frac{\sum x_i}{n}$$

대부분의 경우 1개의 모수에 대해 여러 개의 추정량이 존재한다. 예를 들어 모평균을 추정하기 위하여 표본평균 혹은 표본중위수를 사용할 수 있다. 그렇다면 다양한 추정량 중에서 어떠한 추정량이 적절할까? 추정량을 선택하는 기준은 추정의 목적에 따라 다르며, 어떠한 기준을 이용하는지에 따라 적절한 추정량은 달라질 수 있다. 일반적으로 많이 고려하는 기준 가운데 하나인 불편성(unbiasedness)에 대하여 알아보자.

정의

모수 θ의 추정량을 T라고 할 때, $E(T)=\theta$이면, 추정량 T는 모수 θ의 불편추정량(unbiased estimator)이라고 한다.

$E(T)$는 추정량 T의 기댓값을 의미하며, 유한 모집단에서 $E(T)$는 모든 가능한 표본으로부터 계산한 T의 평균을 의미한다. 만약 T가 연속확률변수인 경우에 확률밀도함수를 $f_T(t)$, 이산확률변수인 경우에 확률질량함수를 $p_T(t)$라고 하면, $E(T)$는 다음과 같이 정의된다.

$$E(T)=\begin{cases}\displaystyle\int_{-\infty}^{\infty} t\cdot f_T(t)dt, & T\text{: 연속형}\\ \displaystyle\sum_t t\cdot p_T(t), & T\text{: 이산형}\end{cases}$$

제5장에서 표본평균, 표본비율, 두 표본평균의 차, 두 표본비율의 차는 대응되는 모수에 대한 불편추정량임을 설명하였다. 또한 불편추정량의 경우에 표집분포의 평균은 모수와 같다. 예를 들어 $\bar{x}$의 표집분포의 평균은 μ와 같고, 따라서 $\bar{x}$는 μ의 불편추정량이다. 불편성 외에도 추정량의 적절성을 평가하는 기준이 존재하나, 이 책에서는 다루지 않을 것이다. 관심 있는 독자는 수리통계학 서적을 참고하기 바란다.

[표집모집단과 목표모집단] 통계적 추론 방법에 대하여 구체적으로 설명하기 전에 표집모집단(sampled population)과 목표모집단(target population)에 대하여 먼저 살펴보자.

정의

표집모집단은 표본으로 뽑힐 수 있는 원소들의 집합을 의미한다.

정의

목표모집단은 모수를 추정하려고 하는 대상 모집단을 의미한다.

표집모집단과 목표모집단은 서로 같을 수도 있고 다를 수도 있다. 통계적 추론은 표집모집단으로부터의 표본을 이용하여 모수를 추론하는 과정이므로, 표집모집단과 목표모집단이 동일할 때 도출한 결론을 목표모집단에 적용할 수 있다. 그러나 표집모집단과 목표모집단이 다른 경우, 표집모집단으로부터의 추정값을 목표모집단에 적용할 수 없음을 주의하자.

가령 류마티스 관절염 치료방법의 효과에 대하여 연구한다고 가정하자. 이때 목표모집단은 류마티스 관절염으로 고통받는 모든 환자이다. 모집단에서 표본을 무작위로 추출하는 것은 쉽지 않으므로 특정 병원에서 치료받은 환자에서 뽑은 표본을 이용했다고 가정하자. 이 경우에는 해당 병원에서 치료받은 환자들이 표집모집단이며, 표본으로부터 추론한 결과는 표집모집단의 모수에 대한 추정값이다. 만일 연구자가 류마티스 관절염을 앓고 있는 모든 환자들에 대한 추론을 원하는 경우에는 비통계적인 방법을 이용하는 수밖에 없다. 예를 들어 목표모집단이 지닌 주요 특성들과 표집모집단의 특성들이 비슷하다고 가정하자. 즉 연령, 성별, 증상의 심각성, 증상의 지속기간 등이 유사하므로 표집모집단으로부터 얻은 결과는 목표모집단으로부터 얻은 결과와 유사할 것으로 기대할 수 있다. 따라서 표집모집단으로부터의 연구결과를 이용하여 목표모집단에 대한 특성을 추론할 수 있다.

표집모집단과 목표모집단이 동일하면 목표모집단의 특성을 쉽게 추론할 수 있다. 그러나 만약 표집모집단과 목표모집단이 같지 않으면, 통계적 방법을 이용하여 목표모집단의 모수를 추론하기 어려움을 기억하자.

[랜덤표본과 비랜덤표본] 통계적 추론은 랜덤표본(random sample)을 가정하며, 따라서 랜덤표본을 이용할 때 추론의 결과를 신뢰할 수 있다. 그러나 실제 연구에서 랜덤표본을 얻는 것은 쉽지 않다. 예를 들어 동물실험은 주로 실험동물 공급업체에서 공급받은 동물을 이용하여 이루어진다. 대부분의 경우, 동물실험에서 랜덤표본을 얻는 것은 현실적으로 불가능하며, 연구자가 공급받은 동물의 특성에 대한 배경지식을 이용하여 연구결과를 일반화해야 한다. 종종 연구에 사용되는 표본이 추론하고자 하는 모집단을 대표하지 않는다고 말할 수 없으므로, 실제로 사용한 표본으로부터 결과를 목표모집단으로 일반화할 수 있다고 주장하는 경우도 있다. 그러나 이러한 접근법은 경우에 따라 심각한 오류가 발생할 수 있음을 유념해야 한다.

많은 보건학 연구들은 랜덤표본을 이용하기보다는 쉽게 얻을 수 있는 표본을 많이 사용한다. 예를 들어 연구원이나 학교 학생들로 이루어진 표본을 이용하여 연구를 진행할 수 있고, 이와 같이 손쉽게 얻을 수 있는 표본을 편의표본(convenience sample)이라고 한다. 이처럼 대부분의 보건학 연구에서 표집모집단과 목표모집단은 다르기 때문에 두 모집단의 특성에 차이가 있는 경우 표집모집단으로부터 도출된 결과는 목표모집단에 적용할 수 없음을 기억하자.

경우에 따라 랜덤표본을 이용하지는 않지만, 실험을 랜덤으로 수행할 수 있다. 예를 들어 2개의 처리 효과를 비교할 때, 각 개체는 2개의 처리 중 하나를 랜덤으로 받을 수 있다. 이때 통계적 추론은 개체가 아닌 처리의 효과에 대한 추론이므로, 추론 결과는 타당하다고 볼 수 있다.

6.2 모집단 평균의 신뢰구간

정규분포를 따르는 모집단의 평균을 추정하는 경우를 가정하자. 이때 모집단으로부터 크기가 n인 랜덤표본을 뽑아 모평균 μ의 점추정량인 $\bar{x}$를 계산한다. $\bar{x}$는 좋은 점추정량이 되기 위한 조건을 만족하나, 연구를 수행할 때마다 추정값이 다르므로, $\bar{x}$와 μ가 같다고 생각하는 것은 옳지 않다. 따라서 μ를 포함할 가능성을 고려하는 신뢰구간을 추정하는 것이 좀 더 합리적이다.

[표집분포와 추정] 구간추정을 이해하기 위해서는 랜덤표본의 특성을 알고 있어야 한다. 이번 절에서는 모평균의 추정량으로 표본평균을 이용하는 경우, 표본평균의 표집분포(sampling distribution)에 대하여 알아볼 것이다.

모평균과 모분산을 각각 μ, σ^2이라고 하자. 제5장에서 정규분포 모집단에서 추출된 표본의 표본평균은 $\mu_{\bar{x}} = \mu$, $\sigma_{\bar{x}}^2 = \sigma^2/n$인 정규분포를 따른다고 설명하였다. $\bar{x}$가 정규분포를 따른다는 사실을 이용하면 $\bar{x}$의 분포에 관해 많은 사실을 알 수 있다. 예를 들어 정규분포의 성질에 의하여 $\bar{x}$의 추정값들의 약 95%는 평균에서 표준편차의 2배의 거리 사이에 분포할 것이다. μ로부터 $2\sigma_{\bar{x}}$만큼 떨어져 있는 두 점은 각각 $\mu - 2\sigma_{\bar{x}}$, $\mu + 2\sigma_{\bar{x}}$이며, 따라서 구간 $\mu \pm 2\sigma_{\bar{x}}$은 $\bar{x}$의 약 95%를 포함한다고 말할 수 있다.

그러나 $\mu \pm 2\sigma_{\bar{x}}$는 μ를 모르기 때문에 신뢰구간으로 활용할 수 없다. 대안으로 μ의 점추정량인 $\bar{x}$를 μ 대신 이용할 수 있다. 가령 관심 모집단으로부터 크기가 n인 가능한 모든 표본을 뽑아 각각의 $\bar{x}$를 이용하여 구간들을 추정한다고 가정하자. 표본에 따라 $\bar{x}$가 다르기 때문에, 구간폭은 같으나 다양한 종류의 구간 $\bar{x} \pm 2\sigma_{\bar{x}}$을 얻을 수 있다. 하지만 $\bar{x}$의 95%는 구간 $\mu \pm 2\sigma_{\bar{x}}$에 포함되기 때문에 $\bar{x} \pm 2\sigma_{\bar{x}}$ 구간들 가운데 95%는 μ를 포함해야 한다.

$$\mu - 2\sigma_{\bar{x}} < \bar{x} < \mu + 2\sigma_{\bar{x}} \quad \Leftrightarrow \quad \bar{x} - 2\sigma_{\bar{x}} < \mu < \bar{x} + 2\sigma_{\bar{x}}$$

$$\mu - 2\sigma_{\bar{x}} > \bar{x}, \text{ or } \bar{x} > \mu + 2\sigma_{\bar{x}} \quad \Leftrightarrow \quad \bar{x} - 2\sigma_{\bar{x}} > \mu, \text{ or } \mu > \bar{x} + 2\sigma_{\bar{x}}$$

이와 같은 개념은 [그림 6.2.1]을 보면 좀 더 쉽게 이해할 수 있다. 10개의 표본평균의 추정값 중에서 $\bar{x}_9$를 제외한 $\bar{x}_1$, $\bar{x}_2$, ⋯ , $\bar{x}_8$, $\bar{x}_{10}$는 구간 $\mu \pm 2\sigma_{\bar{x}}$에 포함되며, 따라서 $\bar{x}_1$, $\bar{x}_2$,⋯ , $\bar{x}_9$, $\bar{x}_{10}$를 이용하여 계산한 구간 $\bar{x} \pm 2\sigma_{\bar{x}}$는 μ를 포함한다. 반면 구간 $\mu \pm 2\sigma_{\bar{x}}$에 포함되지 않는 $\bar{x}_9$의 경우에 구간 $\bar{x} \pm 2\sigma_{\bar{x}}$은 μ를 포함하지 않는다.

그림 6.2.1 μ에 대한 95% 신뢰구간

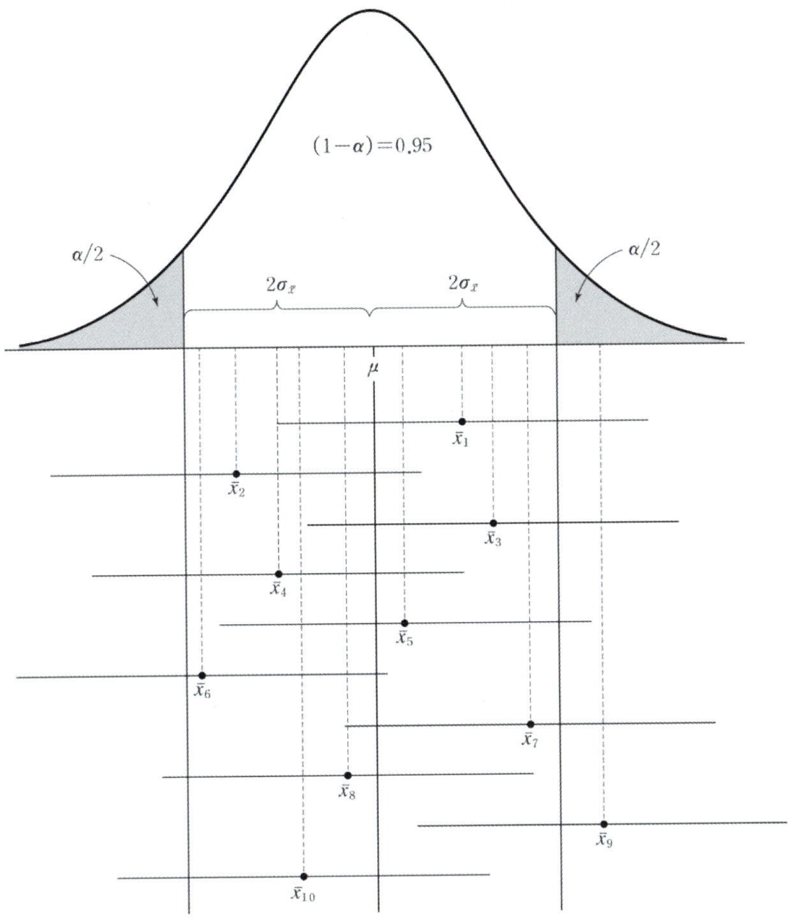

예제 6.2.1

연구자가 특정 집단의 효소의 평균을 추정하기 위하여 10명의 표본을 뽑아 효소값을 측정했다. 그 결과 표본평균 $\bar{x} = 22$이었다. 효소값은 분산이 45인 정규분포를 따른다고 할 때, μ의 95% 신뢰구간을 추정하라.

풀이 μ에 대한 95% 신뢰구간은 다음과 같이 계산한다.

$$\bar{x} \pm 1.96\sigma_{\bar{x}} \Rightarrow 22 \pm 1.96\sqrt{\frac{45}{10}} = 22 \pm 1.96(2.1213) \Rightarrow (17.84, 26.16)$$

■

[신뢰구간] [예제 6.2.1]에서 계산한 신뢰구간의 의미를 알아보자. 구간의 중심은 μ의 점 추정량이다. 1.96은 표준정규분포에서 얻은 값으로, $\bar{x}$의 가능한 값들의 약 95%가 대략 표준오차(standard error)의 1.96배 내에 포함된다는 것을 의미한다. 이때 1.96과 같은 z값은 신뢰구간의 신뢰성계수(reliability coefficient)라고 한다. 마지막으로 $\sigma_{\bar{x}}$는 표준오차이며 $\bar{x}$의 표준편차이다. 일반적으로 신뢰구간은 다음과 같이 계산한다.

$$\text{추정량} \pm (\text{신뢰성계수}) \times (\text{표준오차}) \tag{6.2.1}$$

분산을 아는 정규분포에서 표본을 추출하였을 때, μ에 대한 구간추정량은 다음과 같이 계산할 수 있다.

$$\bar{x} \pm z_{\left(1-\frac{\alpha}{2}\right)}\sigma_{\bar{x}} \tag{6.2.2}$$

식 (6.2.2)에서 $z_{\left(1-\frac{\alpha}{2}\right)}$는 다음과 같이 표준정규분포로부터의 관측값이 $z_{\left(1-\frac{\alpha}{2}\right)}$보다 작을 확률이 $1-\alpha/2$가 되게 하는 값 $z_{\left(1-\frac{\alpha}{2}\right)}$을 의미한다.

$$P\left(Z < z_{\left(1-\frac{\alpha}{2}\right)}\right) = 1 - \frac{\alpha}{2}$$

[신뢰구간의 해석] [예제 6.2.1]에서 $z_{\left(1-\frac{\alpha}{2}\right)}$으로 1.96을 이용했는데, 이때 1.96은 $z_{\left(1-\frac{\alpha}{2}\right)}$에서 $\alpha = 0.05$에 해당하는 값으로 $100(1-\alpha) = 95\%$의 확률로 모평균을 포함함을 의미한다. 이는 $\bar{x}$값의 확률분포를 이용하여 계산된다. $\bar{x}$의 표집분포함수와 x-축으로 둘러싸인 영역에서 x-축의 수직선 $\mu \pm 2\sigma_{\bar{x}}$을 기준으로 외부를 α, 내부를 $1-\alpha$로 두면 식 (6.2.2)을 확률적으로 해석할 수 있다.

[확률적 해석] 분산이 알려진 표준정규분포에서 반복하여 표본을 뽑을 때, $\bar{x} \pm z_{(1-\alpha/2)}\sigma_{\bar{x}}$ 형식의 모든 구간들 중 $100(1-\alpha)\%$는 모집단 평균 μ를 포함한다. 따라서 $1-\alpha$를 ([예제 6.2.1]의 경우에는 0.95) 신뢰계수(confidence coefficient) 혹은 신뢰수준(confidence level), 구간 $\bar{x} \pm z_{(1-\alpha/2)}\sigma_{\bar{x}}$ 는 μ 의 신뢰구간(confidence interval)이라고 한다. 즉, $(1-\alpha) = 0.95$일 때, 구간 추정값은 μ의 95% 신뢰구간이라고 하며, [예제 6.2.1]의 경우에 모평균의 신뢰구간(17.84, 26.16)은 95%의 신뢰성으로 모평균을 포함한다고 해석할 수 있

다. 신뢰계수는 연구의 목적에 따라 다른 값을 설정할 수 있다. 가장 흔히 쓰이는 값들은 0.90, 0.95, 0.99이며, 각각의 신뢰성계수는 1.645, 1.96, 2.58이다.

[정밀도] 신뢰성계수에 평균의 표준오차를 곱한 값을 추정치의 정밀도(precision)라고 한다. 정밀도는 오차범위(margin of error)라고 부르기도 한다.

예제 6.2.2

물리치료사가 한 집단의 개인에 대한 특정 근육의 최대근력의 평균치를 99% 신뢰수준에서 추정하려고 한다. 근력 지수는 분산이 144인 정규분포를 따른다고 한다. 실험에 참가한 15명의 근력 지수 평균은 84.3이다.

풀이 Rex를 이용하면, 신뢰구간을 쉽게 구할 수 있다. Rex → 그룹비교 → 평균비교 → 1-표본 Z검정 [그림 6.2.2]과 같이, '변수설정' 탭에서 요약데이터를 선택한 후, 활성화된 요약 데이터 세부 항목에 정보를 입력한다. 표본크기에 15, 표본평균에 84.3, 표준편차에 12를 입력하고, '분석옵션' 탭에서 신뢰구간 출력을 선택한 후, 신뢰수준에 0.99를 입력하고 '확인' 버튼을 클릭한다.

그림 6.2.2 [예제 6.2.2] 데이터의 모평균에 대한 신뢰구간 설정 화면

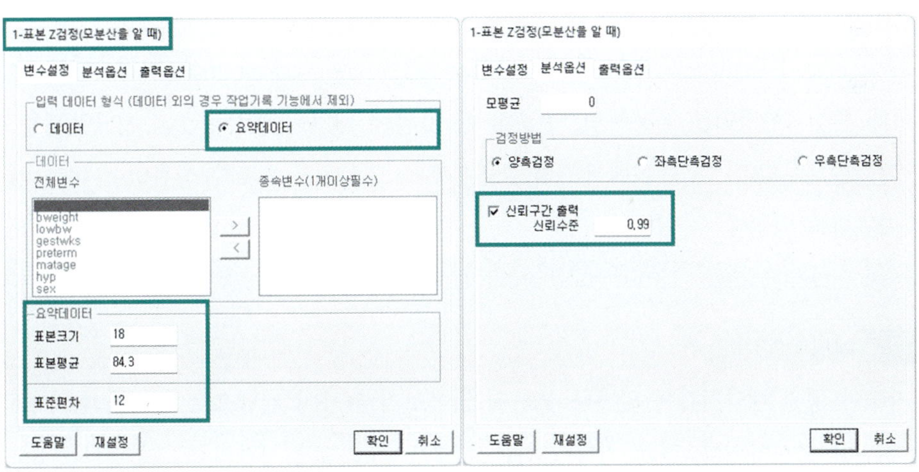

표준오차는 $\sigma_{\bar{x}} = 12/\sqrt{15} = 3.0984$이다. μ에 대한 99% 신뢰구간은 즉 다음과 같이 계산한다.

$$84.3 \pm 2.58(3.0984) = 84.3 \pm 7.9939 \implies (76.319, 92.281)$$

그림 6.2.3 [예제 6.2.2] 데이터의 모평균에 대한 신뢰구간 결과

Rex 실행결과

저장 (S)

Results of One Sample Z-Test

분석 목록 ▼

	Mean	Z.value	p-value	99% LCI	99% UCI
Summary data	84.3	27.2077	$5.265\text{x}10^{-163}$	76.3191	92.2809

[그림 6.2.3]결과에 따르면, 99% 신뢰수준에서 모평균의 신뢰구간은 (76.319, 92.281)임을 알 수 있다. 이는 표본을 반복해서 뽑아 계산한 신뢰구간 (76.319, 92.281)는 99%의 신뢰성으로 모평균을 포함한다는 의미임을 기억하자. ▣

관심변수가 분산이 알려진 정규분포를 따르는 경우는 흔치 않다. [예제 6.2.2]에서 변수가 분산이 알려진 정규분포를 따른다고 가정했다. 이는 모평균의 신뢰구간을 추정하는 방법을 설명하기 위함이었다. 대부분의 경우 변수들은 정규분포를 따르지 않거나, 따른다고 하더라도 모분산이 알려져 있는 경우는 많지 않다. [예제 6.2.3]과 6.3절에서 실제로 적용이 가능한 방법에 대하여 설명할 것이다.

[정규모집단이 아닌 분포에서 뽑은 표본] 모집단이 정규분포를 따르지 않는다고 가정하자. 이때 중심극한정리를 이용하면, 충분히 큰 표본에 대하여 표본평균은 정규분포를 따른다고 가정할 수 있다. 큰 표본에서 $\bar{x}$의 표집분포는 모집단의 분포와 상관없이 대략 정규분포를 따른다고 가정할 수 있다.

예제 6.2.3

환자들이 병원 예약시간에 얼마나 늦는지 알아보기 위하여 랜덤으로 선택한 환자 35명의 지각 시간을 조사하였다. 평균 지각 시간은 17.2분이고, 지각 시간의 모표준편차는 8분이라고 한다. 모집단이 정규분포를 따르는지 모른다는 가정하에 지각 시간의 모평균 μ에 대한 90% 신뢰구간을 구하라.

풀이 표본의 크기가 30 이상이므로 중심극한정리에 의하여 표본평균은 정규분포를 따른다고 가정할 수 있다. Rex → 그룹비교 → 평균비교 → 1-표본 Z검정 [그림 6.2.4]와 같이, '변수설정' 탭에서 요약데이터를 선택한 후, 활성화된 요약 데이터 세부 항목에 정보를 입력한다. 표본크기에 35, 표본평균에 17.2, 표준편차에 8를 입력하고, '분석옵션' 탭에서 신뢰구간 출력을 선택한 후, 신뢰수준에 0.90를 입력하고 '확인' 버튼을 클릭한다.

그림 6.2.4 [예제 6.2.3] 데이터의 모평균에 대한 신뢰구간 설정 화면

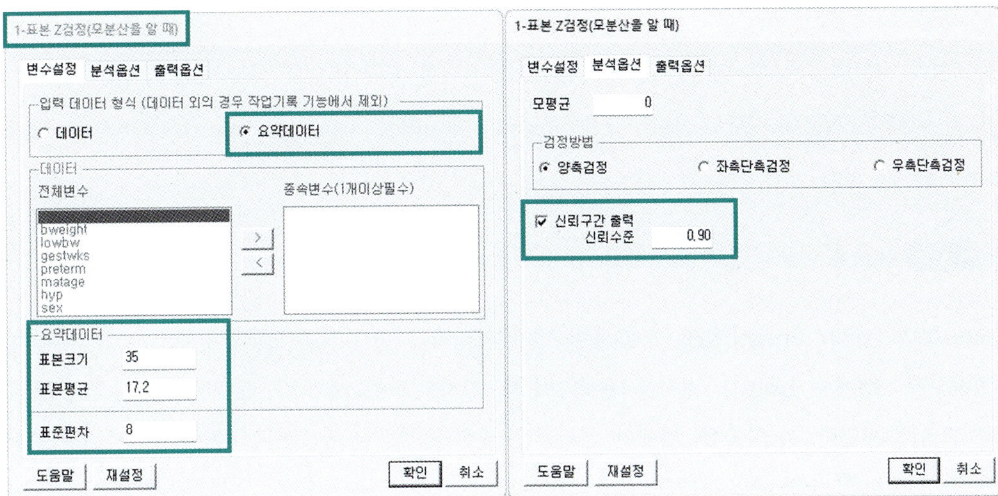

표준오차는 $\sigma_{\bar{x}} = \frac{8}{\sqrt{35}} = 1.3522$이며, 따라서 μ의 90% 신뢰구간은 다음과 같다.

$$17.2 \pm 1.645(1.3522) = 17.2 \pm 2.2244 \Rightarrow (14.976, 19.424)$$

표본의 크기가 충분히 크면 중심극한정리에 의해 정규분포를 가정할 수 있으나, 모집단의 분산을 모를 때가 있다. 이때 모분산 대신 표본분산을 식 (6.2.2)에 적용하면 신뢰구간을 구할 수 있다. [그림 6.2.5]결과에 따르면, 90% 신뢰수준에서 모평균의 신뢰구간은 (14.976, 19.424)임을 알 수 있다.

그림 6.2.5 [예제 6.2.3] 데이터의 모평균에 대한 신뢰구간 결과

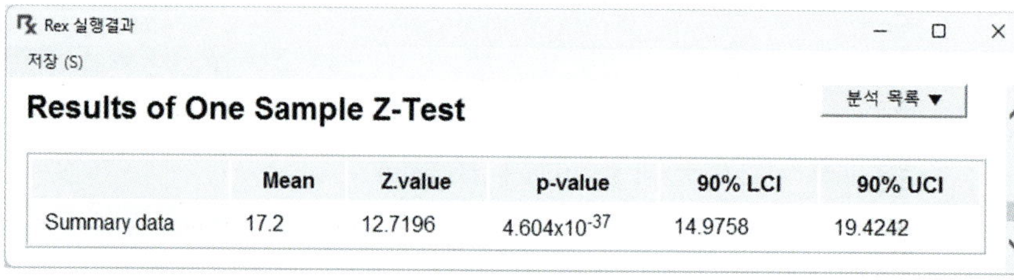

Results of One Sample Z-Test

	Mean	Z.value	p-value	90% LCI	90% UCI
Summary data	17.2	12.7196	4.604×10^{-37}	14.9758	19.4242

예제 6.2.4

단일아 500명의 산모 연령을 측정하였다. 모집단은 정규분포를 따르며 모분산은 15라고 한다. 이때 모평균의 95% 신뢰구간을 구하라. 데이터는 'example_data.xlsx' 파일의 birth sheet를 이용하라.

풀이 Rex를 이용하면, 신뢰구간을 쉽게 구할 수 있다.

[Rex 분석: 'birth' Sheet] Rex → 그룹비교 → 평균비교 → 1-표본 Z검정 [그림 6.2.6]과 같이, '변수설정' 탭에서 matage 변수를 종속변수의 상자로 이동시키고, 표준편차에 $\sigma = \sqrt{15} = 3.873$을 입력한다. '분석옵션' 탭에서 신뢰구간 출력을 선택한 후, 신뢰수준에 0.95를 입력하고 '확인' 버튼을 클릭한다.

그림 6.2.6 [표 2.2.1] birth 데이터의 matage 변수의 모평균에 대한 신뢰구간 설정 화면

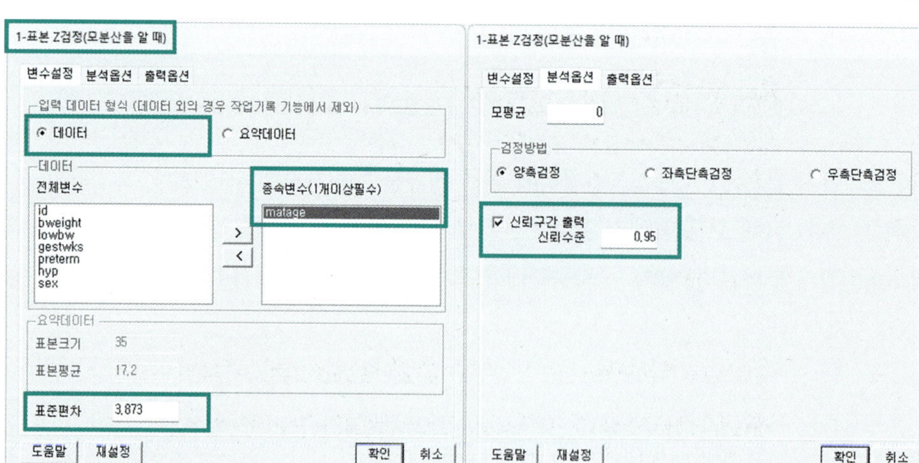

[그림 6.2.7] 결과에 따르면 표본평균이 34.028이고, 표본 표준편차는 3.873, 평균 표준오차는 $\sigma/\sqrt{n} = \sqrt{15}/\sqrt{500} = 0.173$ 이다. 따라서 모평균이 95%의 신뢰수준으로 구간 [33.6885, 34.3675]에 포함됨을 알 수 있다.

그림 6.2.7 [표 2.2.1] birth 데이터의 matage 변수의 모평균에 대한 신뢰구간 결과

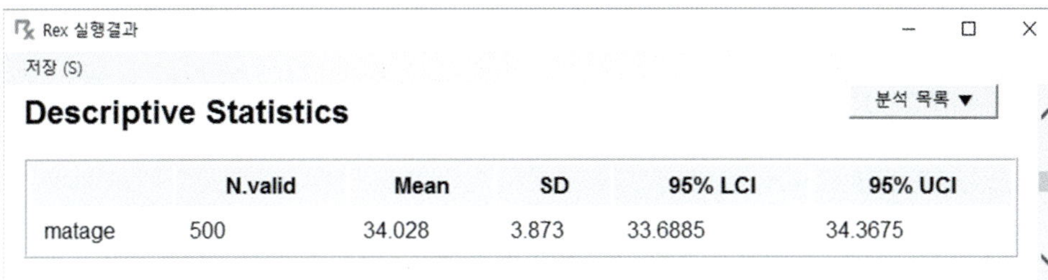

	N.valid	Mean	SD	95% LCI	95% UCI
matage	500	34.028	3.873	33.6885	34.3675

[중위수를 이용한 추정] 제1장에서 언급한 것처럼 평균은 특별히 값이 크거나 작은 이상점에 영향을 많이 받는 중심경향 측정법이다. 그러나 중위수는 이상점에 영향을 많이 받지 않기 때문에, 이상점이 존재하는 경우에는 중심경향 측정법으로 평균보다 선호된다. 그리고 표본평균과 마찬가지로 모집단의 중위수를 추정하기 위하여 표본중위수를 이용한다. 표본중위수는 모집단 중위수의 점추정량이며, 모집단 중위수의 구간추정은 이 책의 수준을 넘으므로 Rice(2006)를 참고하기 바란다.

[절사평균] 이상점에 민감하지 않은 추정량을 로버스트 추정량(robust estimators)이라고 한다. 이상치에 대한 로버스트한 추정량으로 중위수 외에 절사평균(trimmed mean)이 있다. 크기가 n인 표본에서 $100\alpha\%$ 절사평균은 다음의 순서로 계산할 수 있다.

① 측정값을 크기 순서대로 정렬한다.

② 측정값의 크기가 제일 작은 것부터 순서대로 $100\alpha\%$만큼 그리고 크기가 제일 큰 것부터 순서대로 $100\alpha\%$만큼 제거한다. α는 보통 0.1과 0.2 사이의 값을 이용한다.

③ 제거하고 남은 측정값을 이용하여 산술평균을 계산한다.

중위수는 50% 절사평균을 의미함을 참고하기 바란다.

6.3 t-분포

6.2절에서는 모집단의 분산이 알려져 있는 경우에 모평균의 신뢰구간을 계산하는 방법을 설명하였다. 그러나 모분산을 아는 경우는 흔하지 않으므로, 모분산을 모르는 경우에 신뢰구간을 구하는 방법에 대하여 살펴보자. 모분산이 알려져 있는 경우에 신뢰구간을 구하는 통계량은 다음과 같다.

$$z = \frac{\bar{x} - \mu}{\sigma/\sqrt{n}}$$

위 통계량은 모집단이 정규분포를 따르거나 모집단이 정규분포를 따르지 않아도 n이 충분히 크면 표준정규분포를 따른다고 가정할 수 있다. 그러나 σ를 모르면 위 통계량을 이용할 수 없고, 모표준편차 σ 대신 다음의 표본표준편차를 사용해야 한다.

$$s - \sqrt{\sum (x_i - \bar{x})^2/(n-1)}$$

따라서 검정통계량은 다음과 같다.

$$t = \frac{\bar{x} - \mu}{s/\sqrt{n}} \qquad (6.3.1)$$

표본의 크기가 30 이상인 경우, σ 대신 s를 사용한 t통계량도 정규분포를 따른다고 알려져 있으므로 6.2절에서 사용한 방법으로 신뢰구간을 구하면 된다. 그러나 표본의 크기가 작으면 정규분포이론을 사용할 수 없다. 'Student'라는 가명으로 발표한 Gosset(1908)의 연구결과에 따르면 모집단이 정규분포를 따를 때, t통계량은 자유도(degrees of freedom)가 $n-1$인 t-분포를 따른다고 한다.

[t-분포의 특성] 자유도가 df인 t-분포는 다음의 특성이 있다.

① 평균은 0이다.

② 확률밀도함수는 평균에 대하여 좌우대칭이다.

③ t-분포를 따르는 관측값은 임의의 실수값을 가질 수 있다.

④ 분산은 1보다 크며 표본의 크기가 커질수록 1에 가까워진다. $\text{df} > 2$이면 t-분포의 분산은 $\text{df}/(\text{df}-2)$이다. 만약 표본의 크기가 n이면 $\text{df} = n - 1$이므로, t-분포의 분산은 $(n-1)/(n-3)$ $(n > 3)$이다.

⑤ 자유도는 t-분포의 형태를 결정짓는 값으로 자유도가 커질수록 분산은 1에 가까워진다.

⑥ 정규분포에 비하여 t-분포는 중심이 덜 뾰족하고 꼬리는 더 두터운 형태를 보인다. [그림 6.3.1]은 정규분포와 t-분포의 확률분포함수를 보여준다.

⑦ t-분포는 자유도가 클수록 정규분포와 비슷해진다. 자유도가 25보다 크면 정규분포와 큰 차이가 없다.

그림 6.3.1 정규분포와 t-분포의 비교

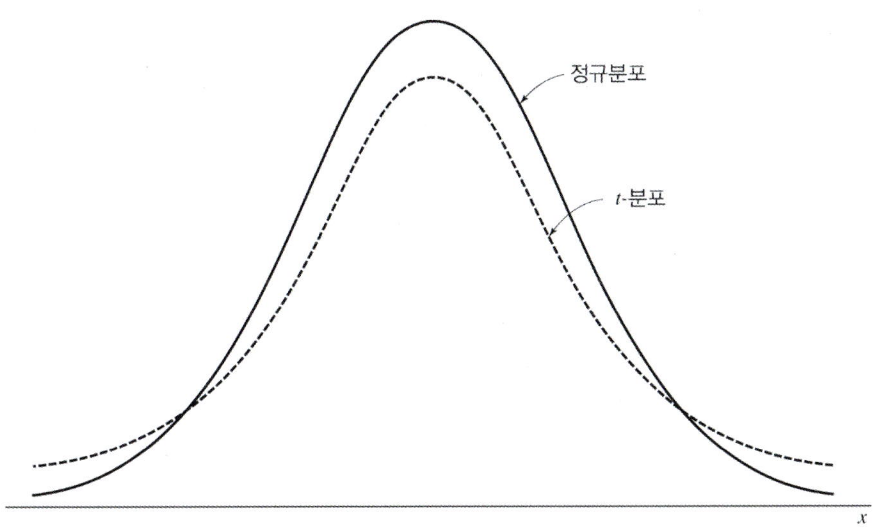

[그림 6.3.2]는 자유도에 따른 t-분포들의 형태를 보여준다.

그림 6.3.2 자유도에 따른 t-분포의 형태

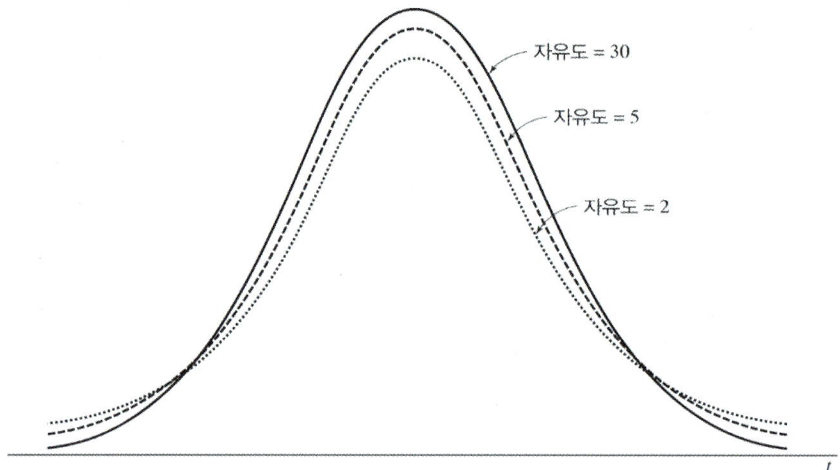

t-분포의 누적확률은 Rex를 이용하여 계산할 수 있다. 표준정규분포와 달리 t-분포의 표를 이용하기 위해서는 자유도를 알아야 한다. Rex를 이용하면 쉽게 t-분포의 확률분포함수를 그릴 수 있다.

[Rex 분석] Rex → 연속분포 → T분포 → T분포그림 자유도에 5, 비중심도모수에 0을 입력하고 '확인' 버튼을 클릭한다.

그림 6.3.3 t-분포의 확률분포함수 그래프 설정화면

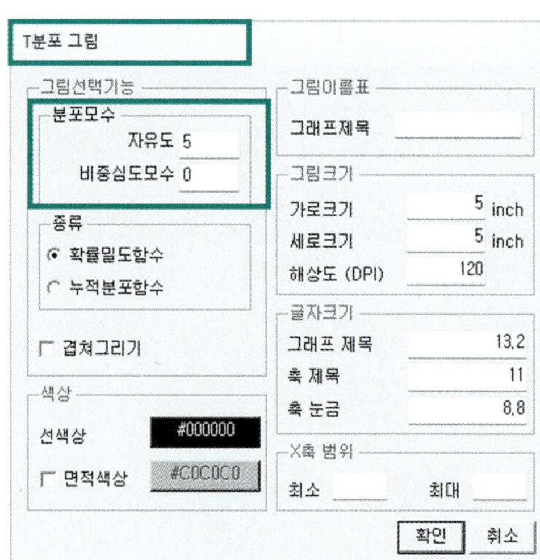

그림 6.3.4 t-분포의 확률분포함수 그래프 결과

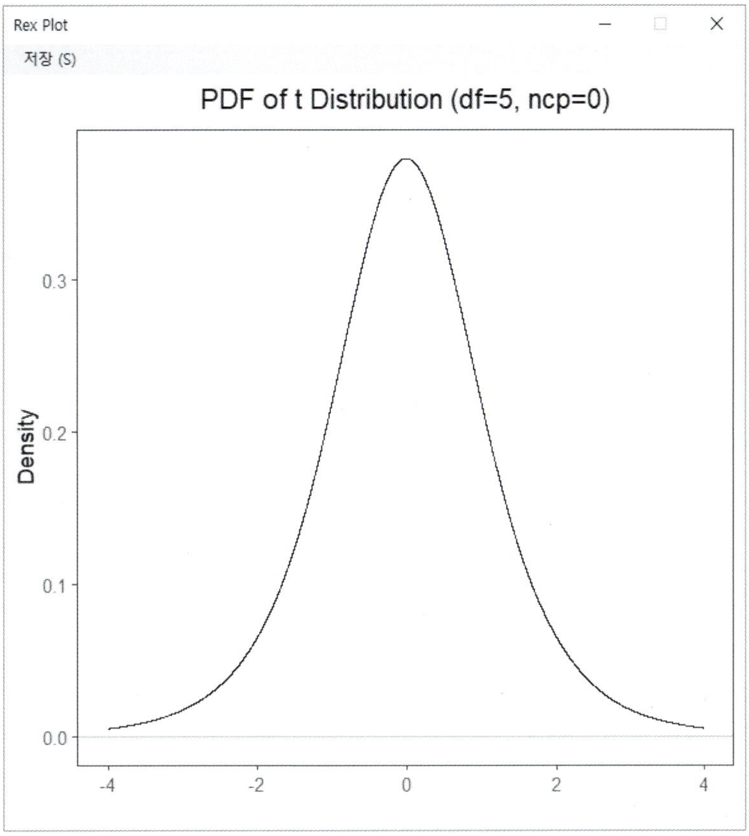

[t-분포를 이용한 신뢰구간] t-분포를 이용하여 신뢰구간을 구하는 방법은 표준정규분포를 이용할 때(식 (6.2.1))와 동일하다. 신뢰구간을 구하는 식은 다음과 같다.

$$\text{표본평균} \pm (\text{신뢰성계수}) \times (\text{표준오차})$$

여기서 신뢰성계수는 식 (6.2.2)에서 표준정규분포를 이용한 것과 달리, t-분포를 이용하여 구한다. 모집단이 표준편차가 알려지지 않은 정규분포를 따를 때, 크기가 n인 표본으로부터 구한 모평균 μ의 $100(1-\alpha)\%$ 신뢰구간은 다음과 같다.

$$\bar{x} \pm t_{df=n-1,(1-\alpha/2)} \frac{s}{\sqrt{n}} \tag{6.3.2}$$

위 식에서 s는 표본표준편차이고 $t_{df=n-1,(1-\alpha/2)}$은 자유도가 $n-1$인 t-분포가 $t_{df=n-1,(1-\alpha/2)}$보다 작을 확률이 $1-\alpha/2$이 되게 하는 점을 의미한다. t-분포는 모집단이 정규분포를 따르나 모표준편차를 모를 때 이용한다. 정규분포에서 조금 벗어난 경우에도 t-분포를 이용해도 무방하다. 결과적으로 t-분포는 정규분포에서 조금 벗어난 경우에 대신 사용할 수 있다. 많은 연구자들은 모집단의 확률분포함수가 종형이면 t-분포를 가정할 수 있다고 주장한다.

예제 6.3.1

$n = 19$인 관측값의 평균은 250.8, 표준편차는 130.9라고 한다. 모집단이 정규분포를 따른다고 할 때, 모평균의 95% 신뢰구간을 구하라.

풀이 표본평균은 $\bar{x} = 250.8$이고 표준오차는 $s/\sqrt{n} = 130.9/\sqrt{19} = 30.0305$이다. 총 19명이므로 t-분포의 자유도는 $n-1=18$이다. 신뢰성 계수는 자유도가 18인 t-분포에서 계산해야 한다. $\alpha = 0.05$이므로 신뢰성 계수는 자유도가 18인 t-분포 확률밀도함수의 왼쪽 면적이 0.975가 되게 하는 값이다. Rex → 연속분포 → T분포 → T분위수 확률에 0.975, 자유도에 18을 입력하고, 낮은쪽 꼬리를 선택한 후, '확인' 버튼을 클릭한다. Rex를 실행하면 $t_{df=18,0.975} = 2.1009$임을 알 수 있다. 따라서 95% 신뢰구간은 다음과 같다.

$$250.8 \pm 2.1009(30.0305) = 250.8 \pm 63.0911 \implies (187.709, 313.891)$$

Rex를 이용하면, 모평균의 신뢰구간을 손쉽게 구할 수 있다. Rex → 그룹비교 → 평균비교 → 1-표본 T검정 [그림 6.3.5]와 같이, '변수설정' 탭에서 요약데이터를 선택한 후, 활성화된 요약 데이터 세부 항목에 정보를 입력한다. 표본크기에 19, 표본평균에 250.8, 표준편차에 130.9를 입력하고, '분석옵션' 탭에서 신뢰구간 출력을 선택한 후, 신뢰수준에 0.95를 입력하고 '확인' 버튼을 클릭한다.

그림 6.3.5 [예제 6.3.1] 데이터의 모평균에 대한 신뢰구간 설정 화면

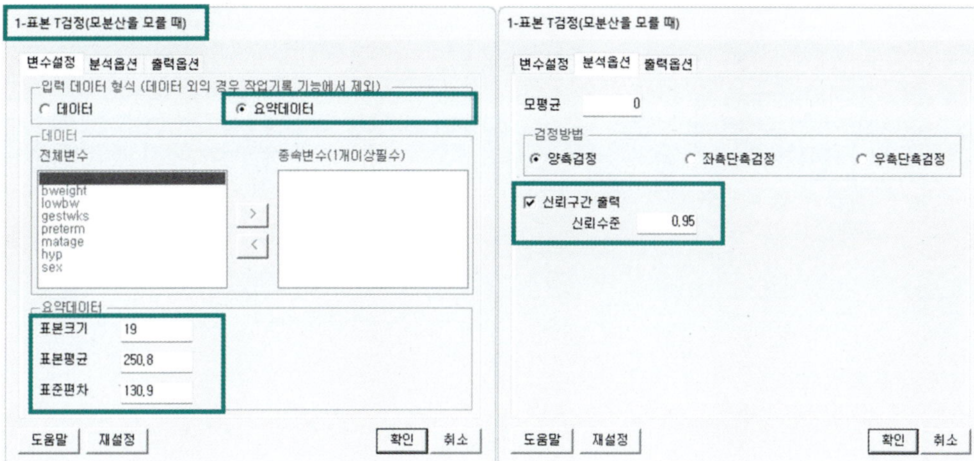

그림 6.3.6 [예제 6.3.1] 데이터의 모평균에 대한 신뢰구간 결과

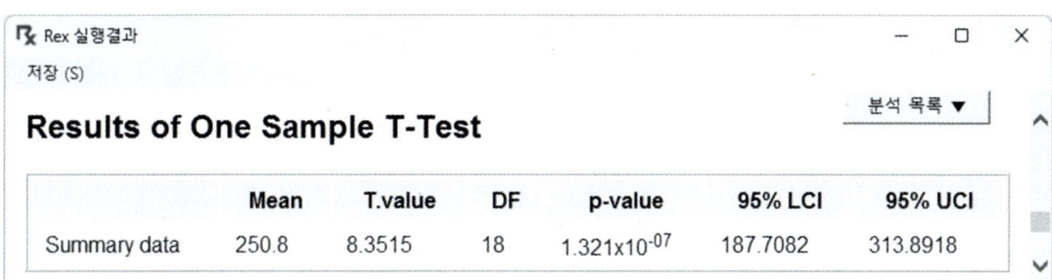

Results of One Sample T-Test

	Mean	T.value	DF	p-value	95% LCI	95% UCI
Summary data	250.8	8.3515	18	1.321×10^{-07}	187.7082	313.8918

신뢰구간의 의미는 다음과 같다. 표본을 뽑고, 표본으로부터 신뢰구간을 계산하는 작업을 반복할 때, 계산한 신뢰구간들의 95%는 μ를 포함함을 의미한다. 따라서 모평균 μ가 187.709와 313.891 사이에 존재할 확률은 0.95라고 해석할 수 있다. ■

[z와 t의 선택] 모평균의 신뢰구간을 구할 때 신뢰성 계수는 표준정규분포나 t-분포에서 계산할 수 있다. 그렇다면 표준정규분포와 t-분포 중에서 어떠한 분포를 이용해야 하는가? 올바른 선택을 하기 위해서는 표본의 크기, 표집 모집단이 정규분포를 따르는지, 그리고 모분산이 알려져 있는지를 고려해야 한다. [그림 6.3.7]은 신뢰성 계수를 어떠한 분포로부터 계산하면 되는지 이해를 돕기 위한 흐름도이다.

그림 6.3.7 모평균의 신뢰구간을 추정할 때, 상황별 적절한 신뢰성 계수

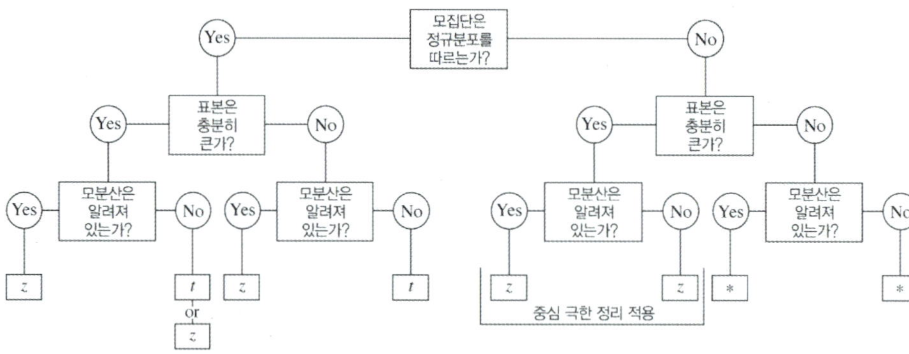

z: 표준정규분포, t : t-분포
*: 제12장의 비모수 방법 사용

6.4 두 모집단 평균 차이의 신뢰구간

두 모집단의 모평균 차이의 신뢰구간을 구한다고 가정하자. 먼저 두 모집단의 표본으로부터 구한 표본평균을 각각 $\bar{x}_1$, $\bar{x}_2$이라고 하자. 제5장에서 $\bar{x}_1 - \bar{x}_2$은 $\mu_1 - \mu_2$의 불편추정량이고 $\bar{x}_1 - \bar{x}_2$의 분산은 $(\sigma_1^2/n_1) + (\sigma_2^2/n_2)$임을 설명하였다. 또 모집단이 정규분포를 따르거나 정규분포를 따르지 않더라도 표본이 충분히 크면 $\bar{x}_1 - \bar{x}_2$의 표본분포가 정규분포를 따른다고 가정할 수 있음을 설명하였다. $\bar{x}_1 - \bar{x}_2$의 표집분포가 정규분포를 따른다고 가정할 수 있는 경우에 $\mu_1 - \mu_2$의 신뢰구간은 표준정규분포를 이용하여 구할 수 있다. 만약 두 모집단의 분산이 알려져 있으면, $\mu_1 - \mu_2$에 대한 $100(1-\alpha)\%$ 신뢰구간은 다음과 같이 구할 수 있다.

$$\bar{x}_1 - \bar{x}_2 \pm z_{1-\frac{\alpha}{2}}\sqrt{\frac{\sigma_1^2}{n_1} + \frac{\sigma_2^2}{n_2}} \tag{6.4.1}$$

두 모집단의 모평균의 차이의 신뢰구간을 구하여 두 모집단의 평균이 같은지 추론할 수 있다. 예를 들어 신뢰구간이 0을 포함하지 않으면, 두 모집단의 평균이 같지 않을 가능성이 높음을 의미한다. 반면 신뢰구간이 0을 포함하면, 두 모집단의 평균이 다르다고 이야기할

만한 증거가 없다고 볼 수 있다. [예제 6.4.1]은 정규분포에서 표본을 추출한 경우에 대한 예를 보여준다.

예제 6.4.1

다운증후군 환자와 정상인의 혈청 요산 수준에 차이가 있는지 알아보려고 한다. 어떤 대형병원에서 12명의 다운증후군 환자들로부터 계산한 혈청 요산 수치의 평균값은 $\bar{x}_1 = 4.5\text{mg}/100\text{ml}$이고, 동일 연령, 동일 성별인 정상인 15명으로부터 구한 혈청 요산 수치의 평균은 $\bar{x}_2 = 3.4\text{mg}/100\text{ml}$이라고 한다. 만약 두 모집단이 분산이 각각 1, 1.5인 정규분포를 따른다고 할 때, $\mu_1 - \mu_2$의 95% 신뢰구간을 구하라.

풀이 $\mu_1 - \mu_2$의 점추정량은 $\bar{x}_1 - \bar{x}_2 = 4.5 - 3.4 = 1.1$이다. 모집단은 정규분포를 따르고 모분산이 알려져 있으므로 표준정규분포로부터 신뢰성 계수를 구하면 된다. Rex → 연속분포 → 정규분포 → 정규분위수 확률에 0.975, 평균에 0, 표준편차에 1을 입력하고, 낮은쪽 꼬리를 선택한 후, '확인' 버튼을 클릭한다. Rex를 이용하면 0.95의 신뢰성 계수는 1.96임을 알 수 있다. 표준오차는 다음과 같다.

$$\sigma_{\bar{x}_1-\bar{x}_2} = \sqrt{\frac{\sigma_1^2}{n_1} + \frac{\sigma_2^2}{n_2}} = \sqrt{\frac{1}{12} + \frac{1.5}{15}} = 0.4282$$

95% 신뢰구간은 다음과 같이 구하면 된다.

$$1.1 \pm 1.96(0.4282) = 1.1 \pm 0.8393 \implies (0.261, 1.939)$$

Rex를 이용하면, 모평균의 신뢰구간을 손쉽게 구할 수 있다. Rex → 그룹비교 → 평균비교 → 2-독립표본 Z검정 [그림 6.4.1]과 같이, '변수설정' 탭에서 요약데이터를 선택한 후, 활성화된 요약 데이터 세부 항목에 정보를 입력한다. 집단1의 표본크기에 12, 표본평균에 4.5, 표준편차에 1을 입력한다. 집단2의 표본크기에 15, 표본평균에 3.4, 표준편차에 1.225를 입력하고, '분석옵션' 탭에서 신뢰구간 출력을 선택한 후, 신뢰수준에 0.95를 입력하고 '확인' 버튼을 클릭한다.

그림 6.4.1 [예제 6.4.1] 두 모집단 평균 차이의 신뢰구간 설정 화면

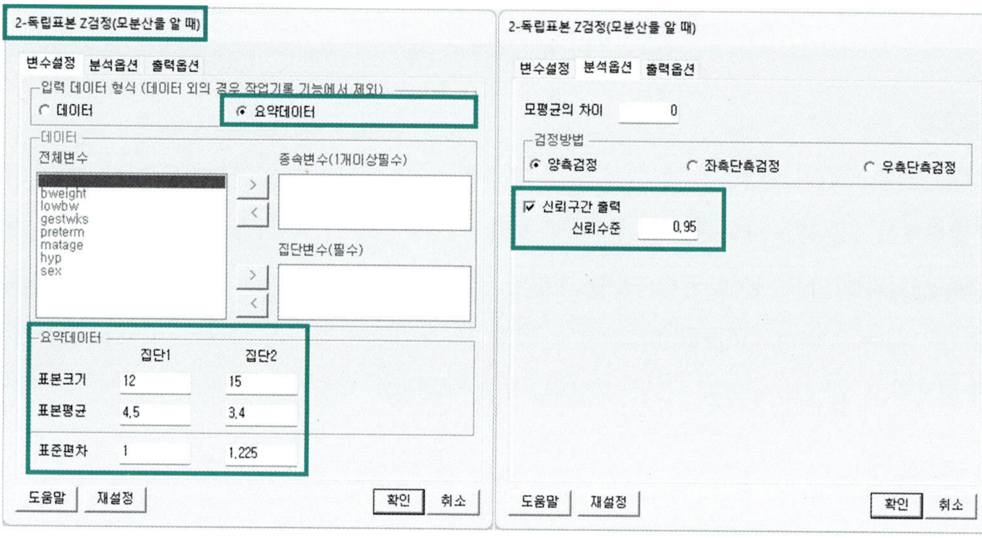

그림 6.4.2 [예제 6.4.1] 두 모집단 평균 차이의 신뢰구간 결과

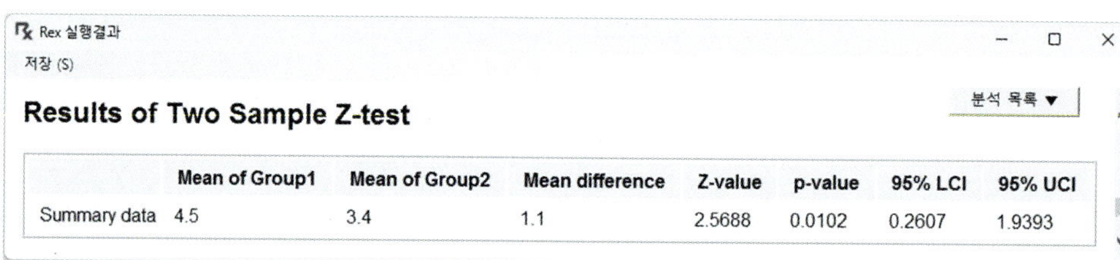

Results of Two Sample Z-test

	Mean of Group1	Mean of Group2	Mean difference	Z-value	p-value	95% LCI	95% UCI
Summary data	4.5	3.4	1.1	2.5688	0.0102	0.2607	1.9393

따라서 반복적으로 추출된 표본에서 계산한 표본구간들의 95%는 참값을 포함할 것으로 기대되기 때문에 95%의 확률로 $\mu_1 - \mu_2$가 0.261과 1.939 사이에 있다고 생각할 수 있다. 또 95% 신뢰구간은 0을 포함하지 않으므로, 두 모집단의 평균은 같지 않다고 결론을 내릴 수 있다. ▣

[모집단이 정규분포를 따르지 않을 때의 신뢰구간] 모집단이 정규분포를 따르지 않는다고 가정하자. 만약 표본의 크기가 충분히 크면, 두 모집단 평균의 차이에 대한 신뢰구간은 중심극한정리에 의하여 [예제 6.4.1]과 같은 방법으로 구하면 된다. 만일 모집단의 분산이 알려지지 않았다면, 표본분산을 이용할 수 있다.

예제 6.4.2

금연 프로그램에 참여한 328명의 임신부가 하루에 핀 담배의 개수 평균은 5.2, 표준편차는 6.33이라고 한다. 또 프로그램에 참여하지 않은 64명의 임신부가 하루에 핀 담배의 개수 평균은 15, 표준편차는 7.16이었다. $\mu_1 - \mu_2$의 99% 신뢰구간을 구하라.

풀이 하루에 피우는 담배 개수는 어떠한 분포를 따르는지 모른다. 그러나 표본의 크기가 충분히 크기 때문에 모집단들이 정규분포를 따르지 않는다고 해도 표본평균의 차는 정규분포를 따른다고 가정할 수 있다. 따라서 신뢰성 계수는 표준정규분포에서 계산하면 되고, Rex → 연속분포 → 정규분포 → 정규분위수 확률에 0.995, 평균에 0, 표준편차에 1을 입력하고, 낮은쪽 꼬리를 선택한 후, '확인' 버튼을 클릭한다. Rex를 이용하면 신뢰성 계수는 2.58임을 알 수 있다. 또한 모표준편차가 알려져 있지 않으므로, 표본표준편차를 이용하면 된다. 표본평균의 차이는 $5.2 - 15 = -9.8$이고, 표준오차는 다음과 같다.

$$s_{\bar{x}_1 - \bar{x}_2} = \sqrt{\frac{6.33^2}{328} + \frac{7.16^2}{64}} = 0.96$$

따라서 식 (6.4.1)에 의하여 99% 신뢰구간은 다음과 같다.

$$-9.8 \pm 2.58(0.96) \Rightarrow (-12.277, -7.323)$$

즉, 금연 프로그램에 참여한 여성과 금연 프로그램에 참여하지 못한 여성이 하루에 피는 담배의 개수 평균의 차이가 -12.277보다 크고 -7.323보다 작을 가능성이 99%이다. ▣

모집단은 정규분포를 따르나 모분산은 알려져 있지 않은 경우를 살펴보자. 이때 표본의 크기가 충분히 크지 않은 경우, 신뢰구간은 t-분포를 이용하여 구할 수 있다. 두 모분산이 같을 때와 같지 않을 때 신뢰구간을 구하는 방법이 다르므로 두 경우를 모두 살펴봐야 한다.

[모분산이 동일할 때] 만약 두 모분산이 같다면 두 독립 표본을 모두 이용하여 모분산을 추정하는 것이 바람직하다. 이처럼 두 표본을 모두 이용하여 구한 모분산의 추정값을 합동추정값(pooled estimate)이라고 한다. 합동추정값은 두 표본분산의 자유도를 가중치로 이용한 가중평균이다. 만일 두 표본의 크기가 같으면 두 표본분산의 평균과 합동추정값은 같다. 그러나 두 표본의 크기가 다르면 가중평균은 크기가 큰 표본의 표본분산에 영향을 더 많이

받는다. 모분산의 합동분산추정량은 다음과 같다.

$$s_p^2 = \frac{(n_1 - 1)s_1^2 + (n_2 - 1)s_2^2}{n_1 + n_2 - 2} \tag{6.4.2}$$

추정치의 표준오차는 다음과 같다.

$$s_{\bar{x}_1 - \bar{x}_2} = \sqrt{\frac{s_p^2}{n_1} + \frac{s_p^2}{n_2}} \tag{6.4.3}$$

따라서 $\mu_1 - \mu_2$에 대한 $100(1 - \alpha)\%$ 신뢰구간은 다음과 같다.

$$(\bar{x}_1 - \bar{x}_2) \pm t_{n_1 + n_2 - 2, (1-\alpha/2)} \sqrt{\frac{s_p^2}{n_1} + \frac{s_p^2}{n_2}} \tag{6.4.4}$$

신뢰성 계수는 자유도가 $n_1 + n_2 - 2$인 t-분포에서 계산해야 하며, 자유도는 식 (6.4.2)의 분모와 같음을 기억하자. 이렇게 구한 신뢰구간은 이 전과 동일하게 해석하면 된다. 두 모분산이 동일한지에 대한 추론 방법은 6.10절과 7.7절에서 설명할 것이다.

예제 6.4.3

Granholm 등(2003)은 정신질환자에게 치료 프로그램의 효과가 있는지 조사하였다. 치료 프로그램이 조현병 환자와 조울증 환자에게 동일한 효과를 갖는지 알아보려고 한다. 18명의 조현병 환자의 치료 일수의 평균은 4.7일, 표준편차는 9.3이다. 또한 10명의 조울증 환자들의 치료 일수 평균은 8.8일, 표준편차는 11.5이다. 만약 두 모집단의 모분산이 같다면, 두 표본을 이용하여 두 모평균 차이의 95% 신뢰구간을 구하라.

풀이 먼저 식 (6.4.2)을 이용하여 공동분산의 합동분산추정값을 구하면 다음과 같다.

$$s_p^2 = \frac{(18 - 1)(9.3^2) + (10 - 1)(11.5^2)}{18 + 10 - 2} = 102.33$$

자유도는 $18 + 10 - 2 = 26$이다. Rex → 연속분포 → T분포 → T분위수 확률에 0.975, 자유도에 26을 입력하고, 낮은쪽 꼬리를 선택한 후, '확인' 버튼을 클릭한다. Rex를 실행하면 신뢰성 계수는 2.0555임을 쉽게 알 수 있다. 식 (6.4.4)를 이용하여 두 모평균 차이의 95% 신뢰구간은 다음과 같이 구할 수 있다.

$$(4.7-8.8)\pm 2.0555\sqrt{\frac{102.33}{18}+\frac{102.33}{10}}=-4.1\pm 8.2001\ \Rightarrow(-12.300, 4.100)$$

따라서 모평균의 차이는 95%의 확률로 -12.300보다 크고 4.100보다 작음을 알 수 있다. 또한 신뢰구간이 0을 포함하므로 모집단의 평균이 아마도 같을 것이라고 결론 내릴 수 있다. ▣

[모분산이 동일하지 않을 때] 다음으로 두 모집단이 정규분포를 따르나 모분산이 다른 경우 어떻게 신뢰구간을 구하는지 살펴보자. 대부분의 경우에 모분산이 알려져 있지 않기 때문에 먼저 두 모집단의 모분산이 같은지 여부를 추론해야 한다. 예를 들어 표본분산이 큰 값과 작은 값의 비가 2보다 크면 두 모분산이 다르며, 2보다 작으면 모분산이 같다고 할 수 있다. 좀 더 정확한 검정법에 대한 설명은 6.10절에 있으니 참고하기 바란다. 모분산이 동일하지 않을 때 신뢰구간을 구하는 방법은 Behrens(1928)에 의하여 처음 제안되었으며 Fisher(1939, 1941)에 의하여 일반화되었다. 그 외에도 Neyman(1941), Scheffe(1943, 1944), Welch(1938, 1947)도 해결책을 제안하였으며, 후에 Cochran(1964)에 의하여 자세히 논의되었다. 이처럼 많은 논의가 있었던 이유는 모분산이 다르면 다음의 통계량은 t-분포를 따르지 않기 때문이다.

$$\frac{(\bar{x}_1-\bar{x}_2)-(\mu_1-\mu_2)}{\sqrt{\frac{s_p^2}{n_1}+\frac{s_p^2}{n_2}}}$$

따라서 분산이 동일하지 않으면, 신뢰성 계수를 식 (6.2.2)나 식 (6.3.2)처럼 t-분포의 확률분포함수로부터 구할 수 없다. Cochran은 신뢰성 계수를 다음의 $t'_{1-\frac{\alpha}{2}}$를 이용할 것을 제안하였다.

$$t'_{1-\frac{\alpha}{2}}=\frac{w_1t_1+w_2t_2}{w_1+w_2} \tag{6.4.5}$$

첫 번째 모집단에서 얻은 표본의 크기는 n_1이고 표본분산은 s_1^2이라고 하자. 마찬가지로 두 번째 모집단에서 얻은 표본의 크기와 표본분산은 각각 n_2, s_2^2이라고 하자. 이때 식

(6.4.5)에서 $w_1 = s_1^2/n_1$, $w_2 = s_2^2/n_2$이고 $t_1 = t_{df=n_1-1,\ 1-\alpha/2}$, $t_2 = t_{df=n_2-1,\ 1-\alpha/2}$이다. 따라서 $\mu_1 - \mu_2$에 대한 $100(1-\alpha)\%$ 신뢰구간은 다음과 같이 구할 수 있다.

$$(\bar{x}_1 - \bar{x}_2) \pm t'_{1-\frac{\alpha}{2}}\sqrt{\frac{s_1^2}{n_1} + \frac{s_2^2}{n_2}} \tag{6.4.6}$$

Satterthwaite(1946)는 t-분포를 수정하는 대신 자유도를 수정하여 신뢰성 계수를 수정하였다. 즉, 다음의 자유도를 갖는 t-분포로부터 얻은 $t_{\mathrm{df=df^*},\ 1-\alpha/2}$를 신뢰성 계수로 이용한다.

$$\mathrm{df}^* = \frac{\left(\frac{s_1^2}{n_1} + \frac{s_2^2}{n_2}\right)^2}{\frac{1}{n_1-1}\left(\frac{s_1^2}{n_1}\right)^2 + \frac{1}{n_2-1}\left(\frac{s_2^2}{n_2}\right)^2}$$

예제 6.4.4

[예제 6.4.3]의 데이터를 다시 이용하자. 18명의 조현병 환자의 치료 일수 평균은 4.7일, 표준편차는 9.3이다. 10명의 조울증 환자의 치료 일수 평균은 8.8일, 표준편차는 11.5이다. 두 모집단은 모두 정규분포를 따르고, 두 모집단의 분산은 동일하지 않다고 가정하자. 이때 두 모평균 차이에 대한 95% 신뢰구간을 구하라.

풀이 식 (6.4.5)를 이용하여 신뢰성 계수 t'을 계산하자. Rex → 연속분포 → T분포 → T분위수 먼저, 확률에 0.975, 자유도에 17을 입력하고, 낮은쪽 꼬리를 선택한 후, '확인' 버튼을 클릭한다. 다음으로, 확률에 0.975, 자유도에 9를 입력하고, 낮은쪽 꼬리를 선택한 후, '확인' 버튼을 클릭한다. Rex 실행하면, $t_1 = t_{\mathrm{df=17},\ 0.975} = 2.1098$, 그리고 $t_2 = t_{\mathrm{df=9},\ 0.975} = 2.2622$임을 확인할 수 있다. 따라서 신뢰성 계수는 다음과 같이 구할 수 있다.

$$t' = \frac{(9.3^2/18)(2.1098) + (11.5^2/10)(2.2622)}{(9.3^2/18) + (11.5^2/10)} = 2.2216$$

식 (6.4.6)에 의하여 두 모평균의 차이에 대한 95% 신뢰구간은 다음과 같다.

$$(4.7-8.8) \pm 2.2216\sqrt{\frac{9.3^2}{18}+\frac{11.5^2}{10}} = (-4.1) \pm 2.2216(4.2462)$$

$$\Rightarrow (-13.533, 5.333)$$

또한 신뢰구간은 0을 포함하므로, 두 모평균은 다르다고 이야기할 만한 증거가 없다고 볼 수 있다.

[그림 6.4.3]은 두 모평균의 차이에 대한 신뢰구간을 구할 때, 어떠한 분포에서 계산하면 되는지 정리한 흐름도이다.

그림 6.4.3 $\mu_1 - \mu_2$의 신뢰구간을 구할 때, 상황별 신뢰성 계수를 계산하는 방법

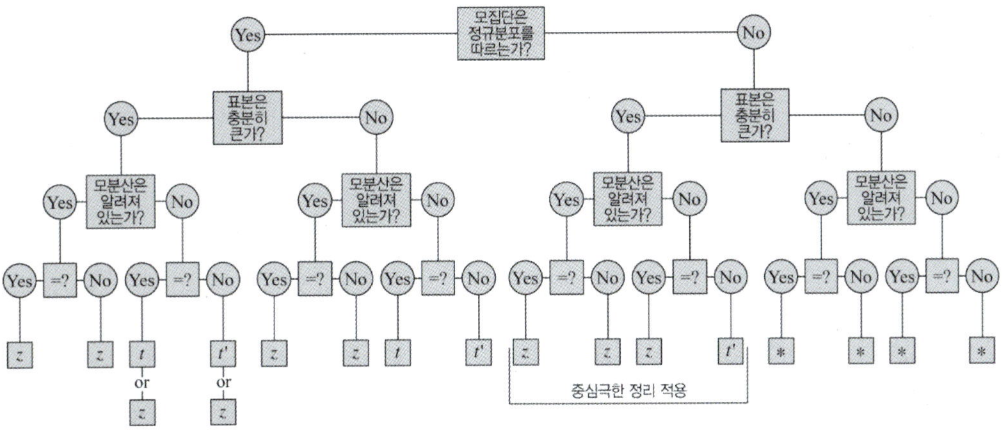

z: 표준정규분포, t: t-분포, t': Cochran의 수정 계수, *: 제12장의 비모수 방법 사용

6.5 모집단 비율의 신뢰구간

모비율은 보건학 분야에서 자주 관심을 갖는 모수이다. 예를 들어, 비만인 사람의 비율, 질병에 면역력이 있는 사람의 비율 등이 있다. 이러한 모비율의 신뢰구간은 모평균의 신뢰구간을 구하는 방법과 유사한 방법으로 계산한다. 먼저 모집단에서 표본을 뽑은 뒤에, 표본비율 $\hat{p}$을 계산한다. 표본비율은 모비율의 점추정량임을 기억하자. 신뢰구간은 다음과 같이

모평균의 신뢰구간과 동일한 공식을 이용하여 구할 수 있다.

$$추정량 \pm (신뢰성계수) \times (표준오차)$$

제5장에서 $np > 5$이고 $n(1-p) > 5$일 때, $\hat{p}$의 표집분포가 정규분포와 유사함을 설명하였다. 따라서 두 조건을 만족하면 신뢰성계수는 표준정규분포를 이용하여 구할 수 있다. 제5장에서 설명한 것처럼 표준오차는 $\sigma_p = \sqrt{\frac{p(1-p)}{n}}$이다. 이때 모수 p는 모르는 값이므로, p의 추정량인 $\hat{p}$을 이용하면 된다. 따라서 표준오차의 추정량은 $\sqrt{\frac{\hat{p}(1-\hat{p})}{n}}$이고, p에 대한 $100(1-\alpha)\%$ 신뢰구간은 다음과 같다.

$$\hat{p} \pm z_{1-\frac{\alpha}{2}} \sqrt{\frac{\hat{p}(1-\hat{p})}{n}} \tag{6.5.1}$$

모비율의 신뢰구간은 모평균의 신뢰구간과 동일한 확률적 의미를 갖고 있다.

예제 6.5.1

한 조사에서 1,000명의 의약품 사용자 가운데, 20%는 의약품에 대한 정보를 검색하기 위하여 인터넷을 사용했다고 한다. 이때 의약품에 대한 정보를 검색하기 위하여 인터넷을 이용하는 사람의 모비율의 95% 신뢰구간을 구하라.

풀이 1,000명의 응답자는 확률표본이라고 가정하자. 모비율에 대한 점추정량은 $\hat{p} = 0.20$이다. p의 추정량에 비하여 표본이 충분히 크기 때문에, 표준정규분포를 이용하여 모비율의 신뢰구간을 구할 수 있다. 신뢰성계수는 1.96이고, 표준오차의 추정량은 $\sqrt{\hat{p}(1-\hat{p})/n} = \sqrt{(0.20)(0.80)/1000} = 0.0126$이다. p에 대한 95% 신뢰구간은 다음과 같이 계산한다.

$$0.20 \pm 1.96(0.0126) = 0.20 \pm 0.0247 \Rightarrow (0.175, 0.225)$$

Rex를 이용하면, 모비율의 신뢰구간을 손쉽게 구할 수 있다. Rex → 그룹비교 → 비율비교 → 일표본비율검정 [그림 6.5.1]과 같이, '변수설정' 탭에서 요약데이터를 선택한 후, 활성화된 요약데이터 세부 항목에 정보를 입력한다. 사건발생횟수에 200, 시행횟수에 1000, 모비율에 0.2를 입력하고, '분석옵션' 탭에서 신뢰수준에 0.95를 입력하고 '확인' 버튼을 클릭한다.

그림 6.5.1 [예제 6.5.1]데이터의 모비율의 신뢰구간 설정 화면

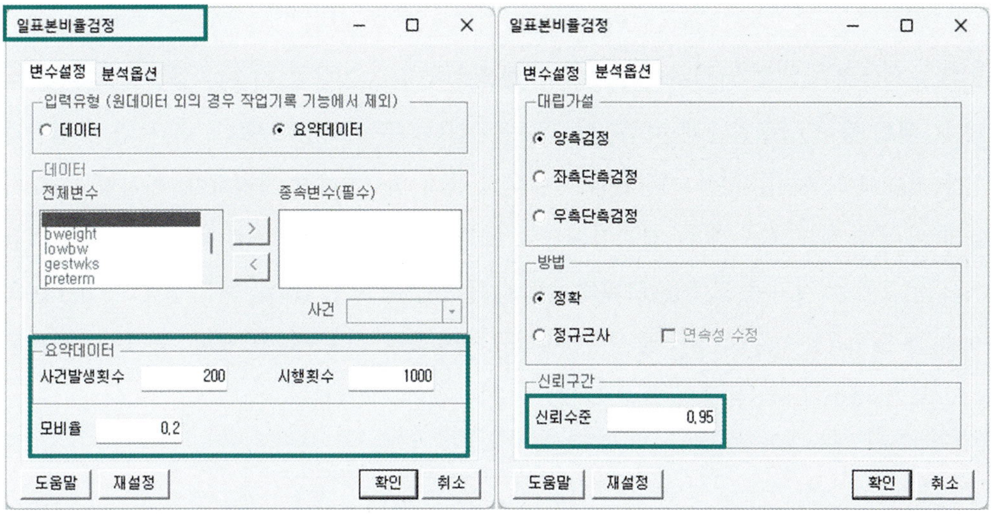

그림 6.5.2 [예제 6.5.1]데이터의 모비율의 신뢰구간 결과

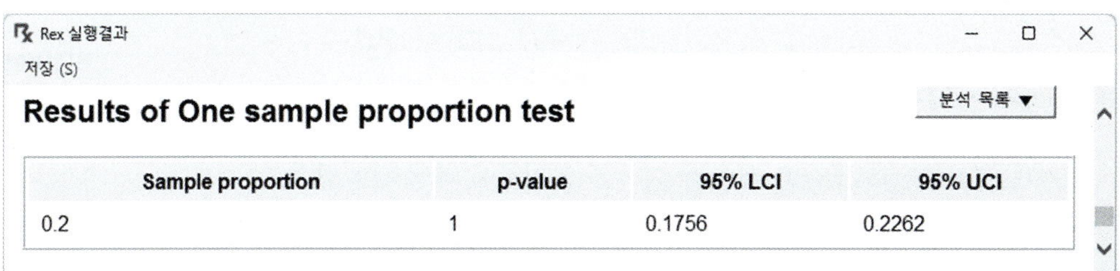
Rex 실행결과

저장 (S)

분석 목록 ▼

Results of One sample proportion test

Sample proportion	p-value	95% LCI	95% UCI
0.2	1	0.1756	0.2262

따라서 모비율 p가 95%의 가능성으로 0.175와 0.225 사이에 포함됨을 알 수 있다. 즉, 의약품을 사용하는 성인의 약 17.5~22.5%는 의약품에 대한 정보를 검색하기 위하여 인터넷을 사용한다고 볼 수 있다.

6.6 두 모집단 비율 간 차이의 신뢰구간

두 모집단의 모비율 차이의 신뢰구간을 계산하여 두 모집단의 비율이 같은지 추론할 수 있다. 예를 들어 남성집단과 여성집단, 두 연령집단, 두 사회경제 집단, 혹은 환자 집단과 정상 집단에서 흡연을 하는 사람들의 비율이 같은지 비교한다고 가정하자. 이처럼 두 모비율의 차이를 비교하는 경우, 점추정량으로 표본비율의 차이, $\hat{p}_1 - \hat{p}_2$을 이용한다. 제5장에서 언급했던 것처럼 모비율에 비해 n_1, n_2가 충분히 크면 ($n_1\hat{p}_1 > 5$, $n_1(1-\hat{p}_1) > 5$, $n_2\hat{p}_2 > 5$, $n_2(1-\hat{p}_2) > 5$), 중심극한정리를 활용하여 신뢰구간을 구할 수 있다. 모비율을 모르기 때문에 표본비율의 표준오차는 다음과 같이 계산한다.

$$\hat{\sigma}_{\hat{p}_1-\hat{p}_2} = \sqrt{\frac{\hat{p}_1(1-\hat{p}_1)}{n_1} + \frac{\hat{p}_2(1-\hat{p}_2)}{n_2}}$$

따라서 $p_1 - p_2$의 $100(1-\alpha)\%$ 신뢰구간은 다음과 같이 구할 수 있다.

$$(\hat{p}_1 - \hat{p}_2) \pm z_{1-\frac{\alpha}{2}}\sqrt{\frac{\hat{p}_1(1-\hat{p}_1)}{n_1} + \frac{\hat{p}_2(1-\hat{p}_2)}{n_2}} \tag{6.6.1}$$

이렇게 계산한 신뢰구간은 확률적 의미를 고려하여 해석해야 한다.

예제 6.6.1

73명의 여자와 315명의 남자로 구성된 388명의 어린이와 청소년의 확률표본에서 21명의 여자와 45명의 남자가 자살충동을 느낀 경험이 있다고 한다. 두 모집단에서 자살충동을 느낀 사람의 비율의 차이에 대한 99% 신뢰구간을 구하라.

풀이 두 집단에서 자살충동을 느낀 사람의 표본비율은 각각 $\hat{p}_F = 21/73 = 0.2877$, $\hat{p}_M = 45/315 = 0.1429$이므로, 표본비율의 차이는 $\hat{p}_F - \hat{p}_M = 0.2877 - 0.1429 = 0.1448$이다. 표본비율의 차이에 대한 표준오차는 다음과 같다.

$$\hat{\sigma}_{\hat{p}_F-\hat{p}_M} = \sqrt{\frac{(0.2877)(0.7123)}{73} + \frac{(0.1429)(0.8571)}{315}} = 0.0565$$

Rex → 연속분포 → 정규분포 → 정규분위수 확률에 0.995, 평균에 0, 표준편차에 1을 입력하고, 낮은쪽 꼬리를 선택한 후, '확인' 버튼을 클릭한다. Rex를 실행하면 신뢰성 계수는 2.58임을 알 수 있다. 식 (6.6.1)을 이용하여 신뢰구간을 구하면 다음과 같다.

$$0.1448 \pm 2.58(0.0565) \implies (-0.001, 0.291)$$

Rex를 이용하면, 두 모집단 비율 간 차이의 신뢰구간을 손쉽게 구할 수 있다. Rex → 그룹비교 → 비율비교 → 이표본비율검정 [그림 6.6.1]과 같이, '변수설정' 탭에서 요약데이터를 선택한 후, 활성화된 요약 데이터 세부 항목에 정보를 입력한다. 표본1의 사건발생횟수에 21, 시행횟수에 73을 입력한다. 표본2의 사건발생횟수에 45, 시행횟수에 315를 입력하고, '분석옵션' 탭에서 신뢰수준에 0.99를 입력하고 '확인' 버튼을 클릭한다.

그림 6.6.1 [예제 6.6.1] 두 모집단 비율 간 차이의 신뢰구간 설정 화면

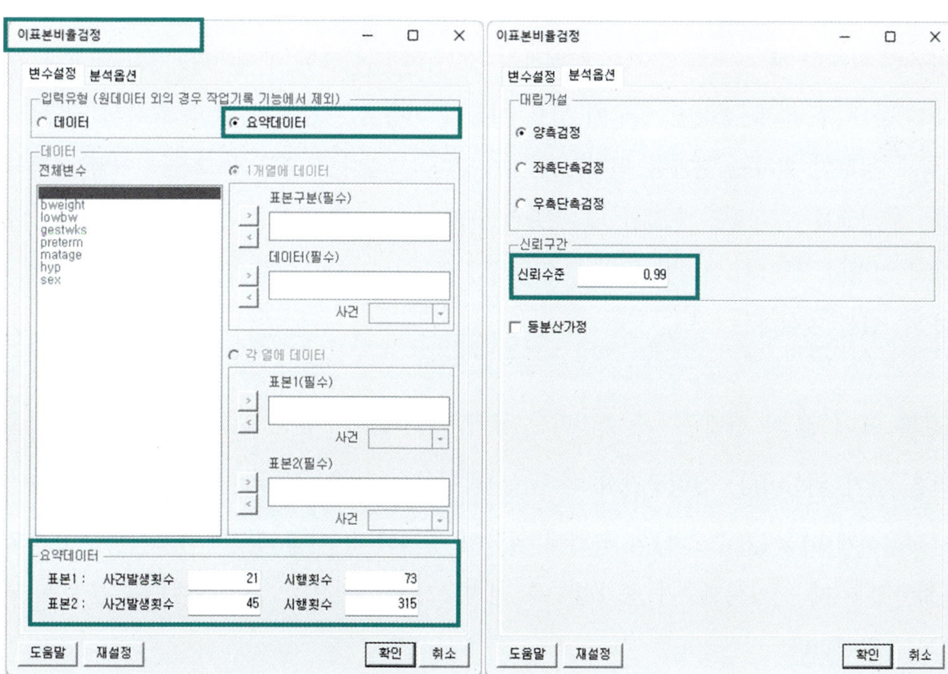

그림 6.6.2 [예제 6.6.1] 두 모집단 비율 간 차이의 신뢰구간 결과

Rex 실행결과

저장 (S)

Results of Two sample proportion test

분석 목록 ▼

Proportion1	Proportion2	Proportion difference	p-value	99% LCI	99% UCI
0.2877	0.1429	0.1448	0.0104	-0.0008	0.2904

따라서 자살충동을 느낀 여자의 비율과 자살충동을 느낀 남자의 비율의 차이가 −0.001보다 크고 0.291보다 작을 가능성이 99%이다. 또한 신뢰구간이 0을 포함하므로, 두 집단의 비율이 다르다고 이야기할 만한 증거는 없다고 볼 수 있다. ▣

6.7 표본 크기의 결정: 모평균

연구를 설계할 때 표본의 크기를 결정하는 것은 아주 중요한 문제이다. 만약 필요한 표본의 크기를 너무 크게 정하면 연구에 필요 이상의 비용을 사용하게 되며, 표본의 크기를 너무 작게 정하면 원하는 결과를 얻지 못할 수 있다. 그렇다면 표본의 크기는 어떻게 정하면 될까? 모평균과 모비율을 추정할 때 필요한 표본의 크기를 정하는 방법은 이번 절과 다음 절에서 설명할 것이다. 이러한 방법을 응용하면 좀 더 복잡한 상황에서도 표본의 크기를 결정할 수 있을 것이다.

[표본 크기 결정] 신뢰구간을 추정하는 궁극적인 목표는 높은 신뢰도를 갖는 폭이 좁은 구간을 얻기 위함이다. 신뢰구간의 폭은 (신뢰성계수) × (표준오차)이므로, 신뢰구간의 폭은 (신뢰성계수) × (표준오차)의 크기에 의하여 결정되며, 이를 정밀도라고 한다. 표준오차가 주어졌을 때 신뢰성계수가 증가할수록 신뢰도가 증가하므로, 신뢰성계수가 클수록 구간의 폭은 넓어진다.

반면 신뢰성계수가 고정된 경우, 표준오차를 줄이는 것이 신뢰구간의 폭을 줄일 수 있는 유일한 방법이다. 표준오차는 $\sigma/\sqrt{n}$이고 σ은 상수이므로 표본의 크기를 늘리면 표준오차를 줄일 수 있다. 그렇다면 표본은 얼마나 커야 하는가? 표본의 크기는 모집단의 표준편차인 σ, 신뢰도, 원하는 구간 폭에 의하여 결정된다. 신뢰구간은 점추정량을 중심으로 양의 방향과 음의 방향으로 d만큼 떨어져 있는 점으로 이루어져 있으며, 이때 d는 다음과 같이 표현된다.

$$d = (\text{신뢰성계수}) \times (\text{표준오차}) \tag{6.7.1}$$

만일 무한 모집단이나 유한 모집단 보정계수(finite population correction factor)를 무시할 만큼 크기가 크거나 표본을 복원추출하는 경우에 식 (6.7.1)은 다음과 같다.

$$d = z_{1-\alpha/2}\frac{\sigma}{\sqrt{n}} \tag{6.7.2}$$

위 식을 n에 대하여 정리하면 다음과 같다.

$$n = \frac{z_{1-\alpha/2}^2\sigma^2}{d^2} \tag{6.7.3}$$

만일 크기가 작은 유한 모집단에서 표본을 비복원 추출하는 경우, 유한 모집단 보정(finite population correction)이 필요하고, 식 (6.7.1)에 의해 d는 다음과 같다.

$$d = z\frac{\sigma}{\sqrt{n}}\sqrt{\frac{N-n}{N-1}} \tag{6.7.4}$$

위 식을 n에 대하여 정리하면 다음과 같다.

$$n = \frac{Nz_{1-\alpha/2}^2\sigma^2}{d^2(N-1) + z_{1-\alpha/2}^2\sigma^2} \tag{6.7.5}$$

만일 유한 모집단 보정계수를 고려할 필요가 없다면 식 (6.7.3)을 이용하면 된다.

[분산의 추정] 표본의 크기를 구하기 위해서는 모분산을 알아야 한다. 그러나 대부분의 경우 모분산을 모르기 때문에 σ^2를 추정할 필요가 있다. 다음의 방법을 이용하여 σ^2을 추

정할 수 있다.

① 모집단으로부터 시험표본(pilot sample)을 뽑고, 시험표본으로부터 표본분산을 이용하여 필요한 표본의 크기를 계산할 수 있다. 시험표본은 나중에 뽑을 표본과 함께 분석에 활용할 수 있다. 따라서 필요한 표본의 크기는 (산출된 표본크기) – (시험표본의 크기)이다.

② 이전 연구나 유사한 연구에서 σ^2의 추정값을 이용할 수 있다.

③ 모집단이 정규분포를 따를 때, 범위는 대략적으로 표준편차의 6배($\sigma \approx R/6$)이다. 따라서 모집단의 최솟값과 최대값을 알면 표준편차의 추정값을 얻을 수 있다.

예제 6.7.1

신뢰구간의 폭은 20, 신뢰수준은 0.95, 그리고 모 표준편차는 15라고 할 때, 표본의 크기를 구하는 과정을 설명하라.

풀이 표본의 크기를 구하기 위하여 필요한 값들은 다음과 같다.

$$z_{1-\alpha/2} = 1.96, \ \ \sigma = 15, \ \ d = 10$$

모집단의 크기가 충분히 커서 유한 모집단 보정계수를 고려할 필요가 없다고 가정하면, 식 (6.7.3)에 의하여 필요한 표본의 크기 n은 다음과 같다.

$$n = \frac{(1.96)^2(15)^2}{(10)^2} = 8.644$$

식 (6.7.3)이나 식 (6.7.5)를 이용하여 표본의 크기를 구할 때, 계산된 값이 정수가 아니면 소수점을 올림하면 된다. 따라서 필요한 표본의 크기는 9이다. ▣

6.8 표본 크기의 결정: 모비율

모비율을 추정할 때 필요한 표본의 크기를 계산하는 방법은 모평균의 경우와 동일하다. 신뢰구간 폭의 절반을 d라고 하면, d는 신뢰성계수와 표준오차의 곱과 같다. 무한모집단에서 확률표본을 뽑고, $\hat{p}$은 정규분포를 따른다고 가정하자. 이때 유한모집단 보정은 필요 없으므로, n을 구하는 공식은 다음과 같다.

$$n = \frac{z_{1-\alpha/2}^2 pq}{d^2} \tag{6.8.1}$$

여기서 $q = 1 - p$이다. 만일 유한모집단 보정이 필요하면, n을 구하는 공식은 다음과 같다.

$$n = \frac{N z_{1-\alpha/2}^2 pq}{d^2(N-1) + z_{1-\alpha/2}^2 pq} \tag{6.8.2}$$

유한모집단의 경우, 만약 표본의 크기(n)에 비해 모집단의 크기(N)가 충분히 크면(일반적으로 $n/N \leq .05$) 유한모집단 보정계수를 고려할 필요가 없고, 따라서 식 (6.8.1)을 이용하면 된다.

[모비율의 추정] 식 (6.8.1), (6.8.2)를 이용하여 필요한 표본의 크기를 구하기 위해서는 p의 값을 알아야 한다. 그러나 p는 추정하려고 하는 대상이므로 모르는 값이다. 이 문제에 대한 해결 방안은 다음과 같다.

① 시험표본으로부터 계산한 점추정값을 모비율로 이용할 수 있다.

② 이전 연구나 유사한 연구에서 p의 추정값을 이용할 수 있다.

③ p를 제외한 다른 값들이 고정되어 있다고 가정하자. p가 0.5일 때 표본의 크기가 최대가 된다. 따라서 p에 대하여 알려진 사실이 전혀 없으면 0.5를 이용하여 표본의 크기를 계산할 수 있다. 하지만 이럴 경우 필요 이상으로 표본의 크기가 커지므로, 연구에 필요한 비용이 증가함을 기억하자.

④ 만약 p의 범위를 알고 있다고 하자. 범위에 들어가는 값들 중에서 표본의 크기를 최대로 만들어주는 p를 이용하여 표본의 크기를 계산할 수 있다. 표본의 크기를 최대로 만들어주는 p의 값은 식 (6.8.1), (6.8.2)의 경우 0.5에 가장 가까운 값이다. 가령 성차별을 경험한 여성의 비율에 대하여 추정한다고 가정하자. 이때 성차별을 경험한 여성의 비율 p는 0.40보다 클 수 없다는 사실이 알려져 있다면, p의 값으로 0.40를 이용하면 된다.

예제 6.8.1

어떤 도시에서 아파트에 거주하는 사람의 비율을 추정하려고 한다. 아파트에 거주하는 사람의 비율이 0.45보다 작다고 알려져 있다. 만약 $\hat{p}$이 정규분포를 따른다면, 신뢰구간의 폭이 0.1보다 작으며 95%의 신뢰도를 갖는 신뢰구간을 얻기 위하여 필요한 표본의 크기를 구하라.

풀이 유한 모집단 보정이 필요 없다면, 필요한 표본의 크기는 다음과 같다.

$$n = \frac{(1.96)^2(0.45)(0.55)}{(0.05)^2} = 380.318$$

따라서 필요한 표본의 크기는 381가구이다. ■

6.9 정규분포 모집단 분산의 신뢰구간

[모분산의 점추정] 지금까지 모분산을 모를 경우 표본분산을 점추정값으로 이용할 수 있다고 설명하였다. 그렇다면 표본분산이 얼마나 좋은 추정량인지 궁금할 수 있다. 먼저 좋은 추정량이 되기 위한 첫 번째 조건인 불편성에 대하여 살펴보자. 표본분산이 모분산의 불편추정량이 되려면 표본분산의 평균이 모분산과 같아야 한다.

$$E(s^2) = \sigma^2$$

먼저 [표 5.2.1]의 예제 데이터를 이용하여 위 관계가 만족되는지 살펴보도록 하자. [표 5.2.1]은 10, 20, 30, 40, 50으로 구성된 모집단($N = 5$)에서 크기가 2인 모든 가능한 표본($n = 2$)의 표본평균의 표집분포를 보여준다. 모집단의 산포를 측정하는 두 가지 추정량을 계산하면 다음과 같다.

$$\sigma^2 = \frac{\sum(x_i - \mu)^2}{N} = 200,$$

$$S^2 = \frac{\sum(x_i - \mu)^2}{N - 1} = 250$$

[표 6.9.1]은 모든 가능한 표본에서 계산한 표본분산 $s^2 = \sum(x_i - \bar{x})^2/(n-1)$의 분포를 보여준다.

표 6.9.1 [표 5.2.1]의 표본을 이용하여 계산한 분산

		두 번째로 뽑힌 수강생				
		10	20	30	40	50
첫 번째로 뽑힌 수강생	10	0	50	200	450	800
	20	50	0	50	200	450
	30	200	50	0	50	200
	40	450	200	50	0	50
	50	800	450	200	50	0

[복원추출] 모든 가능한 표본으로부터 복원추출로 얻은 표본분산 s^2 의 기댓값은 [표 6.9.1]의 모든 표본분산들의 평균과 같다.

$$E(s^2) = \frac{\sum {s_i}^2}{N^2} = \frac{0 + 50 + \cdots + 50 + 0}{25} = \frac{5000}{25} = 200$$

따라서 복원추출일 때 $E(s^2) = \sigma^2$이다. 단, $s^2 = \sum(x_i - \bar{x})^2/(n-1)$과 $\sigma^2 = \sum(x_i - \mu)^2/N$이다.

[비복원추출] 비복원추출로 표본을 얻을 때 표본분산 s^2의 기댓값은 [표 6.9.1]의 대각선 부분의 위(또는 아래)의 모든 표본분산의 평균과 같고, 다음과 같이 구한다.

$$E(s^2) = \frac{\sum {s_i}^2}{\binom{N}{n}} = \frac{50 + 200 + \cdots + 50}{10} = \frac{2500}{10} = 250$$

따라서 $E(s^2)$은 σ^2과 같지 않고, $S^2 = \sum(x_i - \mu)^2/(N-1)$와 같음을 알 수 있다. 복원추출과 비복원추출의 결과는 다음과 같이 정리할 수 있다.

$$\text{복원추출: } E(s^2) = \sigma^2$$

$$\text{비복원추출: } E(s^2) = S^2$$

N이 충분히 크면, N과 $N-1$은 거의 차이가 없으므로, σ^2과 S^2은 유사하다. 따라서 표본분산은 모분산의 좋은 추정량이라고 볼 수 있다. 그리고 s^2은 σ^2의 불편추정량이나, s는 σ의 불편추정량이 아님을 주목하자. 다행히 $E(s)-\sigma$는 n이 증가하면 급격히 0으로 수렴한다.

[모분산의 구간추정] 모분산의 점추정량을 알고 있으면, 모분산의 구간추정량이 자연스럽게 궁금할 것이다. 표본분산의 표집분포를 알면, 모분산에 대한 신뢰구간을 구할 수 있다.

[카이제곱분포] σ^2에 대한 신뢰구간은 $(n-1)s^2/\sigma^2$의 분포를 이용하여 구할 수 있다. 정규분포를 따르는 모집단에서 크기가 n인 표본을 뽑았다고 가정하자. 이때 $(n-1)s^2/\sigma^2$는 자유도가 $n-1$인 카이제곱분포(chi-square distribution)를 따른다.

$$\frac{(n-1)s^2}{\sigma^2} \sim \chi^2(\mathrm{df}=n-1)$$

카이제곱분포의 자세한 설명은 제11장에 있으니 확인해보기 바란다. [그림 6.9.1]은 자유도에 따른 카이제곱분포의 확률밀도함수의 형태를 보여준다.

그림 6.9.1 카이제곱분포

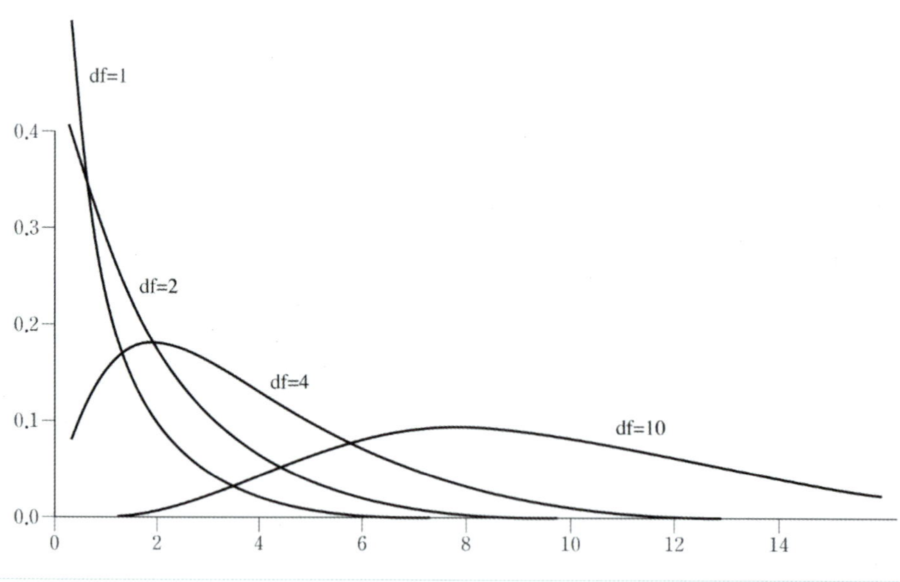

자유도가 df인 카이제곱분포의 확률밀도함수와 x-축 그리고 x-축의 수직선의 왼쪽부분으로 이루어진 곳의 면적이 α가 되게 하는 x-축의 값을 $\chi^2_{\mathrm{df},\alpha}$이라고 하자. $\chi^2_{\mathrm{df},\alpha}$의 의미는 [그림 6.9.2]를 살펴보면 좀 더 쉽게 이해할 수 있다. 또한 Rex를 이용하면 $\chi^2_{\mathrm{df},\alpha}$을 쉽게 구할 수 있다. 예를 들어, Rex → 연속분포 → 카이제곱분포 → 카이제곱분위수 확률에 0.9, 자유도에 4를 입력하고, 낮은쪽 꼬리를 선택한 후, '확인' 버튼을 클릭한다. Rex를 실행하면 $\chi^2_{\mathrm{df}=4,0.9}$의 값이 7.7794임을 알 수 있다.

그림 6.9.2 카이제곱에서 $\chi^2_{\mathrm{df},\alpha/2}$의 의미

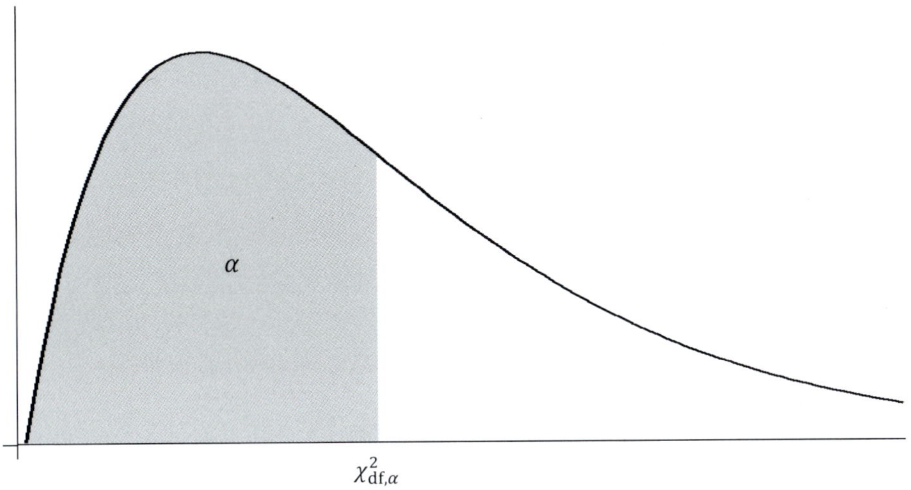

σ^2 에 대한 $100(1-\alpha)\%$ 신뢰구간을 구하기 위하여 먼저 $(n-1)s^2/\sigma^2$ 에 대한 $100(1-\alpha)\%$ 신뢰구간을 정하는 방법을 알아보자. $(n-1)s^2/\sigma^2$은 자유도가 $n-1$인 카이제곱분포를 따른다. 좌측의 확률이 $\alpha/2$이고, 우측의 확률이 $\alpha/2$인 χ^2의 두 값을 각각 $\chi^2_{\mathrm{df}=n-1,\alpha/2}$와 $\chi^2_{\mathrm{df}=n-1,1-(\alpha/2)}$이라고 하자. 두 값은 Rex를 실행하면 쉽게 구할 수 있다. 따라서 $(n-1)s^2/\sigma^2$의 $100(1-\alpha)\%$ 신뢰구간은 다음과 같다.

$$\chi^2_{\mathrm{df}=n-1,\alpha/2} < \frac{(n-1)s^2}{\sigma^2} < \chi^2_{\mathrm{df}=n-1,1-(\alpha/2)}$$

위 부등식의 가운데 항이 σ^2이 되기 위해선 $(n-1)s^2$으로 각 항을 나누면 된다.

$$\frac{\chi^2_{\mathrm{df}=n-1,\alpha/2}}{(n-1)s^2} < \frac{1}{\sigma^2} < \frac{\chi^2_{\mathrm{df}=n-1,1-(\alpha/2)}}{(n-1)s^2}$$

따라서 역수를 구하면 다음과 같이 σ^2에 대한 $100(1-\alpha)\%$ 신뢰구간을 구할 수 있다.

$$\frac{(n-1)s^2}{\chi^2_{\mathrm{df}=n-1,1-(\alpha/2)}} < \sigma^2 < \frac{(n-1)s^2}{\chi^2_{\mathrm{df}=n-1,\alpha/2}} \tag{6.9.1}$$

또 제곱근을 구하면 모표준편차의 $100(1-\alpha)\%$ 신뢰구간을 구할 수 있다.

$$\sqrt{\frac{(n-1)s^2}{\chi^2_{\mathrm{df}=n-1,1-(\alpha/2)}}} < \sigma < \sqrt{\frac{(n-1)s^2}{\chi^2_{\mathrm{df}=n-1,\alpha/2}}} \tag{6.9.2}$$

예제 6.9.1

다음은 10명의 2형 당뇨병 환자의 공복혈을 측정한 결과이다.

150.3, 140.1, 144.3, 155.3, 175.4, 182.9, 140.7, 143.7, 139.0, 142.3

모집단이 정규분포를 따른다는 가정하에 모분산의 95% 신뢰구간을 구하라.

풀이 표본분산은 자유도가 10-1=9인 카이제곱분포를 따른다. 표본분산은 $s^2 = 241.4578$이다. Rex → 연속분포 → 카이제곱분포 → 카이제곱분위수 먼저, 확률에 0.975, 자유도에 9를 입력하고, 낮은쪽 꼬리를 선택한 후, '확인' 버튼을 클릭한다. 다음으로, 확률에 0.025, 자유도에 9를 입력하고, 낮은쪽 꼬리를 선택한 후, '확인' 버튼을 클릭한다. Rex를 실행하면 $\chi^2_{0.975} = 19.0228$, $\chi^2_{0.025} = 2.7004$임을 알 수 있다. 따라서 σ^2에 대한 $100(1-\alpha)\%$ 신뢰구간은 다음과 같다.

$$\frac{9(241.4578)}{19.0228} < \sigma^2 < \frac{9(241.4578)}{2.7004} \Leftrightarrow 114.237 < \sigma^2 < 804.740$$

또한 σ의 $100(1-\alpha)\%$ 신뢰구간은 다음과 같다.

$$10.6882 < \sigma < 28.3679$$

Rex를 이용하면, 모집단 분산의 신뢰구간을 손쉽게 구할 수 있다.

[Rex 분석: '예제6.9.1' Sheet] Rex → 그룹비교 → 분산비교 → 일표본분산검정 [그림 6.9.3]과 같이, Glu0 변수를 종속변수 상자로 이동시킨다. '분석옵션' 탭에서 신뢰구간 출력을 선택하고, 신뢰수준에 0.95를 입력하고 '확인' 버튼을 클릭한다.

그림 6.9.3 [예제 6.9.1] 데이터의 모집단 분산의 신뢰구간 설정 화면

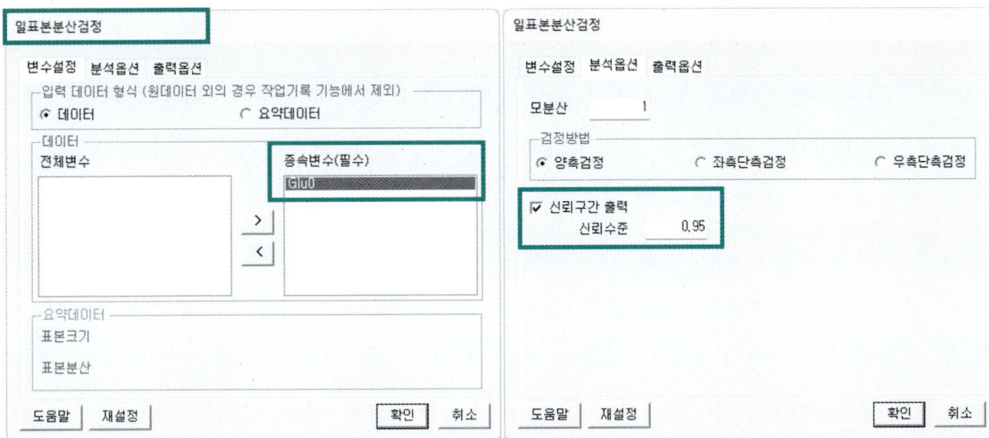

그림 6.9.4 [예제 6.9.1] 데이터의 모집단 분산의 신뢰구간 결과

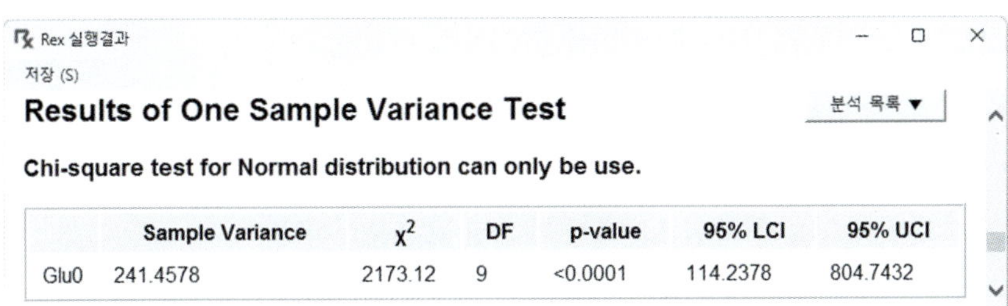

Results of One Sample Variance Test

Chi-square test for Normal distribution can only be use.

	Sample Variance	χ^2	DF	p-value	95% LCI	95% UCI
Glu0	241.4578	2173.12	9	<0.0001	114.2378	804.7432

결과적으로 모분산이 $(114.237, 804.740)$에 포함될 가능성은 95%이다. ■

[주의 사항] σ^2의 신뢰구간을 추정할 때, 몇 가지 사항을 조심해야 한다. 먼저 모집단은 정규분포를 따라야 한다. 모집단이 정규분포를 따르지 않는다면 잘못된 신뢰구간을 얻을 수 있다. 둘째, 모평균의 신뢰구간과 달리 σ의 점추정량은 신뢰구간의 중심에 위치하지 않는다는 사실을 기억해야 한다. 이는 정규분포와는 달리 카이제곱분포는 비대칭이기 때문이다. 이러한 이유 때문에 σ^2의 신뢰구간은 폭이 최소인 신뢰구간이 아니다. Tate와 Klett(1959)

는 이러한 문제점을 해결하기 위한 방안을 제시하였다. 자세한 내용은 이 책의 수준을 벗어나므로 생략한다.

6.10 두 정규분포 모집단의 분산 비의 신뢰구간

일부 통계적 추론 방법은 두 집단의 분산이 같다는 가정하에 이루어지기 때문에, 두 모집단의 분산을 비교해야 할 경우가 있다. 모분산을 비교할 때는 모분산의 비를 이용한다. 예를 들어 두 분산의 값이 동일하면 모분산의 비는 1이다. 대부분의 경우 모분산은 알려져 있지 않기 때문에 표본분산의 비를 이용하여 모분산의 비를 추론한다. 6.4절에서 두 집단의 모분산이 같을 때 모평균의 차에 대한 신뢰구간을 구하기 위하여 t-분포를 사용하였다. 이때 두 모분산이 동일한지 여부는 모분산 비의 신뢰구간을 이용하여 판단할 수 있다. 예를 들어 두 모분산 비의 신뢰구간이 1을 포함하면 두 모분산이 같고, 그렇지 않으면 모분산이 다르다고 결론을 내리면 된다. 이외에도 Hartley(1950)의 F max Test나 Zar(1999)의 분산비 검정(variance ratio test) 등의 검정방법을 이용할 수 있으며, 대부분의 통계소프트웨어는 등분산 가정을 검정하기 위한 함수를 제공한다. 만약 두 모집단이 정규분포를 따르지 않을 경우, 등분산성 추론 절차는 Daniel(1990)을 참고하기 바란다.

신뢰구간을 구하기 위해서는 분포에 대한 가정이 필요하며, 만약 두 모집단이 정규분포를 따른다면 $(s_1^2/\sigma_1^2)/(s_2^2/\sigma_2^2)$의 확률밀도함수를 구할 수 있다. 여기서 s_1^2와 s_2^2는 두 모집단에서 뽑은 크기가 n_1, n_2인 독립표본에서 계산된 표본분산이다.

[F-분포] 두 모집단이 정규분포를 따르면, $(s_1^2/\sigma_1^2)/(s_2^2/\sigma_2^2)$은 분자의 자유도가 $n_1 - 1$ 분모의 자유도가 $n_2 - 1$인 F-분포를 따른다. 이때 분자, 분모의 자유도는 각각 s_1^2의 자유도, s_2^2의 자유도에 의해 결정된다. 분자, 분모의 자유도는 F-분포의 형태를 결정하며, [그림 6.10.1]은 자유도에 따른 F-분포의 확률밀도함수를 보여준다. F-분포에 대한 좀 더 자세한 설명은 제7장에서 다룰 것이다. F-분포의 확률밀도함수와 x-축, x-축의 수직선으로 둘러싸인 영역의 왼쪽 면적이 α가 되게 하는 F-값은, Rex를 실행하여 구할 수 있다.

그림 6.10.1 자유도에 따른 F-분포 형태

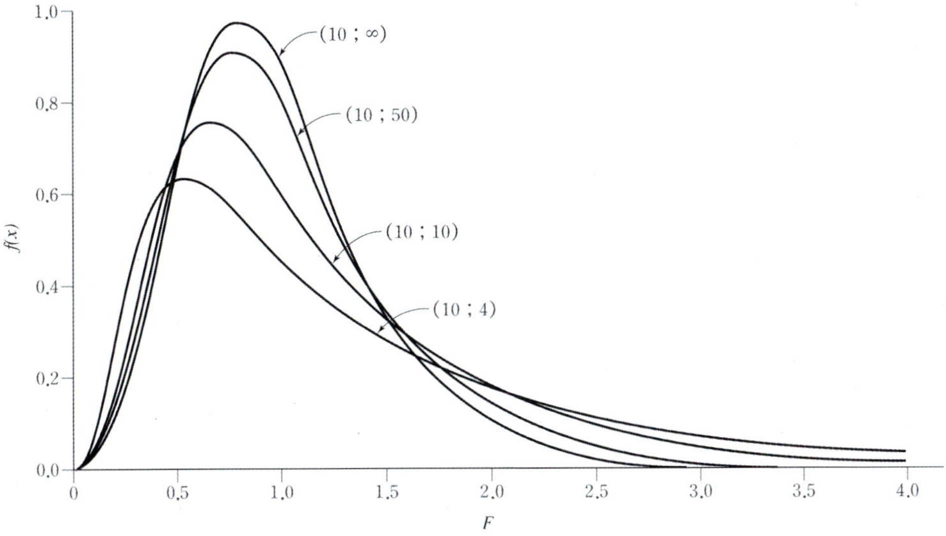

[σ_1^2/σ_2^2에 대한 신뢰구간] σ_1^2/σ_2^2에 대한 $100(1-\alpha)\%$ 신뢰구간은 다음의 식을 이용하여 구할 수 있다.

$$\mathrm{F}_{\mathrm{df}_1,\mathrm{df}_2,\alpha/2} < \frac{s_1^2/\sigma_1^2}{s_2^2/\sigma_2^2} < \mathrm{F}_{\mathrm{df}_1,\mathrm{df}_2,1-(\alpha/2)}$$

여기서 $\mathrm{F}_{\mathrm{df}_1,\mathrm{df}_2,\alpha/2}$와 $\mathrm{F}_{\mathrm{df}_1,\mathrm{df}_2,1-(\alpha/2)}$는 분자, 분모의 자유도가 각각 df_1, df_2인 F-분포의 확률밀도함수, x-축, x-축의 수직선으로 둘러싸인 영역의 좌측 영역의 면적이 각각 $\alpha/2$, $1-\alpha/2$가 되게 하는 F-값을 의미한다. 두 값은 Rex를 실행하면 쉽게 구할 수 있다. $\mathrm{F}_{\mathrm{df}_1,\mathrm{df}_2,1-(\alpha/2)}$는 우측 영역의 면적이 $\alpha/2$가 되게 하는 F-값과 같다. 위 부등식의 가운데 부분은 다음과 같다.

$$\mathrm{F}_{\mathrm{df}_1,\mathrm{df}_2,\alpha/2} < \frac{s_1^2}{s_2^2}\cdot\frac{\sigma_2^2}{\sigma_1^2} < \mathrm{F}_{\mathrm{df}_1,\mathrm{df}_2,1-(\alpha/2)}$$

이때 각 항을 s_1^2/s_2^2로 나누면 다음의 결과를 얻는다.

$$\frac{F_{df_1,df_2,\alpha/2}}{s_1^2/s_2^2} < \frac{\sigma_2^2}{\sigma_1^2} < \frac{F_{df_1,df_2,1-(\alpha/2)}}{s_1^2/s_2^2}$$

각 항의 역수를 구하면 위 부등식은 다음의 부등식과 동치이다.

$$\frac{s_1^2/s_2^2}{F_{df_1,df_2,\alpha/2}} > \frac{\sigma_1^2}{\sigma_2^2} > \frac{s_1^2/s_2^2}{F_{df_1,df_2,1-(\alpha/2)}}$$

따라서 σ_1^2/σ_2^2에 대한 $100(1-\alpha)\%$ 신뢰구간은 다음과 같다.

$$\frac{s_1^2/s_2^2}{F_{df_1,df_2,1-\left(\frac{\alpha}{2}\right)}} < \frac{\sigma_1^2}{\sigma_2^2} < \frac{s_1^2/s_2^2}{F_{df_1,df_2,\alpha/2}} \quad (6.10.1)$$

예제 6.10.1

연구에 참여한 여성 16명의 키의 표준편차는 5.84이고, 4명의 남성 키의 표준편차는 6.3이었다고 한다. 만약 두 모집단이 정규분포를 따른다면, 남성과 여성의 분산의 비에 대한 95% 신뢰구간을 구하라.

풀이 문제의 설명에 따르면 다음과 같이 나타낼 수 있다.

$$n_1 = 16 \quad n_2 = 4$$
$$s_1^2 = (5.84)^2 = 34.11 \quad s_2^2 = (6.3)^2 = 39.69$$

분자의 자유도 df_1=15, 분모의 자유도가 df_2=3이므로, Rex → 연속분포 → F분포 → F분위수 먼저, 확률에 0.025, 분자자유도에 15, 분모자유도에 3을 입력하고, 낮은쪽 꼬리를 선택한 후, '확인' 버튼을 클릭한다. 다음으로, 확률에 0.975, 분자자유도에 15, 분모자유도에 3를 입력하고, 낮은쪽 꼬리를 선택한 후, '확인' 버튼을 클릭한다. Rex를 실행하여 얻은 결과는 다음과 같다.

$$F_{15,3,0.025} = 0.2408 \qquad F_{15,3,0.975} = 14.2527$$

따라서 식 (6.10.1)을 이용하면 σ_1^2/σ_2^2에 대한 95% 신뢰구간을 다음과 같이 구할 수 있다.

$$\frac{34.11/39.69}{14.2527} < \frac{\sigma_1^2}{\sigma_2^2} < \frac{34.11/39.69}{0.2408} \Rightarrow 0.060 < \frac{\sigma_1^2}{\sigma_2^2} < 3.569$$

신뢰구간의 확률적 의미는 앞 절에서 여러 번 설명하였다. 구간 $(0.060, 3.569)$은 1을 포함하므로 두 집단의 모분산은 같을 것으로 기대된다. ▣

[$F_{df_1,df_2,1-(\alpha/2)}$와 $F_{df_2,df_1,\alpha/2}$의 관계] $F_{df_1,df_2,1-(\alpha/2)}$와 $F_{df_2,df_1,\alpha/2}$은 다음의 관계를 만족한다.

$$F_{df_1,df_2,1-(\alpha/2)} = \frac{1}{F_{df_2,df_1,\alpha/2}} \tag{6.10.2}$$

따라서 $F_{df_2,df_1,\alpha/2}$를 알고 있으면, $F_{df_1,df_2,1-(\alpha/2)}$ 또한 쉽게 계산할 수 있다. 예를 들어 Rex → 연속분포 → F분포 → F분위수 확률에 0.975, 분자자유도에 3, 분모자유도에 15를 입력하고, 낮은쪽 꼬리를 선택한 후, '확인' 버튼을 클릭한다. Rex를 실행하면 $F_{3,15,0.975} = 4.1528$임을 알 수 있다.

[주의사항] 두 모집단의 정규성 가정은 σ^2에 대한 신뢰구간을 구할 때 필수적인 가정이다. 만약 두 모집단이 정규분포를 따른다고 가정하기 힘든 경우에는 Levene의 검정 등을 이용할 수 있다.

표 6.10.1 Levene 검정 예제

남자 ($n = 4$)	여자 ($n = 16$)
10.673, 14.103, 25.731, 30.081	26.086, 13.372, 25.195, 15.402, 22.537, 20.860, 22.409, 18.106, 19.779, 17.651, 24.403, 18.474, 15.063, 14.624, 9.136, 40.354

[Rex 분석: '표 6.10.1' Sheet] Rex → 그룹비교 → 분산비교 → 등분산검정 [표 6.10.1]의 데이터를 이용하여 Levene 검정을 수행하고자 한다.

그림 6.10.2 [표 6.10.1] 데이터의 Levene 검정 설정 화면

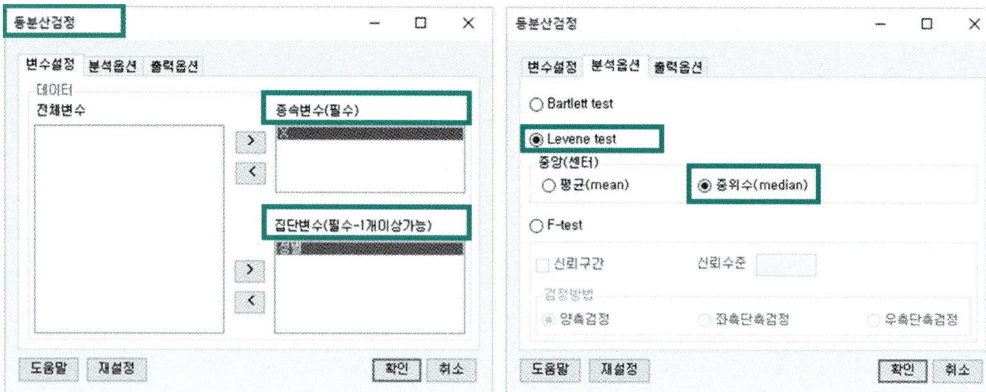

[그림 6.10.2]와 같이, '변수설정' 탭에서 X 변수를 종속변수 상자로 이동시키고, 성별 변수를 집단변수 상자로 이동시킨다. '분석옵션' 탭에서 Levene test를 선택하고, 중앙(센터)을 중위수로 설정하고 '확인' 버튼을 클릭한다. [그림 6.10.3]과 Levene test 검정 결과를 확인할 수 있다.

그림 6.10.3 [표 6.10.1] 데이터의 Levene 검정 결과

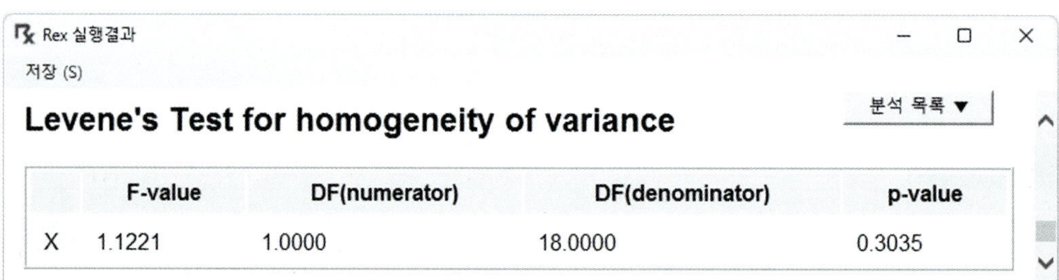

Levene's Test for homogeneity of variance

	F-value	DF(numerator)	DF(denominator)	p-value
X	1.1221	1.0000	18.0000	0.3035

Levene의 검증은 표본평균 대신 표본중위수를 이용하며 모집단의 정규분포가정 이탈에 영향을 적게 받는 통계량이다. 가정한 분포로부터의 이탈에 영향을 적게 받는 통계량을 분포 가정에 로버스트(robust)하다고 한다.

Chapter 6 연습문제

1. 통계적 추론 과정을 설명하라.

2. 통계적 추론에서 추정이 왜 중요한지 그 이유를 설명하라.

3. 점추정에 대하여 설명하라.

4. 불편성에 대하여 설명하라.

5. 다음을 정의하라.

   1) 신뢰도
   2) 신뢰계수
   3) 정밀도
   4) 표준오차
   5) 추정량
   6) 오차범위

6. 신뢰구간을 구하는 일반적인 공식을 설명하라.

7. 추정에서 중심극한정리는 어떻게 활용되는지 설명하라.

8. t-분포에 대하여 설명하라.

9. 모평균의 신뢰구간을 추정하기 위하여 t-분포를 이용하려고 한다. 이때 필요한 가정을 설명하라.

10. 유한 모집단 보정에 대하여 설명하라. 유한 모집단 보정을 할 필요가 없는 경우는 언제인지 설명하라.

11. 두 모평균 차이의 신뢰구간을 추정하기 위하여, t-분포를 이용하려고 한다. 이때 필요한 가정을 설명하라.

12. 15명의 남성의 체중은 다음과 같다고 한다.

75, 65, 60, 74, 75, 70, 68, 71, 83, 68, 65, 67, 73, 72, 65

남성의 체중은 정규분포를 따른다는 가정하에서 모평균의 95% 신뢰구간을 구하라.

13. 150명의 천식환자 중에서 30%가 진드기 알레르기 검사에 양성 반응을 보였다. 모비율의 95% 신뢰구간을 구하라.

14. 공장의 안전성을 조사하기 위하여 80개의 공장을 조사한 결과, 25개의 공장이 '위험' 등급을 받았다고 한다. '위험' 등급에 해당하는 공장의 모비율의 95% 신뢰구간을 구하라.

15. 14번 문제에서 95% 신뢰구간의 길이가 0.05 이하가 되기 위해 필요한 표본의 최소 크기를 추정하라.

16. 500명의 성인을 대상으로 가장 최근에 병원을 방문한 이유를 조사하였다. 210명의 남성 중에서 42명이 건강검진을 목적으로 방문했다고 답하였다. 또한 290명의 여성 중에서 140명이 건강검진을 목적으로 방문했다고 답하였다. 두 모비율의 차에 대한 95% 신뢰구간을 구하라.

17. 다음은 종양의 크기를 조사한 결과이다.

종양의 종류	n	$\bar{x}$	s
A	20	3.75cm	1.90cm
B	15	2.70cm	1.75cm

두 모평균의 차이에 대한 95% 신뢰구간을 구하라.

18. 알레르기 환자 200명 중 180명은 신약을 먹은 후 알레르기 증상이 호전되었다고 한다. 모비율의 90% 신뢰구간을 구하라.

19. 다리에 울혈성궤양이 있는 환자를 60명씩 랜덤으로 뽑아 두 집단에 서로 다른 치료약을 처방하였다. 두 집단의 표본평균과 표본표준편차는 다음과 같다.

치료약	$\bar{x}$	s
A	85	25
B	115	30

두 모평균의 차이에 대한 95% 신뢰구간을 구하라.

20. 초등학교 1학년 학생 10명의 몸무게는 다음과 같다고 한다.

20.5, 24.8, 21.3, 22.7, 18.2, 31.6, 25.4, 21.9, 19.7, 22.2

모집단은 정규분포를 따른다고 알려져 있을 때, 모평균의 95% 신뢰구간을 구하라.

21. 중학교 1학년 학생들을 대상으로 2개의 독립 표본을 뽑아 구강 내 산도(pH)를 측정하였다. A 집단은 충치가 없는 학생들의 집합이고, B 집단은 충치가 많은 학생들의 집합이다. 측정 결과는 다음과 같다.

A: 7.04, 7.12, 7.51, 7.88, 7.25, 7.26, 7.85, 7.14, 7.96, 7.57, 7.92, 7.37, 7.66, 7.62, 7.65

B: 7.16, 7.05, 7.09, 7.31, 7.14, 7.25, 7.32, 7.47, 7.74, 7.10, 7.35, 7.19

등분산을 가정했을 때, 두 모평균의 차에 대한 90% 신뢰구간을 구하라.

22. 불면증을 겪는 12명의 환자에게 약물 A, 그리고 또 다른 불면증 환자 16명에게는 약물 B를 처방하였다. 약물을 처방한 다음 날 수면시간은 다음과 같다.

A: 4.0, 5.2, 4.2, 5.9, 16.8, 3.5, 3.0, 6.4, 6.8, 3.6, 6.9, 5.7

B: 5.0, 11.2, 11.6, 3.5, 5.3, 3.5, 6.2, 6.6, 7.1, 6.4, 4.5, 5.1, 3.2, 4.7, 4.5, 3.0

등분산을 가정했을 때, 두 모평균의 차에 대한 95% 신뢰구간을 구하라.

23. 신뢰구간을 구할 때 일반적으로 높은 신뢰계수를 선호한다. 만약 신뢰계수를 100%로 설정하면 신뢰구간의 폭은 어떻게 될지 설명하라.

CHAPTER 7

통계적 가설검정

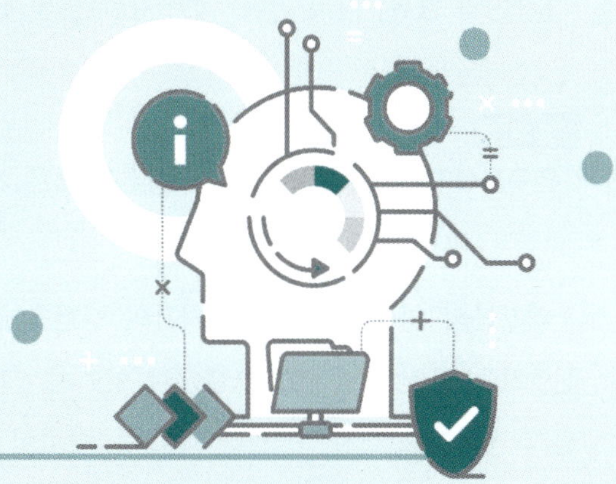

제6장에서는 통계적 추론의 첫 번째 주제인 추정에 대하여 설명하였고, 이번 장에서는 통계적 추론의 두 번째 주제인 가설검정에 대하여 설명할 것이다. 가설검정은 매우 중요한 주제로서 보건학 연구로부터 얻은 데이터를 활용하여 관심가설이 적절한지 의사결정을 하는 과정을 의미한다. 이 장에서는 가설검정에 필요한 통계적 원리를 설명하고, 모평균 및 모분산과 관련된 가설검정 과정에 대하여 설명할 것이다. 가설검정은 모집단으로부터 뽑은 표본을 분석하여 모집단의 특성에 대한 가설을 선택하는 과정으로서, 그 원리는 추정과 유사하다. 가설은 신뢰구간을 이용하여 검정할 수도 있고, 유의확률을 이용하여 검정할 수도 있음을 기억하자.

7.1 가설검정

정의

가설이란 모집단의 특성에 대한 구체적인 설명이다.

가설은 모집단의 특정 모수에 대한 설명인 경우가 대부분이다. 예를 들어 환자들의 평균 입원 기간은 5일이라고 가정할 수 있고, 어떤 교육 프로그램이 간호사와 환자 사이의 의사소통에 도움을 준다고 가정할 수 있다. 또한 새로 만든 약의 완치율은 90퍼센트라고 가정할 수 있다. 이처럼 가설은 모집단의 모수에 대한 구체적인 설명이며, 가설검정을 통하여 어떠한 가설이 타당한지 결정할 수 있다.

[가설의 종류] 연구자들은 연구가설과 통계가설이라는 두 가지 가설에 관심이 있다.

정의

연구가설이란 연구의 동기가 되는 추측 혹은 가정을 의미한다.

대부분의 연구가설은 오랜 기간의 경험을 통하여 얻어진다. 예를 들어 간호사는 환자들이 선호하는 보건 교육 프로그램은 무엇인지, 그리고 의사는 어떠한 치료법이 가장 효과가 좋은지 경험적으로 알 수 있다. 연구는 이처럼 오랜 기간 동안 관찰하여 얻은 연구가설을 과학적으로 검정하기 위하여 시작된다.

연구가설을 과학적으로 검정하기 위해서는 먼저 데이터를 이용하여 검정이 가능한 통계가설을 수립해야 한다. 또한 통계가설은 의미가 명확해야 데이터를 이용하여 검증 가능함을 기억하자.

정의

통계가설은 수집한 데이터를 통계적 방법을 이용하여 검증할 수 있는 가설을 의미한다.

이 책의 모든 예제와 연습문제에서는 연구가설은 따로 언급하지 않고, 통계가설을 중점적으로 설명할 것이다.

[가설검정 단계] 가설검정은 논리적인 순서를 고려하여 다음과 같이 10단계로 나눌 수 있다.

① **데이터** 가설의 검정 방법은 데이터의 특성에 따라 차이가 있으며, 데이터의 수집 방식 등에 따라 효율적인 분석 전략이 바뀔 수가 있다. 예를 들어 데이터가 범주형 변수인지 연속형 변수인지에 따라 분석 방법이 다르다. 따라서 데이터가 어떠한 과정을 통하여 수집되었는지, 각 변수들은 어떠한 의미를 갖고 있는지 잘 알고 있어야 정확한 분석을 수행할 수 있음을 기억하자.

② **가정** 제6장의 내용을 잘 이해했다면, 모집단의 분포 가정에 따라 신뢰구간을 구하는 방법에 차이가 있음을 이해하고 있을 것이다. 신뢰구간을 구하는 것과 마찬가지로 가설검정의 순서와 방법 또한 모집단의 분포에 따라 다르다. 따라서 정규성, 등분산성 및 독립성 등과 같이 가설검정을 수행하는 데 필요한 가정이 만족되는지 확인해야 한다.

③ **가설** 통계가설은 서로 정반대의 의미를 갖고 있는 영가설(null hypothesis)과 대립가설(alternative hypothesis)로 구분되며, 가설검정은 두 가설 중에서 하나를 선택하는 과정이다. 먼저 영가설은 H_0로 표시하며, 보편적으로 모집단에서 만족될 것으로 생각되는 성질에 대한 진술이다. 일반적으로 영가설은 '~는 차이가 없다' 혹은 '~와 같다'의 형태로 표현된다. 가설검정을 수행하면 영가설을 기각하지 못하거나, 기각할 수 있다. 또한 영가설을 기각하면 대립가설을 선택한다. 대립가설은 H_A로 표시하며, 많은 경우 과학적으로 의미가 있는 가설이다. 이 때문에 대립가설은 종종 연구가설이라고 불리기도 한다.

[영가설 및 대립가설의 특성] 대부분의 영가설은 '같다', '크거나 같다', 혹은 '작거나 같다'의 형태로 표현된다. 예를 들면 어느 모집단의 평균이 50인지 아닌지 궁금한 경우, 영가설과 대립가설은 각각 다음과 같다.

$$H_0 : \mu = 50 \quad \text{vs} \quad H_A : \mu \neq 50$$

만약 모평균이 50보다 크다고 할 수 있는지 궁금하다면, 영가설과 대립가설은 다음과 같다.

$$H_0: \mu \leq 50 \quad \text{vs} \quad H_A: \mu > 50$$

모평균이 50보다 작다고 할 수 있는지 궁금하다면, 영가설과 대립가설은 다음과 같다.

$$H_0: \mu \geq 50 \quad \text{vs} \quad H_A: \mu < 50$$

요약하면 영가설과 대립가설은 다음의 기본 원칙을 만족해야 한다.

① 가설검정의 결과로 얻고 싶은 가설을 대립가설로 정한다.

② 영가설은 =, ≤, 또는 ≥의 형태로 표현된다.

③ 영가설은 보편적으로 알려져 있는 사실이다.

④ 영가설과 대립가설은 상호보완적이다.

[주의사항] 가설검정은 어떠한 가설이 사실인지 '증명'하는 과정이 아니라 수집된 데이터를 활용하여 어떠한 가설이 적절한지 선택하는 과정이다. 따라서 영가설을 기각한 경우에는 '대립가설이 옳다'고 말하는 것이 아니라 '대립가설이 아마도 옳을 것이다'라고 표현해야 한다. 마찬가지로 영가설을 채택한 경우에는 영가설이 옳다고 증명한 것이 아니라, 영가설을 기각할 수 있는 증거가 없는 것임을 유념하자.

④ **검정통계량** 검정통계량(test statistic)은 표본으로부터 계산한 값으로서, 가설검정에 사용되는 통계량을 의미한다. 또한 검정통계량은 표본에 따라 서로 다른 값을 가질 수 있으므로 검정통계량에 대한 적절한 분포를 가정해야 한다. 검정통계량의 값에 따라 영가설, 대립가설 중에서 적절한 가설을 선택하게 되는데 표본의 크기에 따라 선택한 가설이 달라질 수 있음을 주의해야 한다. 예를 들어 대립가설이 맞는 경우에도 표본의 크기가 충분히 크지 않으면 영가설을 기각하기 힘들다.

검정통계량은 가설검정에서 최종 결론을 내릴 때 사용되는 통계량으로서, 값에 따라 영가설을 기각할지 아니면 채택할지 결정된다. 또한 검정통계량은 영가설에서 가정한 값의 함수로 표현된다. 예를 들어 모평균에 대한 가설 검정의 경우 μ_0가 영가설에서 가정한 모평균이라고 하면, 검정통계량은 다음과 같다.

$$z = \frac{(\bar{x} - \mu_0)}{\frac{\sigma}{\sqrt{n}}} \tag{7.1.1}$$

식 (7.1.1)은 표준화에 사용되었던 다음의 통계량과 유사하다.

$$z = \frac{\bar{x} - \mu}{\sigma / \sqrt{n}} \tag{7.1.2}$$

[검정통계량의 일반적인 공식] 이 책에서 고려할 통계량의 대부분은 다음의 형태를 갖는다.

$$\text{검정통계량} = \frac{(\text{관련된 통계량} - \text{영가설에서 가정한 모수})}{\text{관련된 통계량의 표준오차}}$$

식 (7.1.1)에서 $\bar{x}$는 관련된 통계량, μ_0는 영가설에서 가정한 모수, $\sigma/\sqrt{n}$은 관련된 통계량 $\bar{x}$의 표준오차이다.

⑤ **검정통계량의 분포** 검정통계량의 확률분포를 이용하여, 영가설과 대립가설 중 적절한 가설을 확률적으로 추론할 수 있다. 예를 들어 영가설, $H_0 : \mu = \mu_0$이 사실이면 다음의 검정통계량은 표준정규분포를 따른다.

$$z = \frac{\bar{x} - \mu_0}{\sigma / \sqrt{n}}$$

따라서 표준정규분포를 이용한 확률적 추론이 가능하다.

⑥ **결정규칙** 검정통계량 분포함수의 가로축의 점은 검정통계량이 가질 수 있는 모든 가능한 값으로서, 이들은 기각역(rejection region)에 포함되는 값과 비기각역(nonrejection region)에 포함되는 값으로 구분할 수 있다. 기각역은 영가설이 사실일 때 관측하기 어려운 검정통계량 값들의 집합이며, 비기각역은 관측하기 쉬운 점들의 집합이다. 만약 표본을 이용하여 계산한 검정통계량의 관측값이 기각역에 포함되면 영가설을 기각하고 비기각역에 포함되면 영가설을 기각하지 않는다.

[유의수준] 기각역과 비기각역은 일반적으로 α로 표시되는 유의수준에 의하여 결정된다. 가설검정은 유의성 검정이라고 불리기도 하는데, 이는 유의수준에 따라 기각역이 바뀌기 때문이다. 만약 검정통계량이 기각역에 포함되면 '유의(significant)하다'라고 표현하며, 유의수준 α는 검정통계량의 확률밀도함수와 기각역의 x-축으로 둘러싸인 영역의 면적과 같다.

정의

유의수준 α는 영가설이 참일 때 영가설을 기각할 확률을 의미한다.

영가설이 참일 때 영가설을 기각하는 것은 잘못된 결정이며, 이러한 오류를 범할 확률은 작아야 한다. 또한 유의수준 α는 영가설이 참일 때 영가설을 기각할 확률을 의미하므로, α로 작은 값을 이용하는 경향이 있다. 보편적으로 사용되는 α는 0.01, 0.05, 0.1이다.

[오류의 종류] 영가설이 참일 때 영가설을 기각하는 오류를 1종 오류(type I error)라고 한다. 2종 오류(type II error)는 대립가설이 참임에도 불구하고, 영가설을 기각하지 못하여 발생하는 오류를 의미하며, 2종 오류가 일어날 확률은 일반적으로 β로 표기한다. β는 α보다 크거나 같다.

가설검정을 수행하여 영가설을 기각한 경우, 영가설이 사실일 수도 있고 아닐 수도 있다. 따라서 영가설을 기각하는 경우에는 1종 오류가 일어날 가능성이 존재한다고 볼 수 있다. 반대로 영가설을 채택할 때에는 2종 오류를 범할 가능성이 존재한다. 다행히 α로 작은 값을 이용하면, 영가설을 기각했을 때 1종 오류가 일어났을 가능성을 α 이하로 통제할 수 있다. 따라서 가설검정을 수행할 때 α의 값을 조정하여 1종 오류를 통제하는 것은 가능하다. 그러나 영가설의 기각 여부와 상관없이 영가설이 실제로 참인지 거짓인지 알려져 있지 않기 때문에 오류가 일어났는지 여부는 알 수 없음을 기억하자.

[그림 7.1.1]은 두 가지 오류를 가설검정의 결과 및 실제 현실에서 영가설의 사실 여부의 관계를 이용하여 설명한 도표이다. [그림 7.1.1]과 같이 오분류, 정분류된 경우의 수 혹은 관계를 보여주는 행렬을 혼동행렬(confusion matrix)이라고 한다.

그림 7.1.1 1종 오류와 2종 오류

		영가설의 사실 여부	
		사실	거짓
가설검정	H_0 기각에 실패	옳은 결정	2종 오류
	H_0 기각	1종 오류	옳은 결정

⑦ **검정통계량의 계산** 표본을 이용하여 검정통계량을 계산하고, 검정통계량이 유의수준을 이용하여 사전에 계산한 기각역에 포함되는지 아니면 비기각역에 포함되는지 판단한다.

⑧ **통계적 결정** 통계적 결정은 영가설을 기각할지 아니면 기각하지 않을 것인지 결정하는 과정을 의미한다. 표본으로부터 계산한 검정통계량이 기각역에 포함되면 영가설을 기각하고 비기각역에 포함된다면 영가설을 기각하지 않는다.

⑨ **결론** 만약 영가설을 기각하면 영가설을 기각할 만한 충분한 증거가 있다고 해석하고, 대립가설을 선택하면 된다. 반면 영가설을 기각하지 못하면 영가설이 사실일 가능성이 높다고 결론을 내리고 영가설을 선택하면 된다.

⑩ ***p*-값 (유의확률)** *p*-값(*p*-value)은 유의확률(significance probability)을 일컫는 말이다. 유의확률은 영가설이 사실일 때 표본이 영가설에 얼마나 부합하는지 보여주는 값으로, 유의확률이 작을수록, 표본이 영가설에 잘 부합하지 않음을 의미한다. 따라서 유의확률이 작으면, 영가설을 기각할 만한 증거가 있다고 볼 수 있다.

정의

p-값은 영가설이 사실이라는 가정하에서 계산되는 값으로, 검정통계량이 관측된 검정통계량보다 더 강한 영가설을 기각할 증거를 보여줄 확률을 의미한다. 따라서 *p*-값이 유의수준보다 작아야 영가설을 기각할 수 있다.

영가설을 기각하지 못하는 경우에는 2종 오류가 일어날 가능성이 있다. 또한 가설검정의 과정은 2종 오류를 통제하지 못하기 때문에 2종 오류가 일어날 가능성이 클 수 있다. 예를 들어 2종 오류가 일어날 가능성이 0.5보다 클 수 있다. 따라서 영가설을 기각하지 못하는 경우 '영가설이 옳다' 혹은 '영가설이 옳다고 보기에 충분한 증거가 있다'라고 말하는 것은 적절하지 못한 표현임을 기억하기 바란다.

[그림 7.1.2]는 가설 검정의 순서를 보여주는 흐름도이다.

그림 7.1.2 가설검정의 순서

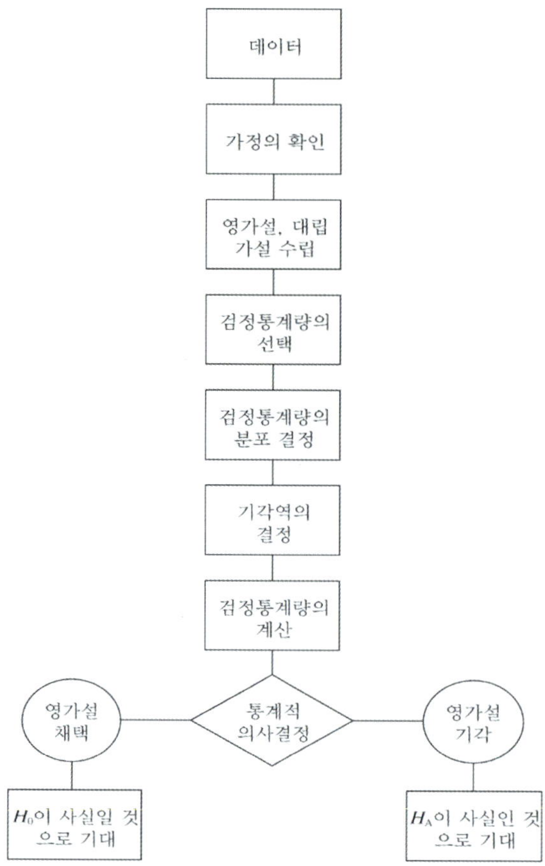

[가설검정의 목적] 가설검정은 의사 결정을 돕기 위하여 수행하며, 보통 가설검정의 결과를 이용하여 행정적인 혹은 임상적인 의사 결정을 하게 된다. 만약 수집한 데이터로부터 계산한 검정통계량이 기각역에 포함되면, 대립가설에 적절한 임상적 결정을 하면 된다. 마찬가지로 영가설을 기각하지 못하면 영가설에 부합하는 결정을 내리면 된다. 또한 표본의 크기가 작아 2종 오류가 클 것으로 기대되는 경우에는 더 많은 데이터를 수집하여 통계적 결정을 해야 한다고 결정을 내릴 수도 있다.

제7장에서 다루는 모든 가설검정은 모집단이 정규분포를 따르거나, 표본이 충분히 커 중심극한정리를 이용하여 정규분포를 가정할 수 있는 경우에 적용할 수 있다. 그러나 실제 상황에서는 표본의 크기가 작거나 혹은 모집단의 분포함수가 정규분포에서 심각하게 벗어난

경우(예를 들어 분포함수가 비대칭인 경우 등)가 종종 있다. 이러한 경우에는 정규분포를 가정하는 검정통계량을 이용하면 안 되며, 분포 가정이 필요 없는 비모수 방법을 사용해야 한다. 비모수 방법은 제12장에서 자세하게 소개할 것이다. 만약 데이터가 정규분포를 따르는지 확인하고 싶다면, Shapiro-Wilk 혹은 Anderson-Darling 등의 통계량을 이용하면 된다. Shapiro-Wilk와 같이 모집단의 정규성을 검정하는 통계량은 통계소프트웨어를 이용하여 쉽게 계산할 수 있으므로, 정규분포를 따르는지 판단이 어려운 경우에는 이러한 통계량을 활용하면 된다.

두 모집단의 모평균을 비교하는 경우에는 정규성 외에 두 모집단의 등분산성 또한 확인해야 한다. 등분산성을 검정하는 과정은 7.8절에서 소개할 것이다. 또 구간추정과 가설검정은 표본의 크기에 따라 결과가 달라질 수 있다. 예를 들어 표본의 크기가 작았을 때는 영가설을 기각하지 못했으나, 더 큰 표본을 얻어 가설검정을 수행한 경우에 영가설을 기각할 수 있다. 표본의 크기가 작은 경우에는 2종 오류가 클 가능성이 높기 때문에 작은 표본을 이용해서 검정할 때에는 해석에 특별히 신경을 써야 한다.

마지막으로 가설검정은 행정적 혹은 임상적 의사 결정에 활용할 수 있는 하나의 자료일 뿐 그 이상의 의미를 갖고 있지 않음을 유념해야 한다. 가설검정의 결과, 오류가 일어날 가능성이 항상 존재하고, 동시에 경제적 비용 등 다른 여러 상황을 고려해야 하기 때문에 가설검정 결과에 지나치게 의존하면 잘못된 의사결정을 할 수 있다. 따라서 실험의 책임자는 확보 가능한 모든 다른 정보를 고려해서 판단해야 한다. 앞으로 설명할 다양한 종류의 가설검정 방법을 이해하기에 앞서 이러한 기본적인 배경은 반드시 숙지하고 있기를 바란다.

7.2 모집단 평균의 가설검정

이번 절에서는 다음의 세 가지 조건에서 모평균의 가설을 검정하는 방법에 대하여 살펴보고자 한다.

i. 모집단이 모분산이 알려져 있는 정규분포를 따르는 경우
ii. 모집단이 정규분포를 따르나 모분산을 모르는 경우
iii. 모집단이 정규분포를 따르지 않는 경우

ⅰ과 ⅱ는 모집단의 정규성을 가정하였으나 정규분포에서 상당히 벗어나지 않았을 경우에 이용할 수 있다. 정규분포를 따르며 모분산을 알고 있는 모집단에서 표본을 뽑았을 때, H_0: $\mu = \mu_0$를 검정하기 위한 검정통계량은 다음과 같다.

$$z = \frac{\bar{x} - \mu_0}{\frac{\sigma}{\sqrt{n}}} \tag{7.2.1}$$

식 (7.2.1)은 H_0가 사실일 때 표준정규분포를 따른다. [예제 7.2.1]과 [예제 7.2.2]는 이러한 조건하에서 가설검정의 방법을 예를 들어 설명한다.

i. 모집단이 모분산이 알려져 있는 정규분포를 따르는 경우

제6장에서 언급한 것처럼 모집단의 분산이 알려져 있는 경우는 많지 않다. 그러나 다음의 예시를 통하여 그 과정을 설명하고자 한다.

예제 7.2.1

모집단의 평균 연령이 30세가 아닌지 확인하고자 한다. 가설검정의 10단계를 설명하라.

풀이 가설검정을 통하여 모평균이 30이라는 영가설을 기각할 수 있다면 모평균이 30과 다르다고 결론을 내릴 수 있다. 앞 절에서 설명한 가설검정의 10단계를 이용하면 다음과 같다.

① **데이터** 연구자가 가설검정을 수행하기 위하여 모집단으로부터 크기가 10인 표본을 추출하여, $\bar{x} = 27$을 얻었다.

② **가정** 모집단은 정규분포를 따르고, 모분산은 $\sigma^2 = 20$이라고 가정하자.

③ **가설** 영가설은 '모평균은 30이다'이고 대립가설은 '모평균은 30이 아니다'이다. 연구자가 바라는 결론을 대립가설로 정하기 때문에 영가설을 기각해야 원하는 결론을 얻게 됨을 주목하자. 또한 유의수준을 작게 함으로써, 영가설이 사실일 때 영가설을 기각할 가능성을 작게 만들어준다. 따라서 대립가설을 선택하는 경우, 가설검정의 결론은 신뢰할 만하다고 볼 수 있다. 영가설과 대립가설은 다음과 같다.

$$H_0 : \mu = 30 \quad \text{vs} \quad H_A : \mu \neq 30$$

④ **검정통계량** 모평균에 대한 가설을 검정하는 경우, 모집단이 정규분포를 따르고 모분산이 알려져 있으므로 식 (7.2.1)을 검정통계량으로 이용한다.

⑤ **검정통계량의 분포** 영가설이 참일 때 검정통계량은 표준정규분포를 따른다는 것을 알고 있다. 따라서 표본에 따라 검정통계량은 다양한 값을 가질 수 있다. 그러나 실제 연구에서는 모집단으로부터 하나의 표본을 뽑기 때문에 검정통계량이 가질 수 있는 값 중에서 하나만 관측하게 된다.

⑥ **결정규칙** 계산한 검정통계량이 기각역에 포함되면 영가설을 기각하고, 비기각역에 포함되면 영가설을 채택한다. 따라서 검정통계량을 계산하기 전에 기각역과 비기각역을 미리 정의해야 한다. 먼저 검정통계량이 어떠한 값을 가질 때 영가설을 기각하는지 생각해보자. 영가설이 사실이 아니라면 이는 모평균이 30보다 크거나 30보다 작음을 의미한다. 따라서 검정통계량이 어떠한 실수 t_1보다 크거나 t_2보다 작은 값을 가질 때 영가설을 기각할 수 있다. 그렇다면 검정통계량은 얼마나 크고, 얼마나 작아야 하는가? 이에 대한 답변은 허용하는 1종 오류의 수준을 의미하는 유의수준에 따라 달라진다. 예를 들어 유의수준 α가 0.05라고 가정하자. 그렇다면 기각역은 t_1보다 크거나 t_2보다 작은 값들로 이루어져 있으므로, t_1 및 t_2는 $\alpha/2$=0.025에 의하여 결정됨을 쉽게 알 수 있다.

[검정통계량의 유의수준] 기각역을 결정하는 실수 t_1은 영가설이 사실일 때 검정통계량이 t_1보다 더 큰 값을 가질 확률이 $\alpha/2$=0.025가 되게 하는 값이다. 따라서 영가설이 참일 때 검정통계량은 표준정규분포를 따르므로 $P(Z > t_1)$ =0.025를 만족하는 t_1를 구하면 된다. 표준정규분포 함수에서 t_1의 오른쪽 면적이 0.025이므로 왼쪽 면적이 0.975가 되게 하는 t_1을 찾으면 되고, Rex → 연속분포 → 정규분포 → 정규분위수 확률에 0.975, 평균에 0, 표준편차에 1을 입력하고, 낮은쪽 꼬리를 선택한 후, '확인' 버튼을 클릭한다. Rex를 실행하면 t_1은 1.959964으로, 약 1.960임을 알 수 있다. 마찬가지로 t_2는 −1.960임을 쉽게 알 수 있다. 따라서 기각역은 1.960 이상 혹은 −1.960 이하인 모든 실수이다. [그림 7.2.1]은 기각역과 비기각역의 관계를 보여준다. t_1, t_2와 같이 기각역과 비기각역을 구분하는 값을 검정통계량의 임계값(critical value)이라고 하며, 기각역을 임계역(critical region)이라고 부르기도 한다.

정리하면 결정규칙은 표본으로부터 계산한 검정통계량이 1.96보다 크거나 −1.96 미만이면 영가설을 기각하고, 그렇지 않으면 영가설을 기각하지 못하는 것이다. 특별히 α와 결정규칙을 가설검정을 수행하기 전에 정해야 검정통계량 값에 따라 가설검정 결과를 뒤바꾸는 실수를 사전에 예방할 수 있음을 기억하자.

⑦ **검정통계량의 계산** 식 (7.2.1)에 의하여 검정통계량은 다음과 같다.

$$z = \frac{27 - 30}{\sqrt{20/10}} = \frac{-3}{1.4142} = -2.121$$

⑧ **통계적 결정** 결정규칙에 의하여 −2.121는 −1.960보다 작으므로 영가설을 기각할 수 있다. 이처럼 영가설을 기각하면 유의수준 0.05에서 검정통계량은 유의하다고 표현한다.

그림 7.2.1 [예제 7.2.1]에 대한 기각역과 비기각역

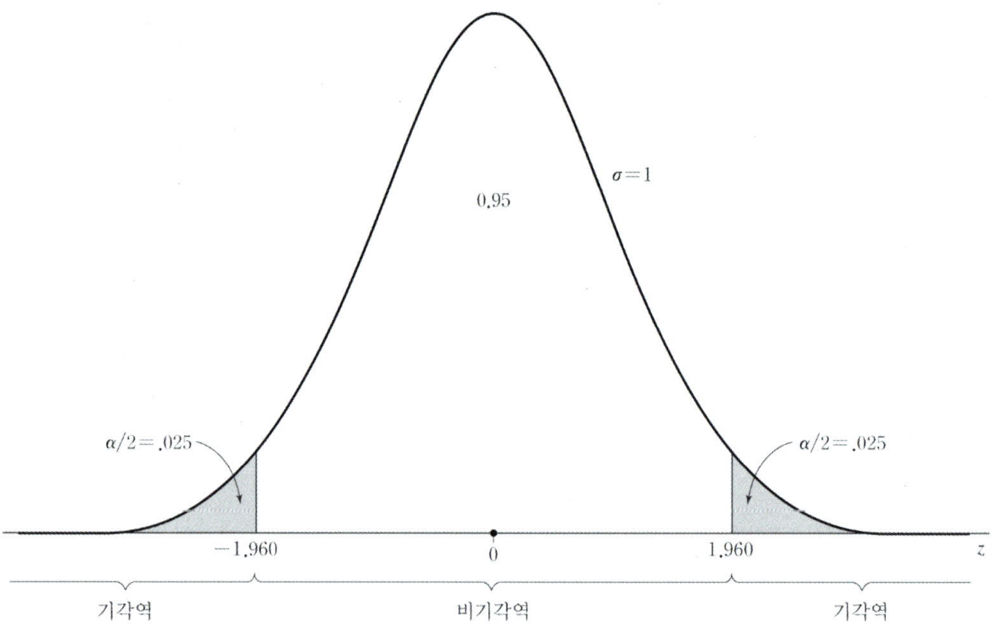

⑨ **결론** 모평균은 30과 같지 않다고 결론 내릴 수 있고, 따라서 이에 부합하는 임상적 의사결정을 하면 된다.

⑩ ***p*-값** 많은 연구 논문은 관찰된 검정통계량의 유의성을 판단하는 것보다 *p*-값을 이용하여 가설검정 결과를 정리하는 것을 더 선호한다. 예를 들어 *p*-값이 0.0340이라는 것은 영가설이 사실일 때 검정통계량이 2.121 혹은 −2.121만큼 극단적인 값을 가질 가능성이 0.0340임을 의미한다. 영가설이 사실이면 검정통계량은 표준정규분포를 따르므로, *p*-값은 표준정규분포가 검정통계량의 관측값인 2.121보다 크거나 −2.121보다 작을 확률을 구하면 된다. Rex → 연속분포 → 정규분포 → 정규확률 변수값에 2.121, 평균에 0, 표준편차에 1을 입력하고, 높은쪽 꼬리를 선택한 후, '확인' 버튼을 클릭한다. 또는 변수값에 -2.121, 평균에 0, 표준편차에 1을 입력하고, 낮은쪽 꼬리를 선택한 후, '확인' 버튼을 클릭한다. Rex를 실행하면 각각의 확률은 0.0169임을 알 수 있고, 따라서 유의확률

은 $0.0169 \times 2 = 0.0339$이다. ▣

p-값은 영가설을 기각할 수 있는 α의 최솟값이다. [예제 7.2.1]의 경우 p-값이 0.0339이므로 유의수준으로 0.0339보다 큰 값을 이용하면 영가설을 기각하고, 0.0339보다 작은 값을 이용하면 영가설을 기각하지 못한다. 일반적으로 p-값을 이용한 가설검정은 다음과 같다. p-값이 α보다 작거나 같으면 영가설을 기각하고, α보다 크면 영가설을 기각하지 못한다. 가설검정에 활용된 p-값은 영가설이 참일 때 검정통계량이 얼마나 잘 관찰될 수 있는 값인지를 의미한다. 따라서 가설검정을 수행한 뒤에 p-값을 계산하여 보여주는 것이 유의수준 α에서 영가설을 기각했는지 여부를 보고하는 것보다 훨씬 더 많은 정보를 전달함을 기억하자.

[신뢰구간을 이용한 가설검정] 앞에서 신뢰구간을 이용하여 가설검정을 수행할 수 있다고 간단히 언급하였다. [예제 7.2.1]에서 $H_0 : \mu = 30$ vs $H_A : \mu \neq 30$을 검정한 결과에 따르면 검정통계량은 유의수준 0.05의 기각역에 포함되어 영가설을 기각하였다. $100(1-\alpha)\%$ 신뢰구간을 이용하여 가설검정을 하는 경우에도 동일한 결론을 얻을 수 있다. 이를 설명하기 위하여 먼저 μ의 95% 신뢰구간을 구해보자. 제6장에서 설명한 내용을 이용하면 쉽게 $100(1-\alpha)\%$ 신뢰구간을 구할 수 있다. μ의 95% 신뢰구간은 다음과 같다.

$$27 \pm 1.96\sqrt{20/10} = 27 \pm 1.960(1.4142) \implies (24.228, 29.772)$$

신뢰구간은 30을 포함하지 않으므로, μ가 30이라는 영가설을 95%의 확률로 기각할 수 있다. 이는 가설검정의 결과와 같음을 상기하라. 즉, 영가설 및 대립가설이 $H_0 : \mu = \mu_0$ vs $H_A : \mu \neq \mu_0$의 형태일 때, μ_0가 μ의 $100(1-\alpha)\%$ 신뢰구간에 포함되면, 유의수준 $\alpha = 0.05$ 수준에서 영가설을 기각할 수 없으며, $100(1-\alpha)\%$ 신뢰구간에 포함되지 않으면 유의수준 $\alpha = 0.05$ 수준에서 영가설을 기각할 수 있다.

[단측 가설검정] [예제 7.2.1]의 영가설, 대립가설과 같이 영가설은 '~와 같다', 대립가설은 '~와 같지 않다'의 형태로 주어지는 경우의 가설검정은 양측검정이라고 한다. 이는 기각역이 어떤 임계값보다 큰 실수, 그리고 다른 임계값보다 작은 실수의 합집합으로 이루어져 있기 때문이다. 경우에 따라 기각역이 어떤 임계값보다 큰 값으로(혹은 작은 값으로) 정의될 수 있다. 이처럼 실수값의 한쪽 끝에 있는 값들로 기각역이 정의되는 경우의 가설검정은

단측검정이라고 한다. 가설검정을 할 때 단측검정이 적절할지 혹은 양측검정이 적절할지는 연구가설의 속성에 의하여 결정된다. 연구가설을 고려하여 검정통계량이 크거나 작을 때 영가설을 기각하는 것이 적절하면 양측검정을 이용하고, 큰 값을 가질 때 (혹은 작은 값을 가질 때) 영가설을 기각하는 것이 적절하면 단측검정을 하면 된다.

예제 7.2.2

[예제 7.2.1]을 다시 고려하자. 만약 '$\mu \neq 30$'이 아닌 '$\mu < 30$'이라고 결론을 내릴 수 있는지 관심이 있다고 가정하자. 가설검정의 10단계를 설명하라.

풀이 단측검정을 할 때 가설검정의 10단계는 다음과 같다.

① **데이터** [예제 7.2.1]과 동일

② **가정** [예제 7.2.1]과 동일

③ **가설** 영가설과 대립가설은 다음과 같다.

$$H_0 : \mu \geq 30 \quad \text{vs} \quad H_A : \mu < 30$$

영가설의 부등호는 영가설이 수많은 가설들로 이루어져 있음을 의미한다. 만약 영가설이 $\mu=30$에서 기각된다면, 이는 $\mu>30$에서도 기각되는 것을 의미하기 때문에 검정은 $\mu=30$을 기준으로 시행된다.

④ **검정통계량** 검정통계량은 다음과 같다.

$$z = \frac{\bar{x} - \mu_0}{\sigma/\sqrt{n}} = \frac{\bar{x} - 30}{\sigma/\sqrt{n}}$$

⑤ **검정통계량의 분포** [예제 7.2.1]과 동일

⑥ **결정규칙** 유의수준은 $\alpha = 0.05$라고 가정하자. 기각역을 정하기 위하여 먼저 기각역의 임계값을 구해야 한다. 또한 두 가설에 의하면 검정통계량이 작을 때 영가설을 기각하고, 클 때 영가설을 채택하는 것이 적절하다. 따라서 값이 작은 꼬리 부분에 해당하는 값들을 기각역으로 정하면 된다. 영가설이 사실일 때 그중에서도 $\mu = 30$일 때 검정통계량은 표준정규분포를 고려하면 된다. 자세한 이유는 이 책의 수준을 벗어나므로 생략한다. 이때 검정통계량은 표준정규분포를 따르므로 임계값을 기준으로 표준정규분포의 왼쪽 부분과 x-축으로 둘러싸인 영역의 면적이 0.05가 되게 하는 임계값은 -1.645이므로, 기각역은 -1.645보다 작거나 같은 실수값이다.

그림 7.2.2 [예제 7.2.2]의 기각역과 비기각역

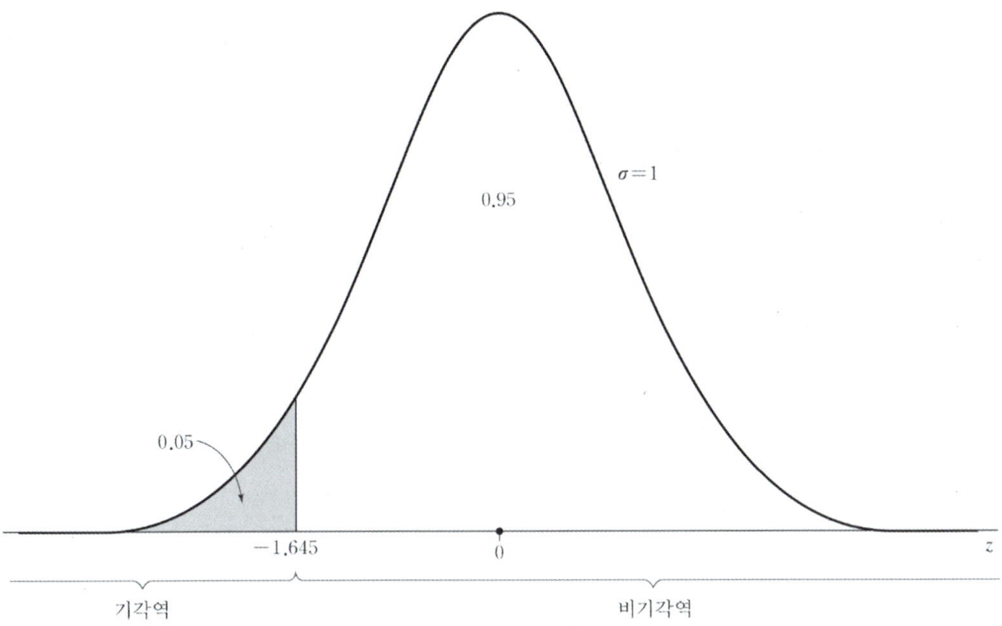

⑦ **검정통계량의 계산** 검정통계량은 다음과 같다.

$$z = \frac{27-30}{\sqrt{20/10}} = -2.121$$

⑧ **통계적 결정** 검정통계량은 −2.121로 임계값 −1.645보다 작으므로 기각역에 포함된다. 따라서 유의수준 0.05에서 영가설을 기각할 수 있다.

⑨ **결론** 모평균이 30보다 작다고 결론을 내릴 수 있다.

⑩ ***p*-값** *p*-값은 표준정규분포가 표본으로부터 계산한 검정통계량 −2.121보다 작을 확률을 구하면 된다. Rex → 연속분포 → 정규분포 → 정규확률 변수값에 -2.121, 평균에 0, 표준편차에 1을 입력하고, 낮은쪽 꼬리를 선택한 후, '확인' 버튼을 클릭한다. Rex를 실행하면, *p*-값은 0.0169임을 알 수 있다. 양측검정의 경우와 마찬가지로 단측신뢰구간을 계산하여 가설검정을 할 수 있다. 그러나 단측신뢰구간은 이 책의 수준을 벗어나므로 생략한다. ■

연구자가 모평균이 30보다 크다고 할 수 있는지에 관심이 있다면, 위의 10단계를 반복하되 기각역을 어떠한 임계값보다 큰 실수들의 집합으로 정하면 된다. 이때 기각역은 1.645보다 크거나 같은 실수값들의 집합이다.

ii. 모집단이 정규분포를 따르나 모분산을 모르는 경우

모평균에 대하여 통계적 추론을 할 때 대부분의 경우 모집단의 모분산이 알려져 있지 않다. 모분산이 알려져 있지 않을 때, $H_0 : \mu = \mu_0$에 대한 검정 통계량은 다음과 같다.

$$t = \frac{\bar{x} - \mu_0}{s/\sqrt{n}} \tag{7.2.2}$$

영가설이 사실이면, 검정통계량 식 (7.2.2)는 자유도가 $n-1$인 t-분포를 따른다. 다음 예제는 모집단이 정규분포를 따르며 모분산은 알려져 있지 않은 경우, 가설검정의 순서를 보여준다.

예제 7.2.3

내측측부인대(medial collateral ligament, MCL)와 전방십자인대 조직(anterior cruciate ligament, ACL)에 관한 연구를 진행하였다. 2000년 12월에서부터 2010년 12월까지 급성 ACL이었거나 등급 3의 MCL이었던 20명의 환자들에 대한 데이터를 수집하였다. 부상에서부터 MRI 촬영까지 걸린 시간은 15일이 아닐 것으로 판단되어 환자들이 첫번째 MRI 촬영까지 걸린 시간을 조사하였다. [표 7.2.1]의 데이터를 이용하여 가설검정을 수행하라.

표 7.2.1 [예제 7.2.3]의 데이터

환자	시간(일)	환자	시간(일)	환자	시간(일)	환자	시간(일)
1	14	6	0	11	28	16	14
2	10	7	10	12	24	17	9
3	18	8	4	13	24	18	20
4	26	9	8	14	2	19	10
5	12	10	21	15	3	20	15

풀이 영가설은 $\mu = 15$이다. 가설검정의 10단계는 다음과 같다.

① **데이터** [표 7.2.1]

② **가정** 20명의 환자가 MRI를 촬영할 때까지 기다린 시간은 근사적으로 정규분포를 따른다고 가정한다.

③ **가설**

$$H_0 : \mu = 15 \ \text{ vs } \ H_A : \mu \neq 15$$

④ **검정통계량** 모분산을 모르는 경우의 검정통계량은 식 (7.2.2)와 같다.

⑤ **검정통계량의 분포** 이 경우 검정통계량은 영가설하에서 자유도가 $n-1=19$인 t-분포를 따른다.

⑥ **결정규칙** 유의수준 α는 0.05이라고 가정하자. 양측검정이므로 기각역의 양쪽 영역의 면적은 각각 $\alpha/2 = 0.025$이어야 한다. [그림 7.2.3]에 의하여 왼쪽의 임계값은 −2.093, 오른쪽의 임계값은 2.093임을 알 수 있다. 또는, Rex → 연속분포 → T분포 → T분위수 확률에 0.025, 자유도에 19을 입력하고, 낮은쪽 꼬리를 선택한 후, '확인' 버튼을 클릭한다. Rex를 실행하면, 임계값이 -2.093임을 확인할 수 있다. 결정규칙은 검정통계량이 −2.093 이하이거나 2.093 이상일 때 영가설을 기각하는 것이다.

그림 7.2.3 [예제 7.2.3]의 기각역과 비기각역

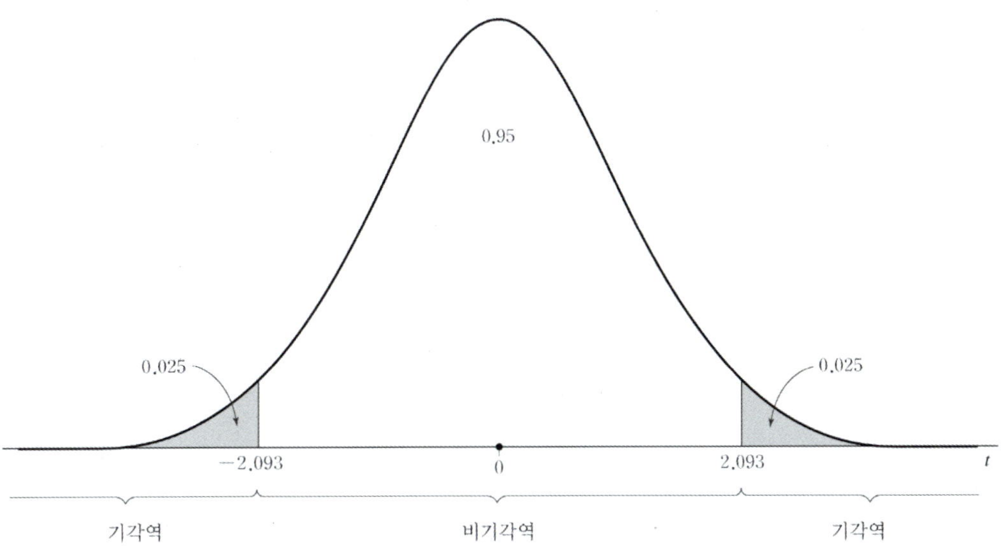

⑦ **검정통계량의 계산** [표 7.2.1]의 표본으로부터 표본평균은 13.6, 표본 표준편차는 8.3123 임을 알 수 있다. 따라서 검정통계량은 다음과 같다.

$$t = \frac{13.6 - 15}{8.3123/\sqrt{20}} = \frac{-1.4}{1.8587} = -0.753$$

⑧ **통계적 결정** 검정통계량이 기각역에 포함되지 않으므로 영가설을 기각할 수 없다.

⑨ **결론** 영가설을 기각하지 못하므로 모평균은 15가 아니라고 이야기할 만한 증거가 없다고 결론을 내리면 된다.

⑩ ***p*-값** [그림 7.2.3]에 의하여 유의수준 α =0.05에서의 기각역은 −2.093 이하이거나 2.093 이상임을 알 수 있다. 또한 검정통계량은 −0.753이므로, *p*-값은 자유도가 19인 t-분포가 −0.753보다 작거나 같고, 0.753보다 크거나 같을 확률을 구하면 된다. 이를 계산하면 *p*-값은 0.4606이고, *p*-값은 유의수준 0.05보다 크기 때문에 영가설을 기각할 수 없음을 알 수 있다.

⑪ [Rex 분석: '표 7.2.1' Sheet] Rex → 그룹비교 → 평균비교 → 1-표본 T검정 [그림 7.2.4]와 같이, '변수설정' 탭에서 시간 변수를 종속변수 상자로 이동시킨다. '분석옵션' 탭에서 모평균에 15를 입력하고, 검정방법은 양측검정을 선택하고, '확인' 버튼을 클릭한다.

그림 7.2.4 [표 7.2.1] 데이터의 가설검정 설정 화면

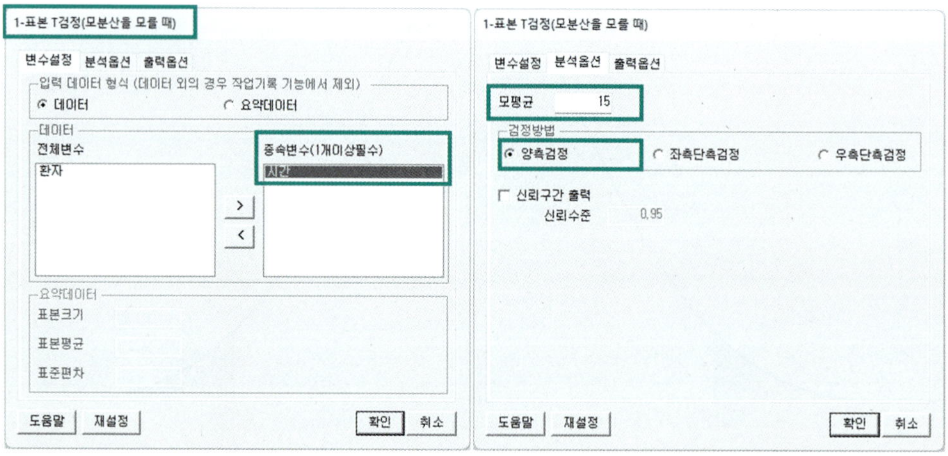

만약 영가설이 $\mu \geq 15$이면 단측검정을 수행하여야 하며, 기각역은 자유도가 19인 t-분포의 왼쪽 꼬리 부분이다. 만약 영가설이 $\mu \leq 15$이면 기각역은 t-분포의 오른쪽 꼬리부분이다.

그림 7.2.5 [표 7.2.1] 데이터의 가설검정 결과

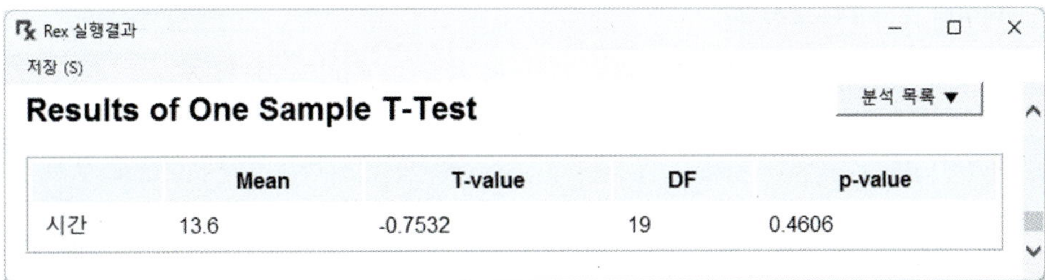
Rex 실행결과

저장 (S)

분석 목록 ▼

Results of One Sample T-Test

	Mean	T-value	DF	p-value
시간	13.6	-0.7532	19	0.4606

■

iii. 모집단이 정규분포를 따르지 않는 경우

정규분포를 따르지 않는 모집단의 모평균에 대한 가설검정을 한다고 가정하자. 이때 표본의 크기가 30보다 크거나 같으면 중심극한정리를 이용하여 가설검정을 할 수 있다. H_0 : $\mu = \mu_0$에 대하여 다음의 검정통계량을 이용한다.

$$z = \frac{\bar{x} - \mu_0}{\frac{\sigma}{\sqrt{n}}}$$

만약 모표준편차를 모른다면, 모표준편차 대신 표본표준편차를 이용하면 되며 이때 검정통계량은 다음과 같다.

$$z = \frac{\bar{x} - \mu_0}{\frac{s}{\sqrt{n}}} \tag{7.2.3}$$

영가설이 사실이고 표본의 크기 n이 30보다 크거나 같으면 식 (7.2.3)은 근사적으로 표준정규분포를 따른다. 모표준편차를 대신하여 표본표준편차를 쓸 수 있는 이유는, 중심극한정리를 이용할 수 있는 경우 표본표준편차는 모표준편차와 거의 차이가 없기 때문이다.

예제 7.2.4

157명 환자들의 혈압평균은 146mmHg, 표본표준편차는 27이라고 한다. 이때 모집단의 평균 혈압이 140mmHg보다 크다고 할 수 있는지에 관심이 있다고 한다. 가설검정을 수행하라.

풀이 영가설은 $\mu \le 140$이다. 가설검정의 10단계는 다음과 같다.

① **데이터** $\bar{x} = 146, s = 27$

② **가정** 157명의 환자는 동일 모집단으로부터의 확률표본이라고 가정하자.

③ **가설** 영가설과 대립가설은 각각 다음과 같다.

$$H_0 : \mu \le 140 \quad \text{vs} \quad H_A : \mu > 140$$

④ **검정통계량** 식 (7.2.3)과 같다.

⑤ **검정통계량의 분포** 중심극한정리에 의하여 영가설이 사실일 때 검정통계량은 표준정규분포를 따른다.

⑥ **결정규칙** 유의수준 α는 0.05라고 가정하자. 이때 [그림 7.2.6]에 의하여 기각역은 1.645보다 크거나 같은 실수들의 집합이다.

그림 7.2.6 [예제 7.2.4]의 기각역과 비기각역

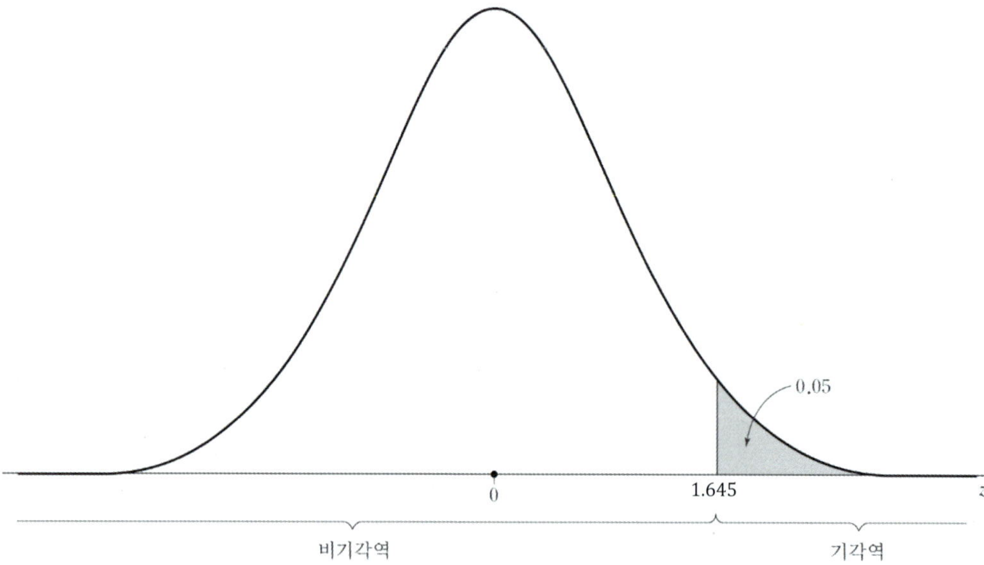

⑦ **검정통계량의 계산** 식 (7.2.3)에 의하여 검정통계량과 같다.

$$z = \frac{146 - 140}{27/\sqrt{157}} = \frac{6}{2.1548} = 2.784$$

⑧ **통계적 결정** 검정통계량은 기각역에 포함되므로 영가설을 기각한다.

⑨ **결론** 모평균은 140보다 크다고 결론을 내릴 수 있다.

⑩ ***p*-값** 검정통계량은 2.784이므로 *p*-값은 표준정규분포가 2.784보다 크거나 같을 확률이다. Rex → 연속분포 → 정규분포 → 정규확률 변수값에 2.784, 평균에 0, 표준편차에 1을 입력하고, 높은쪽 꼬리를 선택한 후, '확인' 버튼을 클릭한다. Rex를 실행하면, *p*-값은 0.0027임을 알 수 있다.

⑪ [Rex 분석] Rex → 그룹비교 → 평균비교 → 1-표본 Z검정 [그림 7.2.7]과 같이, '변수설정' 탭에서 요약데이터를 선택한 후, 활성화된 요약 데이터 세부 항목에 정보를 입력한다. 표본크기에 157, 표본평균에 146, 표준편차에 27를 입력하고, '분석옵션' 탭에서 모평균에 140을 입력하고, 검정방법은 우측단측검정을 선택하고, '확인' 버튼을 클릭한다.

그림 7.2.7 [예제 7.2.4] 데이터의 가설검정 설정 화면

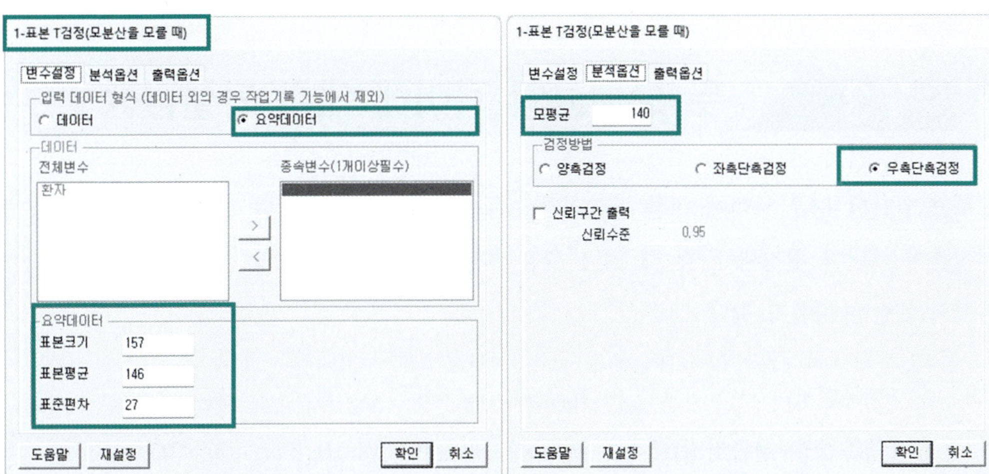

그림 7.2.8 [예제 7.2.4] 데이터의 가설검정 결과

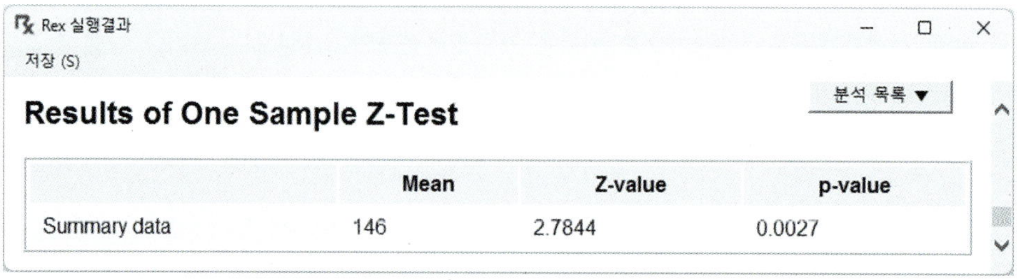

Results of One Sample Z-Test

	Mean	Z-value	p-value
Summary data	146	2.7844	0.0027

■

[다른 조건에서의 가설검정] 모평균에 대한 가설을 검정할 때 표본이 충분히 크고($n \geq 30$) 모분산이 알려져 있다면, 식 (7.2.3)에서 표본표준편차 대신 모표준편차를 이용하는 것을 제외하면 다른 과정은 모두 동일하다. 양측검정과 단측검정 중에서 어떠한 검정을 이용할지는 연구가설에 따라 적절히 선택하면 된다.

7.3 두 모평균의 차이에 대한 가설검정

두 모집단의 평균 차이에 대한 가설검정은 두 모평균이 같지 않다고 결론을 내리는 것이 적절한지 아닌지 결정해야 할 때 많이 활용된다. 두 모평균 차이에 대한 검정에 이용되는 가설의 유형은 다음과 같다.

(양쪽검정) $H_0: m_1 - m_2 = 0$ vs $H_A: m_1 - m_2 \neq 0$

(단측검정: 왼쪽검정) $H_0: m_1 - m_2 \geq 0$ vs $H_A: m_1 - m_2 < 0$

(단측검정: 오른쪽검정) $H_0: m_1 - m_2 \leq 0$ vs $H_A: m_1 - m_2 > 0$

7.2절에서와 마찬가지로 두 모평균 차이에 대한 검정 방법은 다음 세 가지 경우에 따라 달라진다.

i. 모집단이 분산이 알려져 있는 정규분포를 따르는 경우

ii. 모집단이 정규분포를 따르나, 모분산을 모르는 경우

iii. 모집단이 정규분포를 따르지 않는 경우

i. 모집단이 분산이 알려져 있는 정규분포를 따르는 경우

분산이 알려져 있는 정규분포를 따르는 두 모집단으로부터 각각 독립 표본을 추출하였을 때, 두 모평균이 같다는 영가설을 검정하기 위한 검정통계량은 다음과 같다.

$$z = \frac{(\bar{x}_1 - \bar{x}_2) - (\mu_1 - \mu_2)_0}{\sqrt{\frac{{\sigma_1}^2}{n_1} + \frac{{\sigma_2}^2}{n_2}}} \tag{7.3.1}$$

$(\mu_1 - \mu_2)_0$은 영가설이 참이라는 가정 하에서 $(\mu_1 - \mu_2)$을 의미함.

영가설이 사실이면, 식 (7.3.1)의 검정통계량은 표준정규분포를 따른다.

예제 7.3.1

12명의 환자군과 15명의 대조군의 요산수치를 비교하여 환자와 일반인 사이의 요산수치에 차이가 있는지를 비교하고자 한다. 환자군의 모분산과 대조군의 모분산은 1, 1.5라고 알려져 있으며, 환자군의 표본평균은 4.5mg/dL이며, 대조군의 표본평균은 3.4mg/dL이라고 한다. 두 그룹의 모평균이 같은지 가설검정을 수행하라.

풀이 두 모평균이 같다는 것과 두 모평균의 차이가 0이라는 것은 동치이다. 가설검정의 10단계는 다음과 같다.

① **데이터** 예제의 조건을 이용하면 된다.

② **가정** 두 표본은 두 모집단에서 독립적으로 추출되었으며, 환자는 모분산이 1, 정상인은 모분산이 1.5인 정규분포를 따른다고 가정하자.

③ **가설** 영가설과 대립가설은 다음과 같다.

$$H_0 : \mu_1 - \mu_2 = 0 \ \text{ vs } \ H_A : \mu_1 - \mu_2 \neq 0$$

④ **검정통계량** 검정통계량은 식 (7.3.1)과 같다.

⑤ **검정통계량의 분포** 영가설이 사실이면, 검정통계량은 표준정규분포를 따른다.

⑥ **결정규칙** 유의수준 α는 0.05이라고 가정하자. 이때 임계값은 ± 1.960이고, 기각역은 [그림 7.3.1]과 같다.

⑦ **검정통계량의 계산** 검정통계량을 계산하면 다음과 같다.

그림 7.3.1 [예제 7.3.1]의 기각역과 비기각역

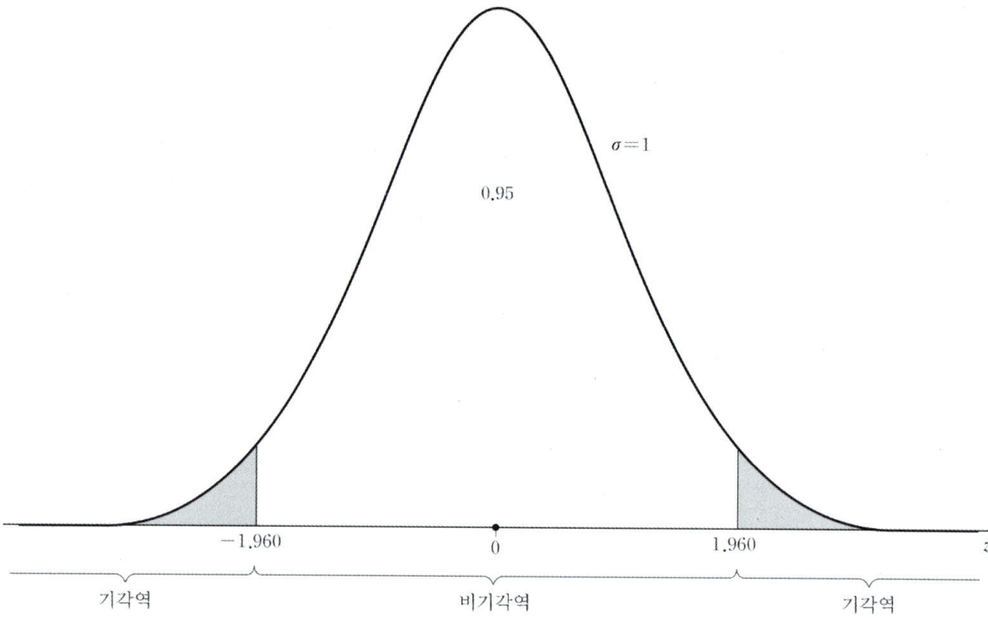

$$z = \frac{(4.5 - 3.4) - 0}{\sqrt{\frac{1}{12} + \frac{1.5}{15}}} = 2.569$$

⑧ **통계적 결정** 검정통계량은 기각역에 포함되므로 영가설을 기각한다.

⑨ **결론** 영가설을 기각하여 두 모평균은 다르다고 결론을 내릴 수 있다.

⑩ ***p*-값** 표준정규분포가 2.569보다 크거나 −2.569보다 작을 확률은 0.0102이므로 *p*-값은 0.0102이다.

⑪ [Rex 분석: '표7.3.1' Sheet] Rex → 그룹비교 → 평균비교 → 2-독립표본 Z검정 [그림 7.3.2]과 같이, '변수설정' 탭에서 요약데이터를 선택한 후, 활성화된 요약 데이터 세부 항목에 정보를 입력한다. 집단1의 표본크기에 12, 표본평균에 4.5, 표준편차에 1을 입력한다. 집단2의 표본크기에 15, 표본평균에 3.4, 표준편차에 1.225를 입력한다. '분석옵션' 탭에서 모평균의 차이에 0을 입력하고, 검정방법은 양측검정을 선택하고, '확인' 버튼을 클릭한다.

그림 7.3.2 [예제 7.3.1] 데이터의 가설검정 설정 화면

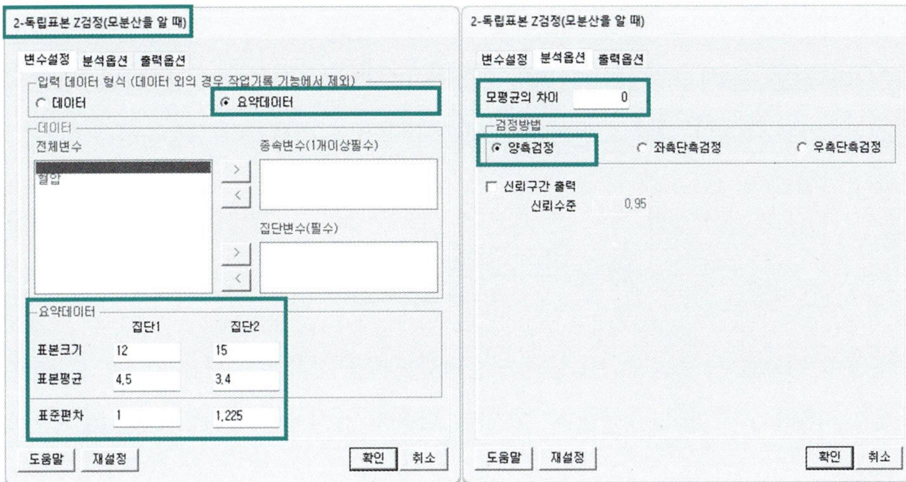

그림 7.3.3 [예제 7.3.1] 데이터의 가설검정 결과

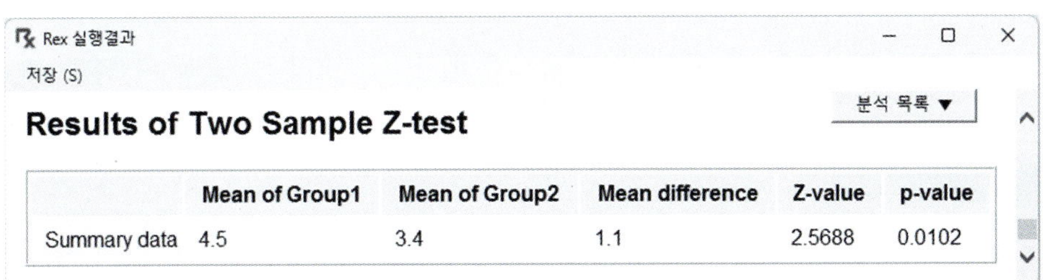

■

[$\mu_1 - \mu_2$의 95% 신뢰구간] 만약 $\mu_1 - \mu_2$의 95% 신뢰구간이 0을 포함하지 않는다면, 0은 $\mu_1 - \mu_2$가 가질 수 있는 값들의 남은 5% 구간에 포함된다고 볼 수 있다. 따라서 유의수준 0.05에서 $\mu_1 - \mu_2 \neq 0$이라고 결론을 내릴 수 있다. 즉, 신뢰구간을 이용하여 얻은 결과와 가설검정의 결론은 동치임을 알 수 있다.

ii. 모집단이 정규분포를 따르나 모분산을 모르는 경우

신뢰구간을 구할 때와 마찬가지로, 모분산을 모르는 경우 두 모분산이 같은지 여부에 따라

검정방법이 달라진다. 먼저 두 모분산이 같다고 알려져 있거나, 같다고 가정하는 것이 적절한 경우를 살펴보자. 두 모분산이 서로 같은지 검정하는 방법은 다음 장에서 다룰 것이다.

[모분산이 같은 경우] 모분산이 알려져 있지는 않지만 두 모분산이 같다고 가정할 수 있으면, 신뢰구간을 추정할 때와 마찬가지로 다음의 공식을 이용하여 합동분산추정량을 이용하는 것이 적절하다.

$$s_P^2 = \frac{(n_1 - 1)s_1^2 + (n_2 - 1)s_2^2}{n_1 + n_2 - 2}$$

정규분포를 따르는 두 모집단으로부터 단순확률표본을 각각 추출했을 때, 두 모분산이 알려져 있지는 않으나 같다고 가정할 수 있으면, 다음의 공식을 이용하여 $H_0 : \mu_1 - \mu_2$을 검정할 수 있다.

$$t = \frac{(\bar{x}_1 - \bar{x}_2) - (\mu_1 - \mu_2)_0}{\sqrt{\dfrac{s_P^2}{n_1} + \dfrac{s_P^2}{n_2}}} \tag{7.3.2}$$

만약 영가설이 사실이면, 식 (7.3.2)는 자유도가 $n_1 + n_2 - 2$인 t-분포를 따른다.

예제 7.3.2

환자 10명과 정상인 10명이 앉아 있을 때 혈압을 측정한 결과는 [표 7.3.1]과 같다고 한다. 이때 환자군이 대조군에 비하여 혈압평균이 낮다고 할 수 있는지 유의수준 0.05에서 검정하라.

표 7.3.1 혈압의 측정값

환자군	120	115	130	131	111	117	90	114	150	170
대조군	160	150	130	180	153	135	121	119	130	130

풀이 가설검정의 10단계는 다음과 같다.

① **데이터** 데이터는 [표 7.3.1]과 같다.

② **가정** 두 집단의 데이터는 각각 독립 모집단에서 임의로 추출되었으며, 혈압의 관측값은

정규분포를 따른다고 가정한다.

③ **가설** 영가설과 대립가설은 각각 다음과 같다.

$$H_0 : \mu_D \geq \mu_C, \text{ vs } H_A : \mu_D < \mu_C$$

④ **검정통계량** 검정통계량은 식 (7.3.2)와 같다.

⑤ **검정통계량의 분포** 영가설이 사실이면, 검정통계량은 자유도가 $n_1 + n_2 - 2 = 18$인 t-분포를 따른다.

⑥ **결정규칙** 유의수준 α는 0.05이라고 가정하자. 검정통계량은 자유도가 18인 t-분포를 따르므로 임계값은 -1.7341이고, 기각역은 -1.7341보다 작거나 같은 실수이다. 따라서 검정통계량이 -1.7341보다 작거나 같으면 영가설을 기각한다.

⑦ **검정통계량의 계산** [표 7.3.1]로부터 $\bar{x}_D = 124.8$, $s_D = 22.215$, $\bar{x}_C = 140.8$, $s_C = 19.407$ 임을 알 수 있다. 따라서 검정통계량은 다음과 같다.

$$s_P^2 = \frac{(9)(22.215)^2 + (9)(19.407)^2}{9+9} = 435.07,$$

$$t = \frac{(124.8 - 140.8) - 0}{\sqrt{\frac{435.07}{10} + \frac{435.07}{10}}} = -1.715.$$

⑧ **통계적 결정** 검정통계량은 비기각역에 포함되므로, 영가설을 기각할 수 없다.

⑨ **결론** 영가설을 기각할 수 없으므로, 환자군의 혈압이 정상군의 혈압보다 더 크거나 같다는 영가설을 기각할 만한 충분한 증거가 없다고 결론을 내리면 된다.

⑩ ***p*-값** p-값은 자유도가 18인 t-분포가 -1.715보다 작거나 같을 확률이다. Rex → 연속분포 → T분포 → T확률 변수값에 -1.715, 자유도에 18을 입력하고, 높은쪽 꼬리를 선택한 후, '확인' 버튼을 클릭한다. Rex를 실행하면 p-값은 0.0517임을 알 수 있다.

⑪ [Rex 분석: '표 7.3.1' Sheet] Rex → 그룹비교 → 평균비교 → 2-독립표본 T검정 [그림 7.3.4]와 같이, '변수설정' 탭에서 혈압 변수를 종속변수 상자로 이동시키고, 그룹 변수를 집단변수 상자로 이동시킨다. '분석옵션' 탭에서 모평균의 차이에 0을 입력하고, 검정방법은 좌측단측검정을 선택하고, '확인' 버튼을 클릭한다.

그림 7.3.4 [표 7.3.1] 데이터의 가설검정 설정 화면

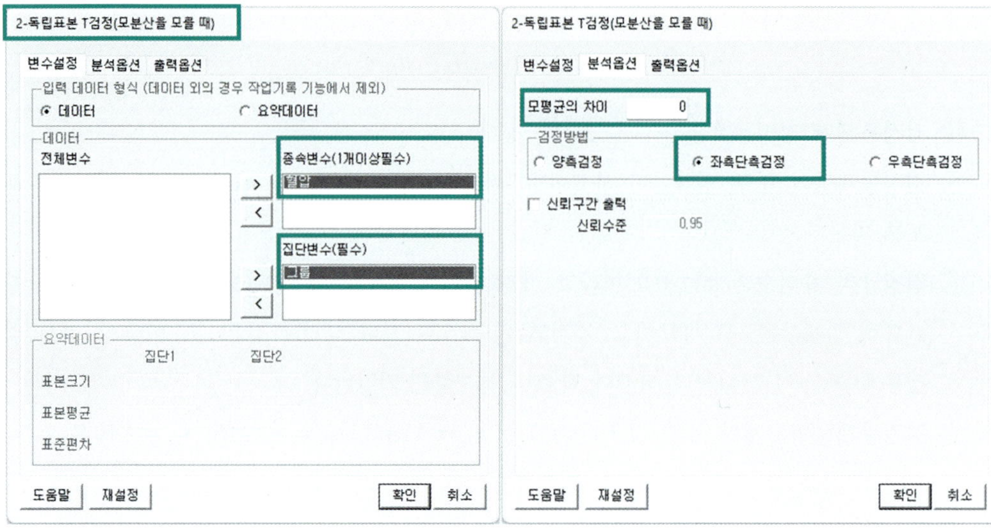

그림 7.3.5 [표 7.3.1] 데이터의 가설검정 결과

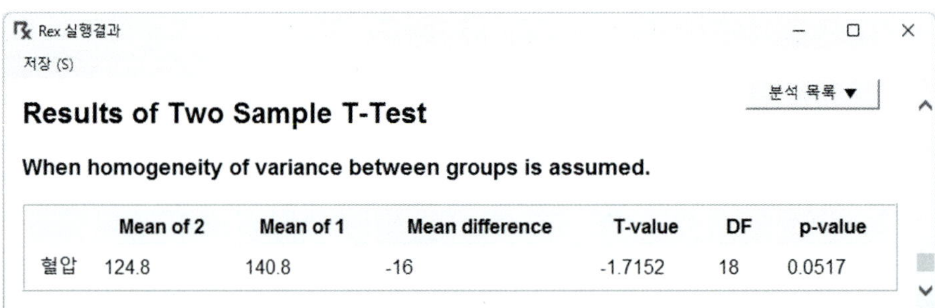
Rex 실행결과

저장 (S)

분석 목록 ▼

Results of Two Sample T-Test

When homogeneity of variance between groups is assumed.

	Mean of 2	Mean of 1	Mean difference	T-value	DF	p-value
혈압	124.8	140.8	-16	-1.7152	18	0.0517

[모분산이 같지 않은 경우] 두 모집단은 모분산이 알려져 있지 않은 정규분포를 따른다고 하자. 만약 두 모분산이 같지 않고 2개의 독립인 단순확률표본을 추출했을 때, H_0: $\mu_1 = \mu_2$을 검정하기 위한 검정통계량은 다음과 같다.

$$t' = \frac{(\bar{x}_1 - \bar{x}_2) - (\mu_1 - \mu_2)_0}{\sqrt{\frac{s_1^2}{n_1} + \frac{s_2^2}{n_2}}} \tag{7.3.3}$$

유의수준 α에서 양측검정에 대한 t'의 임계값은 근사적으로 다음과 같다.

$$t'_{1-\alpha/2} = \frac{w_1 t_1 + w_2 t_2}{w_1 + w_2} \tag{7.3.4}$$

식 (7.3.4)에서 $w_1 = s_1^2/n_1$, $w_2 = s_2^2/n_2$ 이고, t_1 은 자유도가 $n_1 - 1$ 인 t -분포의 $t_{df=n_1-1,1-\alpha/2}$이고, t_2는 자유도가 $n_2 - 1$인 t-분포의 $t_{df=n_2-1,\ 1-\alpha/2}$이다. $t_{df,\alpha}$은 자유도가 df인 t분포와, x-축, 그리고 $x = a$으로 둘러싸인 영역의 왼쪽 면적이 α가 되게 하는 점 a 를 의미한다. 단측검정의 경우 오른쪽 검정은 t' 의 임계값은 식 (7.3.4)에서 $t_1 = t_{df=n_1-1,1-\alpha}$와 $t_2 = t_{df=n_2-1,1-\alpha}$를 이용하여 $t'_{1-\alpha}$를 계산하면 되며, 이 값은 $t'_{1-\alpha}$이라고 표기할 수 있다. 왼쪽 검정의 경우 $t_1 = t_{df=n_1-1,\alpha}$와 $t_2 = t_{df=n_2-1,\alpha}$이다. 양측검정에서 계산한 t'값이 식 (7.3.4)에서 계산한 임계값 $t'_{1-\alpha/2}$ 이상이거나 $t'_{\alpha/2}$ 이하이면 영가설을 기각한다. 오른쪽 검정의 경우 기각역이 실수의 양수 부분인 경우에는 검정통계량 t'이 임계값 $t'_{1-\alpha}$보다 크거나 같으면 영가설을 기각하고, 왼쪽 검정의 경우에는 검정통계량 t'이 임계값 t'_{α}보다 작거나 같으면 영가설을 기각한다.

예제 7.3.3

두 모집단으로부터 뽑은 독립 확률표본의 표본평균 및 표본표준편차는 다음과 같다고 한다.

$$n_1 = 15,\ \bar{x}_1 = 19.16,\ s_1 = 5.29$$
$$n_2 = 30,\ \bar{x}_2 = 9.53,\ s_2 = 2.69$$

두 모평균이 다른지 관심이 있다고 할 때, 가설검정을 수행하라.

풀이 가설검정의 10단계는 다음과 같다.

① **데이터** 두 집단의 표본크기, 표본평균, 표본표준편차는 다음과 같다.

$$n_1 = 15,\ \bar{x}_1 = 19.16,\ s_1 = 5.29$$
$$n_2 = 30,\ \bar{x}_2 = 9.53,\ s_2 = 2.69$$

② **가정** 두 모집단은 정규분포를 따르며 두 표본은 모집단으로부터의 독립 확률표본이다.

③ **가설** 영가설 대립가설은 다음과 같다.

$$H_0 : \mu_1 = \mu_2, \text{ vs } H_A : \mu_1 \neq \mu_2$$

④ **검정통계량** 검정통계량은 식 (7.3.3)과 같다.

⑤ **검정통계량의 분포** 검정통계량의 분포는 식 (7.3.4)를 이용하여 임계값을 계산하여 근사적으로 파악할 수 있다.

⑥ **결정규칙** 주어진 데이터를 이용하여 $w_1 = 1.8656, w_2 = 0.2412$임을 쉽게 계산할 수 있다. Rex → 연속분포 → T분포 → T분위수 먼저, 확률에 0.975, 자유도에 14를 입력하고, 낮은쪽 꼬리를 선택한 후, '확인' 버튼을 클릭한다. 다음으로, 확률에 0.975, 자유도에 29를 입력하고, 낮은쪽 꼬리를 선택한 후, '확인' 버튼을 클릭한다. Rex를 실행하면, $t_1 = 2.1448, t_2 = 2.0452$임을 알 수 있다. 따라서 식 (7.3.4)에 의하여 임계값은 다음과 같이 구할 수 있다.

$$t'_{1-\alpha/2} = \frac{1.8656(2.1448) + 0.2412(2.0452)}{1.8656 + 0.2412} = 2.133$$

⑦ **검정통계량의 계산** 식 (7.3.3)에 의하여 검정통계량은 다음과 같다.

$$t' = \frac{(19.16 - 9.53) - 0}{\sqrt{\frac{(5.29)^2}{15} + \frac{(2.69)^2}{30}}} = \frac{9.63}{1.4515} = 6.635$$

⑧ **통계적 결정** 검정통계량은 기각역에 포함되므로 영가설을 기각한다.

⑨ **결론** 영가설을 기각했으므로, 두 모평균은 서로 다르다고 볼 수 있다.

⑩ ***p*-값** 정확한 계산은 어려우나 *p*-값이 0.05보다 작음은 쉽게 알 수 있다.

⑪ [Rex 분석] Rex → 그룹비교 → 평균비교 → 2-독립표본 T검정 [그림 7.3.6]과 같이, '변수설정' 탭에서 요약데이터를 선택한 후, 활성화된 요약 데이터 세부 항목에 정보를 입력한다. 집단1의 표본크기에 15, 표본평균에 19.16, 표준편차에 5.29를 입력한다. 집단2의 표본크기에 30, 표본평균에 9.53, 표준편차에 2.69를 입력한다. '분석옵션' 탭에서 모평균의 차이에 0을 입력하고, 검정방법은 양측검정을 선택하고, '확인' 버튼을 클릭한다.

그림 7.3.6 [예제 7.3.3] 데이터의 가설검정 설정 화면

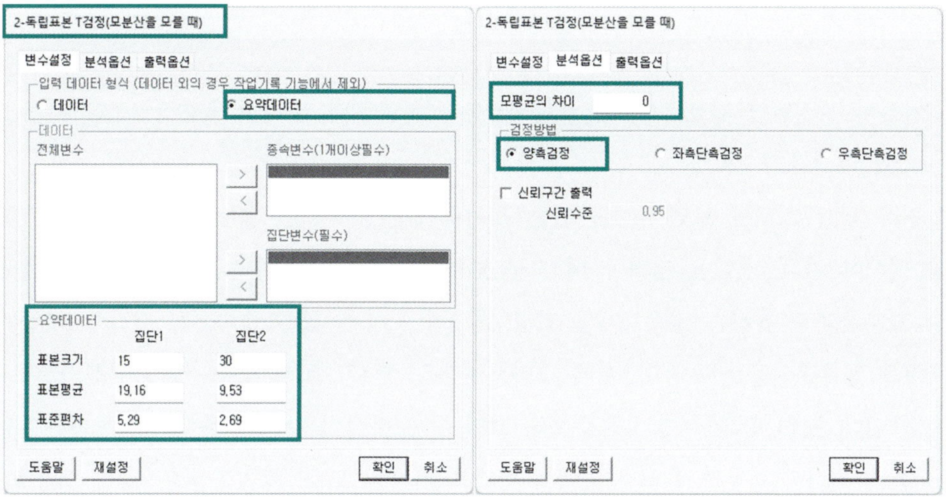

그림 7.3.7 [예제 7.3.3] 데이터의 가설검정 결과

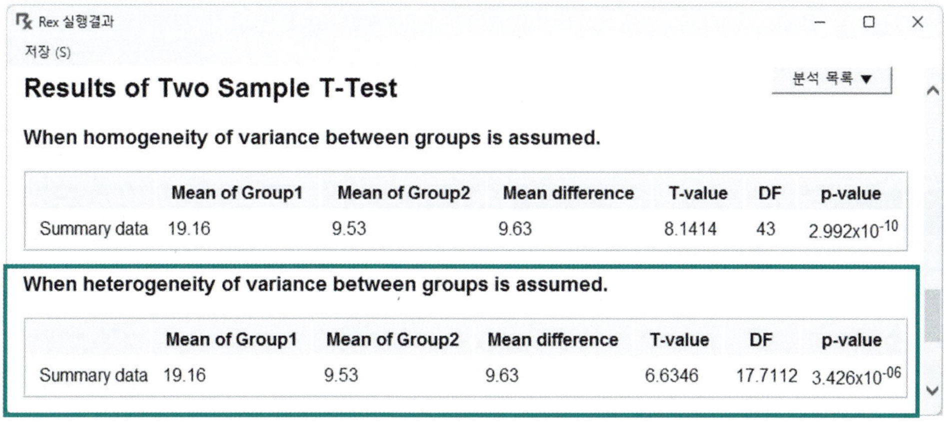

Results of Two Sample T-Test

When homogeneity of variance between groups is assumed.

	Mean of Group1	Mean of Group2	Mean difference	T-value	DF	p-value
Summary data	19.16	9.53	9.63	8.1414	43	$2.992\text{x}10^{-10}$

When heterogeneity of variance between groups is assumed.

	Mean of Group1	Mean of Group2	Mean difference	T-value	DF	p-value
Summary data	19.16	9.53	9.63	6.6346	17.7112	$3.426\text{x}10^{-06}$

iii. 모집단이 정규분포를 따르지 않는 경우

모집단이 정규분포를 따르지 않을 때, 만약 표본의 크기가 30보다 크거나 같으면 중심극한 정리에 의하여 표본평균은 정규분포를 따른다고 가정할 수 있다. 두 모집단으로부터 표본이 30보다 큰 독립 단순확률표본을 뽑았다면 $H_0 : \mu_1 = \mu_2$에 대한 검정통계량은 다음과 같다.

$$z = \frac{(\bar{x}_1 - \bar{x}_2) - (\mu_1 - \mu_2)_0}{\sqrt{\frac{\sigma_1^2}{n_1} + \frac{\sigma_2^2}{n_2}}} \tag{7.3.5}$$

영가설이 사실이면 검정통계량은 표준정규분포를 따르며, 따라서 표준정규분포를 이용하여 p-값을 계산하면 된다.

그러나 식 (7.3.5)를 보면 알 수 있는 것처럼 검정통계량을 계산하기 위해선 모분산을 알고 있어야 한다. 가설을 검정할 때 모분산이 알려져 있는 경우는 거의 없으며, 또한 잘못된 모분산을 사용하는 경우, 가설 검정 결과에 오차가 있을 수 있다. 따라서 대부분의 경우에는 표본분산을 이용하며, 이때 검정통계량은 식 (7.3.5)의 모분산을 표본분산으로 이용하면 된다. 또한 표본의 크기가 충분히 크면 두 모분산이 같은 경우에도 합동분산추정량을 이용한 결과나 이용하지 않은 결과나 큰 차이가 없으므로, 합동분산추정량을 이용할 필요가 없다.

예제 7.3.4

두 그룹 A, B에서 IgG의 농도를 측정하였다. 그룹 A의 IgG 농도가 그룹 B에 비하여 더 높은지 관심이 있다고 한다. [표 7.3.2]를 이용하여 가설검정을 수행하라.

표 7.3.2 [예제 7.3.4]의 두 그룹 A, B의 IgG 농도

그룹	IgG 농도 평균(ml/unit)	표본크기	표본표준편차
A	59	53	45
B	46	54	34

풀이 가설검정의 10단계는 다음과 같다.

① **데이터** 데이터는 [표 7.3.2]와 같다.

② **가정** 두 집단의 표본은 독립된 두 모집단에서 임의 추출되었다. 또한 두 집단은 정규분포를 따른다.

③ **가설** 영가설과 대립가설은 다음과 같다.

$$H_0 : \mu_A - \mu_B \leq 0, \text{ vs } H_A : \mu_A - \mu_B > 0$$

④ **검정통계량** 표본이 충분히 크기 때문에, 중심극한정리와 식 (7.3.5)를 이용하여 검정통계량을 계산하면 된다.

⑤ **검정통계량의 분포** 영가설이 참이면, 검정통계량은 표준정규분포를 따른다.

⑥ **결정규칙** 유의수준 α는 0.01이라고 가정하자. 이때 기각역은 양수로 이루어져 있으므로 단측검정의 임계값은 2.326이며, 이 값은 R 함수 qnorm(0.99)를 실행하면 쉽게 구할 수 있다. 따라서 검정통계량이 2.326 이상이면 영가설을 기각한다.

⑦ **검정통계량의 계산** 검정통계량은 다음과 같이 계산할 수 있다.

$$z = \frac{59 - 46}{\sqrt{\frac{(45)^2}{53} + \frac{(34)^2}{54}}} = 1.684$$

⑧ **통계적 결정** 검정통계량은 비기각역에 포함되므로 영가설을 기각할 수 없다.

⑨ **결론** 따라서 그룹 A의 IgG는 그룹 B보다 작거나 같다는 영가설을 기각할 수 없다.

⑩ ***p*-값** 단측검정이고, 기각역은 양수로 이루어져 있으므로, p-값은 표준정규분포가 1.684보다 클 확률과 같다. Rex → 연속분포 → 정규분포 → 정규확률 변수값에 1.684, 평균에 0, 표준편차에 1을 입력하고, 높은쪽 꼬리를 선택한 후, '확인' 버튼을 클릭한다. Rex를 실행하면 p-값은 0.0461임을 알 수 있다.

그림 7.3.8 [예제 7.3.4] 데이터의 가설검정 설정 화면

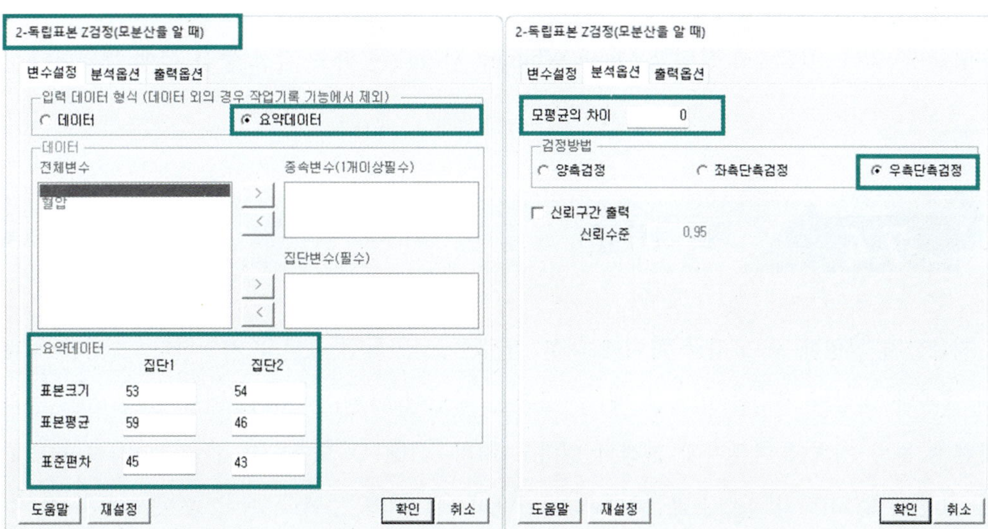

⑪ [Rex 분석] Rex → 그룹비교 → 평균비교 → 2-독립표본 Z검정 [그림 7.3.8]과 같이, '변수설정' 탭에서 요약데이터를 선택한 후, 활성화된 요약 데이터 세부 항목에 정보를 입력한다. 집단1의 표본크기에 53, 표본평균에 59, 표준편차에 45를 입력한다. 집단2의 표본크기에 54, 표본평균에 46, 표준편차에 34를 입력한다. '분석옵션' 탭에서 모평균의 차이에 0을 입력하고, 검정방법은 우측단측검정을 선택하고, '확인' 버튼을 클릭한다.

그림 7.3.9 [예제 7.3.4] 데이터의 가설검정 결과

Rex 실행결과

저장 (S)

Results of Two Sample Z-test

분석 목록 ▼

	Mean of Group1	Mean of Group2	Mean difference	Z-value	p-value
Summary data	59	46	13	1.6837	0.0461

[Z나 t의 대안] 경우에 따라 z통계량, t통계량 모두 적절한 통계량이 아닐 수 있다. 예를 들어 표본의 크기가 크지 않으며 모집단은 정규분포를 따르지 않는 경우가 이에 해당한다. 이런 경우에는 비모수적 방법을 이용하여 두 모집단의 중심경향성의 차이에 대한 가설검정을 수행할 수 있다. 뒷장에서 설명할 Mann-Whitney 검정과 중위수 검정 등이 이에 해당한다.

7.4 짝 비교

지금까지 설명한 두 모평균 차이에 대한 검정은 모두 독립 표본을 가정한다. 그러나 치료의 효과나 실험의 과정을 비교할 때 두 표본은 독립이 아닐 수 있다. 예를 들어 왼쪽 눈과 오른쪽 눈의 시력이 다른지에 관심이 있다고 하자. 이때 두 모집단은 왼쪽 눈 시력의 집합과 오른쪽 눈 시력의 집합으로 정의된다. 일반적으로 한쪽 눈의 시력이 좋으면 다른 쪽 눈의 시력도 좋은 경향이 있기 때문에, 연구에 참여한 사람들의 양쪽 눈의 시력을 모두 측정

한 경우에 두 표본은 독립이라고 할 수 없다. 따라서 데이터가 짝으로 관찰되는 경우, 짝으로 관측되는 두 데이터 사이의 상관성을 고려해야 한다.

[짝 비교의 필요성] 두 그룹 간에 차이가 없음에도 불구하고, 다른 변수들의 차이로 인하여 가설검정 결과에 유의한 차이가 있다는 결과를 얻을 수 있다. 예를 들어 두 자외선 차단제 A, B가 효과에 차이가 있는지 확인하기 위하여 자외선 차단제 A를 이용한 환자와 B를 이용한 환자의 피부 손상 정도를 비교했다고 가정하자. 이때 A를 이용한 환자들의 피부 손상 정도가 B를 이용한 환자들보다 유의하게 작다면, 자외선 차단제 A가 B보다 좋다고 할 수 있을까? 만약 A를 사용한 환자들이 햇빛에 덜 민감한 사람들이었다면, 이러한 결론은 타당하다고 볼 수 없다. 이러한 문제를 해결하기 위하여 모든 환자에게 자외선 차단제 A, B를 모두 처방할 수 있다. 예를 들어 모든 환자들의 왼쪽 피부에는 자외선 차단제 A를, 그리고 오른쪽 피부에는 B를 바른 후, 햇빛 노출 전후의 피부 손상 정도를 비교하면 된다. 이러한 방법을 활용하면, 개인의 차이로 인한 손상 정도의 차이를 통제할 수 있으므로, 좀 더 합리적인 검정 결과를 얻을 수 있다. 그러나 오른쪽 피부의 손상 정도와 왼쪽 피부의 손상 정도는 비슷한 값을 갖는 경향이 있기 때문에, 독립 표본을 가정하는 검정법은 이용할 수 없다.

왼쪽 피부의 손상 정도와 오른쪽 피부의 손상 정도와 같이, 짝으로 주어지는 데이터를 짝 데이터(paired data)라고 한다. 짝 데이터는 독립 표본이 아니기 때문에 앞 절에서 설명한 검정통계량을 이용할 수 없으며, 짝 비교 검정을 이용하여 두 모평균의 차이를 검정한다. 짝 비교 검정은 개별 관측값이 아닌 짝으로 얻어지는 관측값의 차이를 이용하여 검정한다는 점에서 독립 표본을 이용한 검정과 다르다. 예를 들어 자외선 차단제의 경우, 각 환자의 오른쪽 피부와 왼쪽 피부의 손상 정도의 차이를 먼저 계산한다. 이처럼 짝으로 얻어지는 관측값의 차이를 d_i라고 하자. 이때 d_i가 정규분포를 따른다고 가정하면, 모평균이 μ_d와 다른지 확인하기 위한 검정통계량은 다음과 같다.

$$t = \frac{\bar{d} - \mu_{d0}}{s_{\bar{d}}} \tag{7.4.1}$$

위 식에서 $\bar{d}$는 d_i의 표본평균, μ_{d0}는 영가설에서 가정한 d_i의 모평균이다. $s_{\bar{d}} = s_d/\sqrt{n}$이고 n은 d_i의 수, s_d는 d_i의 표준편차이다. 만약 영가설이 사실이면, 식 (7.4.1)은 자유도

가 $n-1$인 t-분포를 따른다. 검정통계량은 d_i를 이용하여 모평균이 μ_{d0}와 같은지 검정하기 때문에, 두 모집단의 분산이 같은지 고민할 필요가 없다. 또한 짝으로 관찰되는 두 관측값의 상관성 또한 고려할 필요가 없음을 주목하자. 다음은 짝 비교 검정에 대한 예제이다.

예제 7.4.1

새롭게 개발한 치료방법이 역류성식도염 환자에게 효과가 있는지 확인을 하고자 한다. 짝 비교 검정을 이용하여 검정하라.

표 7.4.1 치료를 받기 전후의 역류성식도염환자들의 담낭기능 측정값

치료 전 (%)	22	60	96	10	3	50	33	69	64	18	0	34
치료 후 (%)	63	91	59	37	10	19	41	87	86	55	88	40

풀이 치료 전과 후의 담낭기능 측정값의 모평균 차이를 μ_d라고 하면, 영가설이 참일 때 μ_d는 0이어야 한다. 가설검정의 10단계는 다음과 같다.

① **데이터** 데이터는 [표 7.4.1]과 같다. 치료 후 측정값에서 치료 전의 측정값을 뺀 값을 d_i라고 정의하자. 계산 결과는 다음과 같다.

$$41 \;\; 31 \;\; -37 \;\; 27 \;\; 7 \;\; -31 \;\; 8 \;\; 18 \;\; 22 \;\; 37 \;\; 88 \;\; 6$$

② **가정** d_i의 모집단은 정규분포를 따른다고 가정한다.

③ **가설** 영가설 및 대립가설은 다음과 같다.

$$H_0 : \mu_d \leq 0 \quad \text{vs} \quad H_A : \mu_d > 0$$

④ **검정통계량** 검정통계량은 식 (7.4.1)을 이용하여 계산할 수 있다.

⑤ **검정통계량의 분포** 영가설이 사실이면, 검정통계량은 자유도가 $n-1$인 t-분포를 따른다.

⑥ **결정규칙** 유의수준 α는 0.05라고 하면, 자유도가 11인 t-분포의 임계값은 R 함수 qt(0.95, df=11)을 실행하면 1.796임을 알 수 있다. 따라서 영가설을 기각하려면 계산한 검정통계량이 1.796 이상이어야 한다. [그림 7.4.1]은 기각역과 비기각역을 보여준다.

⑦ **검정통계량의 계산** 검정통계량은 식 (7.4.1)에 의해 다음과 같다.

$$\bar{d} = \frac{\sum d_i}{n} = \frac{(41)+(31)+(-37)+\cdots+(6)}{12} = \frac{217}{12} = 18.083$$

$$s^2{}_d = \frac{\sum(d_i - \bar{d})^2}{n-1} = \frac{n\sum d_i^2 - (\sum d_i)^2}{n(n-1)} = \frac{12(15771) - (217)^2}{(12)(11)} = 1077.0$$

$$t = \frac{18.083 - 0}{\sqrt{1077.0/12}} = \frac{18.083}{9.4736} = 1.909$$

그림 7.4.1 [예제 7.4.1]의 기각역과 비기각역

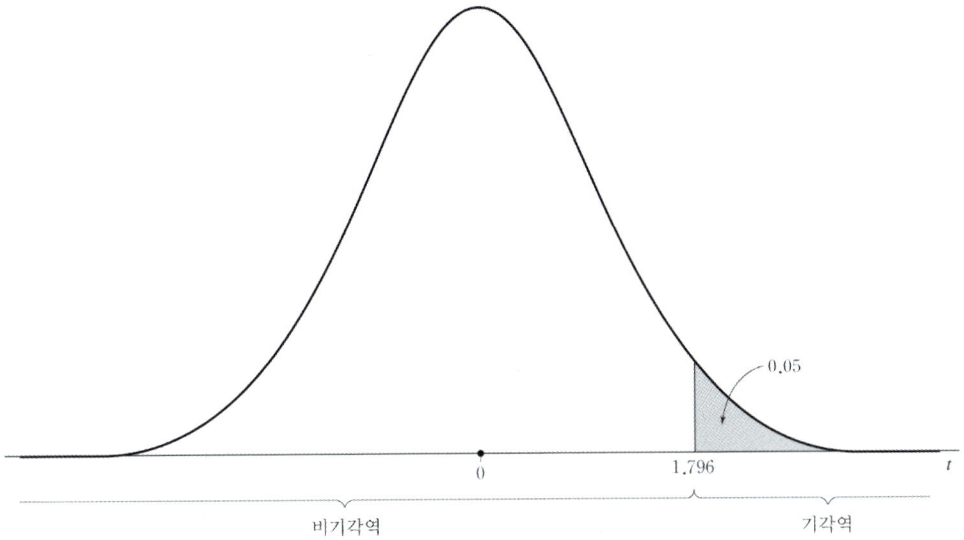

⑧ **통계적 결정** 검정통계량이 임계값보다 크므로(1.909 > 1.796) 유의수준 0.05에서 영가설을 기각한다.

⑨ **결론** 새롭게 개발한 치료법은 역류성식도염에 효과가 있음을 알 수 있다.

⑩ ***p*-값** *p*-값은 자유도가 11인 t-분포가 1.909보다 클 확률을 의미하며, 그 값은 0.0414이다. Rex → 연속분포 → T분포 → T확률 변수값에 1.909, 자유도에 11을 입력하고, 높은쪽 꼬리를 선택한 후, '확인' 버튼을 클릭한다. Rex를 실행하면 쉽게 구할 수 있다.

⑪ [Rex 분석: '표 7.4.1' Sheet] Rex → 그룹비교 → 평균비교 → 2-대응표본 T검정 [그림 7.4.2]와 같이, '변수설정' 탭에서 치료후, 치료전 변수를 차례로 종속변수 상자로 이동시킨다. '분석옵션' 탭에서 모평균의 차이에 0을 입력하고, 검정방법은 우측단측검정을 선택하고, '확인' 버튼을 클릭한다.

그림 7.4.2 [표 7.4.1] 데이터의 가설검정 설정 화면

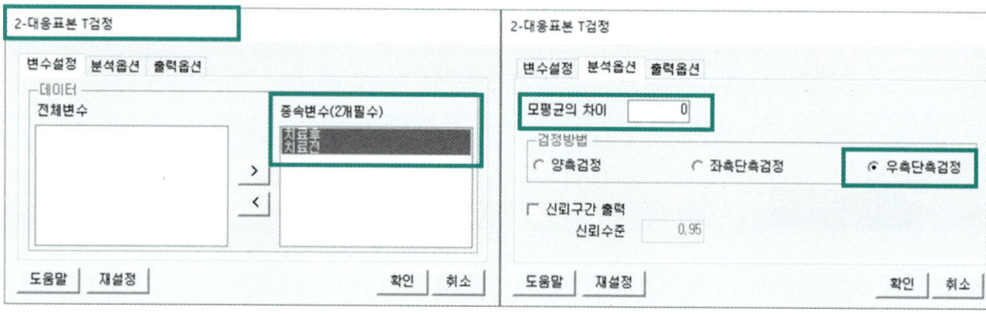

그림 7.4.3 [표 7.4.1] 데이터의 가설검정 결과

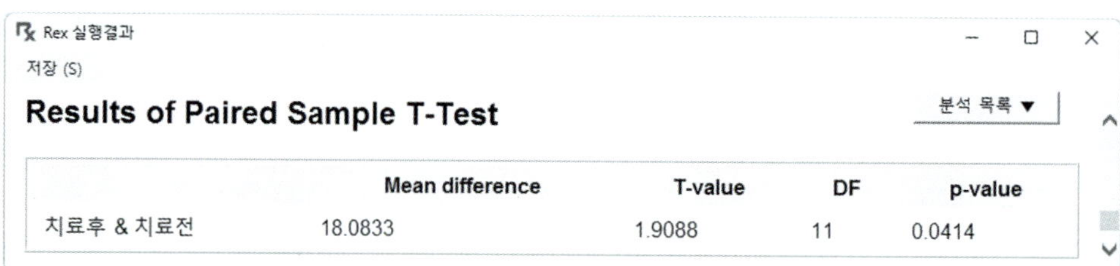
Rex 실행결과

저장 (S)

Results of Paired Sample T-Test

분석 목록 ▼

	Mean difference	T-value	DF	p-value
치료후 & 치료전	18.0833	1.9088	11	0.0414

[Z의 이용] 만약 짝 데이터의 d_i의 모분산(σ_d)이 알려져 있다면 좀 더 적절한 검정통계량은 다음과 같다.

$$z = \frac{\bar{d} - \mu_d}{\sigma_d/\sqrt{n}} \tag{7.4.2}$$

실제 상황에서 σ_d가 알려져 있는 경우는 거의 없다. 이때 식 (7.4.2)의 σ_d 대신 s_d를 이용할 수 있다. 또한 d_i가 정규분포를 따르는지 알 수 없는 경우에도 중심극한정리에 의하여 n이 충분히 크면 $\bar{d}$가 정규 분포를 따른다고 가정할 수 있음을 기억하자.

[단점] 짝 비교 검정을 수행할 때 몇 가지 고려해야 할 사항이 있다. 짝 비교 검정은 동일한 환자에게 두 번의 측정값을 얻거나, 유사한 특성을 갖는 한 쌍의 개체를 뽑아서 측정값을 얻어 비교할 때 사용한다. 후자의 경우 많은 변수를 고려하여 유사한 개체를 뽑는다면, 한 쌍의 개체를 뽑는 데 많은 비용과 시간이 필요할 수 있다. 또한 $2n$개의 샘플을 n개의

데이터로 변형하여 분석하기 때문에 지나치게 많은 자유도를 잃어버리는 문제가 발생할 수 있다. 예를 들어 짝 비교를 하지 않으면 검정통계량의 자유도는 $2n-2$인 반면, 짝 비교를 하면 검정통계량은 자유도는 $n-1$가 된다. 자유도가 낮은 것은 독립인 개체의 수가 적은 것을 의미하기 때문에 분석의 검정력$(1-\beta)$이 상대적으로 작을 수 있음을 기억하자. 따라서 짝 비교 검정을 수행할 때, 경제적인 면도 고려해야 한다.

[대안] 만약 검정통계량이 표준정규분포 혹은 t-분포를 모두 따르지 않는다면 비모수적 검정법을 이용할 수 있다. 이 책에서는 관측값의 순서 혹은 부호를 이용한 비모수적 검정방법에 대하여 뒷 장에서 소개할 것이다.

7.5 모집단 비율의 가설검정

모비율은 표본비율이 정규분포를 따른다고 가정할 수 있을 때, 검정통계량이 표준정규분포를 따른다는 사실을 이용하여 검정한다. 검정방법은 모평균에 대한 가설검정 방법과 유사하며, 단측검정과 양측검정 모두 가능하다. 만약 앞서 설명한 중심극한정리를 적용할 수 있을 만큼 표본의 크기가 충분히 크면(즉, $n\hat{p} > 5$이고, $n(1-\hat{p}) > 5$), 검정통계량은 다음과 같다.

$$z = \frac{\hat{p} - p_0}{\sqrt{\dfrac{p_0(1-p_0)}{n}}} \tag{7.5.1}$$

검정통계량은 영가설이 사실일 때 표준정규분포를 따른다.

예제 7.5.1

한 연구자는 300명의 히스패닉 여성을 검사한 결과 25명의 여성이 공복혈당장애가 있음을 확인하였다. 공복혈당장애를 앓고 있는 사람의 모비율은 6.3%보다 큰지 관심이 있다고 할 때, 가설검정을 수행하라.

풀이 가설검정의 10단계는 다음과 같다.

① **데이터** 300명 가운데 25명이 공복혈당장애를 앓고 있는 것으로 확인되었다. 따라서 표본 비율은 $\hat{p} = \frac{25}{300} = 0.08333$이다.

② **가정** $n\hat{p} > 5$이고, $n(1-\hat{p}) > 5$이므로 중심극한정리에 의하여 $\hat{p}$는 근사적 정규분포를 따른다고 가정할 수 있다.

③ **가설** 영가설과 대립가설은 다음과 같다.

$$H_0 : p \leq 0.063 \quad \text{vs} \quad H_A : p > 0.063$$

만약 영가설이 사실이면, $p_0 = 0.063$이며, 표준편차는 $\sigma_p = \sqrt{(0.063)(0.937)/300}$이라고 할 수 있다.

④ **검정통계량** 검정통계량은 식 (7.5.1)과 같다.

⑤ **검정통계량의 분포** 영가설이 사실이면, 검정통계량은 근사적으로 표준정규분포를 따른다.

⑥ **결정규칙** 유의수준 α는 0.05이라고 가정하자. 영가설이 사실이면 검정통계량은 표준정규분포를 따른다. Rex → 연속분포 → 정규분포 → 정규분위수 확률에 0.95, 평균에 0, 표준편차에 1을 입력하고, 낮은쪽 꼬리를 선택한 후, '확인' 버튼을 클릭한다. Rex를 실행하면 임계값이 1.645임을 알 수 있다. 따라서 영가설을 기각하려면 계산한 검정통계량 z가 1.645 이상이어야 한다.

⑦ **검정통계량의 계산** 식 (7.5.1)에 의하여 검정통계량은 다음과 같다.

$$z = \frac{0.08333 - 0.063}{\sqrt{\frac{(0.063)(0.937)}{300}}} = 1.450$$

⑧ **통계적 결정** 검정통계량은 비기각역에 포함되므로(즉, 1.450<1.645) 영가설을 기각할 수 없다.

⑨ **결론** 영가설을 기각하지 못했기 때문에 공복혈당장애를 앓고 있는 사람의 모비율은 6.3% 이하가 아니라고 말할 충분한 근거가 없다.

⑩ ***p*-값** *p*-값은 표준정규분포가 1.450보다 클 확률이므로, Rex → 연속분포 → 정규분포 → 정규확률 변수값에 1.450, 평균에 0, 표준편차에 1을 입력하고, 높은쪽 꼬리를 선택한 후, '확인' 버튼을 클릭한다. Rex를 실행하면 *p*-값이 0.0736임을 쉽게 구할 수 있다.

⑪ [Rex 분석] Rex → 그룹비교 → 비율비교 → 일표본비율검정 [그림 7.5.1]과 같이, '변수설정' 탭에서 요약데이터를 선택한 후, 활성화된 요약 데이터 세부 항목에 정보

를 입력한다. 사건발생횟수에 25, 시행횟수에 300, 모비율에 0.063을 입력한다. '분석옵션' 탭에서 대립가설에 우측단측검정, 방법에 정규근사를 선택하고, '확인' 버튼을 클릭한다.

그림 7.5.1 [예제 7.5.1] 데이터의 가설검정 설정 화면

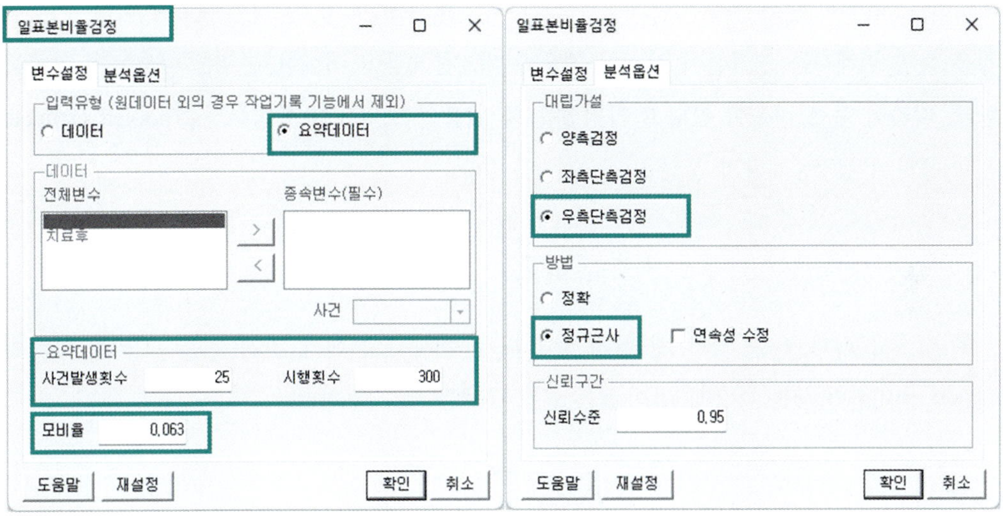

그림 7.5.2 [예제 7.5.1] 데이터의 가설검정 결과

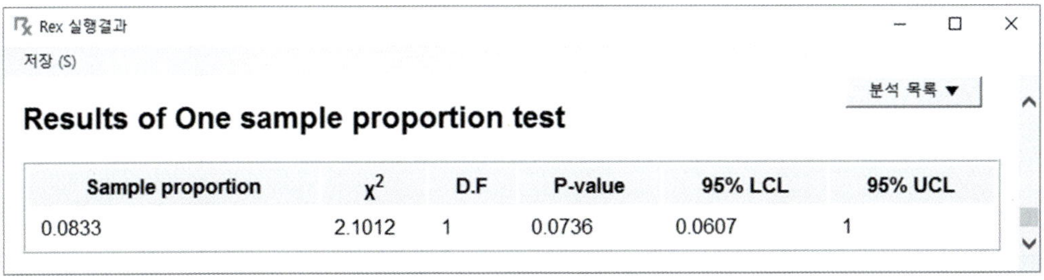

Results of One sample proportion test

Sample proportion	χ^2	D.F	P-value	95% LCL	95% UCL
0.0833	2.1012	1	0.0736	0.0607	1

7.6 두 모비율 차이에 대한 가설검정

두 모집단의 모비율이 같은지 혹은 두 모비율의 차이가 어떤 값과 같은지 비교하고 싶을 때, 독립표본을 이용한 모비율 차이에 대한 가설검정을 하면 된다. 두 모집단의 모비율을 각각 p_1, p_2이라고 하자. 두 모비율이 같다는 것은 두 모비율의 차이가 0이라는 것과 같은 의미이다. 따라서 영가설과 대립가설은 각각 $H_0 : p_1 - p_2 = 0$ vs H_A : not H_0이다. 가설검정을 하기 위해서는 영가설이 사실인 경우에 검정통계량이 어떠한 분포를 따르는지 알아야 한다. 따라서 두 모비율이 같다고 가정했을 때 다음의 모비율의 합병추정값(pooled estimate)을 이용하여 검정통계량의 분산을 계산할 수 있다.

$$\bar{p} = \frac{x_1 + x_2}{n_1 + n_2}, \quad \bar{q} = 1 - \bar{p}.$$

위 식에서 x_1과 x_2는 각각 첫 번째 표본과 두 번째 표본에서 조건을 만족시키는 개체의 개수를 의미한다. $\bar{p}$는 다음과 같이 $\hat{\sigma}_{\hat{p}_1 - \hat{p}_2}$를 구하는 데 사용한다.

$$\hat{\sigma}_{\hat{p}_1 - \hat{p}_2} = \sqrt{\frac{\bar{p}(1-\bar{p})}{n_1} + \frac{\bar{p}(1-\bar{p})}{n_2}} \tag{7.6.1}$$

따라서 모비율 차이가 0인지 검정하기 위한 검정통계량은 다음과 같다.

$$z = \frac{(\hat{p}_1 - \hat{p}_2) - (p_1 - p_2)_0}{\hat{\sigma}_{\hat{p}_1 - \hat{p}_2}} \tag{7.6.2}$$

영가설이 사실인 경우에 검정통계량은 근사적으로 표준정규분포를 따르며, 모비율을 비교하는 경우에는 모평균의 검정과 마찬가지로 단측검정과 양측검정 모두 수행할 수 있다.

예제 7.6.1

30명의 남성과 50명의 여성을 조사한 결과, 12명의 남성과 25명의 여성이 누난증후군을 앓고 있음을 확인하였다. 여성이 남성보다 누난증후군을 앓고 있는 사람의 비율이 높은지 관심이 있다고 한다. 가설검정을 수행하라.

풀이 가설검정의 10단계는 다음과 같다.

① **데이터** 30명의 남성 중에 12명, 그리고 50명의 여성 중에 25명의 여성이 누난증후군을 앓고 있다.

② **가정** 남성과 여성의 독립표본을 추출하였다.

③ **가설** p_f와 p_m는 각각 누난증후군을 앓는 여자와 남자의 비율이라고 정의하자. 영가설과 대립가설은 다음과 같다.

$$H_0: \ p_f \le p_m \text{ vs } H_A: \ p_f > p_m$$

④ **검정통계량** 검정통계량은 식 (7.6.2)와 같다.

⑤ **검정통계량의 분포** 영가설이 사실일 때, $n_f\hat{p}_f > 5$, $n_f(1-\hat{p}_f) > 5$, $n_m\hat{p}_m > 5$, $n_m(1-\hat{p}_m) > 5$ 이므로 검정통계량은 표준정규분포를 근사적으로 따른다고 가정할 수 있다.

⑥ **결정규칙** 유의수준 α는 0.05이라고 가정하자. 검정통계량은 표준정규분포를 따른다. Rex → 연속분포 → 정규분포 → 정규분위수 확률에 0.95, 평균에 0, 표준편차에 1을 입력하고, 낮은쪽 꼬리를 선택한 후, '확인' 버튼을 클릭한다. Rex를 실행하면 임계값이 1.645임을 알 수 있다. 검정통계량이 1.645 이상이면 영가설을 기각한다.

⑦ **검정통계량의 계산** 표본으로부터 $\hat{p}_f = \frac{25}{50} = 0.5$, $\hat{p}_m = \frac{12}{30} = 0.4$, $\bar{p} = \frac{12+25}{30+50} = 0.4625$ 이다. 따라서 검정통계량은 다음과 같다.

$$z = \frac{(0.5-0.4)}{\sqrt{\frac{(0.4625)(0.5375)}{50} + \frac{(0.4625)(0.5375)}{30}}} = 0.868$$

⑧ **통계적 결정** 검정통계량은 비기각역에 포함되므로(즉, 0.868<1.645) 영가설을 기각할 수 없다.

⑨ **결론** 영가설을 기각하지 못했기 때문에 여성 집단의 비율이 남성보다 작거나 같다고 결론을 내리면 된다.

⑩ ***p*-값** *p*-값은 표준정규분포가 0.868보다 클 확률과 같고, Rex → 연속분포 → 정규분포 → 정규확률 변수값에 0.868, 평균에 0, 표준편차에 1을 입력하고, 높은쪽 꼬리를 선택한 후, '확인' 버튼을 클릭한다. Rex를 실행하면 *p*-값이 0.1926임을 알 수 있다.

⑪ [Rex 분석] Rex → 그룹비교 → 비율비교 → 이표본비율검정 [그림 7.6.1]과 같이,

'변수설정' 탭에서 요약데이터를 선택한 후, 활성화된 요약 데이터 세부 항목에 정보를 입력한다. 표본1의 사건발생횟수에 25, 시행횟수에 50을 입력한다. 표본2의 사건발생횟수에 12, 시행횟수에 30을 입력한다. '분석옵션' 탭에서 대립가설에 우측단측검정, 등분산가정을 선택하고, '확인' 버튼을 클릭한다.

그림 7.6.1 [예제 7.6.1] 데이터의 가설검정 설정 화면

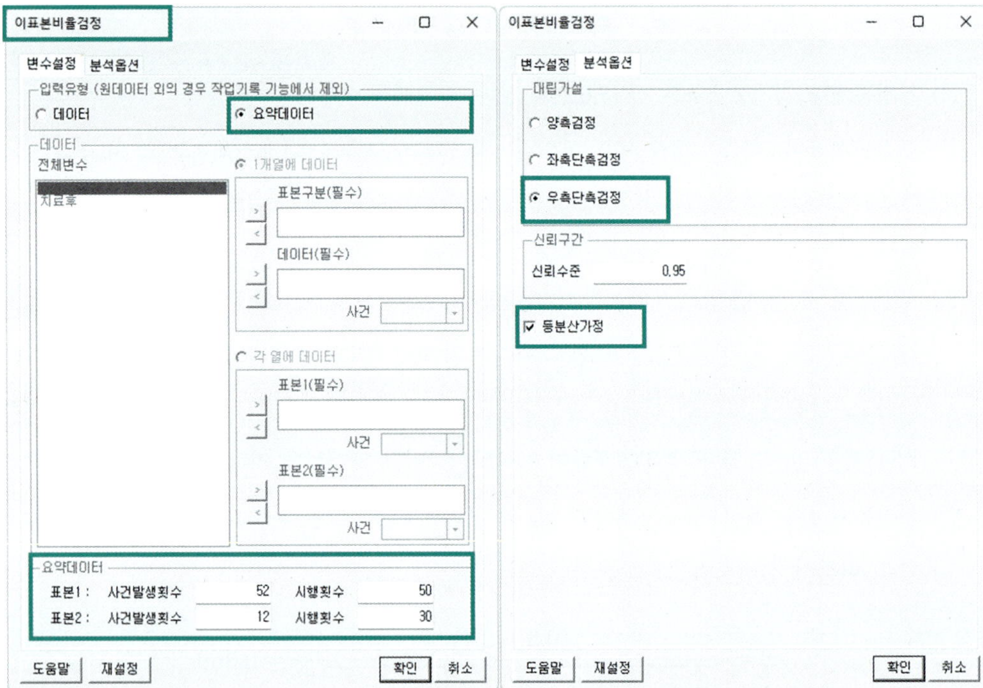

그림 7.6.2 [예제 7.6.1] 데이터의 가설검정 결과

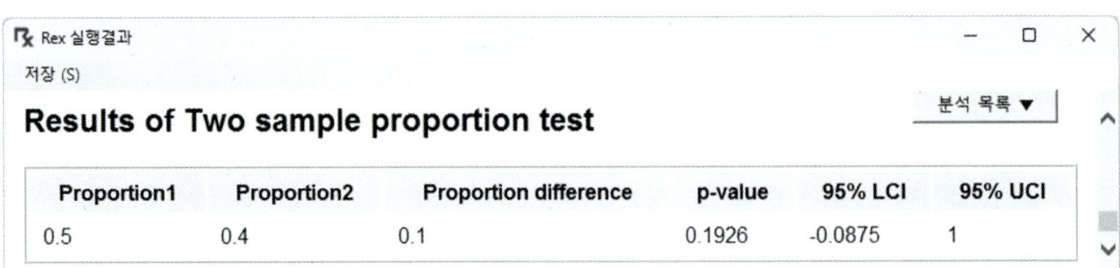

Results of Two sample proportion test

Proportion1	Proportion2	Proportion difference	p-value	95% LCI	95% UCI
0.5	0.4	0.1	0.1926	-0.0875	1

7.7 모집단 분산의 가설검정

6.9절에서 모집단이 정규분포를 따를 때 분산의 신뢰구간을 구하는 방법에 대하여 설명하였다. 이번 절에서는 이를 확장하여 모분산에 대한 가설검정 방법에 대하여 설명하고자 한다. 정규분포를 따르는 모집단으로부터 단순확률표본을 뽑았다고 가정하자. 이때 모분산에 대한 검정통계량은 다음과 같다.

$$\chi^2 = (n-1)s^2/\sigma^2 \tag{7.7.1}$$

영가설이 사실이라면, 검정통계량은 자유도가 $n-1$인 카이제곱분포를 따른다.

예제 7.7.1

모집단이 정규분포를 따른다고 한다. 20명의 실험자의 표본분산은 670.81이라고 한다. 모분산이 600이 아닌지 관심이 있다고 했을 때 유의수준 0.05에서 검정하라.

풀이 가설검정의 10단계는 다음과 같다.

① **데이터** 20명의 표본분산은 670.81이다.

② **가정** 본 연구의 실험자는 모집단에서 임의 추출하였으며, 데이터는 정규분포를 따른다.

③ **가설** 영가설과 대립가설은 각각 다음과 같다.

$$H_0 : \sigma^2 = 600 \ \text{ vs } H_A : \sigma^2 \neq 600$$

④ **검정통계량** 검정통계량은 식 (7.7.1)과 같다.

⑤ **검정통계량의 분포** 영가설이 사실일 때, 검정통계량은 자유도가 $n-1=19$인 카이제곱분포를 따른다.

⑥ **결정규칙** 유의수준 α는 0.05이라고 가정하자. 검정통계량이 자유도가 19인 카이제곱분포를 따른다. Rex → 연속분포 → 카이제곱분포 → 카이제곱분위수 먼저, 확률에 0.975, 자유도에 19를 입력하고, 낮은쪽 꼬리를 선택한 후, '확인' 버튼을 클릭한다. 다음으로, 확률에 0.025, 자유도에 19를 입력하고, 낮은쪽 꼬리를 선택한 후, '확인' 버튼을 클릭한다. Rex를 실행하면, 두 임계점은 각각 32.852와 8.907임을 알 수 있다.

따라서 기각역은 8.907보다 작거나 32.852보다 큰 실수이다. [그림 7.7.1]은 검정통계량의 기각역을 보여준다.

그림 7.7.1 [예제 7.7.1]의 기각역과 비기각역

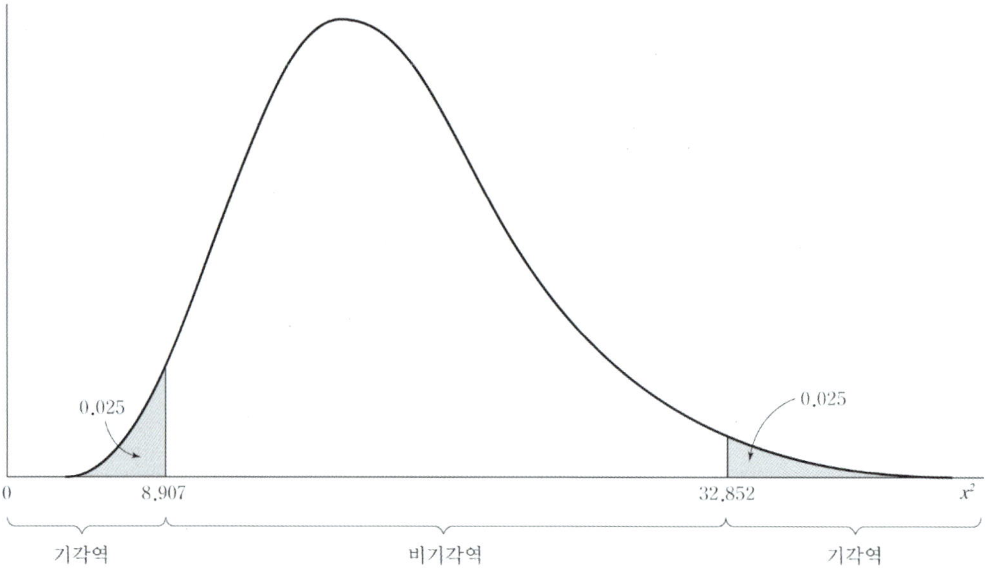

⑦ **검정통계량의 계산** 식 (7.7.1)에 의하여 검정통계량의 값은 다음과 같다.

$$\chi^2 = \frac{19(670.81)}{600} = 21.242$$

⑧ **통계적 결정** 검정통계량이 기각역에 포함되지 않으므로(즉, 8.9065 < 21.2423< 32.8523), 영가설을 기각할 수 없다.

⑨ **결론** 영가설을 기각하지 못했으므로, 모분산이 아마도 600이라고 결론을 내릴 수 있다.

⑩ ***p*-값** 양측검정이므로, *p*-값은 양쪽 꼬리부분의 면적을 계산해야 한다. 그러나 검정통계량의 분포함수가 좌우대칭이 아니기 때문에 계산 방법은 평균에 대한 검정에 비하여 복잡한 편이다. 만약 영가설이 사실일 때 검정통계량의 분포함수가 좌우대칭이면, 영가설이 사실이라는 가정하에서 검정통계량이 관측값의 절대값보다 클 확률의 2배를 하면 된다. 그러나 검정통계량의 분포함수가 카이제곱분포와 같이 비대칭인 경우에는 양측검정인지 혹은 단측검정인지에 따라 *p*-값을 계산하는 방법이 다르다.

⑪ [Rex 분석] Rex → 그룹비교 → 분산비교 → 일표본분산검정 [그림 7.7.2]와 같이,

'변수설정' 탭에서 요약데이터를 선택한 후, 활성화된 요약 데이터 세부 항목에 정보를 입력한다. 표본크기에 20, 표본분산에 670.81을 입력한다. '분석옵션' 탭에서 모분산에 600을 입력하고, 검정방법에 양측검정을 선택하고, '확인' 버튼을 클릭한다.

그림 7.7.2 [예제 7.7.1] 데이터의 가설검정 설정 화면

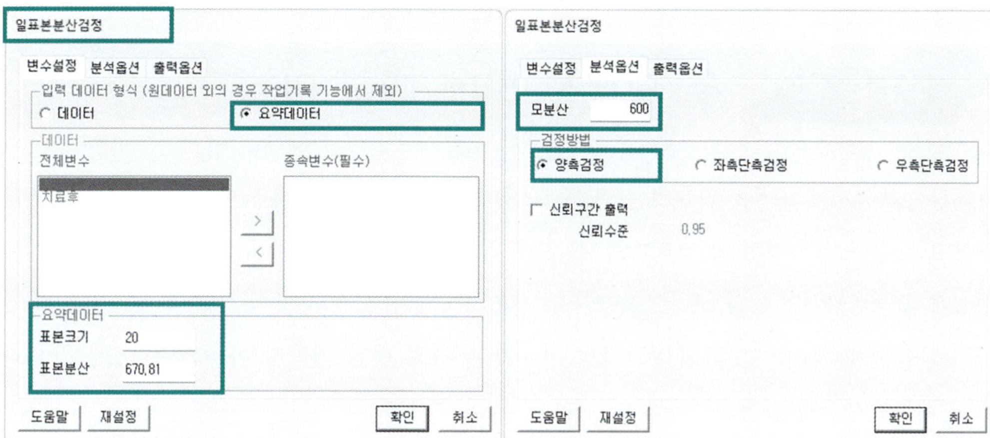

그림 7.7.3 [예제 7.7.1] 데이터의 가설검정 결과

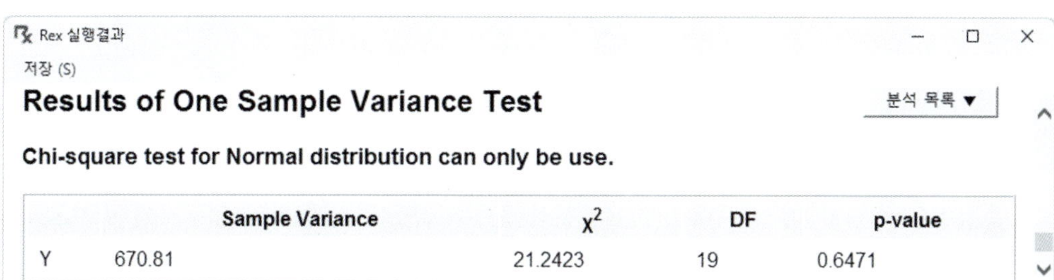

Results of One Sample Variance Test

Chi-square test for Normal distribution can only be use.

	Sample Variance	χ^2	DF	p-value
Y	670.81	21.2423	19	0.6471

■

[단측검정] 단측검정은 대립가설의 부등호에 따라 기각역이 다르다. 대립가설 유형별 기각역은 다음과 같다.

$$H_A : \sigma^2 > {\sigma_0}^2 \Rightarrow \text{reject } H_0 \text{ if } \chi^2 \geq {\chi^2}_{1-\alpha}$$

$$H_A : \sigma^2 < {\sigma_0}^2 \Rightarrow \text{ reject } H_0 \text{ if } \chi^2 \leq {\chi^2}_{\alpha}$$

[양측검정] 양측검정의 기각역은 다음과 같다.

$$H_A : \sigma^2 \neq {\sigma_0}^2 \Rightarrow \text{ reject } H_0 \text{ if } \chi^2 \geq {\chi^2}_{1-\alpha/2} \text{ 혹은 } \chi^2 \leq {\chi^2}_{\alpha/2}$$

7.8 두 모분산 비에 대한 가설검정

지금까지 두 모평균을 비교하는 경우에 신뢰구간이나 가설검정을 수행할 때 두 그룹의 모분산은 같다고 가정했다. 그렇다면 두 모평균을 비교하는 경우에 모분산이 같다는 가정은 적절한지 궁금할 수 있다. 두 모집단의 분산은 표본분산을 이용하여 추론할 수 있다. 만약 두 표본분산에 차이가 있다면, 두 값의 차이가 우연히 생긴 것인지 아니면 두 모분산이 다르기 때문인지 가설검정을 수행하여 결론을 내릴 수 있다.

[분산비 검정] 두 모분산을 비교할 때에는 모분산의 비를 이용하여 가설검정을 수행한다. 예를 들어 두 모분산이 같은지 검정을 하기 원한다면, 두 모분산의 비가 1인지 검정하면 된다. 제6장에서 설명한 것처럼 모집단이 정규분포를 따를 때, $(s_1^2/\sigma_1^2)/(s_2^2/\sigma_2^2)$은 분자의 자유도는 $n_1 - 1$, 분모의 자유도는 $n_2 - 1$을 갖는 F-분포를 따른다. 만약 영가설은 $\sigma_1^2 = \sigma_2^2$이고, 영가설이 사실이면 위 식은 s_1^2/s_2^2와 같다. 따라서 검정통계량은 s_1^2/s_2^2이며, 영가설이 사실이라는 가정하에서 검정통계량은 F-분포를 따른다고 할 수 있다.

양측검정을 수행할 때 일반적으로 표본분산 중 큰 값을 검정통계량의 분자인 s_1^2으로 정하고, 나머지 표본분산을 s_2^2이라고 정의한다. 임계값은 분자의 자유도는 $n_1 - 1$, 분모의 자유도는 $n_2 - 1$을 갖는 F-분포, x-축으로 둘러쌓인 영역이 임계값을 기준으로 오른쪽의 면적이 $\alpha/2$가 되게 하는 값으로, s_1^2/s_2^2이 임계값보다 크면 영가설을 기각한다. 단측검정의 경우, 두 표본분산 중에서 s_1^2은 영가설에 의하여 결정된다. 예를 들어 영가설이 $\sigma_1^2 \leq \sigma_2^2$라면, 이 경우 적절한 검정통계량은 s_1^2/s_2^2이다. 만약 영가설이 $\sigma_1^2 \geq \sigma_2^2$이면, 검정통계량은 s_2^2/s_1^2이다. 분자의 자유도는 $n_2 - 1$, 분모의 자유도는 $n_1 - 1$을 갖는 F-분포, x-축으로 둘러쌓인 영역이 $x = a$를 기준으로 오른쪽의 면적이 α라고 했을 때, 임계값은 a이다. s_1^2/s_2^2

이 임계값보다 크면 영가설을 기각한다.

예제 7.8.1

모집단 A, B가 모두 정규분포를 따르며, 두 모집단으로부터 표본표준편차가 각각 30, 12이라고 한다. 표본의 크기는 각각 6이다. 이때 모집단 A의 모분산이 모집단 B의 모분산보다 크다고 가정할 수 있는지 관심이 있다고 할 때, 가설검정을 수행하라.

풀이 가설검정의 10단계는 다음과 같다.

① **데이터** 두 모집단의 표본표준편차는 각각 30, 12이다.

② **가정** 두 모집단은 정규분포를 따르며, 독립표본을 추출하였다.

③ **가설** 영가설과 대립가설은 다음과 같다.

$$H_0 : \sigma_1^2 \le \sigma_2^2 \quad \text{vs} \quad H_A : \sigma_1^2 > \sigma_2^2$$

④ **검정통계량** 검정통계량은 두 표본분산의 비이다.

$$F = s_1^2/s_2^2 \tag{7.8.1}$$

⑤ **검정통계량의 분포** 영가설이 참일 때 식 (7.8.1)의 검정통계량은 분자의 자유도는 $n_1 - 1 = 5$, 분모의 자유도는 $n_2 - 1 = 5$인 F-분포를 따른다.

⑥ **결정규칙** 유의수준 α는 0.05이라고 가정하자. Rex → 연속분포 → F분포 → F분위수 먼저, 확률에 0.95, 분자자유도에 5, 분모자유도에 5를 입력하고, 낮은쪽 꼬리를 선택한 후, '확인' 버튼을 클릭한다. Rex를 실행하면, 임계값은 5.050임을 확인할 수 있다. 따라서 검정통계량이 5.05 이상이면 영가설을 기각한다. [그림 7.8.1]은 기각역과 비기각역을 보여준다.

⑦ **검정통계량의 계산** 검정통계량은 다음과 같다.

$$\frac{s_1^2}{s_2^2} = \frac{(30)^2}{(12)^2} = 6.25$$

⑧ **통계적 결정** 검정통계량이 기각역에 포함되므로(6.25 > 5.050) 유의수준 0.05에서 영가설을 기각한다.

⑨ **결론** 영가설을 기각했으므로, 모집단 A의 모분산은 모집단 B의 모분산보다 크다고 할 수 있다.

그림 7.8.1 [예제 7.8.1]의 기각역과 비기각역

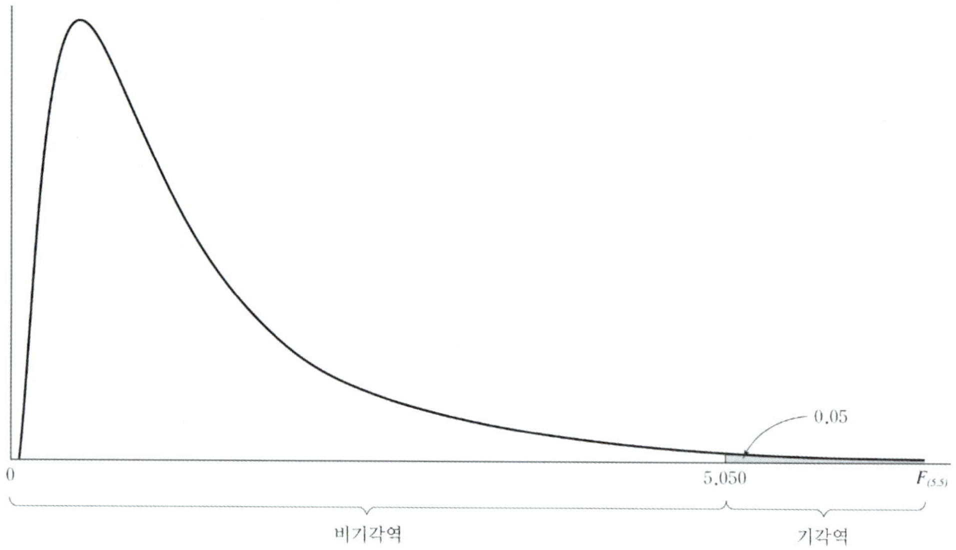

⑩ ***p*-값** *p*-값은 분자, 분모의 자유도가 모두 5인 *F*-분포가 6.25보다 클 확률과 같다. Rex → 연속분포 → F분포 → F확률 변수값에 6.25, 분자자유도에 5, 분모자유도에 5를 입력하고, 높은쪽 꼬리를 선택한 후, '확인' 버튼을 클릭한다. Rex를 실행하면, *p*-값이 0.0329임을 알 수 있다. ■

7.9 2종 오류와 검정력

지금까지 가설검정의 내용을 잘 이해했다면, 가설검정에서 1종 오류인 α와 2종 오류 β 사이에 관련이 있음을 눈치챘을 것이다. 1종 오류 α는 가설검정을 수행하기 전에 결정하는 값으로, 영가설을 기각했을 때 1종 오류가 일어났을 가능성에 대한 위험도의 척도이다. 반면 β는 경우에 따라 다양한 값들을 가질 수 있으며, 통제하기 어렵다. 예를 들어 모평균이 특정 값과 같다는 영가설을 검정하는 경우를 가정하자. 만약 영가설이 사실이 아님에도 불구하고 영가설을 기각하지 못하면 2종 오류를 범했다고 말한다. 1종 오류인 α와 달리 2종

오류가 일어날 확률 β는 (1) 모수의 참값, (2) 영가설에서 가정한 모수의 값, (3) α, (4) 표본크기 등 여러 요인들에 의해 영향을 받는다. α와 표본크기가 고정되었을 때, 다양한 모수값들에 대하여 β를 계산할 수 있다.

가설검정을 수행할 때, 검정통계량이 2종 오류를 통제하는 것은 굉장히 중요하다. 영가설이 사실이 아니라면, 영가설을 기각할 확률$(1-\beta)$이 클수록 좋으며, 이를 검정력이라고 한다. 표본크기와 α를 고정했을 때, 대립가설이 사실이라는 가정하에서 가능한 모수값들에 대한 검정력을 계산할 수 있으며, 이를 검정력함수(power function)라고 한다. 검정력함수의 그래프는 검정력 곡선(power curve)라고 하며, 검정력을 평가할 수 있는 유용한 함수이다. 다음 예제를 살펴봄으로써, 검정력의 분석과정을 알아보자.

예제 7.9.1

유의수준 $\alpha = 0.05$에서 다음의 가설을 검정하려고 한다.

$$H_0 : \mu = 17.5, \text{ vs } H_A : \mu \neq 17.5$$

모표준편차가 3.6인 모집단으로부터 크기가 100인 표본을 뽑았다고 한다. 또한 대립가설이 참이고, $\mu = 16.5$라고 한다. 이때 검정력을 구하라.

풀이 유의수준 $\alpha = 0.05$에서 가설검정을 위한 임계치는 다음의 공식을 이용하여 구할 수 있다.

$$\bar{x}_U = \mu_0 + z_{1-\alpha/2}\frac{\sigma}{\sqrt{n}}, \quad \bar{x}_L = \mu_0 - z_{1-\alpha/2}\frac{\sigma}{\sqrt{n}} \tag{7.9.1}$$

식 (7.9.1)의 $\bar{x}_U$와 $\bar{x}_L$은 임계치의 상한과 하한이다. 모표준편차가 3.6이고 표본의 크기가 100이므로, 두 값은 각각 다음과 같다.

$$\bar{x}_U = 17.5 + 1.960\frac{(3.6)}{(10)} = 17.5 + 1.960(0.36) = 17.5 + 0.70559 = 18.206$$

$$\bar{x}_L = 17.5 - 0.70559 = 16.794$$

만약 영가설이 거짓이라면 μ는 17.5가 아니라고 할 수 있다. 대립가설은 참이고 μ=16.5이라고 하자. 이때 2종 오류는 $P(16.794 \leq N(16.5, 0.36^2) \leq 18.206)$와 같다. 따라서 2종 오류를 계산하면 다음과 같다.

$$p\left(\frac{16.794-16.5}{0.36} \le z \le \frac{18.206-16.5}{0.36}\right) = p\left(\frac{0.294}{0.36} \le z \le \frac{1.706}{0.36}\right) \approx 1-0.7933 = 0.2067$$

또한 검정력은 0.7933이다. ■

[그림 7.9.1]과 [표 7.9.1]은 모평균에 따른 2종 오류를 보여주고 있다.

그림 7.9.1 [예제 7.9.1]에서 대립가설이 참일 때 모수에 따른 β

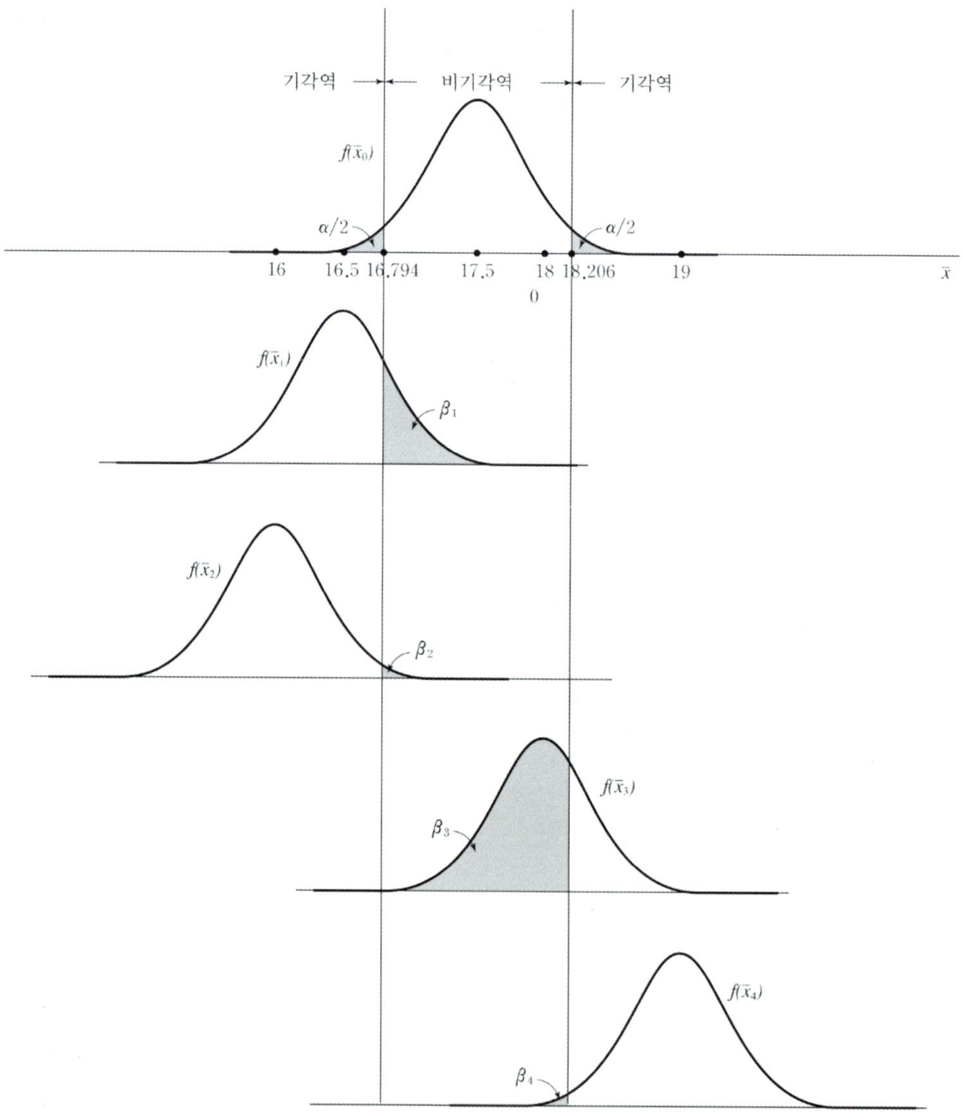

표 7.9.1 [예제 7.9.1]에서 μ_1에 따른 β와 $1-\beta$

μ_1	β	$1-\beta$
16.0	0.0137	0.9863
16.5	0.2067	0.7932
17.0	0.7156	0.2844
18.0	0.7156	0.2844
18.5	0.2067	0.7932
19.0	0.0137	0.9863

[그림 7.9.2]는 양측검정을 할 때의 검정력곡선이다.

그림 7.9.2 [예제 7.9.1]의 검정력곡선

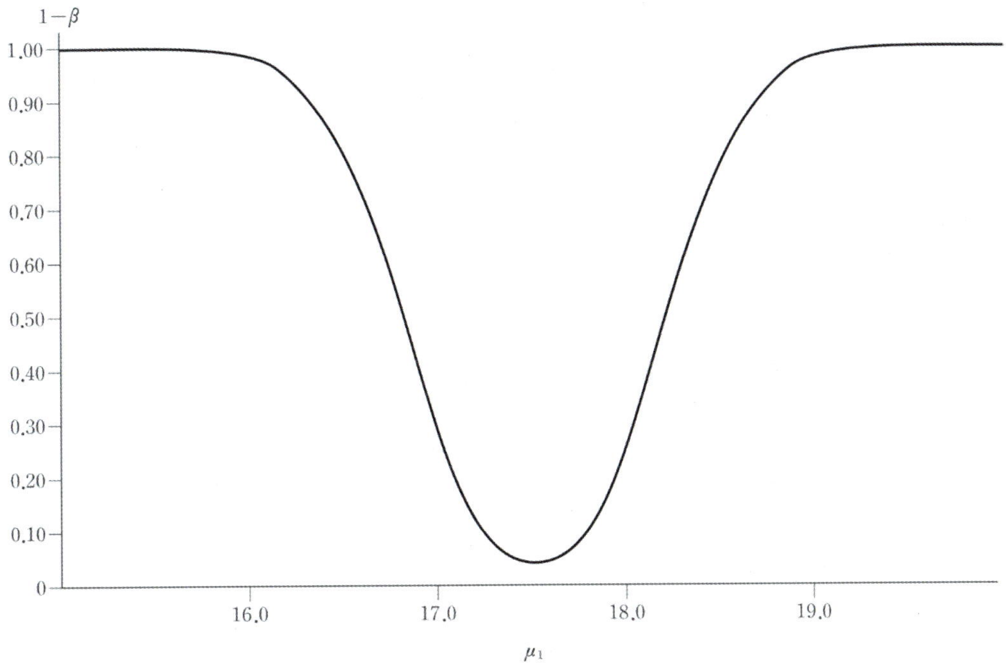

[단측 검정에서의 검정력곡선] 단측검정을 수행할 때 검정력곡선은 눕혀놓은 S 모양이다. 다음 예제를 통하여 단측검정을 수행할 때 검정력곡선의 형태를 알아보자.

예제 7.9.2

표본 수가 20이고, 유의수준 α는 0.01이라고 가정하자. 또한 모표준편차는 15라고 한다. 다음의 가설검정을 수행한다고 가정하자.

$$H_0 : \mu \geq 65, \text{ vs } H_A : \mu < 65$$

만약 대립가설이 참이고 모평균은 55라고 할 때, 검정력곡선을 구하라.

풀이 표본 수가 20이고, 유의수준 α는 0.01일 때 가설검정을 수행할 때 $1-\beta$의 임계값은 다음과 같다.

$$65 - 2.326\left(\frac{15}{\sqrt{20}}\right) = 57.197$$

대립가설이 참이고 모평균은 55이므로, 2종 오류 β는 다음과 같다.

$$\beta = P(\bar{x} > 57.197 | \mu = 55) = P\left(z > \frac{57.197 - 55}{\frac{15}{\sqrt{20}}}\right) = P(z > 0.655) = 1 - 0.7438$$
$$= 0.2562$$

그림 7.9.3 $\mu = 55$일 때 β

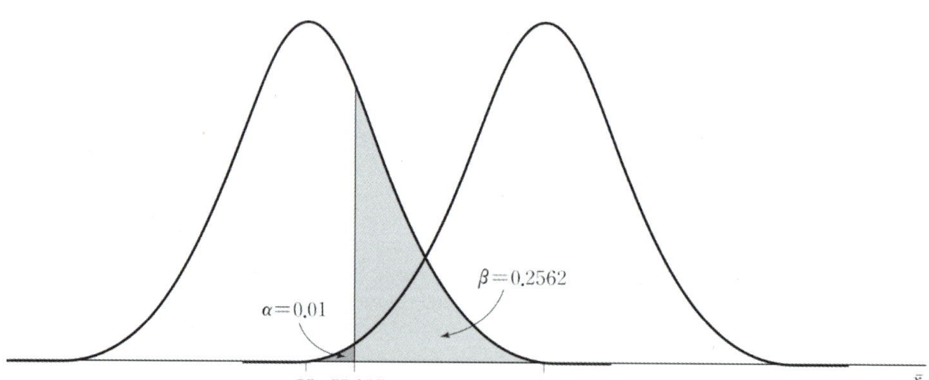

따라서 검정력 $1-\beta$는 $1 - 0.2562 = 0.7438$이다. [그림 7.9.3]은 β의 의미를 그래프로 보여준다. 동일 조건하에서 μ_1에 따른 검정력은 [그림 7.9.4]를 보면 알 수 있다. ▣

그림 7.9.4 [예제 7.9.2]의 검정력곡선

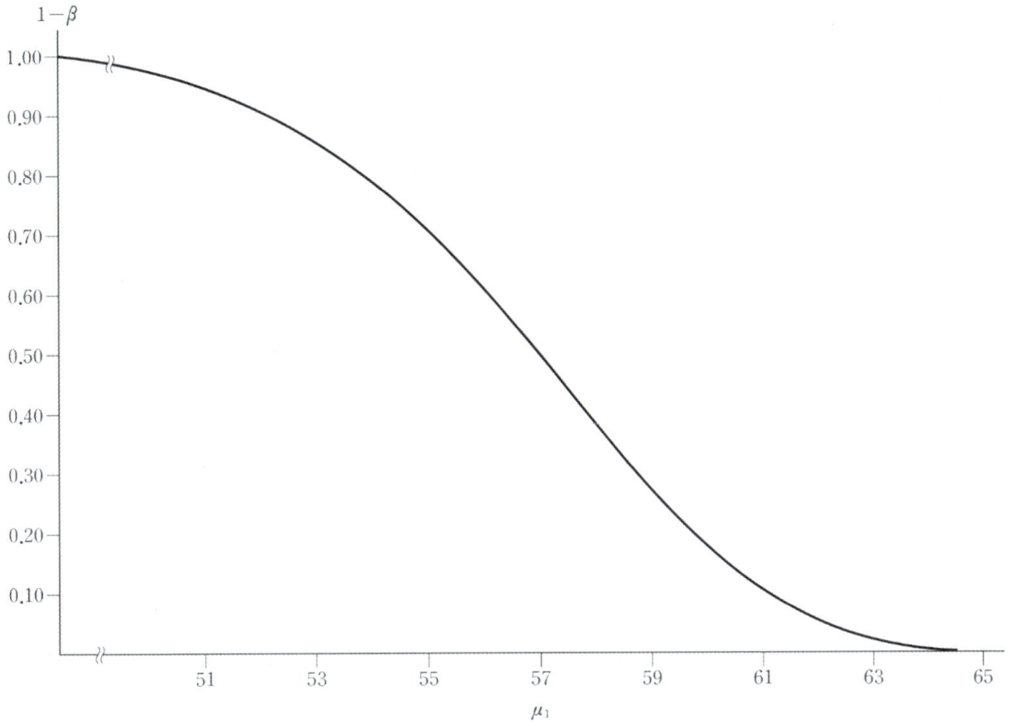

7.10 2종 오류를 고려한 표본 크기의 결정

제6장에서 모집단의 평균 및 분산을 구간추정할 때, 원하는 수준의 신뢰도를 얻는 데 필요한 표본 크기에 대한 계산 방법을 설명하였다. 그러나 제6장에서 유도한 표본크기 계산 공식은 1종 오류는 고려하였으나, 2종 오류를 고려하지 않았다. 1종 오류 및 2종 오류 모두 표본의 크기와 관련이 있으며, [예제 7.10.1]은 1종 오류 및 2종 오류를 이용한 표본크기의 계산방법을 예를 들어 설명한다.

예제 7.10.1

[예제 7.9.2]의 영가설과 대립가설을 고려하면 다음과 같다.

$$H_0 : \mu \geq 65, \text{ vs } H_A : \mu < 65$$

모평균은 55, 모표준편차는 15, 유의수준 1종 오류의 확률은 0.01로 하였다. 만약 2종 오류(β)를 0.05라 한다면 1종 오류와 2종 오류를 모두 만족할 수 있는 표본의 숫자는 얼마나 커야 하는가?

풀이 [예제 7.9.2]에서 유의수준 α는 0.01이고, 표본크기는 20일 때 $\beta = 0.2562$이며, 임계값은 57이었다. 조건이 바뀌면 임계값도 바뀌므로, 이번 예제에 대한 임계값을 C라고 하자. 또한 μ_0은 영가설이 참일 때, μ_1은 대립가설이 참일 때 모평균이라고 하자. 1종 오류는 α이고, 2종 오류는 β이므로 다음의 식을 얻을 수 있다.

$$\begin{aligned} &P\left(N(0,1) \leq \frac{C-\mu_0}{\sigma/\sqrt{n}}\right) = \alpha,\ P\left(N(0,1) \geq \frac{C-\mu_1}{\sigma/\sqrt{n}}\right) = \beta \\ &\Longrightarrow \frac{C-\mu_0}{\sigma/\sqrt{n}} = z_\alpha = -z_{1-\alpha},\ \frac{C-\mu_1}{\sigma/\sqrt{n}} = z_{1-\beta} \\ &\Longrightarrow \mathrm{C} = \mu_0 - z_{1-\alpha}\frac{\sigma}{\sqrt{n}} = \mu_1 + z_{1-\beta}\frac{\sigma}{\sqrt{n}} \end{aligned} \tag{7.10.1}$$

그림 7.10.1 1종 오류와 2종 오류와의 관계

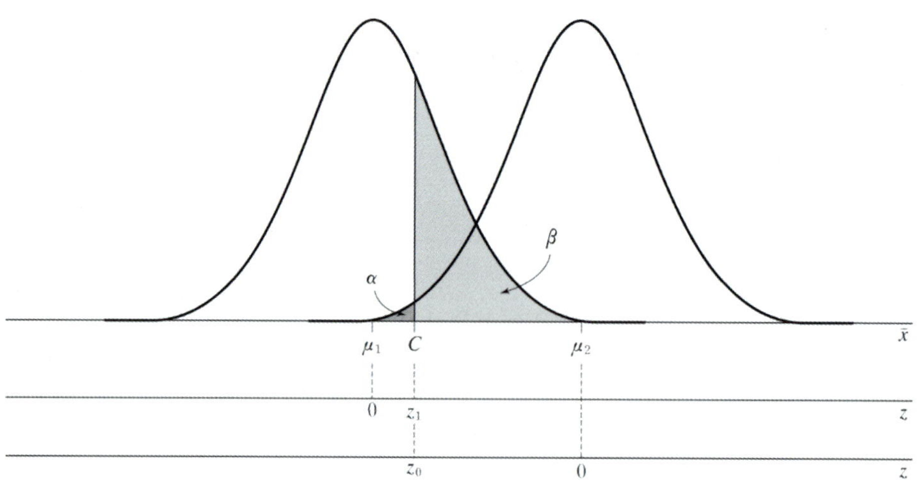

위의 식을 n에 대하여 정리하면 다음과 같다.

$$n = \left[\frac{(z_{1-\alpha} + z_{1-\beta})\sigma}{(\mu_0 - \mu_1)}\right]^2 \tag{7.10.2}$$

위 식에서 $z_{1-\alpha}$는 표준정규분포, x-축, 그리고 $x = a$의 왼쪽 부분으로 둘러싸인 영역의 면적이 $1 - \alpha$가 되게 하는 a값을 의미한다. $z_{1-\beta}$도 마찬가지로 생각하면 된다.

따라서 필요한 표본의 크기는 식 (7.10.2)를 이용하여 계산할 수 있다. [예제 7.10.1]에서 $\mu_0 = 65$, $\mu_1 = 55$, $\sigma = 15$이다. 또한 1종 오류의 확률 $\alpha = 0.01$을 만족하는 $z_{1-\alpha}$은 2.326이고, 2종 오류 $\beta = 0.05$를 만족하는 $z_{1-\beta}$은 1.645이다. $z_{1-\alpha}$과 $z_{1-\beta}$은 양수이다. 식 (7.10.2)에 의하여 표본크기는 다음과 같이 계산할 수 있다.

$$n = \left[\frac{(2.326 + 1.645)(15)}{(65 - 55)}\right]^2 = 35.483$$

결과적으로 적어도 36명의 표본이 확보되어야 $\alpha = 0.01$, $\beta = 0.05$를 만족시킬 수 있음을 알 수 있다. 마지막으로 C는 식 (7.10.1)을 이용하여 다음과 같이 계산하면 된다.

$$C = 65 - 2.326\left(\frac{15}{\sqrt{36}}\right) = 59.184$$

따라서 표본 수가 36일 때, $\bar{x} \leq 59.184$이면 영가설을 기각한다. ▣

Chapter 7 연습문제

1. 가설검정은 무엇인가? 그리고 가설검정은 왜 필요한지 설명하라.

2. 가설검정에 사용되는 두 가지 가설에 대하여 설명하라.

3. 가설 검정의 단계에 대하여 서술하라.

4. 1종 오류와 2종 오류를 정의하라.

5. p-값의 의미를 설명하라.

6. 정규분포를 따르는 40대 남녀 집단에서 각각 18, 15명을 무작위로 추출하여 혈액수치의 차이가 있는지를 보고자 한다. 다음의 자료를 분석하라.

   남: 0.9, 2.2, 1.6, 2.8, 4.2, 3.7, 2.6, 2.9, 3.3, 1.2, 3.2, 2.7, 3.8, 4.5, 4.0, 2.2, 0.8, 1.2

   여: 1.4, 2.7, 2.1, 1.8, 3.0, 3.1, 1.6, 1.7, 2.6, 2.5, 2.3, 1.4, 2.6, 3.5, 2.7

7. 흡연자와 비흡연자에 대하여 폐기종 발전 이전의 폐파괴지수를 측정하였다(높을수록 손상 정도가 큰 것을 의미함). 두 모집단은 정규분포를 따르며, 모분산은 같다고 한다. 두 모집단의 파괴지수 모평균이 같은지 검정하라.

   흡 연 자: 16.6, 13.9, 11.3, 26.5, 17.4, 15.3, 15.8, 12.3, 18.6, 11.0, 26.5, 17.3, 22.9, 15.0, 21.0, 18.5

   비흡연자: 18.1, 6.0, 4.2, 11.4, 6.7, 19.5, 7.3, 13.0, 18.7

8. 동전을 1,000번 던졌을 때 앞면이 560번, 뒷면이 440번 나왔다고 한다. 이 결과를 이용하여, 앞면이 나올 확률이 1/2이라고 할 수 있는지 가설검정 하라.

9. 8번의 문제에서 뒷면이 500번 나왔다면, 앞면이 나올 확률이 1/2이라고 할 수 있는지 가설검정 하라.

10. 평균이 μ이고 표준편차가 5인 정규모집단에서 크기 $n = 25$인 표본을 추출하여 다음의 가설을 검정하려고 한다.

$$H_0 : \mu \leq 50, \ \text{vs} \ H_A : \mu > 50$$

오른쪽 검정이므로 $\bar{X}$이 어느 정도보다 클 때 영가설 H_0를 기각하며, 따라서 기각역은 $\bar{X} > c$의 형태로 표현할 수 있다. 유의수준 0.05에서 c를 구하라.

11. 10번 문제에서 실제 평균은 $\mu=55$라고 한다. 유의수준 0.01에서 10번과 동일한 형태의 가설을 검정하려고 한다. 검정력이 0.9가 되기 위한 최소 표본의 크기를 구하라.

12. 11명의 환자에게 새로운 혈압 강하제를 처방한 이후, 처방 전후의 혈압을 비교하였다. 혈압 강하제가 효과가 있다고 볼 수 있는지 검정하라.

환자번호	복용 전 혈압	복용 후 혈압
1	90	77
2	42	53
3	64	57
4	88	70
5	93	74
6	86	92
7	71	58
8	55	54
9	64	71
10	65	62
11	91	70

13. 비타민 C가 감기 치료에 효과가 있는지 검정하기 위하여 179명의 감기 환자에게 비타민 C 혹은 위약을 처방한 뒤에 다음의 결과를 얻었다. 비타민이 감기 치료에 효과가 있다고 할 수 있는지 검정하라.

	변화 없음	감기가 완화됨
위약	6	84
비타민 C	17	72

14. 정규분포를 따르는 모집단으로부터 크기가 15인 확률표본을 뽑았다. 표본평균은 4.7이고, 모분산은 5.67이라고 알려져 있을 때, 모평균에 대한 90% 신뢰구간을 구하라.

15. $\bar{X}$를 $N(\mu,\ 9)$에서 추출한 크기 n인 표본의 표본평균이라 하자. 이때 $P(\bar{X}-1<\mu<\bar{X}+1)$ $=0.95$가 되게 하는 n을 구하라.

16. 두 정규분포 $N(\mu_1,\ \sigma_1^2)$, $N(\mu_2, \sigma_2^2)$에서 각각 크기가 100인 표본을 뽑았다. 이때 서로 독립인 두 표본의 표본평균과 표본분산은 다음과 같다고 한다.

$$\bar{x}_1 = 4.8,\quad s_1^2 = 8.64,\quad \bar{x}_2 = 5.6,\quad s_2^2 = 7.8$$

1) $\sigma_1^2 = \sigma_2^2$일 때, $\mu_1 - \mu_2$에 대한 95% 신뢰구간을 구하라.

2) $\sigma_1^2 \neq \sigma_2^2$일 때, $\mu_1 - \mu_2$에 대한 95% 신뢰구간을 구하라.

CHAPTER 8

실험계획 및 분산분석

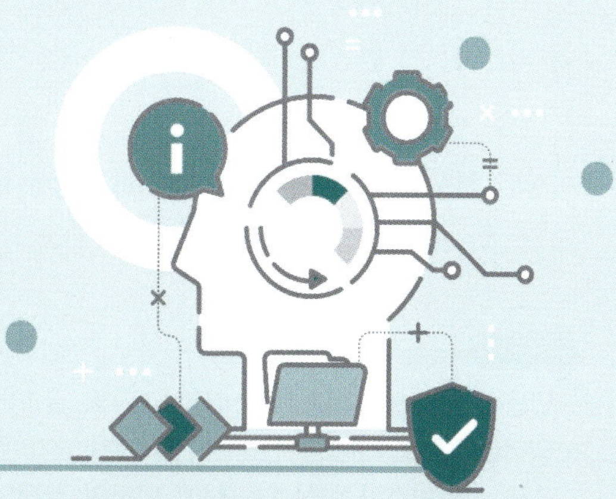

제8장에서는 선형모형과 관련된 통계적 추론 중에서 가장 기초인 분산분석에 대하여 설명할 것이다. 분산분석은 전체 분산을 요인 간 분산과 요인 내 분산으로 분해하여 검정하는 방법으로 모평균의 추정 및 가설검정에 사용된다. 이번 장에서는 분산분석을 이용한 셋 이상의 모집단의 모평균 차이 검정에 대하여 주로 논의할 것이다.

8.1 선형모형과 분산분석

선형모형은 여러 설명변수와 결과 변수 사이의 관계를 추론하는 통계분석 기법으로, 분산분석(analysis of variance)과 회귀분석(regression)으로 구성된다. 제8장에서는 먼저 선형모형의 가장 기초라고 할 수 있는 분산분석에 대하여 설명하고 제9장에서 회귀분석에 대하여 설명할 것이다. 선형모형은 보건학 데이터의 분석에 가장 많이 활용되는 통계모형이므로, 지금까지 설명한 통계 분석의 개념을 바탕으로 선형모형의 개념을 잘 이해하기 바란다.

[선형모형] 선형모형은 설명변수와 반응변수 사이의 함수 관계를 추론할 때 활용하는 통계모형이다. 만약 설명변수가 반응변수에 미치는 영향이 크다면, 설명변수에 의하여 설명되는 반응변수의 변동 또한 클 것이다. 설명변수에 의하여 설명되는 변동이란, 예를 들어 반응변수가 설명변수의 2배와 측정오차의 합으로 표현된다고 할 때(즉, 반응변수 = 2 × 설명변수 + 측정오차), 설명변수를 2배한 값의 변동을 뜻한다. 결과적으로 선형모형의 궁극적 목표는 설명변수를 활용하여, 우연히 발생하는(좀 더 정확히 표현하면, 설명변수에 의하여 설명이 되지 않는) 반응변수의 변동을 줄이는 것이라고 볼 수 있다. 반응변수와 설명변수는 각각 '*y*', '*x*'로 표현하는 경우가 많으며, 설명변수는 1개 이상인 경우가 많다. 반응변수가 둘 이상인 경우는 일반선형모형(general linear model)을 이용해야 하며, 일반선형모형은 이 책의 수준을 벗어나므로 다루지 않을 것이다.

정의

반응변수는 실험이나 다른 어떤 과정의 결과물로 얻어지는 변수로서, 예측하려고 하는 변수를 의미한다. 설명변수는 반응변수를 예측하기 위하여 활용되는 변수이다. 선형모형에서 반응변수와 설명변수가 항상 인과성에 의하여 결정되는 것은 아니며, 분석의 목표에 따라 적절히 선택해야 한다.

선형모형은 다음과 같이 설명변수의 선형결합으로 반응변수를 표현한다.

$$Y_j = \beta_0 + \beta_1 X_{1j} + \beta_2 X_{2j} + \cdots + \beta_k X_{kj} + \varepsilon_j \qquad (8.1.1)$$

위 식에서 Y_j는 반응변수, X_{1j}, ⋯, X_{kj}는 설명변수이다. β_1, ⋯, β_k는 상수이며, 모형의

회귀계수(regression coefficients)라고 한다. ε_j는 설명변수에 의하여 설명되지 않는 부분으로서 반응변수의 랜덤오차(random error)라고 한다. 특별히 선형모형은 설명변수가 아닌 회귀계수 관점에서 선형으로 표현할 수 있는 모형을 의미함을 주목하자. 예를 들어 나이, (나이)^{2}을 설명변수로 포함한 $Y_j = \beta_0 + \beta_1 age_j + \beta_2 age_j^2 + \varepsilon_j$와 같은 모형도 선형모형의 범주에 포함된다. 그러나 $Y_j = 2^{\beta_0 + \beta_1 X_{1j}} + \varepsilon_j$와 같은 형태로 표현되는 경우에는 회귀계수의 관점에서 선형이 아니므로 비선형모형이라고 볼 수 있다. 비선형모형과 달리 선형모형은 기초 미적분을 이용하여 모형의 계수를 쉽게 구할 수 있다. 자세한 방법은 다음 장에서 설명할 것이다.

선형모형은 여러 가지 방식으로 검정이 가능하다. 각 그룹별 모평균이 같은지 검정하기 위하여 분산을 비교하는 분산분석, 설명변수와 반응변수 사이의 함수관계를 추론하는 회귀분석, 그리고 변수 사이의 상관성을 검정하는 상관분석 등이 선형모형의 범주에 포함된다. 분산분석은 범주형 변수를 설명변수로 이용하고 상관분석과 선형회귀분석은 연속형 변수를 설명변수로 이용한다. 이러한 분석들은 모두 분석 방법 및 원리에 차이가 있지만, 모두 추측통계학에서 많이 활용되는 방법이므로 각 모형의 분석 기법과 모형의 구조를 잘 이해할 필요가 있다.

[분산분석] 분산분석이란 총 변동을 2개 이상의 변동으로 나누고, 총 변동에 대한 각 변동의 상대적인 크기를 계산하여 여러 모집단의 모평균에 차이가 있는지 검정하는 방법으로서, 근대 통계학에 많은 영향을 끼친 R. A. Fisher (1960)에 의하여 개발되었다.

[분산분석의 응용] 실험으로 얻은 데이터는 주로 분산분석을 이용하여 분석한다. 실험 계획에 대한 통계학적 이론은 Hinkelmann과 Kempthorne (2012), Montgomery (2008) 그리고 Myers와 Well(2010) 등의 서적을 참고하기 바란다. 실험계획의 자세한 원리는 이 책의 수준을 넘기 때문에 다루지 않을 것이다.

분산분석은 모평균의 추정과 가설검정, 특히 셋 이상의 모집단들의 모평균을 추정하고 비교할 때 이용한다. 모평균에 대한 가설검정은 모분산이 같은지 여부에 따라, 검정 방법이 달라짐을 기억하자. 또한 분산분석은 셋 이상의 모평균이 같은지 검정할 때 사용하는 방법으로서, 검정의 원리는 제7장에서 설명한 두 모집단의 모평균의 검정에 필요한 개념과 차이가 있다. 예를 들어 두 모집단을 비교하는 경우에 영가설을 기각하면 두 처리(treatment)

의 효과가 다르다고 결론을 내리는 반면, 분산분석에서 영가설을 기각하면 세 그룹 이상의 처리 효과 중 적어도 하나는 다르다고 결론을 내려야 한다. 다음 예제를 통하여 분산분석법의 기본 개념을 알아보자.

예제 8.1.1

혈청 콜레스테롤을 낮추는 데 효과가 있다고 알려진 세 가지 약 A, B, C를 비교하려고 한다. 실험에 참여한 사람들에게 A, B, C 중 하나를 처방한 뒤에, 어느 정도 시간이 지난 후 혈청 콜레스테롤이 줄어들었는지 측정하였다. 처방받은 약에 따라 그룹을 나눴을 때, 각 그룹별 표본평균의 변동과 각 그룹 내의 관측값의 변동을 생각할 수 있다. 이때 전자는 그룹 간 변동(between group variation), 후자는 그룹 내 변동(within group variation)이라고 한다. 그룹 간 변동은 처방 약의 효과가 다르기 때문이며, 그룹 내 변동은 식습관의 차이, 유전적 차이 등 다양한 이유로 인하여 발생한다. 따라서 그룹 간 변동이 그룹 내 변동에 비하여 상대적으로 작으면, 약의 효과는 동일하다고 결론을 내릴 수 있다.

[변수] [예제 8.1.1]을 이용하여 세 가지 변수의 개념을 설명하고자 한다. 첫 번째로 처리변수를 정의하자. 처리변수란 [예제 8.1.1]에서 혈청 콜레스테롤 처방약과 같이 효과를 알고 싶은 변수를 의미한다. 다음으로 반응변수는 처리변수에 영향을 받을 것으로 기대되는 변수로서, [예제 8.1.1]에서는 혈청 콜레스테롤의 측정값이 반응변수이다. 마지막으로 유전적 구성과 식습관과 같이 반응변수에 영향을 미치기는 하나, 연구에서 관심을 갖지 않은 변수들이 있다. 이러한 변수는 **외생변수**(extraneous variables)라고 한다. 분산분석은 처리변수가 반응변수에 영향을 미치는지 관심이 있는 경우에 수행하며, 처리변수의 수준에 따라 반응변수의 평균이 다른지 검정한다.

[가정] 분산분석을 이용한 통계적 추론 결과를 신뢰하기 위해서는 몇 가지 기본 가정들이 만족되어야 한다. 따라서 분산분석을 수행하는 경우에는 필요한 가정이 무엇인지, 그리고 어떤 가정이 성립되지 않는지 판단할 수 있어야 한다. 또한 모든 가정이 완벽히 성립되는 경우는 드물기 때문에, 분산분석의 결과는 정확하다고 보기보다는 근사적인 결론이라고 생각하는 것이 적절하다. 분산분석에 필요한 가정은 뒤에서 설명할 것이다.

데이터는 완전확률화 계획법(completely randomized design)과 완전확률화 블록 계획법

(randomized complete block design)을 이용하여 수집했다고 가정하자. 두 방법은 이번 장에서 설명할 것이다. 그 외의 다른 계획법은 246쪽에서 소개한 문헌을 참고하기 바란다.

[분산분석 절차] 분산분석을 제7장에서 설명한 가설검정의 10단계를 이용하여 설명하면 다음과 같다.

① **데이터** 분산분석을 적용할 수 있는 데이터는 표를 이용하여 쉽게 정리할 수 있다.
② **가정** 분산분석에 활용된 모형과 가정, 그리고 데이터 수집 방법(즉, 실험계획법)을 설명한다. 모형은 각 모집단의 모평균을 이용하여 표현한다.
③ **가설** 제7장에서 설명한 가설검정 10단계의 가설과 동일하다.
④ **검정통계량** 분산분석에 사용되는 검정통계량을 설명한다.
⑤ **검정통계량의 분포** 검정통계량의 분포를 설명한다.
⑥ **결정규칙** 가설검정의 기각역과 비기각역을 구한다.
⑦ **검정통계량의 계산** 분산분석표는 결과를 이해하는 데 도움이 되므로, 분산분석표를 이용하여 결과를 해석한다.
⑧ **통계적 결정** 제7장의 가설검정 10단계와 동일하다.
⑨ **결론** 제7장의 가설검정 10단계와 동일하다.
⑩ ***p*-값** 제7장의 가설검정 10단계와 동일하다.

각 단계에 대한 좀 더 자세한 설명은 7.2절을 참고하면 된다.

8.2 일원배치 분산분석

제7장에서는 두 모평균이 동일한지 검정하는 방법을 살펴보았다. 셋 이상의 그룹의 모평균이 모두 같은지 관심이 있다고 가정하자. 이때 두 모집단의 모평균이 같은지 검정할 때 사용하는 t-검정을 알고 있다면, 모든 가능한 두 그룹의 쌍에 대하여 두 그룹의 모평균이 같은지 검정할 수 있다. 예를 들어 3개의 모집단(A, B, C)이 있다고 하자. 이때 t-검정을 이용하여 모집단 A와 B, B와 C, 그리고 C와 A를 각각 비교할 수 있다. 만약 5개의 모집단을 비교하는 경우, 총 $\binom{5}{2} = 10$번의 t-검정을 수행해야 한다. 이처럼 그룹의 수가 많을수록

많은 수의 검정을 해야 하므로, 1종 오류가 일어날 가능성이 커진다. 따라서 비교해야 하는 검정의 수가 많을수록 t-검정은 적절한 방법이라고 볼 수 없다.

5개의 모집단의 모평균이 모두 같은지 검정을 한다고 가정하자. 앞에서 설명한 것처럼 t-검정을 이용한다면 총 10번의 가설검정을 수행해야 한다. 만약 영가설이 사실이고, 유의수준 $\alpha = 0.05$이면, 각 가설검정에서 영가설을 기각하지 못할 확률은 0.95이다. 계산을 간단히 하기 위하여 10개의 검정이 서로 독립이라고 가정하면(실제로는 독립이 아니다), 확률의 곱의 법칙에 의해 10번의 가설검정에서 영가설을 한 번도 기각하지 않을 확률은 $(0.95)^{10} = 0.5987$이다. 따라서 10번의 가설검정에서 적어도 한 번 영가설을 기각할 확률은 $1 - 0.5987 = 0.4013$이고, 영가설이 사실인 경우 1종 오류가 일어날 확률은 0.4013이다. 즉, 다섯 모집단의 모평균이 모두 같은지 검정하는 경우에 대략 40%의 확률로 1종 오류가 일어나는 셈이다. 10개의 가설검정은 독립이 아니기 때문에 1종 오류가 일어날 확률은 0.4013보다는 작을 것이다. 그러나 여전히 1종 오류가 일어날 확률은 0.05보다 훨씬 크므로 1종 오류를 적절히 통제할 수 있는 방안이 필요하다.

[일원배치 분산분석] 일원배치 분산분석(one-way ANOVA)은 분산분석 중에서 가장 간단한 분산분석 방법으로 한 가지 처리변수의 수준에 따라 반응변수가 달라지는지 검정하는 방법이다. 분산분석은 처리변수가 가질 수 있는 값의 종류가 둘 이상인 경우에도 수행할 수 있다. 즉 일원배치 분산분석은 2개의 독립 표본을 이용하여 두 모평균이 같은지 검정하는 t-검정이 일반화된 형태라고 볼 수 있다. 일반적으로 셋 이상의 모집단의 모평균이 같은지 검정하려고 할 때 일원배치 분산분석을 이용한다.

[완전확률화 계획법] 처리변수의 효과에 대한 가설검정을 편의(bias) 없이 수행하기 위해서는 적절한 연구 설계가 필요하다. 예를 들어 처리변수의 수준을 각각의 개체에 랜덤으로 할당한 뒤에, 반응변수의 관측값을 비교할 수 있다. 이와 같은 형태의 연구를 완전확률화 계획법이라고 한다.

각 개체에 처리변수의 수준을 랜덤으로 할당하기 위하여 다음의 방법을 이용할 수 있다. 예를 들어 4가지 약의 효과를 비교하는 연구에 16명의 환자가 참여한다고 가정하자. 이때 16명 환자의 식별번호를 1, 2, ⋯, 16이라고 하자. R 함수 sample(1:16)을 실행하여 1부터 16 사이의 수를 랜덤으로 배열한 수를 얻는다. 그런 뒤에 처음 4명에게는 A, 다음 4명에게는 B, ⋯, 마지막 4명에게는 D를 처방하면 된다. 예를 들어 sample(1:16)을 실행한 결과 16, 9, 6, 15, 14, 11, 2, 4, 10, 7, 5, 13, 3, 12, 1, 8을 얻었다고 가정하자. 이 중 처음 4개의 숫자인 16, 9, 6, 15를 식별번호로 갖는 환자에게 A를 처방하고, 14, 11, 2, 4에 B, 10, 7, 5, 13에 C를 처방하고, 마지막 4개의 식별번호를 갖는 환자에게 D를 처방하면 된다. [그림 8.2.1]은 이를 정리하여 보여준다.

그림 8.2.1 완전확률화 계획법을 이용하여 각 개체에게 처리변수의 수준을 랜덤으로 배정하는 방법

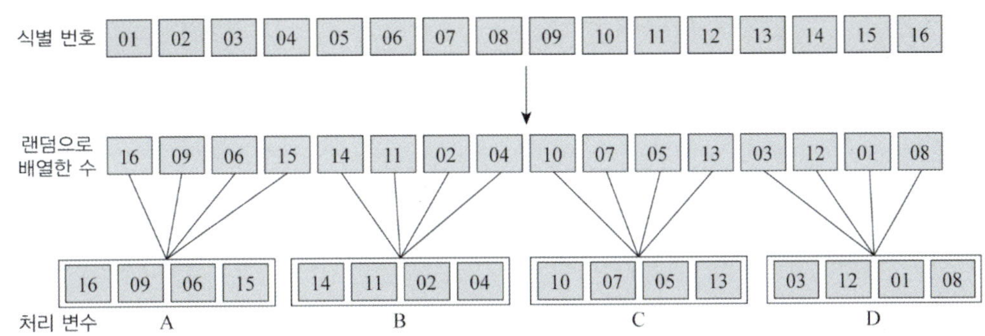

표 8.2.1 완전확률화 계획법으로 관측한 표본

	처리변수					
	1	**2**	**3**	⋯	***k***	
	x_{11}	x_{12}	x_{13}	⋯	x_{1k}	
	x_{21}	x_{22}	x_{23}	⋯	x_{2k}	
	x_{31}	x_{32}	x_{33}	⋯	x_{3k}	
	⋮	⋮	⋮	⋮	⋮	
	$x_{n_1 1}$	$x_{n_2 2}$	$x_{n_3 3}$	⋯	$x_{n_k k}$	
합	$T_{.1}$	$T_{.2}$	$T_{.3}$	⋯	$T_{.k}$	$T_{..}$
평균	$\bar{x}_{.1}$	$\bar{x}_{.2}$	$\bar{x}_{.3}$	⋯	$\bar{x}_{.k}$	$\bar{x}_{..}$

[가설검정의 10단계] 완전확률화 계획법을 이용하여 데이터를 관측한 뒤에 가설 검정을 수행하면 된다. 먼저 가설검정의 10단계를 살펴본 후에, 예제를 살펴보도록 하자.

① **데이터** 완전확률화 계획법에 의하여 관측된 측정값을 이용하여 처리변수의 수준별

평균과 총합을 구해야 한다. 각 기호의 의미는 [표 8.2.1]을 살펴보면 쉽게 이해할 수 있다. [표 8.2.1]에서 사용한 기호는 다음과 같이 정의한다.

x_{ij} = j번째 처리방법의 i번째 관측값, $i = 1,2,\cdots,n_j$, $j = 1,2,\cdots,k$.

$T._j = \sum_{i=1}^{n_j} x_{ij}$ =j번째 처리를 받은 개체들의 x_{ij}의 합

$\overline{x._j} = \frac{T._j}{n_j}$ =j번째 처리를 받은 개체들의 평균

$T.. = \sum_{j=1}^{k} T._j = \sum_{j=1}^{k}\sum_{i=1}^{n_j} x_{ij}$ = 모든 관측값의 합

$\overline{x..} = \frac{T..}{N}$, $\mathrm{N} = \sum_{j=1}^{k} n_j$

② **가정** 가정을 정의하기 전에 분산분석 모형을 먼저 정의하도록 하자.

모형 앞서 말했듯이 모형을 설명하기 위하여 관측값을 수학적 기호를 이용하여 표현해야 한다. 완전확률화 계획법에 의하여 관측된 데이터는 [표 8.2.1]과 같은 형태로 표현할 수 있다. 개별 관측값을 x_{ij}라고 했을 때, 일원배치 분산분석법은 다음의 모형을 가정한다.

$$x_{ij} = \mu_j + \varepsilon_{ij} = \mu + \tau_j + \varepsilon_{ij} \ ; \ i = 1,\cdots,n_j,\ j = 1,\cdots,k \qquad (8.2.1)$$

식 (8.2.1)에 포함된 각 항의 의미는 다음과 같다.

(a) μ_j는 j번째 처리를 받은 관측값들의 평균이다.

(b) μ는 $\mu_1,\cdots,\mu_k$의 평균이며, 총 평균이다.

(c) $\tau_j(= \mu_j - \mu)$는 j번째 처리를 받은 관측값들의 평균 μ_j와 μ의 차이를 의미하며, 처리효과라고 한다. 즉, $\tau_1 + \cdots + \tau_k = 0$이다.

(d) ε_{ij}는 관측값, x_{ij}와 $\mu + \tau_j$의 차이를 의미하며, 오차항이라고 한다.

모형의 구성요소 식 (8.2.1)에 의하여 관측값은 총 평균(μ), 처리효과(τ_j), 오차항(ε_{ij})으로 구성됨을 알 수 있다. 대부분의 분석에서 μ에 관심이 있는 경우는 드물며, 처리효과에 해당하는 k개의 τ_j가 주된 관심사이다. 따라서 통계적 추론은 관측된 k개의 처리효과 $\tau_1, \ldots, \tau_k$에 국한된다. 처리효과는 상수 혹은 확률변수일 수 있으며, 상수인 처리효과를 고정효과(fixed effect)라고 한다. 처리효과의

모수는 확률변수처럼 어떠한 분포를 따를 수 있으며, 이때 처리효과는 랜덤효과(random effect)라고 한다. 이 책에서는 고정효과만을 고려할 것이다.

모형의 가정 일원배치 분석분석의 가정은 다음과 같다.

(a) 모든 관측값은 모집단으로부터의 독립 확률표본이다.

(b) j번째 처리를 받은 표본의 개별 관측값은 평균이 μ_j, 분산이 σ_j^2인 정규분포를 따른다.

(c) 모든 관측값은 동일한 분산을 갖는다. 즉, $\sigma_1^2 = \sigma_2^2 = \cdots = \sigma_k^2 = \sigma^2$이다.

(d) μ_j의 평균은 μ이다. 따라서 $\tau_j = \mu_j - \mu$이라고 하면, $\sum \tau_j = 0$이다.

(e) x_{ij}의 평균은 μ_j이고 ε_{ij}의 평균은 0이다.

(f) ε_{ij}와 x_{ij}의 차이는 상수이므로, ε_{ij}의 분산은 x_{ij}의 분산과 같다. 따라서 오차항의 분산은 σ^2이다.

(g) ε_{ij}는 독립이며 정규분포를 따른다.

③ **가설** 일원배치 분산분석의 영가설과 대립가설은 다음과 같다.

$$H_0 : \mu_1 = \mu_2 = \cdots = \mu_k \text{ vs } H_A : \text{적어도 하나 이상의 } \mu_j\text{는 다르다.}$$

만약 영가설이 사실이면(즉, 모평균이 서로 같다면) 처리효과는 모두 0이므로 영가설과 대립가설은 다음과 같이 표현할 수 있다.

$$H_0 : \tau_j = 0,\ j = 1,2,\cdots,k \text{ vs } H_A : \text{적어도 하나 이상의 } \tau_j\text{는 0이 아니다.}$$

만약 영가설이 사실이고 모집단이 정규분포를 따르면 모집단의 분포함수는 [그림 8.2.2]와 같다. 즉, 모집단의 모평균은 모두 같기 때문에 x축 상의 한 점을 중심으로 분포하게 된다. 만약 각 모집단의 모분산이 서로 같고 정규분포를 따르면 모든 관측값의 분포함수는 동일하다. 결과적으로 확률밀도함수는 [그림 8.2.2]와 같다.

그림 8.2.2 영가설이 사실이고 가정이 만족될 때, 모집단의 분포

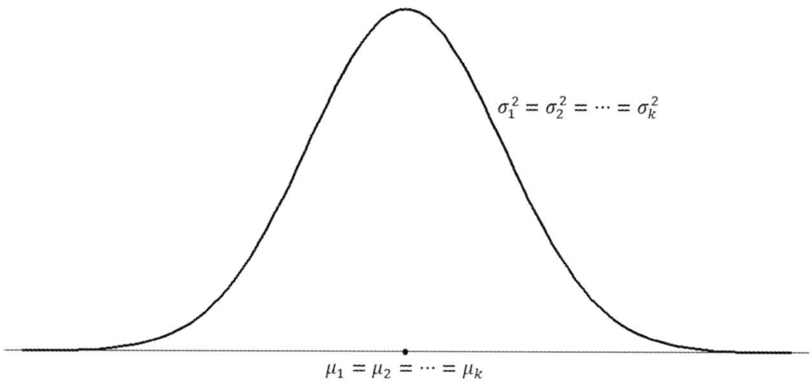

만약 영가설이 사실이 아니면, 모평균 중 적어도 하나는 다른 값을 갖기 때문에 분포 함수는 [그림 8.2.2]와는 다른 형태일 것이다. 경우에 따라 모든 모평균이 서로 다를 수도 있다. [그림 8.2.3]은 모평균이 모두 다른 경우의 모집단의 분포를 보여준다.

④ **검정통계량** 일원배치 분산분석의 검정통계량은 표본분산의 함수이다. 검정통계량을 구하는 자세한 공식은 뒤에서 설명할 것이다.

⑤ **검정통계량의 분포** 7.8절에서 설명한 것과 같이 영가설이 참이고 가정이 만족되면, 검정통계량은 F-분포를 따른다.

그림 8.2.3 등분산과 정규성의 가정이 만족되나 영가설이 사실이 아닌 경우 모집단의 분포

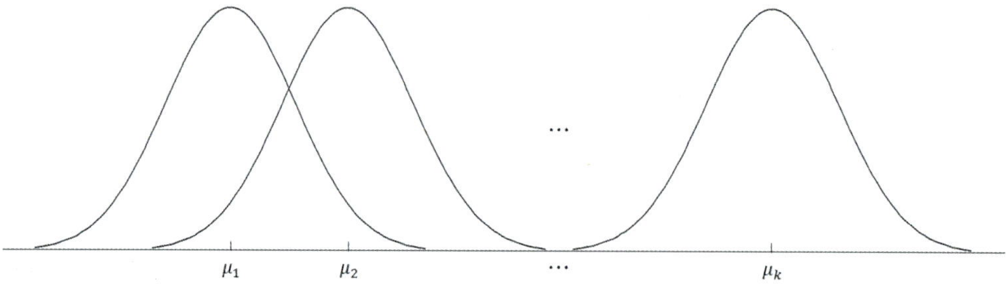

⑥ **결정규칙** 검정통계량이 기각역에 포함되면 영가설을 기각하고, 기각역에 포함되지 않으면 영가설을 기각하지 못한다. 기각역은 미리 정한 유의수준 α에 의하여 결정되며, 임계값보다 큰 실수들의 집합이다. 임계값을 a라고 했을 때, F-분포, x-축,

그리고 $x = a$의 오른쪽 부분으로 둘러싸인 영역의 면적이 α가 되어야 한다. 이러한 원칙을 활용하여 임계값을 구한 뒤에 검정통계량이 임계값보다 크면 영가설을 기각한다.

⑦ **검정통계량의 계산** 분산분석은 반응변수의 총 변동을 그룹 간 변동과 그룹 내 변동으로 분할하고, 그룹 간 변동이 그룹 내 변동에 비하여 유의하게 큰지 검정하는 분석방법이다. 이때 변동은 관측값과 평균의 차의 제곱합을 (관측값의 수 − 1)로 나눈 값과 같다. 분산분석의 첫 번째 단계는 반응변수의 전체변동을 그룹 내 변동과 그룹 간 변동으로 나누는 것이다. 만약 분산분석의 이론적 원리에 관심이 없고, 통계 소프트웨어를 이용하여 분석을 수행하기 원한다면 다음에 설명할 검정통계량을 구하는 과정은 건너뛰어도 괜찮을 것이다.

총 제곱합 분할하기 전에 먼저 총 제곱합을 구해야 한다. 총 제곱합(total sum of squares)은 모든 관측값과 평균 간의 차이를 구한 뒤에 각 차이를 제곱하여 모두 더한 값을 의미한다. 총 제곱합은 다음과 같이 정의할 수 있다.

$$SST = \sum_{j=1}^{k}\sum_{i=1}^{n_j}(x_{ij} - \overline{x_{..}})^2 \tag{8.2.2}$$

$\sum_{i=1}^{n_j}$ 은 j번째 처리집단의 편차의 제곱을 모두 더하라는 기호이다. $\sum_{j=1}^{k}$ 는 $\sum_{i=1}^{n_j}$ 에서 계산한 j번째 처리집단의 편차 제곱합을 모두 더하여 전체 k개의 처리집단의 편차제곱합을 모두 더한 값을 구하라는 의미이다.

그룹 내 제곱합 앞에서 총 제곱합은 그룹 내 제곱합(within groups sum of squres)과 그룹 간 제곱합으로 분리할 수 있다고 설명하였다. 먼저 그룹 내 제곱합에 대하여 살펴보자. 그룹 내 제곱합을 계산하기 위해서 먼저 j번째 처리를 받은 관측값들의 표본평균과 j번째 처리를 받은 개별 관측값의 차의 제곱합을 계산한다. 이러한 차의 제곱합을 모든 처리에 대하여 계산하여 합하면 된다. 이렇게 계산한 제곱합을 그룹 내 제곱합이라고 하며 SSW라고 표현한다. 그룹 내 제곱합은 종종 잔차(residual) 혹은 오차 제곱합이라고 불리기도 한다. 그룹 내 제곱합을 구하는 식은 다음과 같다.

$$SSW = \sum_{j=1}^{k} \sum_{i=1}^{n_j} (x_{ij} - \overline{x_{\cdot j}})^2 \quad (8.2.3)$$

그룹 간 제곱합 총 제곱합의 두 번째 구성요소인 그룹 간 제곱합(among groups sum of squares)을 계산하는 방법을 살펴보자. 먼저 j번째 처리를 받은 관측값들의 표본평균을 구한다. j번째 표본평균과 전체평균의 차의 제곱을 구한 뒤에 j번째 처리를 받은 개체의 수(n_j)를 곱한다. 이렇게 계산한 값을 모든 처리에 대하여 합한다. 이를 그룹 간 제곱합이라 하고 SSA라고 표현한다. 그룹 간 제곱합을 구하는 식은 다음과 같다.

$$SSA = \sum_{j=1}^{k} n_j (\overline{x_{\cdot j}} - \overline{x_{\cdot\cdot}})^2 \quad (8.2.4)$$

총 제곱합은 그룹 간 제곱합과 그룹 내 제곱합의 합과 같으며 다음의 관계를 이용하여 구할 수 있다.

$$SST = SSA + SSW$$

분산분석을 수행하기 위해서는 오차항의 공통 모분산인 σ^2을 추정해야 한다. 만약 분산분석의 가정이 성립하고 모평균이 모두 같으면, 그룹 간 제곱합 혹은 그룹 내 제곱합을 각각의 자유도로 나누어 모분산 σ^2의 불편추정량을 구할 수 있다.

σ^2의 불편추정량−1 영가설이 사실이든, 사실이 아니든 모분산이 모두 동일하다는 가정이 성립되면 다음 추정량의 기대값은 공통 모분산 σ^2과 같다.

$$\frac{\sum_{i=1}^{n_j} (x_{ij} - \overline{x_{\cdot j}})^2}{n_j - 1}$$

위 추정량의 기대값은 모든 처리그룹에 대하여 σ^2와 같으므로, k개의 처리그룹에서 얻은 제곱합을 모두 합하여 다음의 공통 모분산 σ^2에 대한 추정량을 구할 수 있다.

$$MSW = \frac{\sum_{j=1}^{k} \sum_{i=1}^{n_j} (x_{ij} - \overline{x_{\cdot j}})^2}{\sum_{j=1}^{k} (n_j - 1)} \quad (8.2.5)$$

식 (8.2.5)는 σ^2의 첫 번째 불편추정량이고, 이 값은 식 (8.2.3)의 집단 내 제곱합을 자유도로 나눈 값과 같으므로 집단 내 분산(within group variance)이라고도 한다. 식 (8.2.5)는 식 (7.3.2)처럼 모집단의 모분산이 같을 때 두 모집단의 모평균이 같은지 검정하는 경우에 분산의 합동분산추정량을 k개의 표본이 있는 경우로 확장한 값임을 쉽게 알 수 있다. 따라서 식 (8.2.5)는 집단 내 분산이라고 하기보다는 보통 집단 내 평균 제곱이라고 한다. 모집단의 분산들이 같을 때, 집단 내 평균 제곱은 σ^2의 불편추정량이다. 그리고 불편추정량이 되기 위해서 영가설이 사실일 필요는 없다.

σ^2 추정의 불편추정량−2 σ^2의 두 번째 불편추정량은 표본평균의 분산공식인 ${\sigma_{\bar{x}}}^2 = \sigma^2/n$를 이용해서 얻을 수 있다. 이 식에서 모분산은 다음과 같이 표본분산으로 표현할 수 있다.

$$\sigma^2 = n{\sigma_{\bar{x}}}^2 \tag{8.2.6}$$

일원배치 분산분석에서 ${\sigma_{\bar{x}}}^2$의 불편추정량은 다음과 같다.

$$\frac{\sum_{j=1}^{k}(\overline{x_{.j}} - \overline{x_{..}})^2}{k-1}$$

따라서 이를 식 (8.2.6)에 대입하면 다음의 σ^2의 불편추정량을 구할 수 있다.

$$MSA = \frac{n\sum_{j=1}^{k}(\overline{x_{.j}} - \overline{x_{..}})^2}{k-1} \tag{8.2.7}$$

식 (8.2.7)의 분자는 $n_1 = \cdots = n_k = n$인 경우에 해당한다. 표본 크기가 다르면, σ^2의 추정치는 다음과 같이 구할 수 있다.

$$MSA = \frac{\sum_{j=1}^{k}n_j(\overline{x_{.j}} - \overline{x_{..}})^2}{k-1} \tag{8.2.8}$$

식 (8.2.8)을 집단 간 평균 제곱(among groups mean square)이라고 한다. 만약 영가설이 사실인 경우 식 (8.2.5)와 식 (8.2.8)은 크기가 비슷할 것으로 기대할 수 있다. 그러나 만약 영가설이 사실이 아니라면, 식 (8.2.8)의 기대값은

σ^2보다 커지고 따라서 집단 간 평균 제곱이 집단 내 평균 제곱보다 더 크다. 따라서 집단 간 평균 제곱은 영가설이 사실이고, 처리그룹별 모분산이 동일한 경우에만 σ^2의 불편추정량으로 이용할 수 있다.

분산비 영가설이 사실인지 검정하기 위하여 σ^2의 두 가지 불편추정량을 비교하면 된다. 검정통계량은 다음과 같이 두 불편추정량의 비를 이용한다.

$$F = \frac{\text{집단 간 평균 제곱}}{\text{집단 내 평균 제곱}} = \frac{MSA}{MSW}$$

모형의 가정(등분산성 및 독립성)이 만족되고 $N = \sum_{j=1}^{k} n_j$이라고 하면, MSA와 MSW의 기대값은 다음과 같다.

$$E(MSW) = E\left\{\frac{\sum_{j=1}^{k}\sum_{i=1}^{n_j}(x_{ij} - \overline{x_{.j}})^2}{\sum_{j=1}^{k}(n_j - 1)}\right\} = \sigma^2$$

$$E(MSA) = E\left\{\frac{\sum_{j=1}^{k} n_j(\overline{x_{.j}} - \overline{x_{..}})^2}{k-1}\right\} = \left(\frac{N^2 - \sum_{j=1}^{k} n_j^2}{\sum_{j=1}^{k}(n_j - 1)}\right)\sigma_A^2 + \sigma^2,$$

$$\sigma_A^2 = \frac{1}{k-1}\sum_{j=1}^{k}\tau_j^2.$$

만약 $n_1 = \cdots = n_k = n$이면, MSA의 기대값은 다음과 같다.

$$E(MSA) = E\left\{\frac{\sum_{j=1}^{k} n(\overline{x_{.j}} - \overline{x_{..}})^2}{k-1}\right\} = k\sigma_A^2 + \sigma^2, \quad \sigma_A^2 = \frac{1}{k-1}\sum_{j=1}^{k}\tau_j^2$$

따라서 영가설이 틀린 경우 τ_j의 부호와 상관없이 MSA는 항상 증가하는 경향이 있다. 따라서 영가설이 사실이면 MSA, MSW 모두 σ^2의 불편추정량이므로, 검정통계량이 1과 비슷한 값을 갖는다. 따라서 비가 1과 비슷하면 모든 처리그룹의 모평균이 같다는 영가설을 지지할 수 있다. 반면 만약 집단 간 평균 제곱이 집단 내 평균 제곱보다 크면, 검정통계량은 1보다 큰 값을 가지므로, 분산분석의 기각역은 항상 어떠한 임계값보다 큰 실수들의 집합(오른쪽 검정)의 형태를 갖는다. 또한 영가설이 사실일 때도 표본의 값에 변동이 있기 때문에 검정통계량은 표본에 따라 달라질 수 있다. 따라서 영가설을 기각할지 결정하기 전에 유의수준을 정하고, 이에 대응하는 기각역과 비기각역을 정해야 한다.

***F*-검정** 기각역과 비기각역을 정의하기 위해서는 검정통계량의 분포를 알아야 한다. 제6장에서 두 모집단이 정규분포를 따르고, 확률표본을 뽑은 경우에 다음의 분산비는 *F*-분포를 따른다고 설명하였다.

$$\left(s_1^2/\sigma_1^2\right)\left(s_2^2/\sigma_2^2\right)^{-1}$$

F-분포는 분산분석의 검정통계량의 분포함수이다. 1920년대 초 Fisher에 의해 소개된 *F*-분포는 통계학에서 가장 광범위하게 사용되는 분포 중 하나이다. 모분산의 신뢰구간 설정과 가설검정에서 분산비를 어떻게 사용하는지는 이미 제7장에서 살펴보았다. 제6장에서 두 모집단이 정규분포를 따르고, 모분산이 동일할 때, $(s_1^2\sigma_1^{-2})(s_2^2\sigma_2^{-2})^{-1}$는 $s_1^2 s_2^{-2}$와 같고 표본분산비는 *F*-분포를 따른다고 설명하였다. *F*-분포는 분자의 자유도와 분모의 자유도에 따라 그 형태가 달라진다. *F*-분포의 자유도가 결정되면, 유의수준과 기각역의 위치를 고려하여 기각역과 비기각역을 정할 수 있다.

검정통계량은 집단 간 평균 제곱을 집단 내 평균 제곱으로 나눈 값을 이용한다. 따라서 검정통계량은 *F*-분포를 따르고 *F*-분포의 분자의 자유도는 집단 수에서 1을 뺀 $(k-1)$이고, 분모 자유도는 다음과 같다.

$$\sum_{j=1}^{k}\left(n_j-1\right)=\left(\sum_{j=1}^{k}n_j\right)-k=N-k$$

분산분석표 분산분석은 [표 8.2.2]의 형태로 정리하며 [표 8.2.2]는 분산분석표라고 한다.

표 8.2.2 완전확률화 계획법의 분산분석표

요인	제곱합	자유도	평균제곱합	F
집단 간 제곱합	$SSA = \sum_{j=1}^{k} n_j(\bar{x}_{.j} - \bar{x}_{..})^2$	$k-1$	$MSA = SSA/(k-1)$	$\frac{MSA}{MSW}$
집단 내 제곱합	$SSW = \sum_{j=1}^{k}\sum_{i=1}^{n_j}(x_{ij} - \bar{x}_{.j})^2$	$N-k$	$MSW = SSW/(N-k)$	
총 제곱합	$SST = \sum_{j=1}^{k}\sum_{i=1}^{n_j}(x_{ij} - \bar{x}_{..})^2$	$N-1$		

단, $N = \sum_{j=1}^{k} n_j$이다.

⑧ **통계적 결정** Rex → 연속분포 → F분포 → F분위수 확률에 0.05, 분자자유도에 $k-1$, 분모자유도에 $N-k$를 입력하고, 높은쪽 꼬리를 선택한 후, '확인' 버튼을 클릭한다. Rex를 실행하면 분자 자유도 $k-1$과 분모 자유도 $N-k$인 F-분포로부터 유의수준 0.05에 대한 임계값을 구할 수 있다. 이렇게 구한 임계값과 검정통계량을 비교하면 가설검정을 수행할 수 있다. 만약 검정통계량이 임계값보다 크거나 같으면 영가설을 기각하고, 검정통계량이 임계값보다 작으면 영가설을 기각하지 못한다.

영가설을 기각했을 때의 의미 영가설을 기각했을 때, 영가설이 틀렸을 수도 있고 1종 오류가 일어났을 수도 있다. 만약 영가설이 사실이면, 검정통계량이 기각역에 포함이 될 확률은 유의수준과 같고, 우연히 유의수준의 확률로 영가설을 기각했을 수 있다. 그러나 검정통계량이 기각역에 포함될 확률이 충분히 작기 때문에 영가설이 사실이라는 가정하에서 데이터가 관측되었을 가능성은 작다고 볼 수 있다. 따라서 영가설이 사실이 아니라고 기대하는 것이 적절하다. 분산분석에서 영가설은 다음과 같다.

$$H_0 : \mu_1 = \mu_2 = \cdots = \mu_k$$

흥미로운 것은 분산을 이용한 가설 검정의 유의한 결과가 모평균이 다르다는 것을 의미한다는 사실이다. 검정통계량의 값이 큰 것은 그룹 간 평균 제곱이 그룹 내 평균 제곱보다 큰 값이 나오기 때문이다. 그룹 간 평균 제곱은 각 처리그룹의 표본평균과 전체 평균 차이의 제곱이기 때문에, 결국 검정통계량이 큰 것은 표본평균에 차이가 많다는 것을 의미한다. 따라서 검정통계량이 유의하면 모든 처리그룹의 평균이 같다는 영가설을 기각할 수 있다.

⑨ **결론** 영가설을 기각하면 모평균이 모두 같지는 않다(적어도 하나는 다르다)고 결론을 내리면 된다. 영가설을 기각하지 못하면 모든 모평균 간에 유의한 차이가 존재하지 않는다고 결론 내린다.

⑩ ***p*-값의 결정**

예제 8.2.1

다음은 소의 연령에 따른 육류의 셀레늄(selenium) 농도를 비교하였다. 연령은 총 4가지 그룹으로 나누었다. 4가지 연령별로 육류에 존재하는 셀레늄 농도에 차이가 있는지 가설검정을 수행하라.

풀이

① **데이터** [표 8.2.3]은 연령별 소 육류 100g당 셀레늄 함유량을 보여준다. 점그림은 데이터의 분포를 알려주고, 그룹 간 차이를 쉽게 비교할 수 있게 해준다.

표 8.2.3 연령에 따른 셀레늄 함유량(mg/100g)

나이 그룹							
A		B	C		D		
1820	1483	191	724	1020	1652	775	752
2588	1723	1098	613	805	1309	1393	804
2670	727	644	918	631	1002	533	1182
1022	1463	136	949	641	966	734	1243
1555	1777	1605	877	760	788	485	985
222	1129	1247	1368	1085	472	449	1295
1197		1529	1692	775	471	236	1676
1249		1422	697	1307	771	831	754
1520		445	849	344	869	698	937
489		990	1199	961	513	167	1022
2575		489	429	239	731	824	1073
1426		2408	798	944	1130	448	948
1846		1064	631	1096	1034	991	222
1088		629	1016		1261	590	721
912			1025		42	994	375
1383			948		767	1781	1187

② **가정** 4가지 연령 그룹의 표본은 서로 독립이며, 모든 모집단은 분산이 같은 정규분포를 따른다.

표 8.2.4 [예제 8.2.1]의 분산분석표

요인	제곱합	자유도	평균제곱합	F
집단 간	5931208	3	1977069	9.359
집단 내	23026500	109	211252	
총 제곱합	28957708	112		

③ **가설** 영가설과 대립가설은 다음과 같다.

$$H_0 : \mu_A = \mu_B = \mu_C = \mu_D \text{ vs } H_A : \text{not } H_0$$

④ **검정통계량** 검정통계량은 MSA/MSW이다.

⑤ **검정통계량의 분포** 영가설이 참이고 가정이 만족된다면, 검정통계량은 분자의 자유도는 $4-1=3$이고 분모의 자유도가 $113-4=109$인 F-분포를 따른다.

⑥ **결정규칙** 유의수준 α는 0.01이라고 하자. Rex → 연속분포 → F분포 → F분위수 확률에 0.01, 분자자유도에 5, 분모자유도에 109를 입력하고, 높은쪽 꼬리를 선택한 후, '확인' 버튼을 클릭한다. Rex를 실행하면 임계값은 3.967이고, 기각역은 임계값보다 크거나 같은 실수의 집합이다.

⑦ **검정통계량의 계산** 식 (8.2.2), (8.2.4)에 의하여 SST=28957708, SSA=5931208 그리고 SSW=28957708−5931208=23026500이다. 계산 결과는 [표 8.2.4]와 같다.

⑧ **통계적 결정** 검정통계량은 9.359이므로 기각역에 포함되고, 따라서 영가설을 기각한다.

⑨ **결론** 영가설을 기각했으므로, 대립가설이 참이라고 결론 내리면 된다. 즉, 네 연령군의 셀레늄 함유량은 같지 않다고 결론을 내리면 된다.

⑩ ***p*-값** p-값은 분자의 자유도가 3, 분모의 자유도가 109인 F-분포가 9.359보다 크거나 같을 확률이고 이 값은 <0.0001이다.

⑪ [Rex 분석: '예제 8.2.1' Sheet] Rex → 그룹비교 → 평균비교 → k-독립표본 F검정 [그림 8.2.4]와 같이, '변수설정' 탭에서 셀레늄 변수를 종속변수 상자로 이동시키고, 연령 변수를 요인 상자로 이동시킨다. 주효과 버튼을 클릭하여 요인 상자 안의 연령 변수를 최종모형 상자 안으로 이동시킨다. '분석옵션' 탭에서 제곱합의 유형에서 Type II를 선택하고, '확인' 버튼을 클릭한다.

그림 8.2.4 [예제 8.2.1] 데이터의 k-독립표본 F검정 설정화면

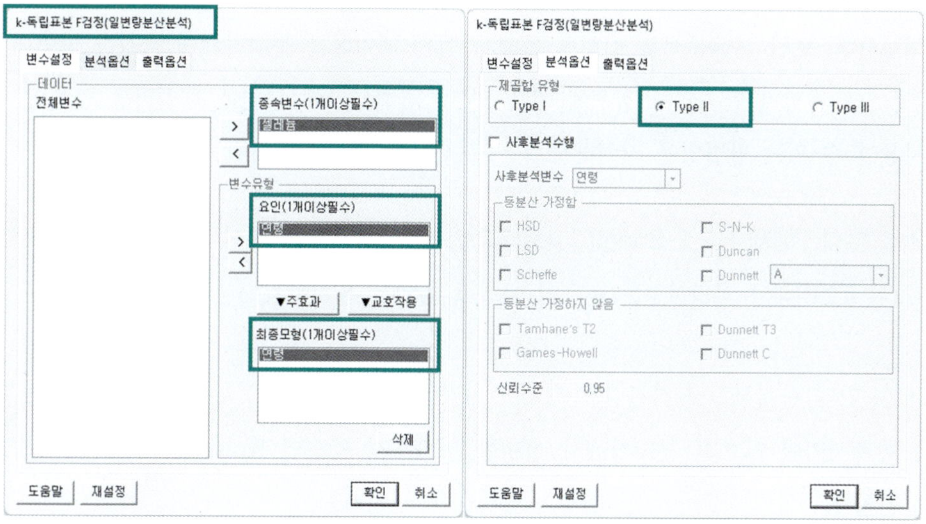

그림 8.2.5 [예제 8.2.1] 데이터의 k-독립표본 F검정 결과

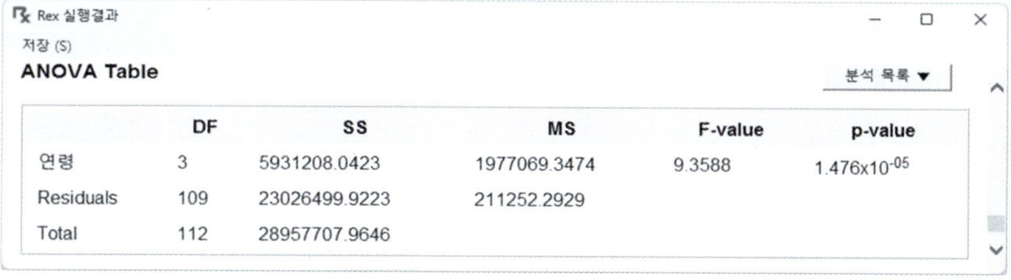

ANOVA Table

	DF	SS	MS	F-value	p-value
연령	3	5931208.0423	1977069.3474	9.3588	1.476×10^{-05}
Residuals	109	23026499.9223	211252.2929		
Total	112	28957707.9646			

[다중종속변수 반복분석 기능] 여러 개의 종속변수에 대해서 각각 동일한 요인을 고려하는 통계분석을 수행해야 하는 경우, Rex에서 다수의 종속변수를 종속변수 상자로 이동시킨 후 Rex 분석을 실행시키면, 다중 종속변수에 대한 반복분석 결과를 확인할 수 있다.

[주의사항] 완전확률화 계획법은 쉽고 간단하여 널리 사용되는 방법으로, 연구에 참석한 개체들이 유사한 특성을 갖는 경우에 효율적이다. 그러나 만약 연구에 참석한 개체들이 이질적이고 표본의 크기가 작을 경우에는 비효율적인 방법으로, 이 장의 후반부에서 설명할 방법 중 하나를 고려하는 것이 적절하다. [예제 8.2.1]에서 처리는 일반적인 의미의 처리를 뜻한다. 그러나 실험설계에서 사용되는 처리는 일반적으로 사용되는 의미의 처리보다 더 넓

은 의미를 갖고 있다. 예를 들어 동물의 몇몇 품종에 따른 육질을 비교하는 경우에는 품종이 '처리'가 된다. 즉, 실험설계에서 처리는 비교하고자 하는 수준을 관측값으로 갖는 변수를 의미한다. 또한 분산분석은 실험을 통해서 얻은 데이터를 분석하기에 적절한 방법이지만, 분산분석의 가정이 만족되는 경우에 설문조사나 관찰연구에서 얻은 데이터를 분석할 때에도 사용할 수 있는 방법임을 기억하자.

[Rex 분석: '예제 8.2.1' Sheet] [그림 8.2.6]은 [예제 8.2.1] 데이터를 이용한 상자그림이다. [그림 8.2.6]에서 처리변수는 y-축이 아닌 x-축임을 유의하자.

[대안] 만약 분석하고자 하는 데이터가 정규분포를 따르지 않는 등 일원배치 분산분석 가정을 만족시키지 않으면 제12장에서 설명할 비모수적 방법인 Kruskal-Wallis 통계량을 고려해야 한다.

그림 8.2.6 [예제 8.2.1]의 상자그림

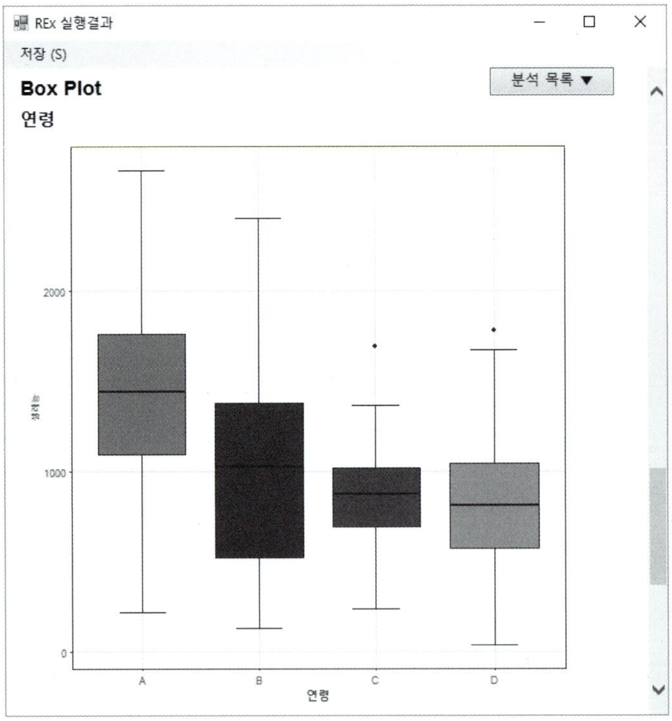

[처리그룹 쌍별 두 모평균 차이의 검정] 분산분석을 수행한 결과, 모평균 사이에 차이가 없다는 영가설을 기각했다면, 어떠한 쌍의 모평균이 서로 다른지 확인을 해야 한다. 이를 사후 검정(post-hoc test)이라고 한다. 예를 들어 [예제 8.2.1]에서 영가설은 $\mu_A = \mu_B = \mu_C = \mu_D$이므로, 다음과 같이 6개의 가능한 모평균의 쌍을 비교하는 것과 같다.

$$\mu_A = \mu_B,\ \mu_A = \mu_C,\ \mu_A = \mu_D,\ \mu_B = \mu_C,\ \mu_B = \mu_D,\ \mu_C = \mu_D$$

따라서 영가설이 기각된 경우 위 6개의 가설 중 어느 것이 만족되지 않아서 영가설이 기각됐는지 확인할 필요가 있다. 이처럼 여러 가설을 검정하는 과정이 타당하기 위해서 1종 오류가 적절히 통제되어야 한다. 6개 가설을 따로 검정하는 경우에 개별 가설의 유의수준을 α로 정한다면, 6개의 가설이 모두 참일 때 적어도 하나 이상의 가설을 기각할 확률은 α보다 크다는 것을 앞에서 설명하였다. 이를 다중비교문제(multiple testing problem)라고 한다. 다중비교문제를 해결하는 방법에는 Tukey의 HSD 검정과 Bonferroni 방법이 있다. 좀 더 자세한 설명은 Hsu(1996)와 Westfall(1999) 등을 참고하여라.

[Tukey의 HSD 검정] 다중비교문제를 해결하기 위하여 다양한 종류의 분석방법론이 제안되었다. Tukey(1953)는 처리그룹별로 표본의 크기가 같을 때, 모든 가능한 쌍의 두 모평균이 서로 같다는 영가설을 검정할 때 적절한 다중비교 분석방법을 제안하였다. 먼저 Tukey의 방법에서 유의수준 α는 모든 영가설이 참일 때 적어도 하나 이상의 영가설을 기각할 확률을 의미한다. Tukey의 검정은 HSD(honestly significant difference) 검정법으로도 불리며 평균값을 비교할 때 나타나는 모든 가능한 차이의 분포를 고려한다. 이때 기각역의 임계값은 다음과 같이 계산한다.

$$\text{HSD} = q_{\alpha,k,N-k}\sqrt{\frac{MSE}{n}} \tag{8.2.9}$$

위 식에서 α는 유의수준이고 k는 그룹의 수, N은 전체 관측값의 수, n은 각 처리별 관측값의 수, MSE는 분산분석에서 계산한 그룹 내 평균제곱(MSW)를 의미한다. $q_{\alpha,k,N-k}$는 각 처리그룹별 표본평균의 최댓값과 최솟값의 차이를 표준화한 값들의 분포함수로부터 계산한 분위수(quantile)이다. 표준화된 최댓값과 최솟값의 분포함수에 대한 자세한 설명은 Winer (1971)를 참고하여라. 따라서 모든 가능한 쌍의 표본평균의 차이를 계산하고, 만약 차이의 절대값이 HSD보다 크면 두 처리그룹은 유의한 차이가 난다고 결론을 내리면 된다.

[표본크기가 같지 않을 경우 Tukey의 검정] [예제 8.2.1]과 같이 표본크기가 같지 않은 경우에는 식 (8.2.9)를 이용한 Tukey의 HSD 검정을 수행할 수가 없다. 이러한 문제를 해결하기 위하여 Tukey(1953)와 Kramer(1956)는 Tukey의 HSD 검정방법을 표본크기가 다른 경우로 확장하였다. 이들에 따르면 식 (8.2.9)에서 $MSEn^{-1}$을 $0.5MSE\left(n_i^{-1}+n_j^{-1}\right)$으로 대체하면 된다. n_i와 n_j는 비교하는 두 처리집단의 표본크기이다. 따라서 식 (8.2.9)의 HSD는 다음과 같이 수정할 수 있다.

$$HSD^* = q_{\alpha,k,N-k}\sqrt{\frac{MSE}{2}\left(\frac{1}{n_i}+\frac{1}{n_j}\right)} \tag{8.2.10}$$

식 (8.2.9)와 마찬가지로, 두 처리그룹의 표본평균 차이의 절대값이 HSD*를 초과하면 두 처리그룹은 유의한 차이가 난다고 결론을 내린다.

[Bonferroni 방법] Tukey 방법 이외에 다중비교문제에 자주 사용되는 방법에는 C. E. Bonferroni에 의하여 제안된 방법이 있다. Bonferroni 방법은 Tukey의 방법처럼 모든 개별 검정에 수정된 유의수준을 이용하는 방법으로, 유의수준 α를 개별 검정의 수로 나눈 값을 수정된 유의수준으로 이용한다. 예를 들어, k개의 처리그룹이 있다면 총 $\binom{k}{2}=\frac{k(k-1)}{2}$개의 처리그룹의 쌍이 존재하고, 따라서 유의수준 α에서 $\binom{k}{2}$개의 개별 검정을 수행해야 한다. 이때 보정된 유의수준은 $\alpha/\binom{k}{2}$이다. Bonferroni 방법을 이용하는 경우에는 모든 처리 그룹의 모평균이 동일할 때, 1종 오류가 하나 이상 일어날 확률은 α보다 작거나 같다. 만약 3개의 처리 그룹 A, B, C가 있다고 가정하자. 이때 총 $\binom{3}{2}=3$개의 처리 그룹의 쌍이 존재하므로, 수행해야 하는 모든 개별 검정은 다음과 같다.

$$\mu_A=\mu_B,\ \ \mu_A=\mu_C,\ \ \mu_B=\mu_C$$

이때 유의수준 $\alpha=0.05$에서 가설검정을 수행한다면, Bonferroni 방법에 의한 수정된 유의수준은 $\frac{\alpha}{3}=0.017$이다. 따라서 각 개별 가설검정의 p-값이 0.017보다 작거나 같으면 두 모평균은 유의한 차이가 있다고 결론을 내리고, 크면 차이가 있다고 결론을 내릴 수 없다.

앞에서 설명한 방법은 수정된 유의수준을 이용하는 방법이며, 같은 방식으로 수정된 p-값을 이용하여 개별 가설의 유의성을 확인할 수 있다. Bonferroni의 경우 수정된 p-값은 개별 가설검정에서 계산된 p-값에 $\binom{k}{2}$를 곱하면 된다. 수정된 p-값은 수정된 유의수준이 아닌, 본래 유의수준 $\alpha = 0.05$와 비교하여 수정된 p-값이 작거나 같으면 두 모평균에 유의한 차이가 있다고 결론을 내리고, 그렇지 않으면 아마도 차이가 없을 것이라고 결론을 내리면 된다.

대부분의 통계 소프트웨어는 Bonferroni 방법과 Tukey의 HSD 방법에 의하여 수정된 p-값을 제시한다. 분산분석의 경우 Bonferroni 방법은 대립가설이 참인 경우에 영가설을 잘 기각하지 못하는 경향이 크기 때문에, Tukey의 HSD 방법을 이용할 것을 추천한다. 다중비교문제를 다루는 방법은 두 방법 외에도 다양한 방법이 있으며, 좀 더 자세한 내용을 알고 싶다면 실험계획법 관련 서적을 참고하기 바란다.

예제 8.2.2

[예제 8.2.1] 데이터를 이용하여 Tukey의 HSD 검정을 수행하여라.

풀이 첫 단계는 평균들 간의 모든 가능한 차이를 표로 나타내는 것이다. [표 8.2.5]는 각 처리그룹별 표본평균의 차이를 보여준다.

표 8.2.5 [예제 8.2.1] 데이터의 각 처리그룹별 표본평균의 차이

	A	B	C	D
A	-	455.72	574.54	596.63
B		-	118.82	140.91
C			-	22.10
D				-

[표 8.2.4]에 따르면 $\text{MSE} = 211252$이다. 따라서 Tukey의 HSD 검정 결과는 [표 8.2.6]과 같다.

표 8.2.6 [예제 8.2.1]에 Tukey의 HSD*를 적용한 결과

개별 영가설	HSD*	검정결과
$H_0: \mu_A = \mu_B$	$HSD^* = 3.690\sqrt{\frac{211252}{2}\left(\frac{1}{22}+\frac{1}{14}\right)} = 409.99$	$455.72 > 409.99$이므로 H_0을 기각함.
$H_0: \mu_A = \mu_C$	$HSD^* = 3.690\sqrt{\frac{211252}{2}\left(\frac{1}{22}+\frac{1}{29}\right)} = 339.05$	$574.54 > 339.05$이므로 H_0을 기각함.
$H_0: \mu_A = \mu_D$	$HSD^* = 3.690\sqrt{\frac{211252}{2}\left(\frac{1}{22}+\frac{1}{48}\right)} = 308.75$	$596.63 > 308.75$이므로 H_0을 기각함.
$H_0: \mu_B = \mu_C$	$HSD^* = 3.690\sqrt{\frac{211252}{2}\left(\frac{1}{14}+\frac{1}{29}\right)} = 390.27$	$118.82 < 390.27$이므로 H_0을 기각하지 못함.
$H_0: \mu_B = \mu_D$	$HSD^* = 3.690\sqrt{\frac{211252}{2}\left(\frac{1}{14}+\frac{1}{48}\right)} = 364.25$	$140.91 < 364.25$이므로 H_0을 기각하지 못함.
$H_0: \mu_C = \mu_D$	$HSD^* = 3.690\sqrt{\frac{211252}{2}\left(\frac{1}{29}+\frac{1}{48}\right)} = 282.05$	$22.10 < 282.05$이므로 H_0을 기각하지 못함.

Rex는 사후 검정을 수행할 때, Tukey, Fisher, Scheffe의 방법 중에서 선택할 수 있다. Rex → 그룹비교 → 평균비교 → k-독립표본 F검정 [그림 8.2.7]과 같이, '분석옵션' 탭에서 사후분석수행을 선택하고, 분석방법 중 Tukey의 HSD방법을 선택하고 '확인' 버튼을 클릭한다.

그림 8.2.7 [예제 8.2.1]의 다중비교 검정 설정화면

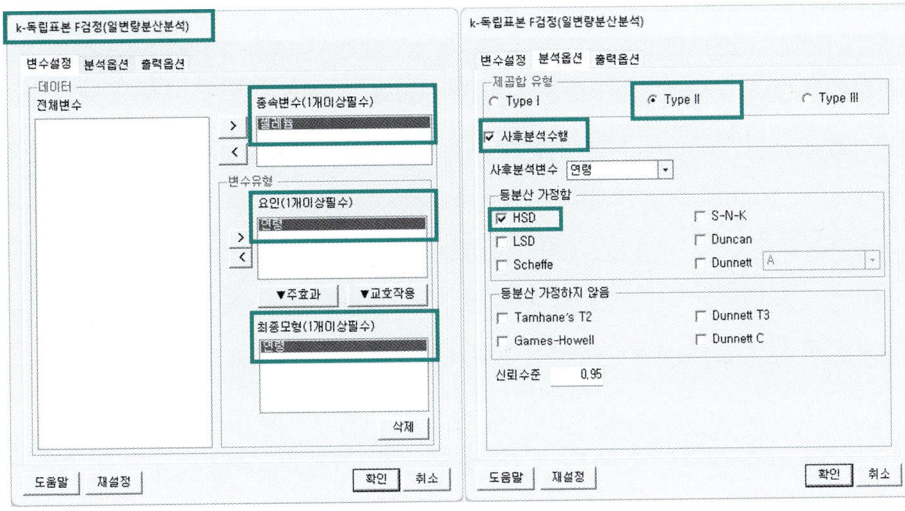

[그림 8.2.8]를 보면 알 수 있듯이 Rex는 모든 처리그룹의 쌍의 모평균의 차이에 대한 신뢰구간을 같이 계산해 준다.

그림 8.2.8 [예제 8.2.1]의 다중비교 검정결과

Rex 실행결과

저장 (S)

분석 목록 ▼

Post-hoc Analysis for variable '연령'

Post-hoc Analysis

Method	Comparison	Difference	95% LCI	95% UCI	p-value
Tukey	A-B	455.7208	45.7349	865.7066	0.023
	A-C	574.5361	235.4829	913.5892	0.0001
	A-D	596.6345	287.8823	905.3867	1.093×10^{-05}
	B-A	-455.7208	-865.7066	-45.7349	0.023
	B-C	118.8153	-271.4539	509.0844	0.8569
	B-D	140.9137	-223.3402	505.1676	0.7443
	C-A	-574.5361	-913.5892	-235.4829	0.0001
	C-B	-118.8153	-509.0844	271.4539	0.8569
	C-D	22.0984	-259.9468	304.1436	0.997
	D-A	-596.6345	-905.3867	-287.8823	1.093×10^{-05}
	D-B	-140.9137	-505.1676	223.3402	0.7443
	D-C	-22.0984	-304.1436	259.9468	0.997

8.3 완전확률화 블록 계획법과 이원배치 분산분석

[완전확률화 블록 계획법] 완전확률화 블록 계획법은 1925년 농업 분야 실험 계획 방법을 발전시키기 위해 Fisher에 의해 제안되었다. 완전확률화 블록 계획법은 실험에 참여하는 실험단위(즉, 각 처리를 받는 개체)를 특성이 비슷한 그룹으로 나눈 뒤, 그룹별로 각 처리를 받은 실험단위의 수(혹은 비율)를 동일하게 유지하는 실험방법을 의미한다. 이때 특성이 비슷한 그룹을 블록이라고 하며, 각 블록 내에서 각 처리는 실험단위에 무작위로 할당된다. 또한 블록별로 각 처리를 받은 실험단위가 적어도 하나 이상이어야 한다.

[완전확률화 블록 계획법의 목적] 완전확률화 블록 계획법은 실험단위가 유사한 특성을 가질 수 있도록 블록을 정의하기 때문에 오차항의 분산을 블록의 효과만큼 줄일 수 있다. 또한 각 블록별로 각 처리를 받은 실험단위의 비를 동일하게 만들기 때문에 블록의 효과와 처리의 효과를 분리할 수 있다. 따라서 블록을 잘 정의하면 대립가설이 사실일 때 분산분석표의 오차평균제곱이 작아서 검정통계량이 커지므로, 영가설을 쉽게 기각할 수 있다. 즉, 블록을 잘 정의하여 블록 내 실험단위가 유사해질수록 완전확률화 블록 계획법이 효과적이라고 할 수 있다. 또한 실험에 대한 이해도가 높을수록 좀 더 효율적인 블록의 정의가 가능함을 기억하자. 예를 들어 동물 실험의 경우에 한 배에서 난 형제이면 특성이 비슷한 경향이 있기 때문에 새끼들의 부모를 블록으로 정의할 수 있다. 사람을 대상으로 하는 실험의 경우 나이가 반응변수에 영향을 미치는 경우가 많으므로, 나이에 따라 블록을 정의할 수 있다. 또한 실험이 며칠에 걸쳐 진행되거나 2개 이상의 실험실에서 실험을 하는 경우에, 날이나 실험실을 블록으로 이용하여 완전확률화 블록 계획법을 수행할 수 있다.

완전확률화 블록 계획법에서는 처리를 실험단위에 랜덤으로 할당해야 한다. 또한 블록별로 각 처리를 받은 실험단위의 수는 동일해야 한다. 이때 랜덤순열(random permutation)을 이용하면, 처리를 실험단위에 랜덤으로 할당할 수 있다. 예를 들어 위약(placebo)을 포함하여 총 4개의 약의 효과에 관심이 있다고 가정하자. 4개의 약을 A, B, C, D라고 하면 (A, B, C, D), (A, C, B, D), (C, A, D, B) 등 총 4!=24개의 순열이 있다. 따라서 하나의 순열을 랜덤으로 뽑아 각 블록의 실험단위에게 적용하면 된다.

[완전확률화 블록 계획법의 장점] 완전확률화 블록 계획법의 가장 큰 장점은 이해가 쉽다는 것이다. 또한 실험 과정에서 발생할 수 있는 많은 어려움은 완전확률화 블록 계획법을 이용하면 쉽게 해결할 수 있다. 완전확률화 블록 계획법의 예로서 짝비교 검정을 생각해 보자. 예를 들어 [예제 7.4.1]의 경우, 각 환자별로 치료 전과 치료 후의 담낭기능을 측정하였다. 이때 각 사람을 블록으로, 그리고 블록 내에서 치료 전과 치료 후를 처리로 정의하면 짝비교 검정은 완전확률화 블록 계획법임을 쉽게 알 수 있다.

[데이터 표현] 완전확률화 블록 계획법을 통하여 얻어지는 데이터는 [표 8.3.1]과 같이 나타낼 수 있다. [표 8.3.1]에서 사용된 수식은 다음과 같이 정의할 수 있다.

$$i\text{번째 블록의 총합} = T_{i\cdot} = \sum_{j=1}^{k} x_{ij}$$

$$i\text{번째 블록의 평균} = \overline{x_{i\cdot}} = \frac{\sum_{j=1}^{k} x_{ij}}{k} = \frac{T_{i\cdot}}{k}$$

$$\text{총합} = T_{\cdot\cdot} = \sum_{j=1}^{k} T_{\cdot j} = \sum_{i=1}^{n} T_{i\cdot}$$

표 8.3.1 완전확률화 블록 계획법에서 관측값의 정의

블록	처리 1	2	3	…	k	합	평균
1	x_{11}	x_{12}	x_{13}	…	x_{1k}	$T_{1.}$	$\bar{x}_{1.}$
2	x_{21}	x_{22}	x_{23}	…	x_{2k}	$T_{2.}$	$\bar{x}_{2.}$
3	x_{31}	x_{32}	x_{33}	…	x_{3k}	$T_{3.}$	$\bar{x}_{3.}$
⋮	⋮	⋮	⋮	⋮	⋮	⋮	⋮
n	x_{n1}	x_{n2}	x_{n3}	…	x_{nk}	$T_{n.}$	$\bar{x}_{n.}$
합	$T_{.1}$	$T_{.2}$	$T_{.3}$	…	$T_{.k}$	$T_{..}$	
평균	$\bar{x}_{.1}$	$\bar{x}_{.2}$	$\bar{x}_{.3}$	…	$\bar{x}_{.k}$		$\bar{x}_{..}$

총합 $T_{..}$은 행들의 합($T_{i.}$)을 더하거나 열의 합($T_{.j}$)을 더한 값과 같다.

[이원배치 분산분석] 완전확률화 블록 계획법을 이용했을 때 관측값에 영향을 미치는 인자로 블록과 처리가 있다. 따라서 완전확률화 블록 계획법을 이용하여 얻은 데이터는 이원배치분산분석(two-way ANOVA)을 이용하여 검정통계량을 계산한다. 가설 검정의 단계는 다음과 같다.

① **데이터** 데이터를 [표 8.3.1]과 같이 표로 정리한다.

② **가정** 완전확률화 블록 계획법의 모형에 필요한 가정은 다음과 같다.

모형

$$x_{ij} = \mu + \beta_i + \tau_j + \varepsilon_{ij}$$
$$i = 1,2,\cdots,n; \quad j = 1,2,\cdots,k \tag{8.3.1}$$

위 식에서

x_{ij}는 각 실험단위로부터 얻은 관측값이다.

μ는 미지의 상수로서 전체평균이다.

β_i는 관측값에 대한 i번째 블록의 블록효과이다

τ_j는 관측값에 대한 j번째 처리의 처리효과이다.

ε_{ij}는 블록과 처리 외의 다른 요인에 의하여 설명되는 효과들의 총합이다.

모형의 가정

(a) x_{ij}는 크기가 kn인 모집단으로부터 얻은 크기가 1인 랜덤독립표본으로 간주할 수 있다.

(b) x_{ij}는 평균이 μ_{ij}이고 분산이 σ^2인 정규분포를 따른다. 이는 ε_{ij}는 평균이 0이고 분산이 σ^2인 독립적인 정규분포를 따른다는 것과 같은 의미이다.

(c) 블록효과와 처리효과는 가법적이다. 이는 블록 i와 처리 j를 받은 실험단위의 평균 $\mu_{ij} - \mu$는 $\beta_i + \tau_j$와 같음을 의미하고, 따라서 블록과 처리 사이에 상호작용이 존재하지 않음을 의미한다. 이 가정이 성립되는 경우에 다음의 방정식이 성립한다.

$$\sum_{j=1}^{k} \tau_j = \sum_{i=1}^{n} \beta_i = 0$$

만약 이 가정이 성립되지 않으면, 블록과 처리가 반응변수에 영향을 미칠 때에도 그렇지 않다는 결과를 얻을 수 있다. 다행히 평균(μ_{ij})의 최댓값이 최솟값보다 2배 이상 크지 않은 경우에는 가법성의 가정 위배 여부를 크게 고민할 필요가 없다.

③ **가설** 영가설과 대립가설은 각각 다음과 같다.

$$H_0 : \tau_j = 0, \quad j = 1,2,\cdots,k \text{ vs } H_A : \text{not } H_0$$

고정효과모형에서 블록효과에 관한 가설검정은 통상 다음의 두 가지 이유에 의해 수행하지 않는다. 첫째, 가설 검정에서 주된 관심은 처리효과이고, 블록은 오차항의 변동을 최소화하기 위하여 정의한다. 둘째, 처리방법은 각 실험단위에 무작위로 할당되나 블록은 그렇지 않다.

④ **검정통계량** 검정통계량은 평균제곱의 비이다.

⑤ **검정통계량의 분포** 영가설이 사실이고 가정이 만족되면, 검정통계량은 F-분포를 따른다.

⑥ **결정규칙** 계산된 검정통계량이 F-분포의 기각역에 포함되면 영가설을 기각한다.

⑦ **검정통계량의 계산** 완전확률화 블록 계획법의 총제곱합은 블록제곱합(SSBl), 처리제곱합(SSTr), 그리고 오차제곱합(SSE)의 합과 같다.

$$SST = SSBl + SSTr + SSE \tag{8.3.2}$$

[식 8.3.2]의 각 성분은 다음과 같이 정의한다.

$$SST = \sum_{j=1}^{k}\sum_{i=1}^{n}\left(x_{ij} - \overline{x_{..}}\right)^2 \tag{8.3.3}$$

$$SSBl = \sum_{j=1}^{k}\sum_{i=1}^{n}(\overline{x_{i\cdot}} - \overline{x_{..}})^2 \tag{8.3.4}$$

$$SSTr = \sum_{j=1}^{k}\sum_{i=1}^{n}\left(\overline{x_{\cdot j}} - \overline{x_{..}}\right)^2 \tag{8.3.5}$$

$$\boldsymbol{SSE = SST - SSBl - SSTr} \tag{8.3.6}$$

[식 8.3.2]의 각 성분의 자유도는 다음과 같다.

총 = 블록 + 처리 + 잔차 × 오차

$$kn - 1 = (n-1) + (k-1) + (n-1)(k-1)$$

잔차의 자유도는 다음과 같이 잔차제곱합을 구했을 때처럼 구할 수 있다.

$$\begin{aligned}(kn-1) - (n-1) - (k-1) &= kn - 1 - n + 1 - k + 1 \\ &= n(k-1) - 1(k-1) = (n-1)(k-1)\end{aligned}$$

[분산분석표] 완전확률화 블록 계획법의 결과는 [표 8.3.2]와 같이 분산분석표로 정리할 수 있다.

⑧ **통계적 결정** 고정효과모형이 적용되고 처리효과가 없다(모든 $\tau_i = 0$)는 영가설이 참이라면 오차(혹은 잔차) 평균제곱과 처리평균제곱은 공통 분산 σ^2의 추정치가 될 수 있다. 영가설이 참일 때

$$MSTr/MSE$$

표 8.3.2 완전확률화 블록 계획법을 이용한 분산분석표

요인	제곱합	자유도	평균제곱	F
처리	$SSTr$	$(k-1)$	$MSTr = SSTr/(k-1)$	$MSTr/MSE$
블록	$SSBl$	$(n-1)$	$MSBl = SSBl/(n-1)$	
잔차	SSE	$(n-1)(k-1)$	$MSE = SSE/(n-1)(k-1)$	
합	SST	$kn-1$		

의 값은 $(k-1)$인 분자 자유도, $(n-1)(k-1)$인 분모 자유도를 갖는 F-분포를 따른다. 따라서 계산된 분산비는 F의 기각역에 포함되는지 확인해야 한다.

⑨ **결론** 만약 H_0을 기각하면, 대립가설이 사실이라고 결론을 내릴 수 있다. 만약 영가설을 기각하지 못하면 아마도 H_0가 사실일 것이라고 결론을 내린다.

⑩ ***p*-값** p-값은 영가설이 사실이라는 가정하에서 F-분포가 관측값보다 크거나 같을 확률과 같다.

예제 8.3.1

세 가지 종류의 약이 있고, 약의 종류에 따라 치료 시간에 차이가 있는지 확인해 보려고 한다. 치료 시간은 연령에 따라 차이가 있을 수 있으므로, 완전확률화 블록 계획법을 이용하여 약의 종류에 따라 차이가 있는지 검정하여라.

풀이 연령의 효과를 고려해야 하므로, 완전확률화 블록 계획법이 적절하다.

① **데이터** 실험에 참여한 환자를 연령을 고려하여 5개의 블록으로 구분하고, 각 블록의 환자에게 3가지 약 중에서 랜덤으로 선택한 약을 무작위로 처방한다. 5가지 연령 그룹을 고

려하였으며, 각 그룹은 3명의 환자로 구성된다. 데이터는 [표 8.3.3]을 참고하기 바란다.

② **가정** 15개의 개별 관측값은 각 블록-처리 조합의 모집단에서 뽑은 크기가 1인 확률표본이라고 가정한다. 예를 들어 [표 8.3.3]의 1행 1열의 관측값 11은 20세 미만이며 약 A를 처방받은 사람들의 관측값들로 이루어진 모집단으로부터 뽑은 크기가 1인 확률표본이라고 볼 수 있다. 또한 15개의 관측값은 분산이 모두 같고, 정규분포를 따른다고 가정한다.

표 8.3.3 약의 종류와 나이에 따라 치료까지 걸린 시간

나이 그룹	약의 종류 A	B	C	합	평균
20 미만	11	8	10	29	9.667
20 이상 29 미만	6	5	11	22	7.333
30 이상 39 미만	7	10	13	30	10
40 이상 49 미만	9	12	13	34	11.333
50 이상	10	17	15	42	14
합	43	52	62	157	
평균	8.6	10.4	12.4		10.467

③ **가설** 영가설, 대립가설은 각각 다음과 같다.

$$H_0: \tau_j = 0 \quad j = 1,2,3 \ \text{ vs } \ H_A: \text{not } H_0$$

④ **검정통계량** 검정통계량= $MSTr/MSE$이다.

⑤ **검정통계량의 분포** 영가설이 사실이고 가정을 만족하면, 검정통계량은 분자의 자유도는 2, 분모의 자유도가 8인 F-분포를 따른다.

⑥ **결정규칙** 유의수준 α는 0.05라고 하자. 계산된 검정통계량이 F-분포로부터 계산한 임계값보다 크거나 같으면 영가설을 기각한다. Rex → 연속분포 → F분포 → F분위수 확률에 0.05, 분자자유도에 2, 분모자유도에 8을 입력하고, 높은쪽 꼬리를 선택한 후, '확인' 버튼을 클릭한다. Rex를 실행하면 임계값은 4.459임을 알 수 있다.

⑦ **검정통계량의 계산** 제곱합은 다음과 같이 구할 수 있다.

$$SST = (11 - 10.467)^2 + (6 - 10.467)^2 + \cdots + (15 - 10.467)^2 = 149.73$$

$$SSBl = 3[(9.7-10.5)^2+(7.3-10.5)^2+\cdots+(14-10.5)^2] = 71.733$$
$$SSTr = 5[(8.6-10.5)^2+(10.4-10.5)^2+(12.4-10.5)^2] = 36.133$$
$$SSE = 149.73-36.133-71.733 = 41.867$$

총분산의 자유도는 $(3)(5)-1=14$, 블록의 자유도는 $5-1=4$, 처리의 자유도는 $3-1=2$ 그리고 잔차의 자유도는 $(5-1)(3-1)=8$이다. 계산 결과는 [표 8.3.4]의 분산분석표를 참고하기 바란다.

표 8.3.4 [예제 8.3.1]에 대한 분산분석표

요인	제곱합	자유도	평균제곱	V.R.
처리	36.133	2	18.067	3.452
블록	71.733	4	17.933	
잔차	41.867	8	5.233	
합	149.73	14		

⑧ **통계적 결정** 검정통계량은 3.452이므로, 임계값 4.459보다 작다. 따라서 검정통계량은 기각역에 포함되지 않으므로 3가지 약의 효과에는 차이가 없다는 영가설을 기각할 수 없다.

⑨ **결론** 영가설을 기각하지 못했으므로, 3가지 약의 효과는 아마도 차이가 없을 것이라고 결론을 내린다.

⑩ ***p*-값** *p*-값은 분자의 자유도가 2, 분모의 자유도가 8인 *F*-분포가 3.452보다 크거나 같을 확률이고, 이 값은 0.0830이다.

⑪ [Rex 분석: '예제 8.3.1' Sheet] Rex → 그룹비교 → 평균비교 → k-독립표본 F검정 [그림 8.3.1]과 같이, '변수설정' 탭에서 시간 변수를 종속변수 상자로 이동시키고, 약종류와 나이그룹 변수들을 요인 상자로 이동시킨다. 주효과 버튼을 클릭하여 요인 상자 안의 약종류와 나이그룹 변수를 최종모형 상자 안으로 이동시킨다. '분석옵션' 탭에서 제곱합의 유형에서 Type II를 선택하고, '확인' 버튼을 클릭한다. ■

그림 8.3.1 [예제 8.3.1]에 대한 이원배치분산분석 설정화면

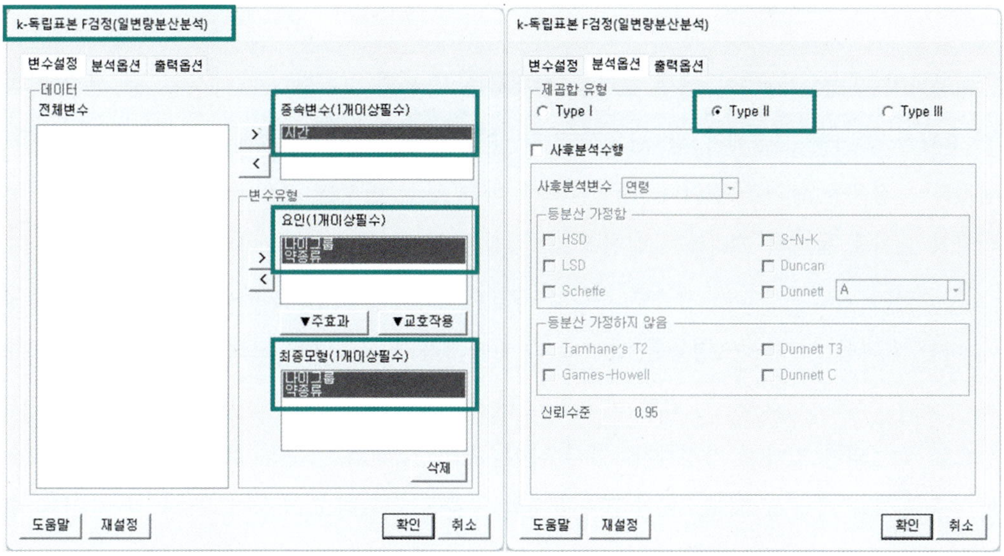

그림 8.3.2 [예제 8.3.1]에 대한 이원배치분산분석 결과

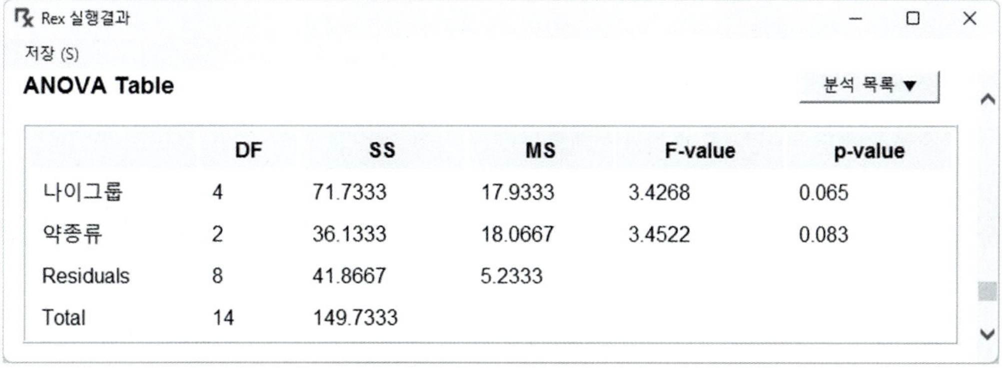
Rex 실행결과

저장 (S)

ANOVA Table

분석 목록 ▼

	DF	SS	MS	F-value	p-value
나이그룹	4	71.7333	17.9333	3.4268	0.065
약종류	2	36.1333	18.0667	3.4522	0.083
Residuals	8	41.8667	5.2333		
Total	14	149.7333			

[대안] 만약 분석하려고 하는 데이터가 완전확률화 블록 계획법의 가정(정규성, 등분산성)을 만족하지 않는다면, 제12장에서 소개할 비모수적 방법인 Friedman 방법을 이용할 수 있다.

8.4 요인실험과 이원배치 분산분석

지금까지 우리는 하나의 변수 효과를 검정하는 경우를 고려하였으나 종종 둘 이상의 변수 효과를 동시에 검정해야 할 필요가 있다. 이 절에서는 이처럼 2개 이상의 변수 효과를 검정하는 경우를 살펴볼 것이다. 검정하고자 하는 관심 변수를 요인(factor)이라고 하며, 둘 이상의 요인을 동시에 고려하는 실험을 요인 실험(factorial experiment)이라고 한다.

각 요인이 가질 수 있는 가능한 값들을 수준(level)이라고 한다. 예를 들어, 약의 복용량에 따른 효과를 비교하는 경우를 살펴보자. 이때 3가지 복용량을 고려하면, 약 요인은 3개의 수준을 가질 수 있다. 두 번째 요인으로 나이를 고려하고, 나이는 65세 미만과 65세 이상으로 구성되어 있다고 가정하자. 이때 나이 요인은 2개의 수준을 갖는다. 일반적으로 요인 A는 a개의 수준을 갖고, 요인 B는 b개의 수준을 갖는다고 말한다. 또한 각 요인의 수준별 관측값이 2개 이상인 경우에는 두 요인의 교호작용을 검정할 수 있다. 다음 예제는 교호작용의 개념을 예를 들어 설명한다.

예제 8.4.1

약의 3가지 복용량과 환자의 나이에 따라 반응시간이 어떻게 다른지 관심이 있다. 나이는 두 수준을 가지며, 65세 미만을 'young', 65세 이상을 'old'로 정의한다. 또한 3가지 수준의 복용량을 고려하였다. [표 8.4.1]은 복용량과 환자의 나이에 따른 주변 평균을 보여준다.

[표 8.4.1]에 따르면 다음의 특징을 알 수 있다.

① 요인 B의 수준별로 요인 A의 두 수준의 평균값의 차이는 모두 동일하다. 예를 들어 B=1일 때 요인 A가 old인 그룹과 young인 그룹의 표본평균의 차이는 $10 - 5 = 5$이다. 마찬가지로 B=2일 때 요인 A가 old인 그룹과 young인 그룹의 표본평균의 차이는 $15 - 10 = 5$이다.

② 요인 A의 수준별로 요인 B의 두 수준의 평균값의 차이는 모두 동일하다. 예를 들어 A=young일 때 요인 B가 3인 그룹과 1인 그룹의 표본평균의 차이는 $20 - 5 = 15$이고, A가 old일 때 또한 B가 3인 그룹과 1인 그룹의 차이는 $25 - 10 = 15$이다.

③ 세 번째 특징은 [그림 8.4.1]을 살펴보면 쉽게 알 수 있다. 한 요인의 수준별로 다른

요인의 서로 다른 수준을 연결한 곡선은 모두 평행이다.

표 8.4.1 복용량과 나이에 따른 반응시간의 표본평균: 교호작용이 없는 경우

요인 A (나이)	요인 B (복용량)		
	$j = 1$	$j = 2$	$j = 3$
Young($i = 1$)	$\mu_{11} = 5$	$\mu_{12} = 10$	$\mu_{13} = 20$
Old($i = 2$)	$\mu_{21} = 10$	$\mu_{22} = 15$	$\mu_{23} = 25$

그림 8.4.1 나이와 복용량에 따른 반응시간: 교호작용이 없는 경우

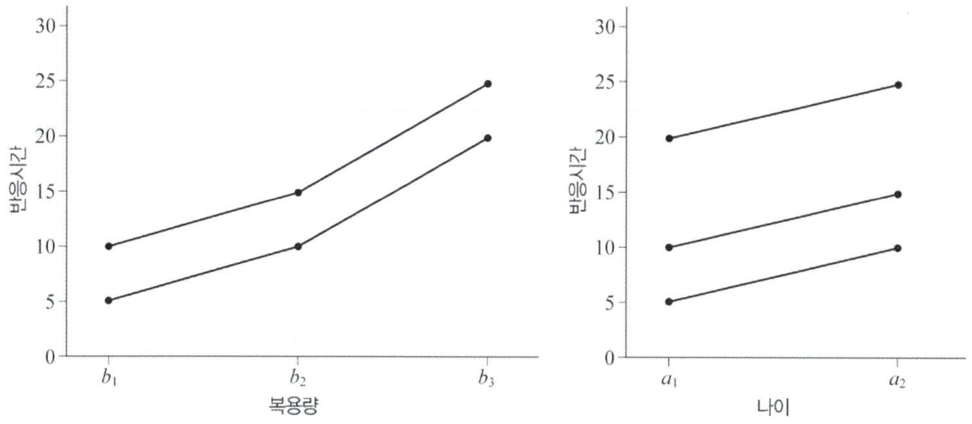

두 요인 사이에 교호작용이 존재한다면, 교호작용의 유형에 따라 다양한 형태의 관측값을 갖게 된다. 교호작용의 특성을 예를 들어 설명하기 위하여, [표 8.4.1]의 데이터를 [표 8.4.2]로 변경하였다. [표 8.4.2]의 데이터의 특성은 다음과 같이 정리할 수 있다.

① 요인 B의 수준별로 요인 A의 두 수준의 평균값의 차이는 동일하지 않다. 예를 들어 B=1일 때 요인 A가 old인 그룹과 young인 그룹의 표본평균의 차이는 $15 - 5 = 10$이다. 그러나 B=2일 때 요인 A가 old인 그룹과 young인 그룹의 표본평균의 차이는 $10 - 10 = 0$이다.

② 요인 A의 수준별로 요인 B의 두 수준의 평균값의 차이는 동일하지 않다. 예를 들어 A=young일 때 요인 B가 3인 그룹과 1인 그룹의 표본평균의 차이는 $20 - 5 = 15$이고, A가 old일 때 또한 B가 3인 그룹과 1인 그룹의 차이는 $5 - 15 = -10$이다.

③ [그림 8.4.2]에서 알 수 있듯이 한 요인의 수준별로 다른 요인의 서로 다른 수준을 연결한 곡선은 평행하지 않다.

일반적으로 데이터가 [표 8.4.2]와 [그림 8.4.2] 같은 특징들을 보인다면 두 요인 간에 교호작용이 존재한다고 말한다. 다만 교호작용의 유형에 따라 그림의 형태는 차이가 있을 수 있다. 요약하면 한 요인의 수준에 따라 다른 요인이 반응변수에 미치는 정도에 차이가 있으면 교호작용이 존재한다고 말한다.

표 8.4.2 복용량과 나이에 따른 반응시간의 표본평균: 교호작용이 있는 경우

요인 A (나이)	요인 B (복용량)		
	$j = 1$	$j = 2$	$j = 3$
Young($i = 1$)	$\mu_{11} = 5$	$\mu_{12} = 10$	$\mu_{13} = 20$
Old($i = 2$)	$\mu_{21} = 15$	$\mu_{22} = 10$	$\mu_{23} = 5$

그림 8.4.2 나이와 복용량에 따른 반응시간: 교호작용이 있는 경우

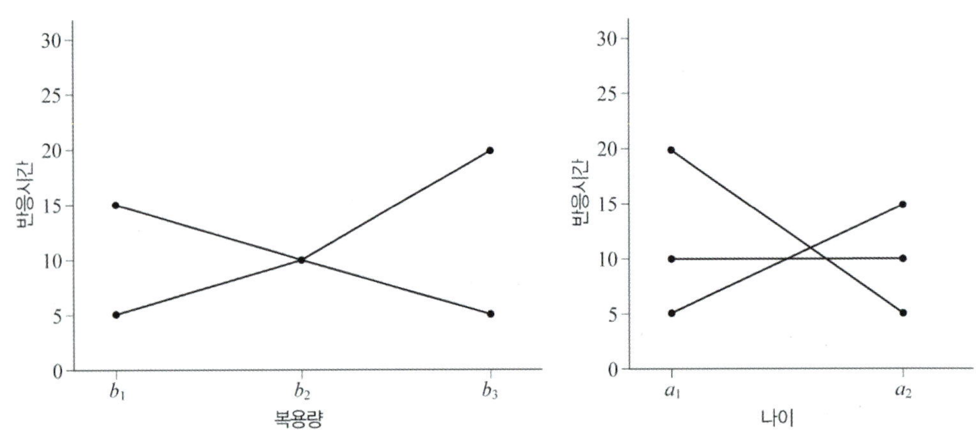

[장점] 요인 실험의 장점은 다음과 같다.

① 요인들 간의 교호작용을 연구할 수 있다.

② 시간과 비용을 줄일 수 있다.

요인 설계의 모든 관측값들은 각각의 요인효과를 추정하기 위하여 사용된다. 1요인 실험에 대한 대안으로 두 요인에 대하여 각각 2요인 실험을 설계하여 데이터를 수집

할 수 있다. 만약 두 가지 1요인 실험을 수행한다면 두 요인의 교호작용은 추정이 불가능하고, 모든 관측값은 하나의 요인효과만을 추정하는 데 사용하게 된다. 따라서 두 가지 1요인 실험보다는 한 가지 2요인 실험이 더 효율적이다.

③ 한 번의 실험에서 다양한 요인들의 효과를 검정하기 때문에 다양한 경우에 응용될 수 있다.

[이요인 완전확률화 설계] 요인의 수준을 개체에 할당하는 방법은 지금까지 설명한 방법을 이용하면 된다. 이요인 완전확률화 실험설계를 이용하여 요인실험 분석의 과정을 설명하면 다음과 같다.

① **데이터** 2요인 완전확률화 설계의 결과가 [표 8.4.3]과 같이 주어져 있다고 가정하자. 이 표에 의하면 요인 A는 a개의 수준, 요인 B는 b개의 수준을 갖고 있으며, 두 요인의 수준별로 n개의 관측값이 존재한다. 요인 A와 B의 수준들의 조합은 총 ab개 있다. (i, j) 셀의 총합과 평균을 다음과 같이 정의하자.

$$T_{ij.} = \sum_{k=1}^{n} x_{ijk}, \qquad \bar{x}_{ij.} = \frac{1}{n} T_{ij.}$$

위 식에서 아래첨자 i는 1부터 a, j는 1부터 b의 값을 가질 수 있다. 또한 전체 관측값의 수는 nab이다. [표 8.4.3]은 각각의 요인 수준의 조합을 처리방법이라고 정의하고, 각 처리마다 n개의 관측값을 가지고 있다고 생각하면 완전확률화 계획법으로부터 얻은 데이터로 간주할 수 있다. 또한 각 수준의 조합별 첫 번째 관측값은 1번째 블록에, 두 번째 관측값은 2번째 블록에, 마찬가지로 n번째 관측값을 n번째 블록에서 얻은 데이터로 간주하면, [표 8.4.3]은 이요인 완전확률화 블록계획법으로 간주할 수 있다.

[표 8.4.3]을 보면 알 수 있는 것처럼 이요인 완전확률화 실험 설계는 [표 8.3.1]의 완전확률화 블록계획법과 유사하다. 그러나 완전확률화 블록계획법은 $n = 1$인 반면, 요인 실험에서 교호작용을 검정하기 위해서는 n은 2보다 크거나 같아야 한다. 이요인 완전확률화 실험 설계의 데이터는 이원배치 분산분석을 이용하여 분석하면 된다.

표 8.4.3 이요인 완전확률화 설계에서 얻은 데이터

요인 A	요인 B 1	2	$\cdots$	b	합	평균
1	x_{111}	x_{121}	$\cdots$	x_{1b1}		
	$\vdots$	$\vdots$	$\vdots$	$\vdots$	$T_{1..}$	$\bar{x}_{1..}$
	x_{11n}	x_{12n}	$\cdots$	x_{1bn}		
2	x_{211}	x_{221}	$\cdots$	x_{2b1}		
	$\vdots$	$\vdots$	$\vdots$	$\vdots$	$T_{2..}$	$\bar{x}_{2..}$
	x_{21n}	x_{22n}	$\cdots$	x_{2bn}		
$\vdots$	$\vdots$	$\vdots$	$\vdots$	$\vdots$	$\vdots$	$\vdots$
a	x_{a11}	x_{a21}	$\cdots$	x_{ab1}		
	$\vdots$	$\vdots$	$\vdots$	$\vdots$	$T_{a..}$	$\bar{x}_{a..}$
	x_{a1n}	x_{a2n}	$\cdots$	x_{abn}		
합	$T_{.1.}$	$T_{.2.}$	$\cdots$	$T_{.b.}$	$T_{...}$	
평균	$\bar{x}_{.1.}$	$\bar{x}_{.2.}$	$\cdots$	$\bar{x}_{.b.}$		$\bar{x}_{...}$

② **가정** 이요인 완전확률화 설계에 대하여 고정효과 모형을 가정한다. 만약 다른 모형을 가정하고 싶으면 이 책의 참고문헌을 참고하여라.

모형 이요인 완전확률화 계획법에 대한 고정효과 모형은 다음과 같다.

$$x_{ijk} = \mu + \alpha_i + \beta_j + (\alpha\beta)_{ij} + \varepsilon_{ijk}$$
$$i = 1, 2, \cdots, a;\ j = 1, 2, \cdots, b;\ k = 1, 2, \cdots, n \tag{8.4.1}$$

위 식에서, x_{ijk}는 관측값, μ는 고정된 상수로 전체 평균, α_i는 요인 A의 효과, β_j는 요인 B의 효과, $(\alpha\beta)_{ij}$는 요인 A와 요인 B의 교호작용, ε_{ijk}는 실험 오차를 나타낸다.

모형의 가정

i. 각 칸의 관측값들은 두 요인의 수준들의 특정 조합으로 정의된 모집단에서 뽑은 n개의 독립 표본으로 구성되어 있다.

ii. ab개의 모집단은 각각 정규분포를 따른다.

iii. 모든 모집단은 동일한 분산을 가진다.

③ **가설** 영가설과 대립가설은 다음과 같다.

i. $H_0: \alpha_i = 0,\ i = 1, 2, \cdots, a$ vs H_A: not H_0

ii. $H_0: \beta_j = 0,\ j = 1, 2, \cdots, b$ vs H_A: not H_0

iii. $H_0: (\alpha\beta)_{ij} = 0,\ i = 1, \cdots, a,\ j = 1, 2, \cdots, b$ vs H_A: not H_0

데이터를 수집하기에 앞서 연구자는 하나의 가설을 선택하여 검정하기로 결정할 수 있다. 이때 연구자가 검정하기 원하는 가설과 유의수준 α를 결정한 후 선택한 가설의 검정통계량을 이용하여 결론을 쉽게 내릴 수 있으며, 2개 이상의 가설을 모두 검정할 때 발생하는 어려움을 피할 수 있다. 그러나 예를 들어 3개의 가설을 검정한다면 문제는 복잡해진다. 만약 전체 검정의 유의수준을 α라고 하고, 3개의 가설의 유의수준을 각각 α', α'', α'''이라고 가정하면, 다음의 관계를 얻을 수 있다.

$$\alpha \le 1 - (1 - \alpha')(1 - \alpha'')(1 - \alpha''') \tag{8.4.2}$$

위 식에서 등식은 3개의 가설을 검정하기 위한 통계량이 독립인 경우에 성립한다. 만약 $\alpha' = \alpha'' = \alpha''' = 0.05$이면 $\alpha < 1 - 0.95^3 = 0.143$이다. 이는 영가설이 모두 사실이고 개별 가설 검정의 유의수준이 0.05일 때, 1개 이상의 영가설을 기각할 확률은 0.143보다 작다는 것을 의미한다. 각각의 가설 검정 절차를 보여주기 위해 세 가지 모든 검정을 시행해보라. 그러나 독자는 그 결과를 해석하는 데 있어 문제가 있다는 것을 알아야 할 것이다.

④ **검정통계량** 검정통계량은 평균제곱의 비이다.

⑤ **검정통계량의 분포** 영가설이 참이고 가정이 만족되면, 검정통계량은 F-분포를 따른다.

⑥ **결정규칙** 계산된 검정통계량이 F-분포의 임계값보다 크거나 같으면 영가설을 기각한다.

⑦ **검정통계량의 계산** 완전확률화 설계에서 총 제곱합을 두 부분으로 나눴던 것처럼 총 제곱합을 다음과 같이 두 부분으로 나눌 수 있다.

$$\sum_{i=1}^{a}\sum_{j=1}^{b}\sum_{k=1}^{n}(x_{ijk} - \bar{x}_{...})^2 = \sum_{i=1}^{a}\sum_{j=1}^{b}\sum_{k=1}^{n}(\bar{x}_{ij.} - \bar{x}_{...})^2 + \sum_{i=1}^{a}\sum_{j=1}^{b}\sum_{k=1}^{n}(x_{ijk} - \bar{x}_{ij.})^2 \tag{8.4.3}$$

또는

$$SST = SSTr + SSE \tag{8.4.4}$$

처리제곱합(SSTr)은 다음과 같이 세 부분으로 분할할 수 있다.

$$\sum_{i=1}^{a}\sum_{j=1}^{b}\sum_{k=1}^{n}(\bar{x}_{ij.}-\bar{x}_{...})^2=\sum_{i=1}^{a}\sum_{j=1}^{b}\sum_{k=1}^{n}(\bar{x}_{i..}-\bar{x}_{...})^2$$
$$+\sum_{i=1}^{a}\sum_{j=1}^{b}\sum_{k=1}^{n}(\bar{x}_{.j.}-\bar{x}_{...})^2+\sum_{i=1}^{a}\sum_{j=1}^{b}\sum_{k=1}^{n}(\bar{x}_{ij.}-\bar{x}_{i..}-\bar{x}_{.j.}+\bar{x}_{...})^2 \quad (8.4.5)$$

또는

$$SSTr = SSA + SSB + SSAB$$

표 8.4.4 이요인 완전확률화 설계의 분산분석표(고정효과모형)

요인	제곱합	자유도	평균제곱	F
A	SSA	$a-1$	$MSA = SSA/(a-1)$	MSA/MSE
B	SSB	$b-1$	$MSB = SSB/(b-1)$	MSB/MSE
AB	$SSAB$	$(a-1)(b-1)$	$MSAB = SSAB/(a-1)(b-1)$	$MSAB/MSE$
처리	$SSTr$	$ab-1$		
잔차	SSE	$ab(n-1)$	$MSE = SSE/ab(n-1)$	
합	SST	$abn-1$		

[분산분석표] 이요인 완전확률화 실험의 고정효과 모형에 대한 계산결과는 [표 8.4.4]에 나타나 있다.

⑧ **통계적 결정** 가정이 모두 만족되고 영가설이 참이면, [표 8.4.4]의 분산비는 해당하는 자유도를 갖는 *F*-분포를 따른다. 만약 분산비가 *F*-분포의 임계값보다 크거나 같으면 영가설을 기각한다.

⑨ **결론** 영가설을 기각했다면, 대립가설이 참이라고 결론을 내리면 된다. 만약 영가설을 기각하지 못했다면, 영가설이 아마도 참일 것이라고 결론을 내리면 된다.

⑩ ***p*-값** 분산분석에서 *p*-값은 *F*-분포가 계산한 검정통계량보다 크거나 같을 확률이다.

예제 8.4.2

다음은 80명의 간호사들의 가정 방문 시간을 조사한 데이터다. 이때 간호사의 나이와 방문환자의 질병 종류도 기록했다고 한다. 관측된 데이터를 이용하여 다음 질문에 대한 결론을 내리고자 한다고 가정하자.

i. 간호사의 나이에 따라 가정 방문 시간의 평균에 차이가 있는가?

ii. 환자의 질병이 간호사의 평균 가정 방문 시간에 영향을 미치는가?

iii. 간호사의 나이와 환자의 질병 사이에 교호작용이 존재하는가?

풀이

① **데이터** 80명 간호사의 데이터는 [표 8.4.5]에 있다.

표 8.4.5 간호사의 가정 방문 시간

요인 A (환자의 질병)	요인 B (간호사의 나이) 1 (20 ~ 29)	2 (30 ~ 39)	3 (40 ~ 49)	4 (50 이상)
1(심장질환)	22	33	29	35
	21	26	28	30
	23	29	26	42
	19	24	25	38
	20	31	31	39
2(암)	24	31	31	36
	22	35	30	35
	29	23	27	34
	30	22	32	36
	19	21	31	35
3(뇌졸중)	25	33	28	31
	25	20	28	37
	16	31	35	39
	20	34	28	38
	16	28	29	30
4(결핵)	28	24	27	38
	17	25	28	30
	16	22	33	31
	28	32	32	36
	21	28	29	37

② **가정** 이요인 완전확률화 계획에 필요한 가정이 만족된다고 가정한다.

③ **가설** 영가설과 대립가설은 다음과 같다.

i. $H_0: \alpha_i = 0,\ i = 1, 2, \cdots, a$ vs H_1 : not H_0

ii. $H_0: \beta_j = 0,\ j = 1, 2, \cdots, b$ vs H_1 : not H_0

iii. $H_0: (\alpha\beta)_{ij} = 0,\ i = 1, \cdots, a,\ j = 1, 2, \cdots, b$ vs H_1 : not H_0

④ **검정통계량** 각 영가설에 대한 검정통계량은 분산비이다.

⑤ **검정통계량 분포** 영가설이 참이고 모든 가정을 만족한다면 3개의 영가설에 대한 검정통계량은 분자의 자유도가 3, 3, 9 그리고 분모의 자유도는 모두 64인 F-분포를 따른다.

⑥ **결정규칙** 검정통계량이 F-분포의 기각역에 포함되면 영가설을 기각한다. 3개의 영가설에 대한 F-분포의 임계값은 Rex를 이용하면 쉽게 알 수 있다. Rex → 연속분포 → F분포

→ **F분위수** 먼저, 확률에 0.05, 분자자유도에 3, 분모자유도에 64를 입력하고, 높은쪽 꼬리를 선택한 후, '확인' 버튼을 클릭한다. 다음으로, 확률에 0.05, 분자자유도에 3, 분모자유도에 64를 입력하고, 높은쪽 꼬리를 선택한 후, '확인' 버튼을 클릭한다. 마지막으로, 확률에 0.05, 분자자유도에 9, 분모자유도에 64를 입력하고, 높은쪽 꼬리를 선택한 후, '확인' 버튼을 클릭한다. Rex를 수행하면, 각각의 임계값이 2.748, 2.748, 2.030임을 알 수 있다.

⑦ **검정통계량의 계산** [표 8.4.5]의 데이터를 분석하기 위하여 [표 8.4.6]과 같은 형태로 데이터를 입력해야 한다.

표 8.4.6 [표 8.4.5]의 데이터

Row	time	B	A	Row	time	B	A	Row	time	B	A	Row	time	B	A
1	22	1	1	21	33	2	1	41	29	3	1	61	35	4	1
2	21	1	1	22	26	2	1	42	28	3	1	62	30	4	1
3	23	1	1	23	29	2	1	43	26	3	1	63	42	4	1
4	19	1	1	24	24	2	1	44	25	3	1	64	38	4	1
5	20	1	1	25	31	2	1	45	31	3	1	65	39	4	1
6	24	1	2	26	31	2	2	46	31	3	2	66	36	4	2
7	22	1	2	27	35	2	2	47	30	3	2	67	35	4	2
8	29	1	2	28	23	2	2	48	27	3	2	68	34	4	2
9	30	1	2	29	22	2	2	49	32	3	2	69	36	4	2
10	19	1	2	30	21	2	2	50	31	3	2	70	35	4	2
11	25	1	3	31	33	2	3	51	28	3	3	71	31	4	3
12	25	1	3	32	20	2	3	52	28	3	3	72	37	4	3
13	16	1	3	33	31	2	3	53	35	3	3	73	39	4	3
14	20	1	3	34	34	2	3	54	28	3	3	74	38	4	3
15	16	1	3	35	28	2	3	55	29	3	3	75	30	4	3
16	28	1	4	36	24	2	4	56	27	3	4	76	38	4	4
17	17	1	4	37	25	2	4	57	28	3	4	77	30	4	4
18	16	1	4	38	22	2	4	58	33	3	4	78	31	4	4
19	28	1	4	39	32	2	4	59	32	3	4	79	36	4	4
20	21	1	4	40	28	2	4	60	29	3	4	80	37	4	4

⑧ **통계적 결정** 분산비는 각각 $600.18/15.91 = 37.72, 3.71/15.91 = 0.23, 12.59/15.91 = 0.79$이다. 따라서 요인 A의 효과에는 차이가 없다는 영가설을 기각하며, 요인 B의 효과, 요인 A와 B의 교호작용의 효과에 차이가 없다는 영가설은 기각할 수 없다.

⑨ **결론** $H_0 : \alpha_i = 0,\ i = 1, 2, \cdots, a$를 기각하면 요인 A의 수준에 따라 평균에 차이가 있다

고 결론을 내리면 된다. 즉, 환자의 질병에 따라 가정 방문 시간의 평균이 다르다. 나머지 영가설은 기각하지 못했으므로, 간호사의 나이에 따른 가정방문 시간의 차이는 아마도 없을 것이고, 또한 환자의 질병과 간호사의 나이의 교호작용에 따른 차이도 아마 없을 것이다.

⑩ ***p*-값** *p*-값은 *F*-분포가 계산한 검정통계량보다 크거나 같을 확률이다. 각각의 *p*-값은 3.69×10^{-14}, 0.8728, 0.6254이다.

⑪ [Rex 분석: '예제 8.4.5' Sheet] Rex → 그룹비교 → 평균비교 → k-독립표본 F검정 [그림 8.4.3]과 같이, '변수설정' 탭에서 방문시간 변수를 종속변수 상자로 이동시키고, 요인B와 요인A 변수들을 요인 상자로 이동시킨다. 주효과 버튼을 클릭하여 요인 상자 안의 요인B와 요인A 변수를 최종모형 상자 안으로 이동시킨다. 요인 상자 안의 요인B와 요인A를 모두 선택한 다음, 교호작용 버튼을 클릭하여 최종모형으로 이동시킨다. '분석옵션' 탭에서 제곱합의 유형에서 Type II를 선택하고, '확인' 버튼을 클릭한다. ▣

그림 8.4.3 [예제 8.4.5]에 대한 이원배치분산분석 설정화면

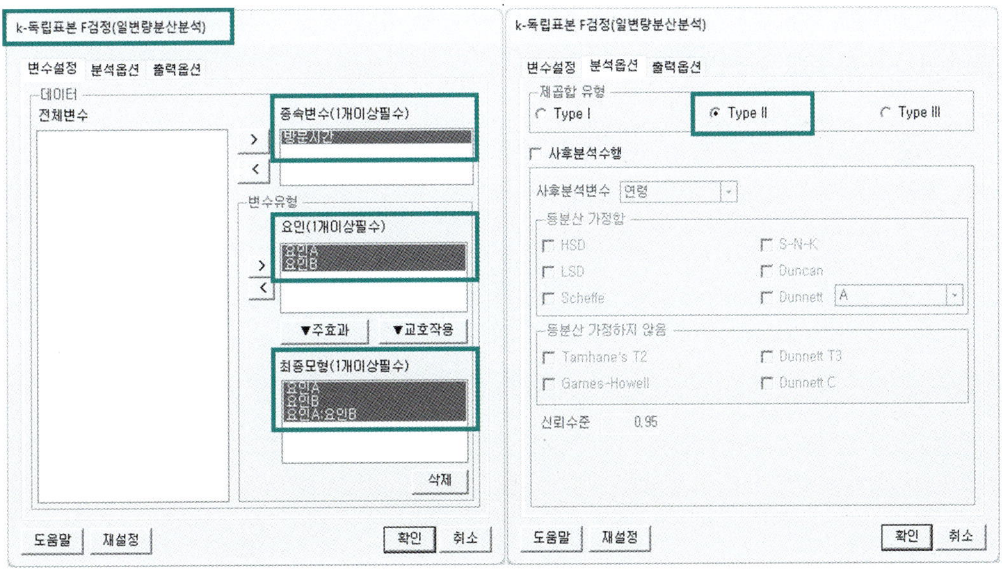

그림 8.4.4 [예제 8.4.5]에 대한 이원배치분산분석 결과

Rex 실행결과

저장 (S)

ANOVA Table

분석 목록 ▼

	DF	SS	MS	F-value	p-value
요인A	3	11.1375	3.7125	0.2333	0.8728
요인B	3	1800.5375	600.1792	37.7175	3.69×10^{-14}
요인A:요인B	9	113.3125	12.5903	0.7912	0.6254
Residuals	64	1018.4000	15.9125		
Total	79	2943.3875			

우리는 지금까지 단지 각 칸의 관측값의 수가 동일한 경우만 다뤘다. 만약 각 수준 조합별로 반복수가 다르면 검정 통계량은 더 복잡해진다. 이처럼 수준 조합별로 반복수가 다른 설계를 불균형 설계(unbalanced design)라 하고, 조합별로 반복수가 같은 설계를 균형설계(balanced design)라고 한다. 불균형 설계를 분석하기 위해서 MINITAB의 경우에는 GLM (general linear) 절차를 이용해야 한다. SAS, R, Rex와 같은 통계 소프트웨어도 불균형 설계를 분석하는 함수를 제공한다.

Chapter 8 연습문제

1. 분산분석을 정의하라.

2. 완전확률화 블록 계획법을 설명하라.

3. 요인 실험을 설명하라.

4. Tukey의 HSD 검정에 대하여 설명하라.

5. 다중 검정에 대하여 설명하라.

6. 완전확률화 블록 계획법을 수행하는 목적은 무엇인지 설명하라.

7. 교호작용은 무엇인지 설명하라.

8. 분산분석표는 무엇을 의미하는지 설명하라.

9. 다음 세 집단의 표본 평균 간에 유의한 차이가 있는지 검정하라(α =0.05).

   A: 18, 18, 20, 21, 23, 23, 24, 26, 26, 27, 28, 29, 29, 29, 30, 30, 30, 30, 32
   B: 10, 16, 22, 22, 23, 26, 28, 28, 28, 29, 29, 30, 31, 32, 32, 33, 33, 38, 39
   C: 17, 24, 26, 27, 29, 30, 30, 33, 34, 35, 35, 36, 39

10. 다음의 표는 세 병원에 4가지의 치료 물질에 대한 효과를 연구한 자료이다. 수치가 낮을수록 치료의 효과가 높음을 의미한다. 분산 분석을 수행하고 다음의 물음에 답하라.

	A	B	C	D
병원1	4.31	4.68	4.16	5.67
	4.68	6.18	3.05	6.78
	4.17	4.37	5.10	5.89
	5.75	4.35	3.56	7.90
병원2	3.13	3.56	3.87	4.58
	4.67	4.21	3.67	5.21
	3.78	5.23	4.11	5.78
	6.89	3.78	5.18	6.15
병원3	3.79	4.55	3.67	8.78
	4.17	6.77	5.67	8.31
	4.35	2.33	7.80	6.79
	3.67	3.44	3.45	7.01

1) 치료 물질 간 치료효과의 차이가 있는가?

2) 병원 간 치료효과의 차이가 있는가?

3) 병원과 치료 물질 간의 교호작용이 유의한가?

4) 3)의 교호작용이 유의하면 분산분석을 수행하라.

11. 분산분석표를 완성하라.

Source	SS	d.f.	MS	V.R.	p-값
처리	154	4			
오차					
합	200	39			

12. 다음의 표를 완성하라.

Source	SS	d.f.	MS	V.R.	p-값
처리		3			
블록	183.5	3			
오차	26.0				
합	709	15			

13. 다음 분산분석표를 보고 질문에 답하라.

Source	SS	d.f.	MS	V.R.	p-값
A	12.315	2	6.157	29.402	<0.005
B	19.784	3	6.594	31.489	<0.005
AB	8.941	6	1.490	7.115	<0.005
처리	41.041	11			
오차	10.052	48	0.209		
합	51.093	59			

1) 어떤 종류의 실험계획법을 사용하였는가?

2) 처리의 효과는 유의한가?

3) 교호작용은 유의한가?

4) 분산분석 결과를 적절히 기술하라.

14. 다음 분산분석표를 보고 질문에 답하라.

Source	SS	d.f.	MS	V.R.	p-값
처리	231	2			
오차	98	7			
합					

1) 어떤 종류의 실험계획법을 사용하였는가?
2) 처리변수의 수준은 몇 개인가?
3) 몇 개의 관측치가 사용되었는가?
4) 처리변수의 효과가 유의한가?

CHAPTER 9

회기분석

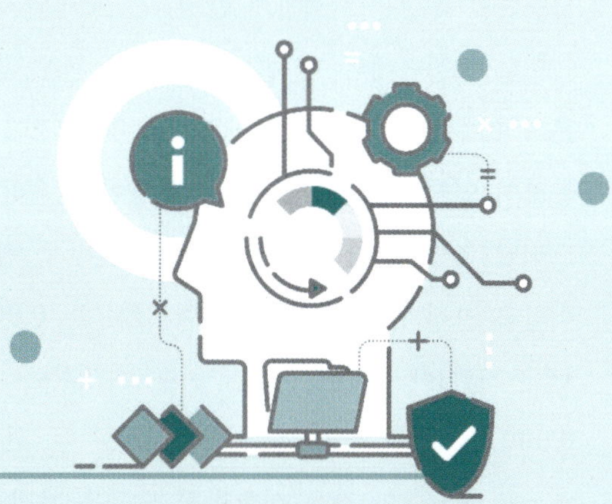

질병과 위험인자의 관계 규명은 보건학 분야의 주된 연구 주제 중 하나이다. 예를 들어 혈압과 나이 사이의 관계, 키와 몸무게, 주사한 약의 농도와 심장 박동수, 어떤 영양물질의 농도와 체중 증가, 자극 강도와 반응 시간, 혹은 총 가구 수입과 의료비 사이의 연관성에 관심이 있을 수 있다. 이처럼 두 변수 사이의 함수 선형 관계나 선형성의 크기를 파악하기를 원하는 경우에 회귀분석이 주로 이용된다.

9.1 회귀모형

[회귀분석] 회귀분석이란 한 변수를 이용하여 다른 변수의 값을 예측하기 위해 두 변수 사이의 함수 관계를 추정하는 분석 방법을 의미한다. 회귀분석은 완두콩부터 사람의 키에 이르기까지 다양한 연구를 수행한 영국 과학자 Sir Francis Galton(1822~1911)에 의하여 제안되었다. 그는 부모의 키와 상관없이 자식들의 평균 키는 일반 인구 집단의 평균값으로 '회귀'함을 발견하였다. 처음에는 이 현상을 'reversion'이라고 하였으나, 후에 'regression'으로 변경하였다

통계분석의 목표는 모집단으로부터 얻은 표본을 이용하여 모집단의 속성을 파악하는 것이다. 마찬가지로 표본을 이용하여 모집단에서 두 변수의 함수 관계를 추론하기 위하여 회귀분석을 수행한다. 두 변수의 함수 관계를 추론하기 위해서는 관심 모집단의 속성을 잘 이해하고 있어야 하며, 동시에 적절한 수학적 모형이 무엇인지 판단할 수 있어야 한다. 예를 들어 연구자가 단순 회귀분석 방법으로 데이터를 분석하는 경우, 고려하고 있는 회귀모형이 모집단의 특성을 적절하게 반영하는 모형인지 판단할 수 있어야 한다.

또한 모집단에서 두 변수의 정확한 함수 관계를 찾는 것은 현실적으로 불가능하며, 통계분석의 목표는 정확한 함수 관계를 찾는 것이 아님을 기억해야 한다. 일반적으로 회귀분석을 통하여 얻게 되는 회귀모형은 모형이 단순하면서 동시에 두 변수의 관계를 근사적으로 잘 드러낼 수 있는 함수 식이다. 예를 들어 두 변수의 함수관계를 $y = 0.1 + 1.5x + 0.0001x^2$이라고 가정하자. 이때 x^2의 회귀계수는 0.0001이므로 아주 큰 데이터를 이용하기 전에는 x^2는 모형에서 필요 없는 변수로 결론을 내릴 가능성이 크다. 또한 x^2의 회귀계수는 0.0001로 매우 작기 때문에 무시해도 두 변수의 함수 관계는 크게 변하지 않는다. 따라서 $y = \beta_0 + \beta_1 x$와 같은 선형회귀 모형을 가정하고, β_0와 β_1을 추정하면 충분할 것이다. 그러나 두 변수의 관계가 $y = \beta_0 + \beta_1 x^2$이라고 가정한 경우, 모형으로부터 도출한 결과는 신뢰하기 힘들 가능성이 높다. 결과적으로 회귀분석을 수행할 때, 적절한 모형을 가정하는 것이 중요하다. 정리하면 회귀분석이란 완벽한 모형이 아닌 두 변수의 관계를 적절히 알려주는 함수 식을 추론하기 위하여 사용하는 분석 방법이라고 볼 수 있다.

[단순회귀분석법의 가정] 단순회귀분석은 두 변수 X와 Y의 함수관계를 추론하는 회귀분

석을 의미한다. X는 보통 독립변수(independent variable)를 표현하기 위하여 사용하며, 독립변수는 연구자에 의해서 통제되거나 관측값이 사전에 알려져 있다고 가정하는 변수이다. 반면 X 값에 따라 변하며 예측하기 원하는 변수를 종속변수(dependent variable)라고 하며, Y로 표현한다. 종속변수는 연구자가 사전에 결정할 수 없는 값으로, 독립변수의 값에 따라 예측하기를 원하는 변수이다. X는 독립변수, Y는 종속변수로 간주하고 회귀분석을 수행하는 경우, X에 대한 Y의 회귀분석이라고 말한다. 다음은 단순회귀분석을 수행하기 위하여 필요한 가정이다.

① 독립변수 X는 사전에 주어진 값으로 간주한다. 즉, 독립변수는 연구자에 의해서 미리 결정된 값이거나, 고정된 값이라고 가정한다. 연구자에 의해 미리 선택된 값으로 간주하기 때문에 X는 비확률변수(nonrandom variable)라고 볼 수 있다. 고전적 회귀모형(classical regression model)은 X를 비확률변수로 간주하며, 단순회귀분석도 고전적 회귀모형에 해당한다. X가 랜덤으로 관측되는 확률변수의 성격을 갖는 경우에도, 미리 선택된 값이라고 가정하고 회귀분석을 수행할 수 있다.

② 독립변수 X는 측정오차 없이 관측된다고 가정한다. 그러나 대부분의 관측에 측정오차가 존재하며, 측정오차가 존재하는 경우에는 회귀모형의 데이터 설명력이 오차의 크기만큼 악화됨을 기억하자.

③ 독립변수 X의 개별 관측값별로 Y의 부분모집단이 존재한다고 가정한다. 예를 들어 $X = 10$일 때의 부분모집단, $X = 11$일 때의 부분모집단을 생각한다. 또한 통계적 추론 및 가설 검정이 유효하기 위해서는 X의 개별 관측값별로 Y의 부분모집단(subpopulation)은 정규분포를 따라야 한다. 앞으로 모든 예제에서 Y의 부분모집단은 정규 분포를 따른다고 가정할 것이다.

④ Y의 모든 부분모집단의 분산은 같고 이를 σ^2라고 하자.

⑤ Y의 부분모집단의 모평균은 일직선상에 있다. 이를 선형성의 가정(assumption on linearity)이라고 하며, 선형성의 가정하에서 다음과 같이 표현할 수 있다.

$$\mu_{y|x} = \beta_0 + \beta_1 x \tag{9.1.1}$$

위 식에서 $\mu_{y|x}$는 $X = x$일 때 Y의 부분모집단의 모평균을 의미한다. β_0와 β_1은 모회귀 계수(population regression coefficients)라고 한다. β_0와 β_1는 $(x, \mu_{y|x})$을 연결한 직선에서 y절편과 기울기를 의미한다.

⑥ Y는 통계적으로 서로 독립이다. 다시 말해서, 변수 X의 값이 주어져 있다고 가정했을 때 Y의 관측값은 다른 Y의 관측값에 전혀 영향을 주지 않는다.

위 가정에 의하여 단순회귀모형은 식으로 요약할 수 있다.

$$y = \mu_{y|x} + \epsilon = \beta_0 + \beta_1 x + \epsilon,\ \epsilon \sim N(0, \sigma^2) \quad (9.1.2)$$

위 모형을 만족하면 단순선형회귀모형이라고 한다. 위 식에서 y의 관측값은 Y의 부분모집단에서 뽑은 하나의 관측값이다. ϵ는 오차항을 의미하며, 식 (9.1.2)를 ϵ에 대해서 정리하면 다음과 같다.

$$\epsilon = y - (\beta_0 + \beta_1 x) = y - \mu_{y|x} \quad (9.1.3)$$

식 (9.1.3)에 의하여 ϵ는 y와 y의 부분모집단 모평균과의 차이와 같음을 알 수 있다. Y의 부분모집단은 정규분포를 따른다는 가정에 의해 각 하부 모집단의 ϵ 역시 동일한 분산의 정규 분포를 따름을 알 수 있다. 다음의 약자를 이용하면 회귀분석의 필수 가정을 쉽게 외울 수 있을 것이다.

그림 9.1.1 단순 회귀분석

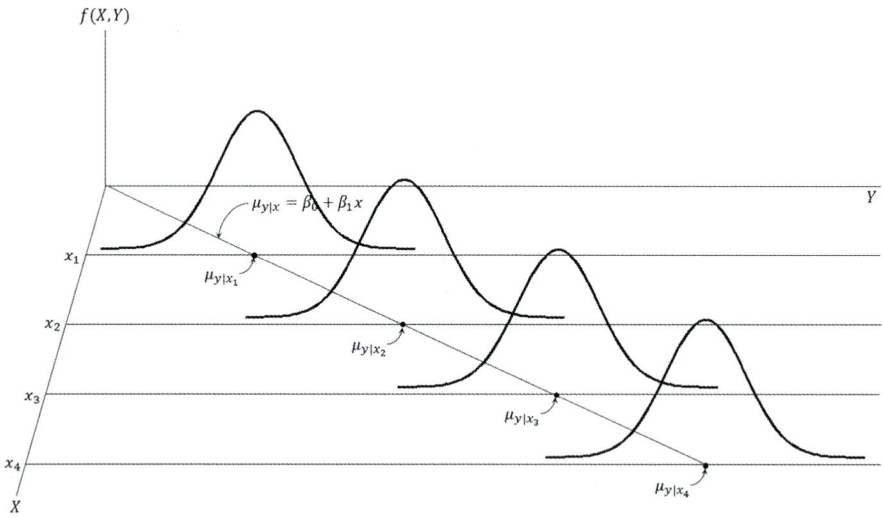

LINE (i) 선형성(linear) (가정 ⑤), (ii) 독립성(independent) (가정 ⑥),
(iii) 정규성(normal) (가정 ③), (iv) 등분산성(equal variances) (가정 ④)

회귀모형을 그림으로 나타내면 [그림 9.1.1]과 같다.

9.2 표본회귀방정식

단순 회귀분석에서 연구자의 주요 관심은 회귀방정식이다. 회귀방정식은 종속변수 Y와 독립변수 X의 함수 관계를 보여준다. 회귀방정식에서의 역할을 고려하여, 종속변수 Y와 독립변수 X를 각각 반응변수(response variable), 예측변수(predictor variable)라고 부르기도 한다. 회귀방정식을 구하기 위하여, 연구자들은 관심 모집단으로부터 표본을 이용하여 표본회귀방정식을 계산한다.

[회귀분석의 과정] 만약 관심 변수에 대한 정보가 부족한 경우, 적절한 전략은 두 변수가 선형 관계가 있다고 가정하는 것이다. 선형 관계가 있다고 가정한 뒤에 다음의 과정을 통하여 회귀분석을 수행할 수 있다.

① 선형가정이 데이터에 적합한지 아닌지 결정한다.
② 표본을 이용하여 가장 적절한 회귀 방정식을 추정한다
③ 추정된 회귀 방정식을 이용하여 선형성의 크기를 추정하고, 추정과 검정을 통하여 회귀 방정식의 유의성을 평가한다.
④ 만약 선형모형이 데이터에 적합한 것으로 결정되면, 표본에서 얻은 회귀 방정식을 이용하여 반응변수를 예측한다.

만약 독립변수가 주어져 있으면 추정된 회귀 방정식을 이용하여 종속변수 Y를 예측할 수 있다. 회귀방정식을 이용하여 종속변수를 추정(estimate)한다는 말의 의미는, 주어진 X 값을 이용하여 Y의 부분모집단의 평균을 추정하는 것을 의미한다. 회귀방정식을 추정하기 위해서는 독립변수와 종속변수가 모두 알려진 데이터를 이용한다. 다음 예제를 통하여 단순회귀분석을 수행하는 과정을 살펴보자.

예제 9.2.1

복부 내 AT의 양을 이용하여 심혈관 질환의 위험성을 평가할 수 있다고 알려져 있다. 그러나 복부 지방 조직의 양을 정확하고 신뢰도 있게 측정할 수 있는 유일한 기술인 전산화 단층 촬영(CT)은 비싸고 검진받기에 불편하다. 또한 전산화 단층 촬영기계는 비싸기 때문에 대형 병원에 있는 의사들만이 사용할 수 있다. 이러한 이유로 한 연구자는 허리둘레를 이용하여 심복부 지방 조직의 양을 예측할 수 있는 방정식을 추론하기 위하여 표본을 수집하였다. 표본은 대사성 질환이 없는 18세에서 42세의 남성으로, 표본의 CT로부터 얻은 복부 지방 조직과 허리 둘레 관측값은 [표 9.2.1]을 참고하여라.

표 9.2.1 [예제 9.2.1]의 데이터

obs	fat	waist	obs	fat	waist
1	75	26	55	78	42
2	73	26	56	79	58
3	82	43	57	88	89
4	84	43	58	86	155
5	75	30	59	86	71
6	72	22	60	84	75
7	81	29	61	78	57
8	83	33	62	85	100
9	64	11	63	80	28
10	73	32	64	108	123
11	72	28	65	97	144
12	75	44	66	106	121
13	73	38	67	105	97
14	79	42	68	107	166
15	77	31	69	107	88
16	69	56	70	101	154
17	76	44	71	97	100
18	74	33	72	100	123
19	74	43	73	108	217
20	76	29	74	100	140
21	77	37	75	103	109
22	81	40	76	104	127
23	80	35	77	106	112
24	89	60	78	109	192
25	82	46	79	104	132
26	92	70	80	110	126
27	87	83	81	110	153
28	81	84	82	112	158

obs	fat	waist	obs	fat	waist
29	86	79	83	109	183
30	83	65	84	104	184
31	84	73	85	111	121
32	88	89	86	109	159
33	91	79	87	121	245
34	89	84	88	109	137
35	102	127	89	98	165
36	95	121	90	106	152
37	91	107	91	98	181
38	103	129	92	95	81
39	80	74	93	97	137
40	79	55	94	105	125
41	84	73	95	106	241
42	76	51	96	99	134
43	81	51	97	91	150
44	87	140	98	103	198
45	83	97	99	106	151
46	107	118	100	109	229
47	94	107	101	115	253
48	95	123	102	101	188
49	80	66	103	100	124
50	79	81	104	93	62
51	90	111	105	102	133
52	84	91	106	108	208
53	85	133	107	109	208
54	76	42			

[산점도] 두 변수 간의 관계를 추론하기 위한, 첫 번째 과정은 [그림 9.2.1]과 같이 산점도(scatter plot)를 그리는 것이다. 산점도에서 x-축은 설명변수, y-축은 종속변수이고, 점들의 패턴을 통하여 설명변수와 종속변수 사이의 관계를 추론할 수 있다. 예를 들어 [그림 9.2.1]은 설명변수와 종속변수 사이에 선형관계가 있음을 보여주며, 허리 둘레가 클수록 복부 지방이 많아지는 것을 알 수 있다. 또한 선형식의 Y절편과 기울기는 각각 근사적으로 70, 1/5임을 알 수 있다. 그렇다면 선형식의 정확한 방정식은 어떻게 추정할 수 있을까? 예를 들어 시각적으로 점과 가장 비슷한 직선을 선택할 수 있다. 그러나 여러 개의 선형식이 있을 때, 어떠한 직선이 가장 적절한지 시각적으로 판단한다면 관점에 따라 가장 적절한 직선이 다를 수 있다. 따라서 통계적으로 논리적인 방법을 이용해야 한다.

[Rex 분석: '예제 9.2.1' Sheet] Rex → 그래픽스 → 산점도 [그림 9.2.1]과 같이, '변수설정' 탭에서 waist 변수를 X-변수 상자로 이동시키고, fat 변수를 Y-변수 상자로 이동시킨다. '기타옵션' 탭에서 X축 이름표에 허리둘레(X), Y축 이름표에 복부지방(Y)를 입력하고, '확인' 버튼을 클릭한다.

그림 9.2.1 [예제 9.2.1] 산점도 설정 화면

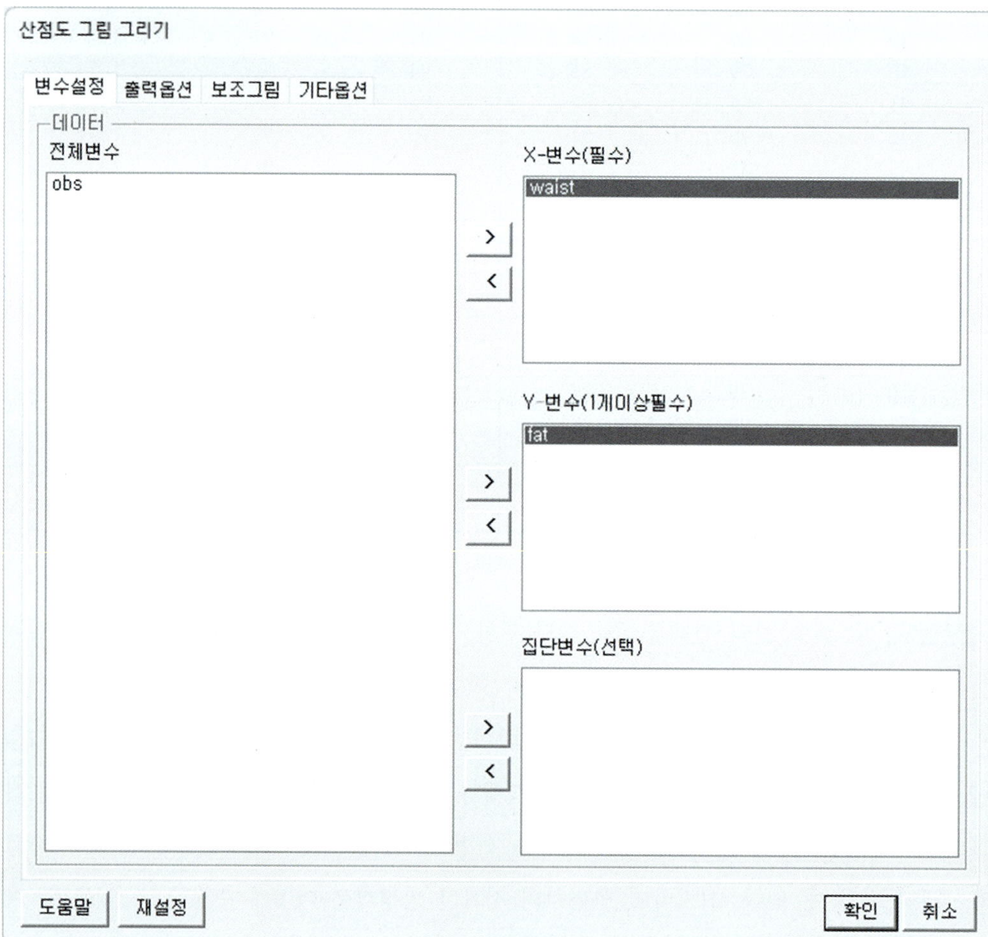

그림 9.2.2 [예제 9.2.1] 데이터를 이용하여 그린 산점도

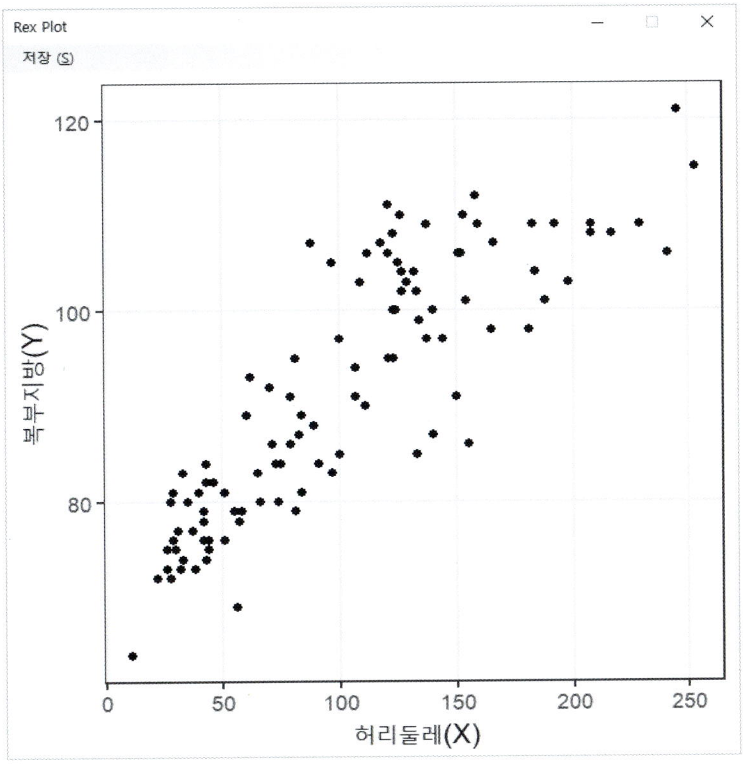

[최소제곱직선] 회귀 방정식을 추정할 때 가장 많이 활용되는 방법은 최소제곱법(method of least squares)이며, 최소제곱법으로 구한 회귀 방정식은 최소제곱직선(least-squares line)이라고 한다. 좌표평면에서 직선의 방정식은 다음과 같이 표현할 수 있다.

$$y = a + bx \tag{9.2.1}$$

위 식에서 y는 반응변수이고 x는 설명변수의 관측값이다. 또한 a는 회귀직선이 y-축과 만나는 점이고 b는 x가 한 단위 변화함에 따라서 y가 변화하는 양이다. a는 y절편, b는 그 직선의 기울기(slope)라고 하며, 두 상수 a와 b를 알면 직선을 그릴 수 있다. 마찬가지로 회귀분석을 수행하기 위해서 기울기와 y절편에 해당하는 두 상수를 추정해야 한다. 기울기와 y절편의 추정량을 각각 $\widehat{\beta_1}$, $\widehat{\beta_0}$이라고 하면, 설명변수가 $X = x$일 때, 반응변수의 예측값($\hat{y}$)은 다음과 같이 표현할 수 있다.

$$\hat{y} = \widehat{\beta_0} + \widehat{\beta_1}x$$

[최소제곱직선 구하기] 총 n개의 설명변수, 반응변수 쌍이 있고, i번째 관측값의 쌍을 (x_i, y_i)이라고 하자. 이때 $\widehat{\beta_1}$와 $\widehat{\beta_0}$은 다음의 공식을 이용하여 표본으로부터 계산할 수 있다.

$$\widehat{\beta_1} = \frac{\sum_{i=1}^{n}(x_i - \bar{x})(y_i - \bar{y})}{\sum_{i=1}^{n}(x_i - \bar{x})^2} \tag{9.2.2}$$

$$\widehat{\beta_0} = \bar{y} - \widehat{\beta_1}\bar{x} \tag{9.2.3}$$

위 식에서 $\bar{x}$ 와 $\bar{y}$은 각각 설명변수와 반응변수의 표본평균을 의미한다. n이 크면 계산양이 많기 때문에, 통계 소프트웨어를 이용하여 회귀방정식을 구하는 것이 바람직하다.

[Rex 분석: '예제 9.2.1' Sheet] Rex → 회귀분석 → 선형회귀분석 [그림 9.2.3]과 같이, '변수설정' 탭에서 fat 변수를 종속변수 상자로 이동시키고, waist 변수를 양적변수 상자로 이동시킨다. 주효과 버튼을 클릭하여 양적변수 상자 안의 waist 변수를 최종모형 상자 안으로 이동시킨다. '출력옵션' 탭에서 분산분석표를 선택하고 'Type II'를 선택한 후, '확인' 버튼을 클릭한다.

그림 9.2.3 [예제 9.2.1]에 대한 회귀분석을 수행하기 위한 설정화면

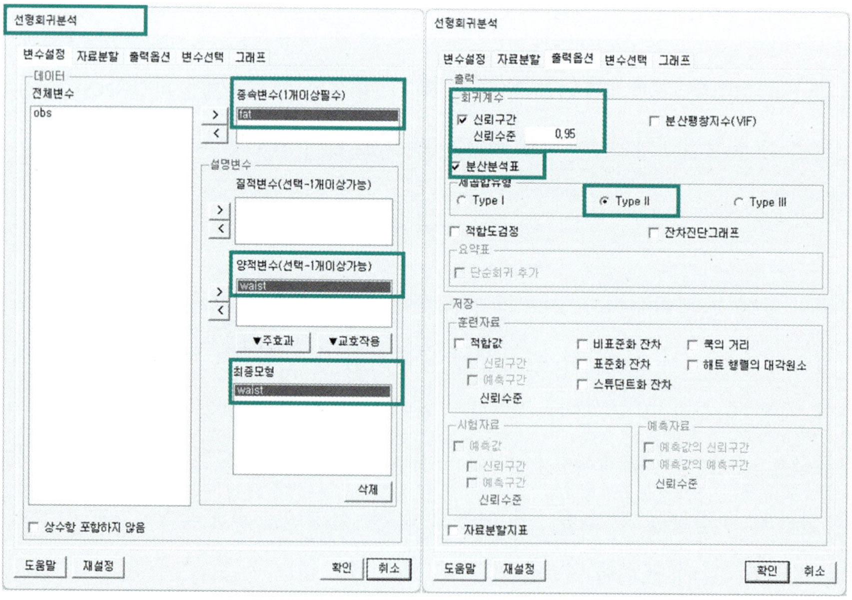

[그림 9.2.4]는 [예제 9.2.1]의 데이터를 Rex를 이용하여 회귀 분석을 수행한 결과를 보여준다.

그림 9.2.4 [예제 9.2.1]의 데이터를 회귀분석한 결과

Rex 실행결과

저장 (S)

분석 목록 ▼

Results of Linear Regression

Coefficient Estimates from a regression

	Estimate	SE	T-value	p-value	95% LCI for Estimate*	95% UCI for Estimate*
(Intercept)	71.6897	1.3350	53.7020	3.515×10^{-78}	69.0427	74.3367
waist	0.1942	0.0114	17.0368	5.401×10^{-32}	0.1716	0.2169

* Wald confidence intervals were calculated.

* A regression with all covariates was conducted, and coefficients from it were summarized.

Analysis-of-Variance Table

Model Effect (Goodness of Fit Test)

	SS	DF	MS	F-value	p-value	R^2	adj.R^2
Regression	13374.4633	1	13374.4633	290.2514	5.401×10^{-32}	0.7343	0.7318
Residual	4838.2844	105	46.0789				
Total	18212.7477	106					

[그림 9.2.4]의 결과를 이용하여 허리 둘레와 복부 지방 사이의 관계를 설명할 수 있는 최소제곱직선은 다음과 같다.

$$\hat{y} = 71.690 + 0.1942x$$

위 방정식에서 $\widehat{\beta_0}$은 양수이기 때문에 y-축의 원점의 위쪽 부분을 지나고, 기울기 $\widehat{\beta_1}$도 양수이므로 직선은 왼쪽 아래에서 오른쪽 위로 뻗는 형태이다. 또한 x의 한 단위가 증가하면 y가 0.19만큼 증가함을 알 수 있다. $\hat{y}$는 관찰된 y값이 아니라 회귀식을 이용하여 계산한 y의 값을 의미한다. 직선은 두 좌표만 알면 그릴 수 있다. 예를 들어 $x = 70$일 때 반응변수의 예측값은 다음과 같다.

$$\hat{y} = 71.690 + 0.1942(70) = 85.287$$

또한 $x = 110$일 때 반응변수의 예측값은 다음과 같다.

$$\hat{y} = 71.690 + 0.1942(110) = 93.057$$

두 점을 연결하여 그린 직선은 [그림 9.2.6]과 같다.

[최소제곱법] $\widehat{\beta_1}$, $\widehat{\beta_0}$은 최소제곱법을 이용하여 추정한다. 최소제곱법을 설명하기 전에 먼저 [그림 9.2.6]을 살펴보자. 최소제곱직선이 산점도에 있는 모든 관측값을 통과하는 것은 불가능하며, 최소제곱직선을 통하여 예측된 값과 관측된 반응변수의 관측값의 차이를 편차(deviance)라고 한다. i번째 설명변수와 반응변수 쌍에 대한 편차는 $y_i - \hat{y}_i = y_i - \widehat{\beta_0} - \widehat{\beta_1}x_i$이다. 따라서 최적의 직선은 다음과 같이 정의할 수 있다.

[Rex 분석: '예제 9.2.1' Sheet] Rex → 그래픽스 → 산점도 [그림 9.2.5]와 같이, '변수설정' 탭에서 waist 변수를 X-변수 상자로 이동시키고, fat 변수를 Y-변수 상자로 이동시킨다. '기타옵션' 탭에서 X축 이름표에 허리둘레(X), Y축 이름표에 복부지방(Y)를 입력한다. '보조그림'조탭에서 직선 상자의 (Y절편, 기울기) 란에 '$(71.690, 0.1942)$'를 입력하고 해당값을 '직선 적용목록'으로 이동시킨 후, '확인' 버튼을 클릭한다.

그림 9.2.5 [예제 9.2.1]에 대한 산점도, 회귀분석 직선 설정화면

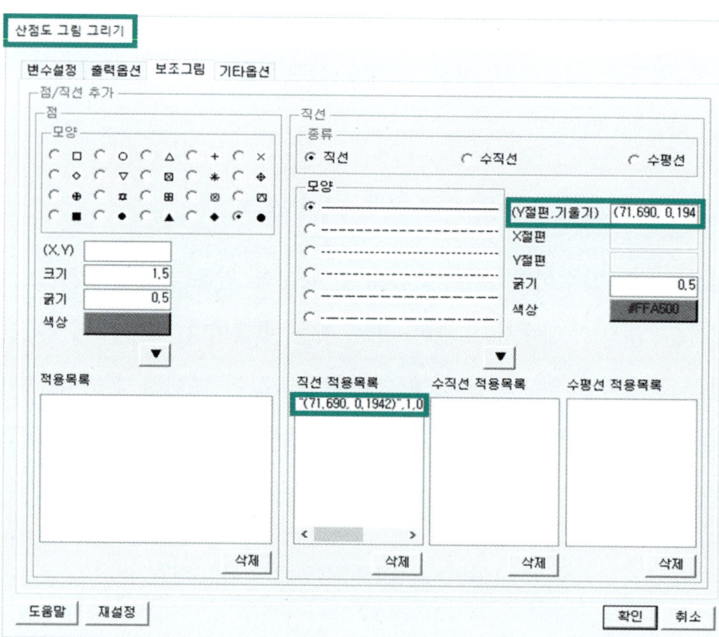

그림 9.2.6 [예제 9.2.1]에 대한 산점도, 회귀분석 직선

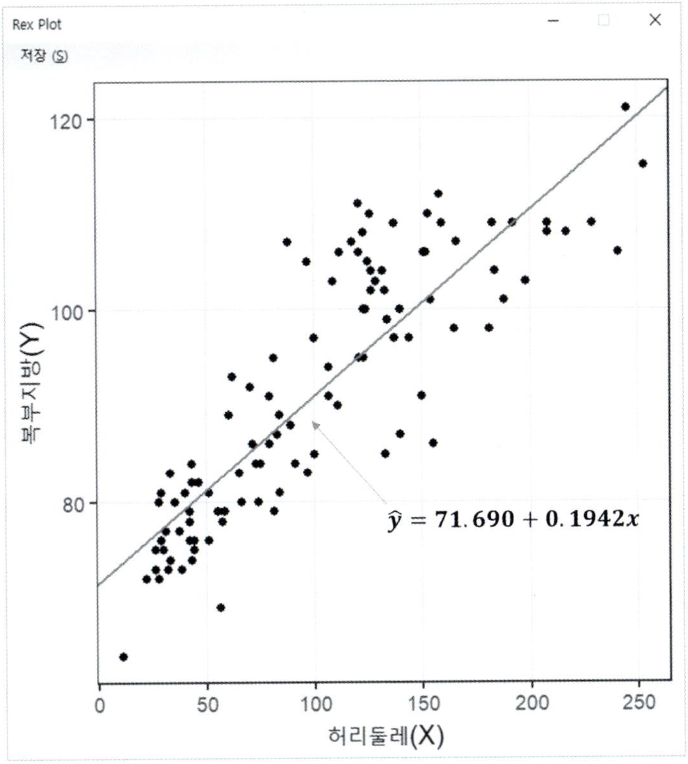

정의

최소제곱법은 다음과 같이 모든 데이터의 편차의 제곱합을 최소로 만들어주는 β_0, β_1을 $\widehat{\beta_0}$, $\widehat{\beta_1}$로 이용하는 방법으로 $\widehat{\beta_0}$, $\widehat{\beta_1}$는 다음의 부등식을 만족해야 한다.

$$\sum_{i=1}^{n}(y_i - \beta_0 - \beta_1 x_i)^2 \geq \sum_{i=1}^{n}\left(y_i - \widehat{\beta_0} - \widehat{\beta_1} x_i\right)^2, \qquad \forall\beta_0, \forall\beta_1$$

다시 말해서, 최소제곱직선이란 반응변수의 관측값(y_i)과 예측값($\widehat{\beta_0} - \widehat{\beta_1} x_i$) 사이의 거리의 제곱을 모두 더한 값이 다른 어떤 직선보다 최소가 되는 직선을 의미한다.

[다중종속변수 반복분석 기능] 여러 개의 종속변수에 대해서 각각 동일한 설명변수를 고려하는 통계분석을 수행해야 하는 경우, Rex에서 다수의 종속변수를 종속변수 상자로 이동시킨 후 Rex 분석을 실행시키면, 다중 종속변수에 대한 반복분석 결과를 확인할 수 있다.

9.3 회귀방정식의 평가

최소제곱법을 이용하여 회귀방정식을 구한 뒤에, 회귀방정식이 적절히 두 변수의 관계를 잘 설명하는지 평가해야 한다.

[$H_0 : \beta_1 = 0$을 기각하지 못할 때] 만약 두 변수 X, Y 사이에 선형성이 존재한다면, 회귀방정식의 기울기 β_1은 양수, 음수 혹은 0이어야 한다. 만약 $\beta_1 = 0$이면, 변수 X가 Y를 예측하거나 추정을 하는 데 도움이 안 된다고 볼 수 있다. 혹은 X와 Y의 관계가 비선형일 수도 있다. 만약 두 변수 사이의 관계가 비선형인데 선형 모형을 가정했다면, 기울기가 0이 나오는 것은 경우에 따라 당연할 수 있다. 따라서 영가설 $\beta_1 = 0$을 기각하지 못한 경우 2종 오류를 범하지 않았다는 가정하에서 (1) X, Y 사이에 선형성이 존재함에도 불구하고, Y를 예측하고 추정하는 데 X의 영향이 충분히 크지 않거나, 혹은 (2) X, Y 사이에 비선형성이 존재하여 영가설을 기각하지 못한 것일 수 있다. 후자의 경우 비선형 모형을 고려하는 것이 적절하다. [그림 9.3.1]은 영가설을 기각하지 못하는 경우의 예를 보여준다.

[$H_0 : \beta_1 = 0$를 기각했을 때] 다음으로 영가설을 기각한 경우를 고려하자. 1종 오류를 범하지 않았다는 가정하에서 영가설을 기각한 것은, 다음 중 하나의 조건이 만족되었음을 의미한다. (1) 두 변수 사이에 선형성이 존재하고, X가 Y를 예측하는 데 유의미한 영향을 미치므로, 관측된 X를 활용하여 Y를 예측하고 추정하는 것은 적절하다고 볼 수 있다. (2) 혹은 두 변수에 선형성이 있기는 하지만, 비선형 모형이 더 적절하여 다른 모형을 가정하는 것이 합리적일 수 있다. [그림 9.3.2]는 영가설을 기각하는 경우의 예를 보여준다. 회귀방정식을 이용하여 예측이나 추정을 하기에 앞서, 우선적으로 $H_0 : \beta_1 = 0$을 검정해야 한다. 가설 검정은 F-통계량이나 t-통계량을 이용하여 수행할 수 있다. 검정 방법을 설명하기 전에 먼저 X, Y 두 변수 사이의 관련성의 크기를 조사하는 방법을 살펴보자.

그림 9.3.1 $H_0 : \beta_1 = 0$을 기각하지 못하는 경우의 예

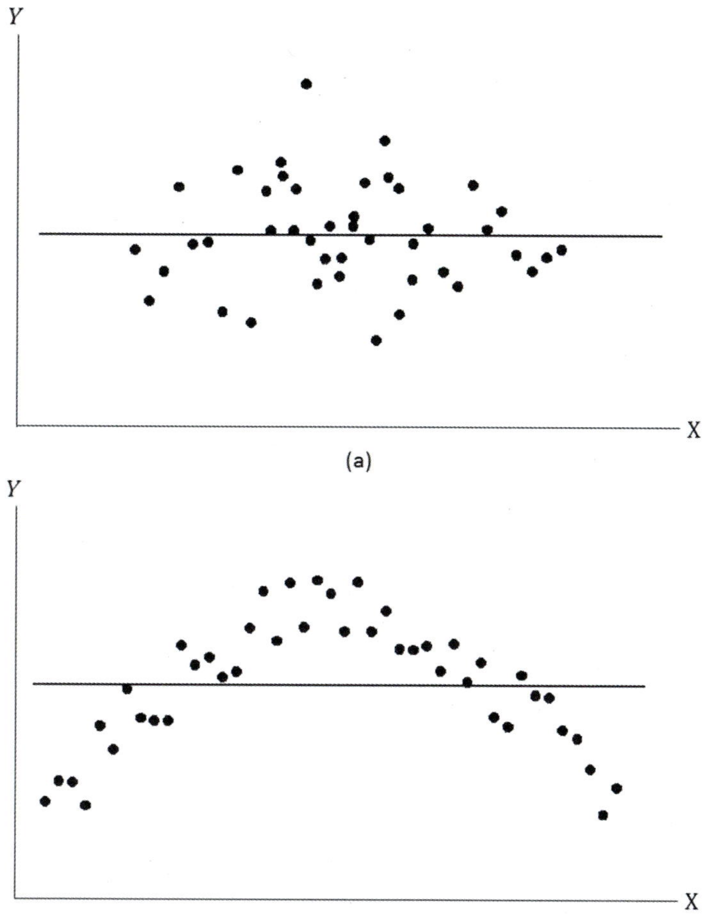

(a)

(b)

[결정계수] 두 변수 사이의 선형성의 크기는 편차의 산포와 회귀방정식에서 계산한 예측값의 산포를 비교하여 계산할 수 있다. [예제 9.2.1]의 산점도에 y-축의 값이 $\bar{y}$이며 x-축에 평행한 직선과 회귀방정식을 그리면, 편차의 산포$(y_i - \hat{y}_i)$와 회귀직선 상의 점들의 산포$(\hat{y}_i - \bar{y})$를 시각적으로 비교해볼 수 있다. 여기서 $\hat{y}_i$는 예측값$(\widehat{\beta_0} + \widehat{\beta_1}x_i)$을 의미한다. [그림 9.3.4]를 참고하여라. [그림 9.3.4]를 보면 회귀직선 상에 있는 점의 산포$(\hat{y}_i - \bar{y})$가 편차의 산포$(y_i - \hat{y}_i)$보다 훨씬 큰 것을 알 수 있다. 이를 수학적으로 계산한 값을 결정계수(coefficient of determination)라고 한다.

그림 9.3.2 $H_0 : \beta_1 = 0$을 기각하는 경우의 예

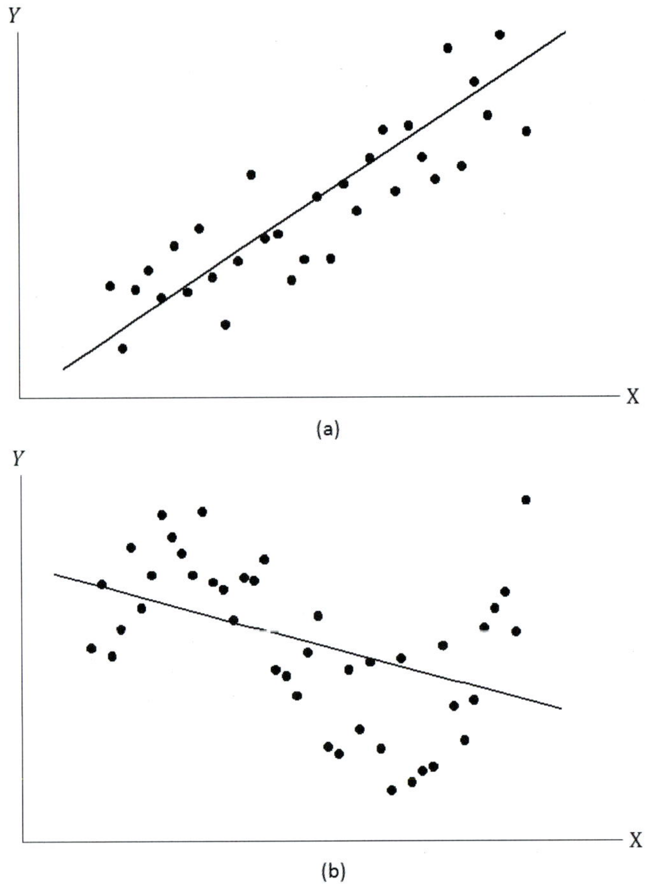

[총편차] 결정계수를 정의하기 전에 결정계수를 계산하는 원리를 살펴보자. 각 반응변수 y_i와 반응변수의 표본평균 $\bar{y}$ 사이의 거리는 $y_i - \bar{y}$이고 이를 총편차(total deviation)라고 한다.

[설명되는 편차] 사전에 관측된 x_i에 대한 예측값 $\hat{y}_i$와 $\bar{y}$ 사이의 거리는 $(\hat{y}_i - \bar{y})$이고, 이를 설명되는 편차(explained deviation)라고 한다. 설명되는 편차에서 $\hat{y}_i$는 회귀방정식에 의하여 계산된 값임을 주목하자.

[Rex 분석: '예제 9.2.1' Sheet] Rex → 그래픽스 → 산점도 [그림 9.3.3]과 같이, '변수설정' 탭에서 waist 변수를 X-변수 상자로 이동시키고, fat 변수를 Y-변수 상자로 이동시킨다. '출력옵션' 탭에서 X축 이름표에 허리둘레(X), Y축 이름표에 복부지방(Y)를 입력한다. '보조그림'조탭에서 직선 상자의 (Y절편, 기울기) 란에 '(71.690, 0.1942)'를 입력하고 해당값을 '직선 적용목록'으로 이동시킨다. 다음으로 수평선을 선택한 후, Y 절편에 91.49를 입력하고 '직선 적용목록'으로 이동시킨 후 '확인' 버튼을 클릭한다.

그림 9.3.3 [예제 9.2.1]에 대한 산점도, 회귀분석직선, 그리고 $y = \bar{y}$ 설정화면

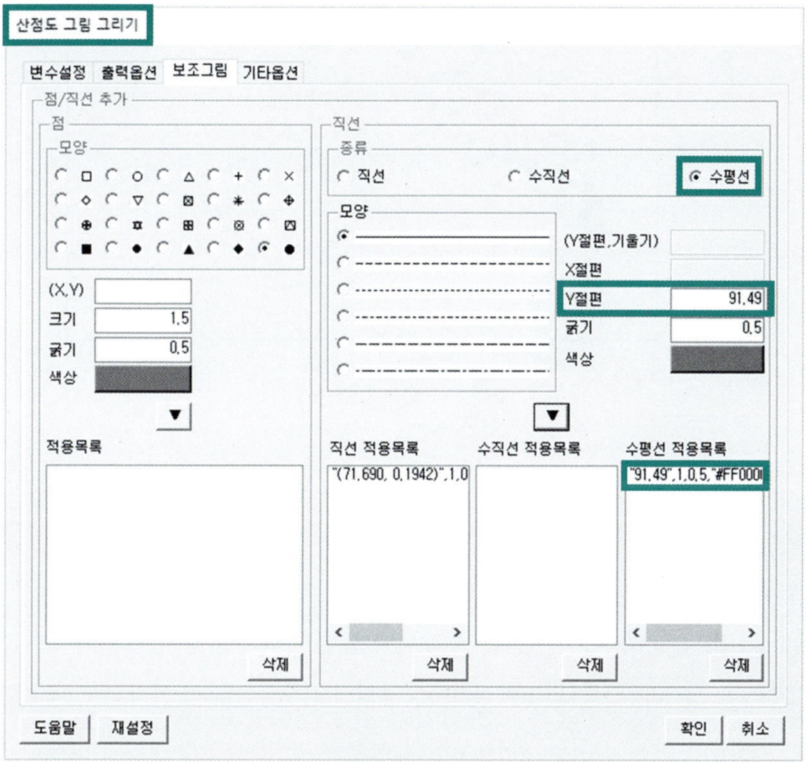

그림 9.3.4 [예제 9.2.1]에 대한 산점도, 회귀분석직선, 그리고 $y = \bar{y}$.

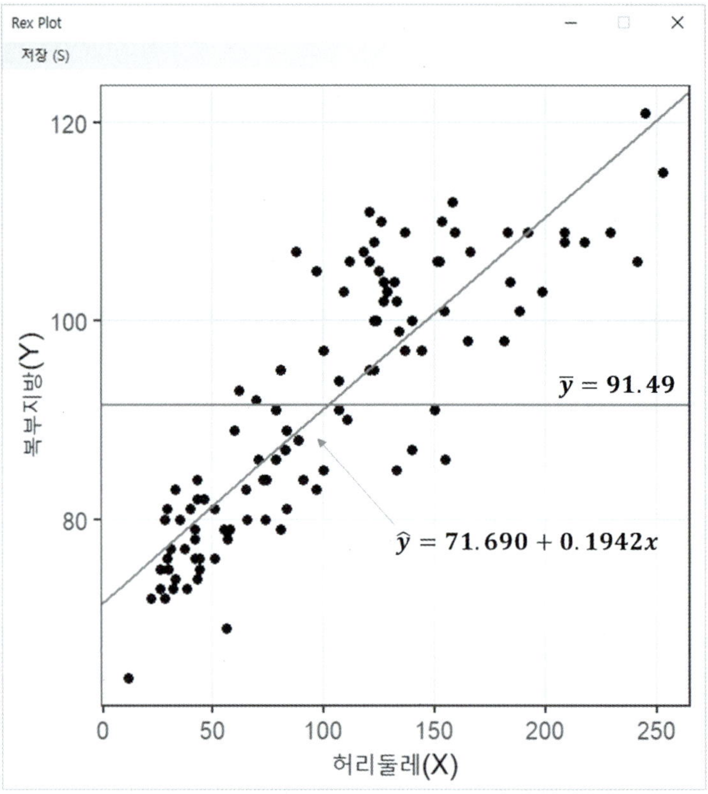

[설명되지 않는 편차] 회귀방정식을 이용하여 계산한 값과 관측값 사이의 차이는 $y_i - \hat{y}_i$이다. 이때 $y_i - \hat{y}_i$는 오차항에 대한 추정값으로 생각할 수 있기 때문에 설명되지 않는 편차(unexplained deviation)라고 부른다. 설명되지 않는 편차, 설명되는 편차 그리고 총편차 사이의 관계는 [그림 9.3.5]를 참고하여라. 설명되지 않는 편차는 잔차라고 불리기도 한다. 잔차는 앞 장에서 설명한 것처럼 회귀 모형의 등분산 가정과 선형성을 검정하는 데 사용된다. 자세한 과정은 이 절의 후반부에서 설명할 것이다. y_i에 대한 총편차는 다음과 같이 설명되는 편차와 설명되지 않는 편차의 합과 같음을 쉽게 알 수 있다.

$$(y_i - \bar{y}) = (\hat{y}_i - \bar{y}) + (y_i - \hat{y}_i) \tag{9.3.1}$$

또한 총편차의 제곱합은 다음과 같이 설명되는 편차의 제곱합과 설명되지 않는 편차의 제곱합과 같다.

$$\sum(y_i - \bar{y})^2 = \sum(\hat{y}_i - \bar{y})^2 + \sum(y_i - \hat{y}_i)^2 \tag{9.3.2}$$

이 값들은 산포나 변이의 측정값으로 간주할 수 있다.

그림 9.3.5 총편차, 설명되는 편차, 그리고 설명되지 않는 편차의 관계

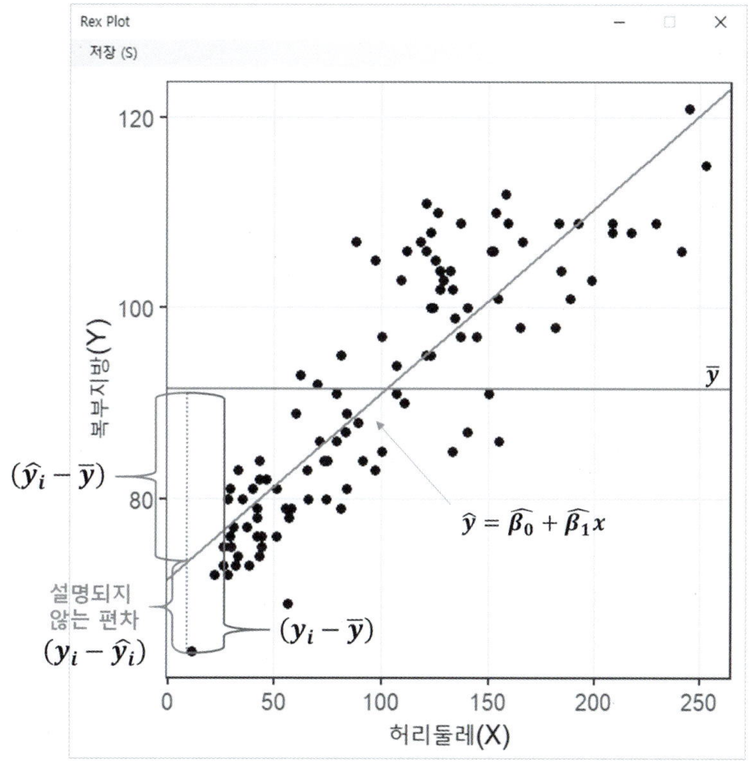

[총제곱합] 총제곱합(total sum of squares)은 줄여서 SST라고 하며, 총편차의 제곱합을 의미한다. 총제곱합을 수학적으로 표현하면 $\sum(y_i - \bar{y})^2$이다. 즉, 총 제곱합은 산포를 나타내는 값으로 반응변수의 표본분산의 분자와 같음을 쉽게 알 수 있다.

[설명되는 제곱합] 설명되는 제곱합(explained sum of squares)은 X, Y 두 변수의 선형성에 의해서 설명되는 Y의 변동의 제곱합을 의미한다. 설명되는 제곱합은 회귀제곱합(sum of squares due to linear regression)을 줄여서 SSR이라고 불리기도 한다.

[설명되지 않는 제곱합] 설명되지 않는 제곱합(unexplained sum of squares)은 회귀직선상의 점과 관측된 반응변수 사이의 차의 제곱합을 의미하며, 오차 제곱합(error sum of squares) 혹은 잔차 제곱합(residual sum of squares)이라고도 한다. 이 책에서는 줄여서 SSE로 표기할 것이다. 최소제곱법은 오차 제곱합을 최소로 만들어주는 회귀계수를 추정한다. 이 세 제곱합 사이의 관계는 다음과 같다.

$$SST = SSR + SSE$$

[예제 9.2.1]에 대한 SST, SSR, SSE는 [그림 9.2.2]를 보면 알 수 있다. 여기에서 $SST = 18212.8$, $SSR = 13374.5$, $SSE = 4838.3$이고, 따라서 다음과 같다.

$$18212.8 = 13374.5 + 4838.3$$
$$18212.8 = 18212.8$$

[r^2의 계산] 만약 회귀 방정식이 두 변수 간의 관계를 잘 설명한다면, 총제곱합에서 설명되는 제곱합의 비율이 큰 비율을 차지한다는 것을 직관적으로 알 수 있다. 따라서 총제곱합에서 설명되는 제곱합의 비율이 중요하며 이를 표본결정계수(sample coefficient of determination, r^2)라고 한다. 즉, 결정계수를 수학적으로 표현하면 다음과 같다.

$$r^2 = \frac{\sum(\hat{y}_i - \bar{y})^2}{\sum(y_i - \bar{y})^2} = \frac{SSR}{SST}$$

[그림 9.2.2]를 이용하여 결정계수를 구하면 다음과 같다.

$$r^2 = \frac{13374.5}{18212.8} = 0.7343$$

결정계수는 관측된 Y가 회귀방정식에 의하여 얼마나 설명이 되는지를 의미한다. 회귀방정식에서 구한 반응변수의 예측값과 관측값의 거리인 $(y_i - \hat{y}_i)$이 작으면, 설명되지 않는 제곱합도 작아진다. 반대로 r^2이 크면 설명된 제곱합이 상대적으로 크다는 것을 의미하며, 이는 [그림 9.3.6]를 보면 알 수 있다. [그림 9.3.6]의 (a)의 경우 관측값이 모두 회귀 직선 근처에 있으므로 r^2도 클 것으로 예측된다. 실제로 이 데이터에서 계산한 r^2은 0.986으로, 총변동의 약 99%를 회귀방정식이 설명한다. [그림 9.3.6]의 (b)의 경우 y_i가 회귀 직선 주위에 넓게 분포하고 있다. 따라서 r^2이 작을 것으로 예측되며, 이 데이터에서 계산한 r^2은 0.3이다. 이는 총변동의 30%가 회귀 방정식에 의하여 설명됨을 의미한다.

그림 9.3.6 r^2과 회귀방정식 사이의 관계

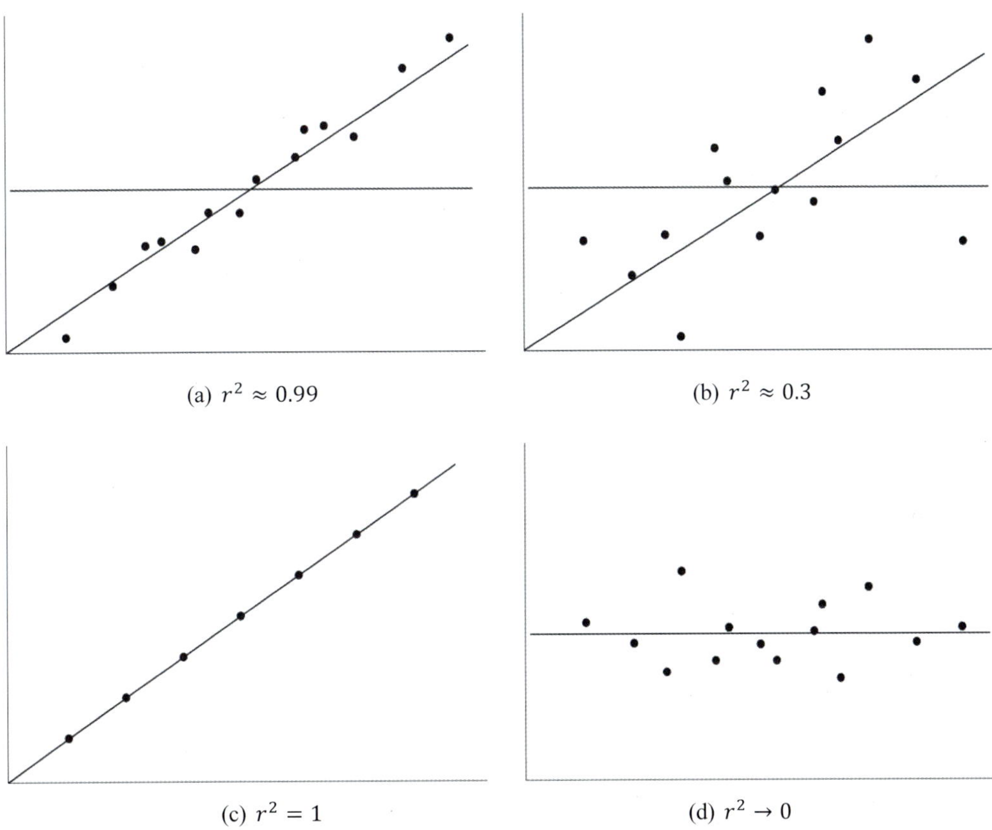

(a) $r^2 \approx 0.99$

(b) $r^2 \approx 0.3$

(c) $r^2 = 1$

(d) $r^2 \to 0$

r^2의 최대값은 1이고, y_i의 총변동이 모두 회귀방정식에 의하여 설명될 때 최대값을 가질 수 있다. 따라서 $r^2 = 1$이면 모든 관측값은 회귀직선 위에 있어야 한다. [그림 9.3.6]의 (c)는 $r^2 = 1$인 경우를 보여준다. 반면 r^2의 최솟값은 0이며, 회귀직선이 x-축과 평행할 때

0이 된다. $r^2 = 0$은 총변동이 회귀직선에 의하여 전혀 설명되지 않는 것을 의미하며, [그림 9.3.6]의 (d)는 r^2이 0에 가까운 경우를 보여준다. r^2이 크면 회귀방정식에 의하여 설명되는 총변동의 비율이 크기 때문에 회귀방정식은 반응변수를 잘 예측한다고 볼 수 있다. 그러나 r^2이 작으면 회귀방정식은 비효율적이다. 회귀방정식의 효율성은 객관적인 통계적 검정을 수행하여 좀 더 정확하게 판단할 수 있다.

[F-통계량을 이용한 $H_0 : \beta_1 = 0$ 검정] 다음 예제는 X, Y 두 변수 사이의 선형성이 존재하는지 검정하는 방법을 예를 들어 설명한다.

예제 9.3.1

[예제 9.2.1]의 데이터를 이용하여, 두 변수 X, Y 사이에 선형성이 있는지 검정하라.

풀이 가설 검정의 10단계는 다음과 같다.

① **데이터** [예제 9.2.1]의 데이터를 참고하여라.

② **가정** 단순선형회귀분석의 가정이 만족된다고 가정한다.

③ **가설** 영가설과 대립가설은 각각 다음과 같다.

$$H_0 : \beta_1 = 0 \quad \text{vs} \quad H_A : \beta_1 \neq 0$$

④ **검정통계량** 검정통계량은 분산의 비이다. 세 종류의 제곱합을 이용하여 [표 9.3.1]과 같이 분산분석을 수행할 수 있다. 회귀제곱합의 자유도는 회귀방정식의 회귀계수의 수에서 1을 뺀 값으로 단순선형모형은 2개의 회귀계수(β_0, β_1)를 가지므로 자유도는 $2-1=1$이다.

표 9.3.1 분산분석표

요인	제곱합	자유도	평균제곱	F
회귀모형	SSR	1	$MSR = SSR/1$	MSR/MSE
오차	SSE	$n-2$	$MSE = SSE/(n-2)$	
합	SST	$n-1$		

⑤ **검정통계량의 분포** 영가설이 사실이고 가정이 만족되면 검정통계량은 분자의 자유도가 1이고 분모의 자유도는 $n-2$인 F-분포를 따른다.

⑥ **결정규칙** 유의수준 α는 0.05라고 가정하자. Rex → 연속분포 → F분포 → F분위수 확

률에 0.95, 분자자유도에 1, 분모자유도에 105를 입력하고, 낮은쪽 꼬리를 선택한 후, '확인' 버튼을 클릭한다. Rex의 실행결과는 3.93이므로, 기각역은 3.93보다 크거나 같은 실수의 집합이며, 검정통계량이 기각역에 포함되면 영가설을 기각한다.

⑦ **검정통계량의 계산** [그림 9.2.4]에 의해, 검정통계량은 290.25이다.

⑧ **통계적 결정** 검정통계량은 290.25이므로 기각역에 포함된다. 따라서 영가설을 기각한다.

⑨ **결론** $\beta_1 \neq 0$이라고(선형성이 존재한다고) 결론을 내릴 수 있다.

⑩ ***p*-값** p-값은 F-통계량이 290.25보다 크거나 같을 확률이다. [그림 9.2.4]에 의해 p-값은 0.001보다 작음을 알 수 있다. ▣

[모결정계수의 추정] 표본결정계수(r^2)는 모결정계수(population coefficient of determination)인 ρ^2의 점추정량이다. ρ^2은 r^2과 유사한 성질을 가지며, r^2과 마찬가지로 ρ^2은 모집단에서 반응변수의 총변동 중에서 회귀모형에 의하여 설명되는 변동의 비율을 의미한다. 자유도가 작으면, r^2의 기대값은 ρ^2보다 큰 경향이 있다(양의 편의). ρ^2의 불편추정량은 다음과 같다.

$$\tilde{r}^2 = 1 - \frac{\dfrac{\sum(y_i - \hat{y}_i)^2}{(n-2)}}{\dfrac{\sum(y_i - \bar{y})^2}{n-1}} \tag{9.3.3}$$

위 식을 수정된 결정계수라고 한다. 식 (9.3.3)에서 분자는 설명되지 않는 평균 제곱합, 분모는 총평균 제곱합이다. 두 값은 [표 9.3.1]의 분산분석표에서 정의하였다. [예제 9.2.1]의 데이터에 대하여 수정된 결정계수(adjusted r^2)를 구하면 다음과 같다.

$$\tilde{r}^2 = 1 - \frac{\dfrac{4838.3}{105}}{\dfrac{18212.8}{106}} = 0.7318$$

Rex를 이용하면 수정된 결정계수를 확인할 수 있다.

식 (9.3.3)에 따르면 $\tilde{r}^2$이 r^2과 다른 이유는 $(n-1)/(n-2)$ 때문인 것을 쉽게 알 수 있다. n이 클수록 $(n-1)/(n-2)$는 1에 수렴하며, 따라서 n이 충분히 크면 r^2는 근사적으로 $\tilde{r}^2$와 같다.

[t-통계량을 이용한 $H_0 : \beta_1 = 0$ 검정] 9.1절에서 설명한 가정이 만족되면, $\widehat{\beta_0}$과 $\widehat{\beta_1}$은 각각 β_0와 β_1의 불편추정량이다. 또한 반응변수가 정규분포를 따른다는 가정이 만족되면, β_0와 β_1에 대한 가설 검정을 수행하고 신뢰구간을 계산할 수 있다. 9.1절의 가정이 만족되는 경우, $\widehat{\beta_0} \sim N(\mu_{\widehat{\beta_0}}, {\sigma^2}_{\widehat{\beta_0}})$, $\widehat{\beta_1} \sim N(\mu_{\widehat{\beta_1}}, {\sigma^2}_{\widehat{\beta_1}})$이고, 각각의 평균과 분산은 다음과 같다.

$$\mu_{\widehat{\beta_0}} = \beta_0 \tag{9.3.4}$$

$$\sigma^2_{\widehat{\beta_0}} = \frac{\sigma^2 \sum {x_i}^2}{n \sum (x_i - \bar{x})^2} \tag{9.3.5}$$

$$\mu_{\widehat{\beta_1}} = \beta_1 \tag{9.3.6}$$

$$\sigma^2_{\widehat{\beta_1}} = \frac{\sigma^2}{\sum (x_i - \bar{x})^2} \tag{9.3.7}$$

식 (9.3.5), (9.3.7)에서 σ^2은 설명변수의 관측값 x에 의하여 설명되지 않는 부분(즉, 오차항)의 분산을 의미한다. $\widehat{\beta_0}$와 $\widehat{\beta_1}$의 표집분포를 알고 있으면, β_0와 β_1에 대한 가설검정을 수행하고 신뢰구간을 구할 수 있다. 대부분의 연구는 β_0에 대한 추론결과에는 관심이 없으며, 주로 β_1에 대한 추론결과에 관심이 있다. 이는 β_1이 X, Y 두 변수 사이의 관계를 설명하기 때문이다. $\widehat{\beta_1} > 0$인 경우, X가 증가하면 Y도 증가하고, 이때 X와 Y는 양의 선형관계가 있다고 한다. $\widehat{\beta_1} < 0$인 경우, X가 증가하면 Y는 감소하고, 이때 X와 Y는 음의 선형관계가 있다고 한다. $\widehat{\beta_1} = 0$이면 X와 Y 사이에 선형관계가 없다고 한다. [그림 9.3.7]은 세 가지 경우에 대한 예시이다.

그림 9.3.7 (a) 양의 선형관계, (b) 음의 선형관계, (c) 선형관계가 없을 때

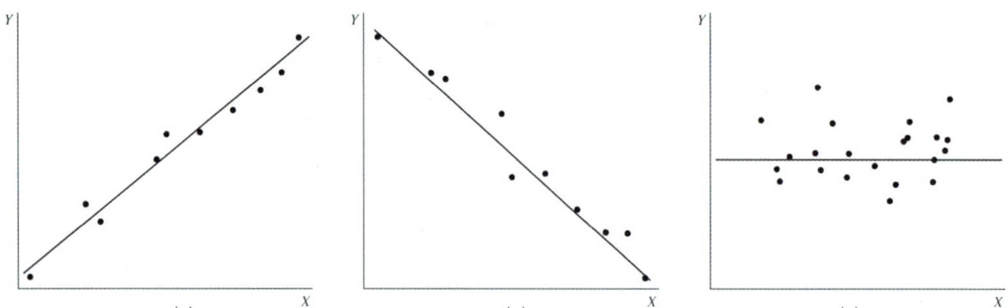

(a) (b) (c)

[검정통계량] σ^2을 알고 있을 때 β_1의 가설 검정에 대한 검정 통계량은 다음과 같다.

$$z = \frac{\widehat{\beta_1} - (\beta_1)_0}{\sigma_{\widehat{\beta_1}}} \tag{9.3.8}$$

위 식에서 $(\beta_1)_0$는 영가설에서 가정한 β_1을 의미한다. 일반적으로 영가설은 $\beta_1 = 0$이므로, $(\beta_1)_0$은 보통 0이다. 또한 많은 경우 σ^2은 알려져 있지 않기 때문에 표본으로부터 계산한 값을 이용하고, 따라서 식 (9.3.8) 대신 다음과 같이 수정한 검정통계량을 이용한다.

$$t = \frac{\widehat{\beta_1} - (\beta_1)_0}{s_{\widehat{\beta_1}}} \tag{9.3.9}$$

위 식에서 $s_{\widehat{\beta_1}}$은 $\sigma_{\widehat{\beta_1}}$의 추정값이며, t는 자유도가 $n-2$인 t-분포를 따른다. 따라서 자유도가 $n-2$인 t-분포가 식 (9.3.9)를 이용하여 계산한 검정통계량보다 극단적인 값을 가질 확률이 $\alpha/2$(양측검정일 때)보다 작으면, 영가설을 기각한다.

예제 9.3.2

[예제 9.2.1]을 이용하여, 두 변수 X, Y 회귀직선의 기울기가 0인지 검정하라.

풀이 가설검정의 10단계는 다음과 같다.

① **데이터** [예제 9.2.1]의 데이터를 이용한다.

② **가정** 단순선형회귀모형의 가정이 만족된다고 가정한다.

③ **가설** 영가설과 대립가설은 각각 다음과 같다.

$$H_0 : \beta_1 = 0 \quad \text{vs} \quad H_A : \beta_1 \neq 0$$

④ **검정통계량** 검정통계량은 식 (9.3.9)와 같다.

⑤ **검정통계량의 분포** 가정을 만족하고 영가설이 사실일 때, 검정통계량은 자유도가 $n-2$인 t-분포를 따른다.

⑥ **결정규칙** 유의수준 α는 0.05라고 하자. Rex → 연속분포 → T분포 → T분위수 확률에 0.975, 자유도에 105를 입력하고, 낮은쪽 꼬리를 선택한 후, '확인' 버튼을 클릭한다. Rex를 실행하여 얻은 검정통계량이 1.983보다 크거나 같거나 −1.983보다 작거나 같으면 영가설을 기각한다.

⑦ **검정통계량의 계산** [그림 9.2.2]의 결과에 의해 $\widehat{\beta_1}$=0.1942, $s_{\widehat{\beta_1}}$=0.0114이다.

$$t = \frac{0.1942 - 0}{0.0114} = 17.04$$

⑧ **통계적 결정** 17.04>1.983이므로 영가설을 기각한다.

⑨ **결론** 따라서 회귀직선의 기울기는 0이 아니라고 결론을 내린다.

⑩ ***p*-값** *p*-값은 영가설이 사실이라는 가정하에서 t-분포가 17.04보다 크거나 혹은 -17.04보다 작을 확률을 의미하며, Rex → 연속분포 → T분포 → T확률 변수값에 17.04, 자유도에 105를 입력하고, 높은쪽 꼬리를 선택한 후, '확인' 버튼을 클릭한다. Rex를 실행하여 얻은 T확률값에 2를 곱하면 5.322×10^{-32}임을 알 수 있다. ▣

$H_0 : \beta_1 = 0$은 F-검정이나 t-검정을 이용하여 가설검정을 수행할 수 있다. 분자의 자유도는 1, 분모의 자유도는 k인 F-분포는 자유도가 k인 t-분포의 제곱과 같다. 따라서 회귀분석에서 $H_0 : \beta_1 = 0$에 대한 F-검정과 t-검정의 결과는 같아야 한다. 예를 들어 [예제 9.3.2]에서 t-통계량의 제곱 $(17.04)^2$=290.25은 [예제 9.3.1]의 F-통계량 290.25과 같다. 소수점 아랫 자리의 반올림 여부에 따라 약간의 오차가 생길 수 있다. 따라서 F 검정과 t-검정에서 대응되는 p-값은 일치함을 알 수 있다. 이러한 관계는 F-통계량의 분자의 자유도가 1인 경우에만 성립함을 기억하자. 결과적으로 단순회귀방정식을 이용하면 X와 Y의 관계를 무시하는 것보다 X를 이용하여 Y를 좀 더 정확하게 예측할 수 있음을 알 수 있다. 만약 $\widehat{\beta_1}$이 양수이면 β_1은 양수이고 X, Y는 양의 선형관계를 갖고 있을 가능성이 높다. 또한 $H_0 : \beta_1 = (\beta_1)_0$을 검정하기 위하여 식 (9.3.9)를 이용할 수 있다. 식 (9.3.9)에서 $(\beta_1)_0$은 영가설에서 가정한 값으로 바꿔야 한다. 그 외의 모수 추정 및 가설 검정 등의 과정은 [예제 9.3.2]와 동일하다.

[β_1의 신뢰 구간] 표본을 이용하여 $\beta_1 = 0$일 가능성이 매우 작다고 결론을 내린 경우, β_1의 구간 추정값을 구할 필요가 있다. 신뢰구간을 구하는 일반적인 식은 다음과 같다.

추정량 ± 신뢰계수 × 추정치의 표준오차

β_1의 신뢰구간을 구할 때, 추정량은 $\widehat{\beta_1}$이고, 신뢰계수는 z-분포나 t-분포의 분위수이며, 만약 σ^2이 알려져 있으면, 추정치의 표준 오차는 다음과 같다.

$$\sigma_{\widehat{\beta_1}} = \sqrt{\frac{\sigma^2}{\sum(x_i - \bar{x})^2}}$$

σ^2을 모르는 경우에는 $\sigma_{\widehat{\beta_1}}$ 대신 다음을 이용하면 된다.

$$s_{\widehat{\beta_1}} = \sqrt{\frac{s^2}{\sum(x_i - \bar{x})^2}}$$

위 식에서 s^2은 MSE와 같다. σ^2을 모르는 경우, β_1의 $100(1-\alpha)\%$의 신뢰구간은 다음과 같이 구하면 된다.

$$\widehat{\beta_1} \pm t_{(1-\alpha/2)} s_{\widehat{\beta_1}} \tag{9.3.10}$$

식 (9.3.10)을 이용하여 [예제 9.2.1]의 β_1의 95% 신뢰구간은 다음과 같이 구할 수 있다.

$$0.1942 \pm 1.983(0.0114) \Rightarrow (0.1716, 0.2169)$$

신뢰구간은 확률적 관점에서 해석해야 한다. 표본추출을 반복하면, 각 표본으로부터 구한 신뢰구간들의 95%는 β_1을 포함할 것으로 기대되며, 따라서 (0.1716, 0.2169)은 95%의 확률로 β_1을 포함한다고 볼 수 있다.

[신뢰구간을 이용한 $H_0 : \beta_1 = 0$의 검정] β_1의 $100(1-\alpha)\%$ 신뢰구간이 0을 포함하지 않는다고 가정하자. 이는 $(1-\alpha)$의 확률로 β_1을 포함하는 값들의 집합에 0이 포함되지 않는다는 의미이므로, α가 충분히 작으면 β_1은 0이 아닐 가능성이 높다고 볼 수 있다. 이처럼 신뢰구간을 이용하여 판단한 결과는 유의수준 α에서 검정통계량을 이용하여 가설 $(H_0 : \beta_1 = 0)$을 검정한 결과와 동일하다. 정리하면 β_1에 대한 $100(1-\alpha)\%$ 신뢰구간을 구한 뒤에 신뢰구간이 0을 포함하는지 여부에 따라 $H_0 : \beta_1 = 0$을 유의수준 α에서 기각할지 여부를 결정할 수 있다. 신뢰구간이 0을 포함하지 않으면, 유의수준 α에서 영가설을 기각한다.

[결과해석] 영가설$(\beta_1 = 0)$을 기각하지 못한 경우, 두 변수 X, Y 사이에 관계가 없다고 결론을 내리기는 어렵다. 두 변수 사이에 선형관계가 있음에도 표본의 크기가 충분히 크지

않아 영가설을 기각하지 못했을 수도 있고(2종 오류), 두 변수 사이에 비선형 관계가 있을 가능성도 있기 때문이다. 반대로 영가설($\beta_1 = 0$)을 기각한 경우, 두 변수 사이에 선형 관계가 있다고 확신할 수 없다. 영가설($\beta_1 = 0$)을 기각하여 선형 회귀모형이 데이터를 잘 설명하는 것처럼 보여도, 비선형 모형이 더 적절할 수 있다. 따라서 영가설($\beta_1 = 0$)을 기각한 경우에는 X와 Y의 관계를 무시하는 것보다 고려하는 것이 더 적절하다고 해석하는 것이 바람직하다.

[회귀분석의 가정 확인] $(y_i - \hat{y}_i)$는 잔차라고 하며, 회귀모형의 정규성, 독립성 그리고 등분산성 가정을 확인하기 위해 사용한다. 이러한 가정은 $(\hat{y}_i, y_i - \hat{y}_i)$인 점으로 이루어진 잔차그림(residual plot)을 이용하여 확인할 수 있다. 예를 들어 [그림 9.3.8]의 (a)의 경우 점들이 x축을 중심으로 무작위로 분포하고 있으며, 따라서 데이터는 회귀분석의 독립성, 등분산성 가정을 만족한다고 볼 수 있다. 그러나 만약 점들이 어떠한 규칙을 갖고 분포하면 두 가정이 만족되지 않음을 의미한다. [그림 9.3.8]의 (b)의 경우 점들이 종형으로 분포하고 있는데, 이는 선형성 가정이 만족되지 않음을 의미한다. (c)는 $\hat{y}_i$가 클수록 잔차의 산포가 작아짐을 보여주고, 등분산성 가정이 위배됨을 의미한다.

그림 9.3.8 잔차그림은 회귀분석의 가정을 확인하는 데 도움이 된다.

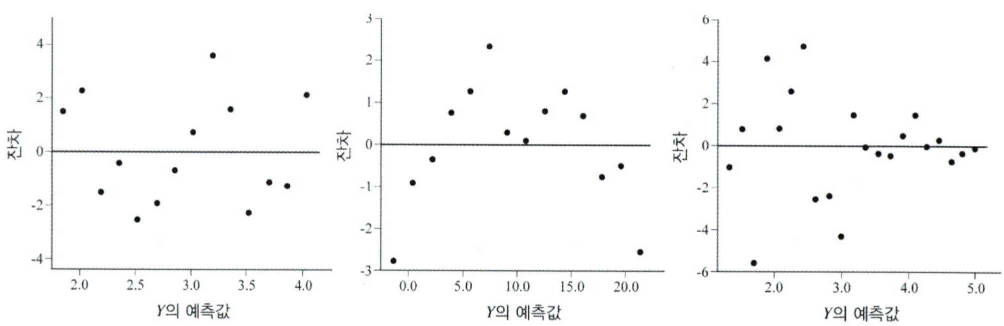

(a) 독립성과 등분산성 가정 만족 (b) 독립성 가정 위반 (c) 등분산성 가정 위반

잔차그림을 그릴 때 x축은 $\hat{y}_i$ 이외에 x_i를 이용하기도 하고, y-축은 표준화된 잔차를 주로 이용함을 기억하자. 비표준화된 값으로 그린 그림도 같은 방법으로 해석할 수 있다.

예제 9.3.3

[예제 9.2.1]의 데이터가 선형성, 등분산성, 독립성 가정을 만족하는지 확인하라.

풀이 [그림 9.3.8]은 [예제 9.2.1] 데이터를 이용한 회귀분석 결과를 이용하여 그린 잔차그림이다. 만약 [그림 9.2.3]의 Rex 설정을 이용하여 회귀분석을 수행한 경우, 잔차그림을 [그림 9.3.9]와 같이 확인할 수 있다.

그림 9.3.9 [예제 9.2.1]를 이용한 회귀분석의 잔차그림

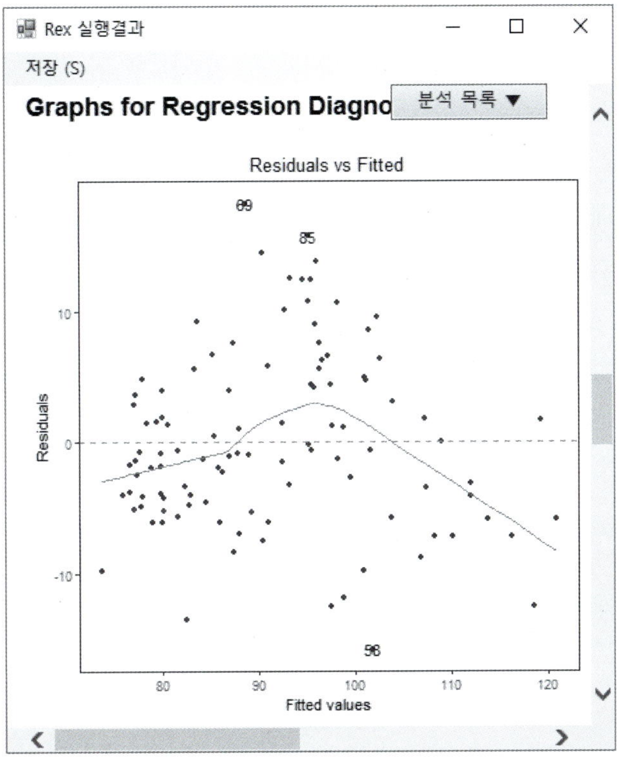

$(y_i - \hat{y}_i) = 0$인 x-축에 수평인 직선을 중심으로 점들이 랜덤으로 분포하고 있기 때문에 독립성 가정이 만족된다고 볼 수 있다. 또한 반응변수의 예측값이 클수록 산포가 조금씩 커지는 경향이 있는 것으로 보이며, 등분산성이 만족되지 않을 가능성이 있다. 따라서 고려한 모형을 적절히 수정할 필요가 있는 것으로 판단된다. ▣

9.4 회귀방정식의 사용

만약 회귀분석을 이용하여 두 변수 사이에 관계가 있는 것이 확인된 경우, 설명변수가 주어져 있을 때 회귀방정식을 이용하여 반응변수를 예측할 수 있다. 두 가지 종류의 예측이 가능하다. 첫째, 회귀방정식을 이용하여 Y의 예측값을 구할 수 있고, 이때 정규성 가정을 이용하여 Y의 신뢰구간을 구할 수 있다. 둘째, X가 주어진 경우에 회귀방정식을 이용하여 Y의 부분모집단의 모평균 및 정규성 가정하에서 모평균의 신뢰구간을 추정할 수 있다. 전자의 신뢰구간은 예측구간(prediction interval)이라고 한다. 두 경우의 점추정값은 서로 같으나 Y의 예측구간의 길이가 Y의 모평균의 신뢰구간의 길이보다 더 길며, 모평균의 신뢰구간이 예측구간에 항상 포함됨을 기억하기 바란다.

[X가 주어졌을 때 Y의 예측구간] 9.2절의 가정이 만족된다고 가정하자. 이때 σ^2을 모르고 있다면, 반응변수의 $100(1-\alpha)\%$ 예측구간은 다음과 같다.

$$\hat{y} \pm t_{(1-\alpha/2)} \cdot s\sqrt{1+\frac{1}{n}+\frac{(x_p-\bar{x})^2}{\sum(x_i-\bar{x})^2}} \tag{9.4.1}$$

위 식에서 x_p는 설명변수의 가정한 값이고, t-분포의 자유도는 $n-2$이다.

[X가 주어졌을 때 Y의 모평균의 신뢰구간] σ^2를 모를 때, $\mu_{y|x}$의 $100(1-\alpha)\%$ 신뢰구간은 다음과 같다.

$$\hat{y} \pm t_{(1-\alpha/2)} \cdot s\sqrt{\frac{1}{n}+\frac{(x_p-\bar{x})^2}{\sum(x_i-\bar{x})^2}} \tag{9.4.2}$$

X가 주어졌을 때 Y의 평균의 95% 신뢰구간과 각 Y의 95% 예측구간을 구할 수 있다. 허리둘레가 100cm일 때 복부지방을 예측한다고 가정하자. 이때, 다음의 결과를 얻을 수 있다.

$\hat{y}$	$s\sqrt{\frac{1}{n}+\frac{(x_p-\bar{x})^2}{\sum(x_i-\bar{x})^2}}$	95% 신뢰구간	95% 예측구간
91.114	0.6566	(89.812, 92.416)	(77.592, 104.63)

Y의 모평균의 95% 신뢰구간은 다음과 같이 해석할 수 있다. 모집단으로부터 여러 개의 표본을 추출하여 회귀분석을 각각 수행했을 때, $\mu_{y|x=100}$의 여러 신뢰구간 중 95%는 $\mu_{y|x=100}$을 포함한다. $\mu_{y|x=100}$은 허리둘레가 100인 사람들의 복부지방 관측값이 아닌, 허리둘레가 100인 사람들의 복부지방의 모평균을 의미함을 주목하자. 이러한 의미에서 우리는 신뢰구간이 $\mu_{y|x=100}$을 포함한다고 95% 확신할 수 있다. Y의 95% 예측구간은 Y의 모평균 $\mu_{y|x=100}$의 신뢰구간과 유사한 의미를 갖고 있으나, 약간의 차이가 있다. 모집단으로부터 여러 개의 표본을 추출하여 회귀분석을 각각 수행했을 때, 허리둘레가 100cm인 사람 복부지방의 관측값은 예측구간의 95%에 포함된다. 따라서 허리둘레가 100cm인 사람의 복부지방 관측값들의 95% 예측구간은 (77.592, 104.63)이라고 표현할 수 있다.

[Rex 분석: '예제 9.2.1' Sheet] Rex → 회귀분석 → 선형회귀분석 [그림 9.4.1]과 같이, '변수설정' 탭에서 fat 변수를 종속변수 상자로 이동시키고, waist 변수를 양적변수 상자로 이동시킨다. 주효과 버튼을 클릭하여 양적변수 상자 안의 waist 변수를 최종모형 상자 안으로 이동시킨다. '출력옵션' 탭에서 '훈련자료' 상자의 적합값을 선택하고 신뢰구간과 예측구간을 추가로 선택한 후, '확인' 버튼을 클릭한다.

그림 9.4.1 [예제 9.2.1]을 이용한 회귀분석 신뢰구간 · 예측구간 설정화면

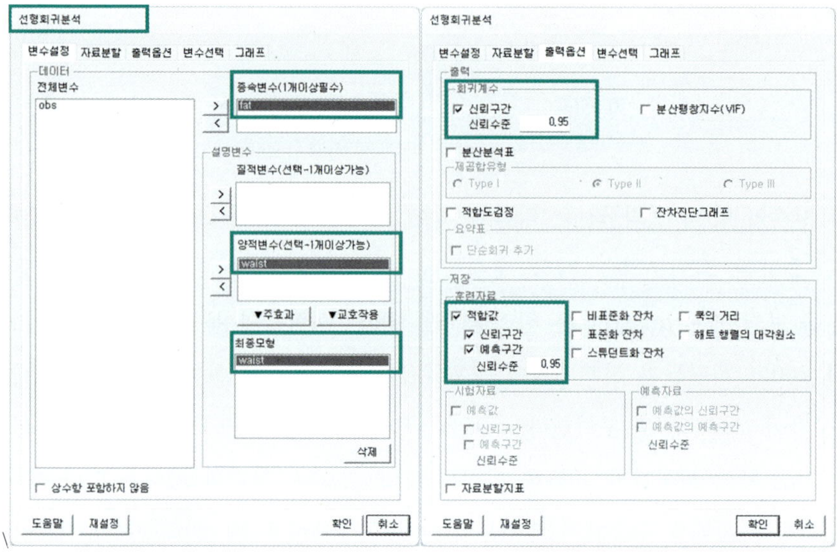

그림 9.4.2 허리둘레가 100cm인 사람의 95% 예측구간 · 신뢰구간 결과값

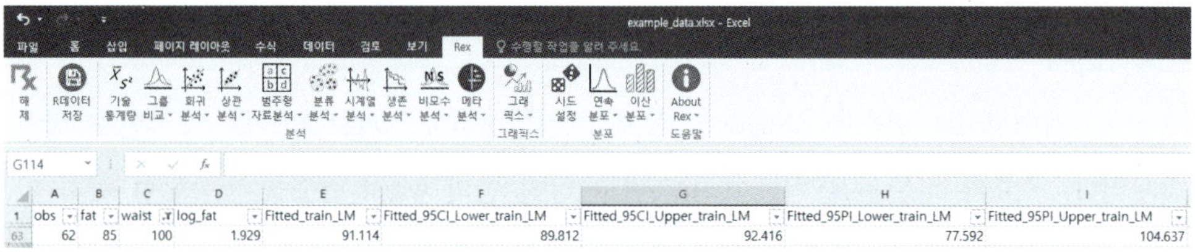

[그림 9.4.2]와 같이, waist 값이 100인 obs 62번 샘플의 결과값을 살펴보면, 95% 신뢰구간이 (Fitted_95CI_Lower_train_LM = 89.812, Fitted_95CI_Upper_train_LM =92.416)이고, 95% 예측구간이 (Fitted_95PI_Lower_train_LM=77.592, Fitted_95PI_Upper_train_LM = 104.637)임을 확인할 수 있다.

설명변수의 다양한 관측값에 대하여 신뢰구간과 예측구간을 구하고, 이렇게 구한 신뢰구간과 예측구간을 연결하여 선으로 그려보면 신뢰구간과 예측구간의 전체적인 형태를 파악할 수 있다. 회귀직선은 항상 설명변수와 반응변수의 평균점 좌표 $(\bar{x}, \bar{y})$를 지나기 때문에, 설명변수가 평균일 때 신뢰구간과 예측구간의 길이가 제일 짧고 양쪽 끝으로 갈수록 길이가 길어지는 경향이 있다.

그림 9.4.3 [예제 9.2.1]을 이용하여 계산한 신뢰구간(a)과 예측구간(b)

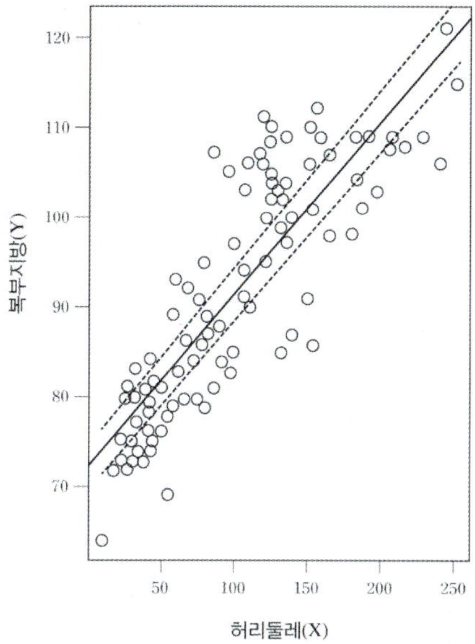

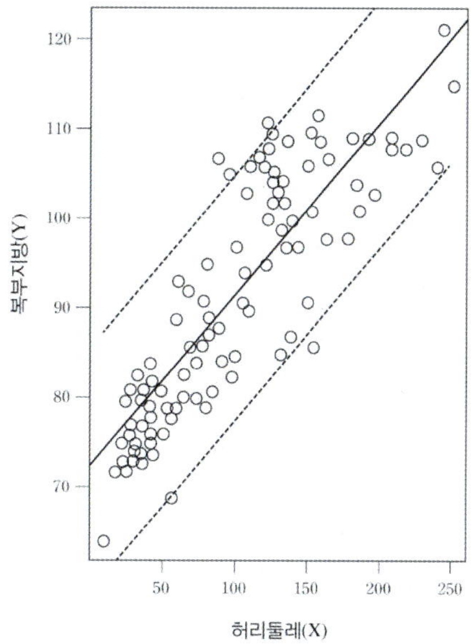

[저항성 직선] 선형회귀분석에 사용된 데이터는 하나 이상의 '특이한' 데이터를 포함할 수 있다. 예를 들어 설명변수, 반응변수 둘 중 적어도 하나가 비정상적으로 다른 데이터에 비하여 상당히 크거나 작을 수 있다. R과 같은 대부분의 통계 소프트웨어는 이러한 이상한 데이터를 뽑아준다. 최소제곱법에 의하여 추정한 회귀계수는 이처럼 특이한 데이터에 영향을 많이 받을 수 있고, 따라서 특이한 데이터를 포함했을 때의 예측값과 포함하지 않았을 때의 예측값에 차이가 많이 날 수 있다. 최소제곱법은 오차의 제곱합을 최소로 만들어주는 회귀계수를 구하기 때문에 특이한 데이터에 영향을 많이 받는다. 이러한 문제를 해결하기 위하여 Tukey를 비롯한 많은 사람들이 다양한 방법들을 개발하였다. 특이한 값에 영향을 적게 받는 직선을 Tukey 직선(Tukey's line) 혹은 저항성 직선(resistant line)이라고 한다.

저항성 직선은 극단값에 둔감한 중앙값을 이용하며, 설명변수와 반응변수 짝으로 이루어진 데이터에 직선을 빠르게 적합할 수 있는 분석방법이다. 저항성 직선은 먼저 설명변수를 이용하여 표본을 3개의 그룹(작은 값, 보통 값, 큰 값)으로 나눈다. 이때 작은 값 그룹에 포함된 데이터의 수와 큰 값 그룹에 포함된 데이터의 수는 동일해야 한다. 저항성 직선을 그리는 자세한 방법은 Hartwig와 Dearing(1979), Johnstone과 Velleman(1985), McNeil(1977), Velleman과 Hoaglin(1981)을 참고하여라.

9.5 다중회귀분석의 개념

직관적으로 많은 독립변수들을 회귀방정식에 포함하면, 회귀방정식의 예측력이 향상될 것으로 기대된다. 예를 들어 출산 나이, 출생 시 몸무게, 임신기간 등의 신체적 요인, 유전적인 요인, 그리고 환경적인 요인 등을 이용하여 사람들의 지능을 예측할 수 있다. 또한 만성질환 환자의 입원기간은 진단의 결과, 환자 나이, 혼인 여부, 성별 및 소득과 연관이 있을 것이다. 실험동물의 약품에 대한 반응은 투여용량, 동물의 나이, 무게에 의해 결정될 수 있다. 병원관리자는 간호사의 업무수행 정도, 국가고시 성적, 학교 성적 및 적성검사 성적 등의 변수 사이의 관련성을 알고 싶어 할 것이다. 병원의 관리자는 해당 지역의 지역 사회별로 입원율이 다른 원인을 알고 싶어 할 수 있다. 변수 사이의 관계를 분석하기 위해 필요한 개념과 방법들은 앞 장에서 소개한 내용을 응용·확장하면 쉽게 이해할 수 있다. 계산과정은 복잡하고 지루하므로 반드시 통계 소프트웨어를 사용할 것을 추천한다. 연구에 따라 수십 개 이상의 변수 사이의 관계를 조사해야 할 필요가 있을 수 있다. 이때 얼마나 많은 변수들을 고려해야 할지 결정을 하기 위해서, 계산의 복잡도, 소요 시간 외에 각 변수의 의미와 변수를 관측하는 데 필요한 비용 및 회귀모형에 있어서의 중요도를 총체적으로 고려해서 결정해야 한다.

다중회귀모형은 1개의 종속변수 Y와 k개의 독립변수 $X_1, X_2, \cdots, X_k$ 사이에 선형관계를 가정한다. 독립변수는 종속변수 Y의 변동을 설명하기 위해 사용하므로, 독립변수를 설명변수라고 부르기도 한다. 또한 독립변수는 종속변수를 예측하기 위하여 사용하므로 예측변수라고 부르기도 한다.

[가정] 다중회귀분석의 기본 가정은 다음과 같다.

① 단순회귀분석과 마찬가지로 설명변수는 미리 관측되었다고 가정한다. 따라서 설명변수는 비확률변수이며 고정된 상수라고 가정한다. 이는 회귀모형과 상관모형의 가장 큰 차이점이며, 후에 좀 더 자세히 설명할 것이다. 이 가정 때문에 표본으로부터 얻은 결과는 설명변수가 관측된 영역에만 적용을 할 수 있고, 설명변수가 관측되지 않은 영역으로 확장할 수 없다. 회귀모형에서는 상관분석은 수행할 수 없지만 상관모형에서는 회귀분석을 수행할 수 있음을 기억하자.

② 모든 설명변수의 관측값이 주어져 있을 때 반응변수의 모집단을 생각할 수 있다. 이는 반응변수의 전체 모집단의 부분모집단(subpopulation)이라고 한다. 신뢰구간을 구하거

나 가설검정을 수행하기 위하여 Y의 부분모집단이 정규분포를 따른다는 가정이 필요하다. 이 장의 예제와 연습문제에서는 부분모집단이 정규분포를 따른다고 가정하자.

③ 반응변수의 부분모집단의 분산은 동일하다.

④ 설명변수가 주어져 있다는 가정하에서 반응변수는 서로 독립이다. 즉, 관측된 반응변수는 다른 반응변수의 관측값에 영향을 주지 않는다.

[모형방정식] 위의 가정들을 수학적으로 표현하면 다음과 같다.

$$y_j = \beta_0 + \beta_1 x_{1j} + \beta_2 x_{2j} + \cdots + \beta_k x_{kj} + \epsilon_j,\ \epsilon_j \sim \text{independent } N(0, \sigma^2) \tag{9.5.1}$$

위 식에서 y_j는 부분모집단에서 뽑은 하나의 관측값이다. β_i는 회귀계수이고, $x_{1j}, x_{2j}, \cdots$, x_{kj}는 독립변수 $X_1, X_2, \cdots, X_k$의 관측값이며, ϵ_j는 평균이 0이고 분산이 σ^2인 정규분포를 따르는 확률변수이다. σ^2는 j에 영향을 받지 않는 상수를 의미하므로, 설명변수의 관측값과 상관없이 항상 고정된 부분모집단의 공통분산을 가정한다. 또한 신뢰구간을 계산하고, 가설검정을 수행하기 위해서 ϵ_j가 정규분포를 따르며 독립임을 가정해야 한다. ϵ_j가 정규분포를 따르므로, $Y_j \sim N(\beta_0 + \beta_1 x_{1j} + \beta_2 x_{2j} + \cdots + \beta_k x_{kj}, \sigma^2)$임을 쉽게 알 수 있다. 식 (9.5.1)을 다중회귀모형이라고 한다. 만약 식 (9.5.1)이 하나의 종속변수와 2개의 독립변수로 구성되어 있다면 다음과 같이 표현할 수 있다.

$$y_j = \beta_0 + \beta_1 x_{1j} + \beta_2 x_{2j} + \epsilon_j \tag{9.5.2}$$

식 (9.5.2)에서 ϵ_j의 기댓값은 0이므로, [그림 9.5.1]과 같이 $(x_{1j}, x_{2j}, \beta_0 + \beta_1 x_{1j} + \beta_2 x_{2j})$는 3차원 공간에서 평면 위의 점이다. 따라서 2개 이상의 독립변수로 구성되어 있는 경우, 점들은 초평면(hyperplane)의 형태를 갖는다. [그림 9.5.1]은 점들이 평면을 중심으로 대략 절반의 점은 평면 위에, 나머지 점은 아래에 분포함을 보여준다. 평면과 각 점의 편차는 다음과 같이 표현할 수 있다.

$$\epsilon_j = y_j - \beta_0 - \beta_1 x_{1j} - \beta_2 x_{2j} \tag{9.5.3}$$

식 (9.5.3)에서 β_0는 평면이 y축과 만나는 점이며, 이를 평면의 y절편이라고 한다. β_1은 X_2가 고정되어 있고, X_1이 한 단위 증가할 때 y의 평균 변화량을 의미한다. 마찬가지로 β_2는 X_1이 고정되어 있고, X_2가 한 단위 증가할 때 y의 평균 변화량이다. 이러한 이유로 β_1과 β_2를 편회귀계수(partial regression coefficients)라고 말한다.

그림 9.5.1 다중회귀평면과 산점도

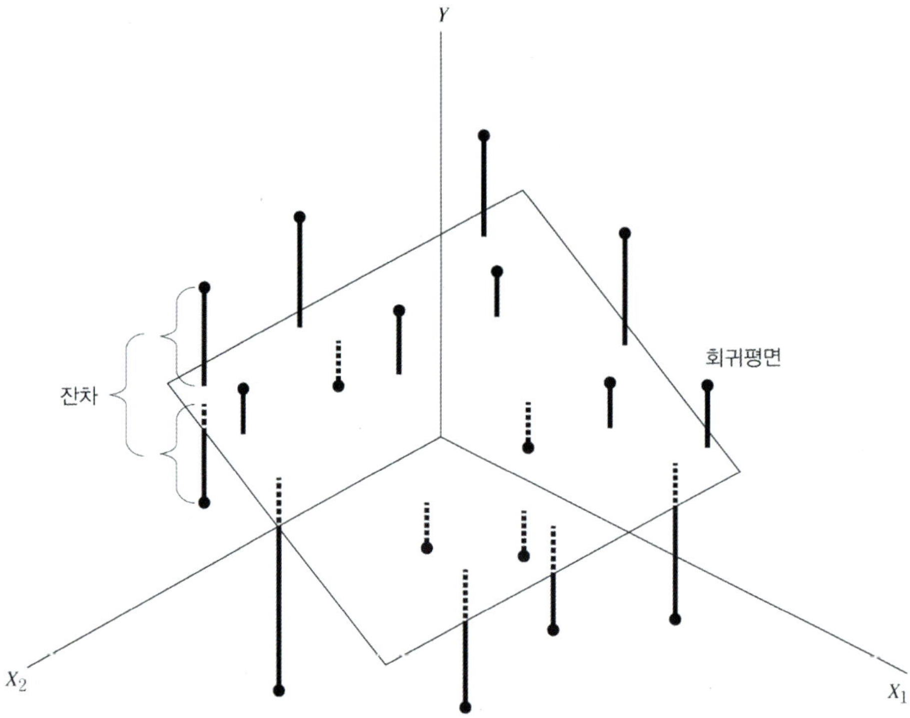

9.6 다중회귀방정식의 추정

식 (9.5.1)의 회귀계수 $\beta_0, \beta_1, \cdots, \beta_k$ 의 불편추정량은 최소제곱법을 이용하여 구할 수 있다. [그림 9.5.1]에서 볼 수 있는 것처럼 2개의 설명변수와 1개의 반응변수가 있을 때, 최소제곱법으로 β_0, β_1, β_2를 추정할 수 있다. 최소제곱법은 Y와 추정한 회귀평면 사이의 편차의 제곱합이 최소가 되게 하는 회귀계수를 추정한다. 따라서 최소제곱법으로 추정한 회귀계수는 다음 식을 최소로 만들어주는 값이다.

$$\sum \epsilon_j^2 = \sum \left(y_j - \beta_0 - \beta_1 x_{1j} - \beta_2 x_{2j} - \cdots - \beta_k x_{kj}\right)^2$$

위 식의 값은 잔차제곱합이라 하며 다음과 같다.

$$\sum \epsilon_j^2 = \sum (y_j - \hat{y}_j)^2 \quad (9.6.1)$$

결과적으로 관측값과 예측값의 편차제곱의 합이 최소가 됨을 알 수 있다. 다중회귀모형의 회귀계수는 계산기를 사용하여 추정할 수 있다. 그러나 추정값의 계산은 복잡하기 때문에, 오류가 발생할 가능성이 크다. 따라서 통계 소프트웨어를 이용하여 회귀계수를 추정하는 것을 추천한다. 간단한 계산 방법은 Snedegor와 Cochran(1967), Steel(1960)의 4개의 변수를 이용한 예제, Anderson과 Bancroft(1952) 등을 살펴보면 된다. 앞으로 다룰 예제는 R을 사용하여 다중회귀분석을 수행할 것이다.

예제 9.6.1

한 연구자는 나이와 교육수준 변수가 노인들의 집중력(capacity to direct attention, CDA)에 어떠한 영향을 미치는지 조사하기 위하여 다중회귀분석을 수행하였다. 이 연구에 총 71명의 공동사회거주 노인 여성이 참여했으며, CDA는 시각과 청각 관측값을 이용하여 계산하였다. 연구에 따르면 관측된 CDA 점수는 −8과 10 사이이며, 점수가 높을수록 높은 집중력을 갖고 있음을 의미한다. 71명의 CDA, 나이, 교육수준 측정 결과는 [표 9.6.1]과 같다. 이 데이터를 활용하여 표본다중회귀방정식을 구하라.

표 9.6.1 [예제 9.6.1]의 71명의 노인 여성에 대한 CDA, 나이, 및 교육수준

age	ed	cda	age	ed	cda
72	20	5	65	16	6
68	12	−3	71	14	3
65	13	1	80	18	−2
85	14	−4	81	11	0
84	13	−3	66	14	4
90	15	−5	76	17	3
79	12	−3	70	12	−3
74	10	0	76	12	−2
69	12	−4	67	12	10
87	15	−6	72	20	8
84	12	−4	68	18	2
79	12	0	102	12	−2
71	12	−1	67	12	2
76	14	3	66	14	6
73	14	−1	75	18	0

age	ed	cda	age	ed	cda
86	12	−1	91	13	−8
69	17	4	74	15	4
66	11	−6	90	15	−1
79	12	3	66	14	−2
87	12	−1	75	12	1
71	14	1	77	16	−1
81	16	−3	78	12	−5
66	16	−2	83	20	3
81	16	−1	85	10	−4
80	13	5	76	18	5
82	12	−6	75	14	0
65	13	5	70	16	1
73	16	1	79	16	6
85	16	3	75	18	4
83	17	2	94	8	−7
83	8	−4	76	18	6
76	20	1	84	18	0
77	12	−6	79	17	1
83	12	−6	78	16	5
79	14	−5	79	12	0
69	12	−2			

다중회귀기법을 이용하여 데이터를 분석하기 전에 변수 사이의 산점도를 그려보면 변수 사이의 추세를 대략적으로 파악할 수 있다. 예를 들어 [표 9.6.1]의 경우 (나이, 교육수준), (나이, CDA), (교육수준, CDA)에 대한 산점도를 그려보면 된다. [그림 9.6.2]는 [표 9.6.1]의 데이터를 Rex로 그린 산점도이다. 이 그림을 통해 우리는 CDA와 나이는 음의 상관관계, CDA와 교육수준은 양의 상관관계를 갖고 있음을 알 수 있다. Rex를 이용하여 회귀분석한 결과를 토대로 이러한 관측이 사실임을 확인할 수 있다.

[Rex 분석: '표 9.6.1' Sheet] Rex → 그래픽스 → 산점도행렬 [그림 9.6.1]과 같이, '변수 설정' 탭에서 age. ed, cda 변수들을 변수 상자로 이동시키고, '확인' 버튼을 클릭한다.

그림 9.6.1 [표 9.6.1]의 데이터의 산점도행렬 설정화면

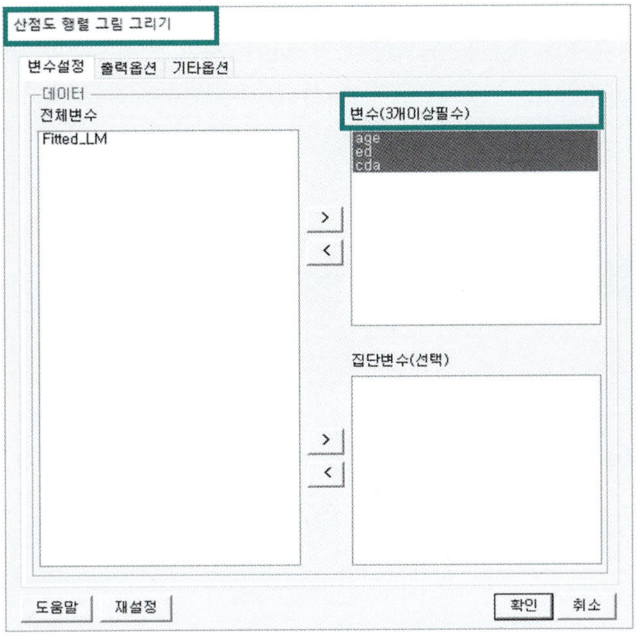

그림 9.6.2 [표 9.6.1]의 데이터를 Rex로 그린 산점도행렬

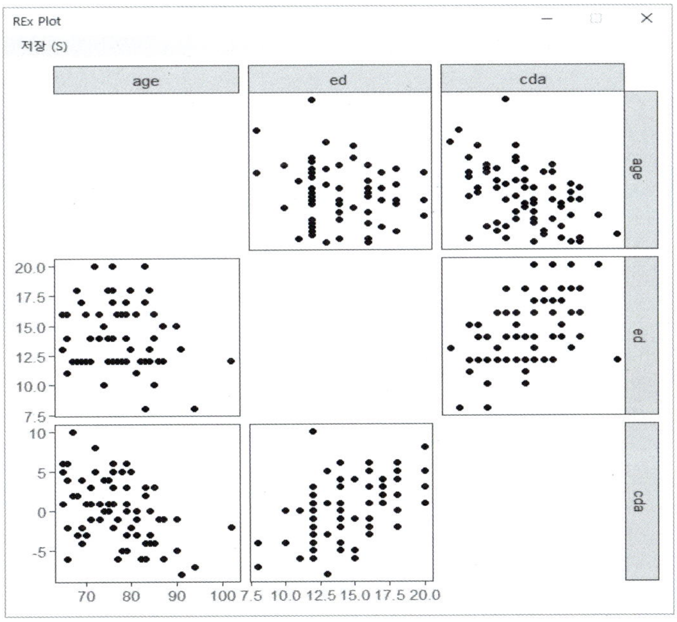

[Rex 분석: '표 9.6.1' Sheet] Rex → 회귀분석 → 선형회귀분석 [그림 9.6.3]과 같이, '변수설정' 탭에서 cda 변수를 종속변수 상자로 이동시키고, age와 ed 변수들을 양적변수 상자로 이동시킨다. 주효과 버튼을 클릭하여 양적변수 상자 안의 age와 ed 변수들을 최종모형 상자 안으로 이동시킨다. '출력옵션' 탭에서 분산분석표를 선택하고, '확인' 버튼을 클릭한다.

그림 9.6.3 [표 9.6.1] 데이터에 대한 회귀분석 설정화면

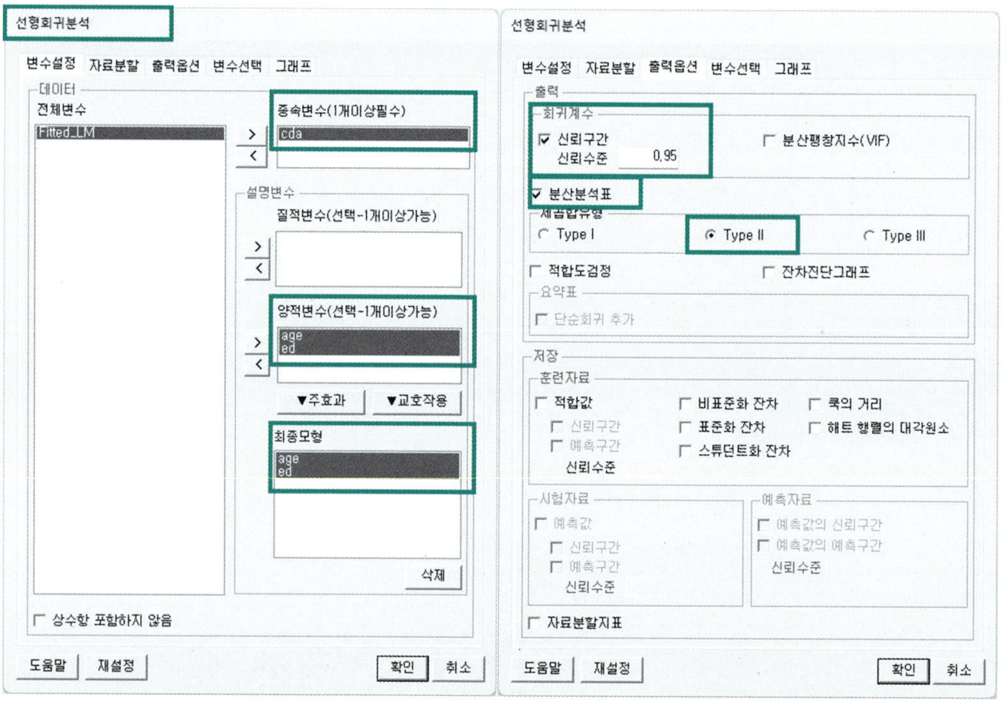

풀이 데이터를 분석하기 위한 Rex 설정 및 결과는 [그림 9.6.3]과 [그림 9.6.4]를 참고하면 된다. 나이, 교육수준, CDA를 각각 x_1, x_2, y로 표기하면, [그림 9.6.4]의 결과는 다음과 같이 정리할 수 있다.

$$y_j = 5.6923 - 0.1898x_{1j} + 0.6268x_{2j}$$

■

그림 9.6.4 [표 9.6.1] 데이터에 대한 회귀분석 결과

Rex 실행결과

저장 (S)

분석 목록 ▼

Results of Linear Regression

Coefficient Estimates from a regression

	Estimate	SE	T-value	p-value	95% LCI for Estimate*	95% UCI for Estimate*
(Intercept)	5.6923	4.4769	1.2715	0.2079	-3.2412	14.6257
age	-0.1898	0.0489	-3.8816	0.0002	-0.2873	-0.0922
ed	0.6268	0.1367	4.5858	1.997×10^{-05}	0.3541	0.8996

* Wald confidence intervals were calculated.

* A regression with all covariates was conducted, and coefficients from it were summarized.

Analysis-of-Variance Table

Model Effect (Goodness of Fit Test)

	SS	DF	MS	F-value	p-value	R^2	adj.R^2
Regression	415.797	2	207.8985	20.8449	8.702×10^{-08}	0.3801	0.3618
Residual	678.203	68	9.9736				
Total	1094.000	70					

다중회귀방정식을 구한 이후에는 결과를 해석하고, 가정이 만족되는지 평가해야 한다. 이는 다음 절에서 자세히 설명할 것이다.

9.7 다중회귀방정식의 평가

다중회귀방정식을 이용한 예측과 추정을 하기에 앞서, 먼저 회귀분석 결과를 이용하여 반응변수를 예측하는 것이 의미가 있는지 평가할 필요가 있다. 단순선형회귀에서 회귀방정식의 유용성은 표본결정계수와 기울기의 추정량을 이용하여 평가할 수 있다고 설명하였다. 다중회귀분석에서는 표본다중결정계수와 편회귀계수를 이용하면 된다.

[다중결정계수] 앞절에서는 단순회귀분석의 결정계수에 대하여 설명하였다. 단순회귀분석과 마찬가지로 반응변수의 총변동은 설명되는 편차 제곱합과 설명되지 않는 편차 제곱합으로 분할할 수 있다. 총변동은 반응변수의 관측값과 반응변수의 표본평균의 차의 제곱합을

의미하며, $\sum_j (y_j - \bar{y})^2$와 같다. 설명되는 편차 제곱합은 반응변수의 예측값과 반응변수의 표본평균 차의 제곱합을 의미하며, $\sum_j (\hat{y}_j - \bar{y})^2$이다. 설명되지 않는 편차제곱합은 반응변수의 관측값과 예측값의 차의 제곱합을 의미하며, $\sum_j (y_j - \hat{y}_j)^2$이다. 세 가지 제곱합 사이에는 다음의 관계가 성립한다.

$$\sum(y_j - \bar{y})^2 = \sum(\hat{y}_j - \bar{y})^2 + \sum(y_j - \hat{y}_j)^2$$

$$SST \;=\; SSR \;+\; SSE \tag{9.7.1}$$

총제곱합 = 설명된(회귀) 제곱합 + 설명되지 않는(오차) 제곱합

다중결정계수 $R^2_{y.12\ldots k}$은 위의 제곱합을 이용하여 다음과 같이 정의한다.

$$R^2_{y.12,\ldots k} = \frac{\sum(\hat{y}_j - \bar{y})^2}{\sum(y_j - \bar{y})^2} = \frac{SSR}{SST} \tag{9.7.2}$$

다중결정계수의 아래첨자 $y.12\cdots k$ 중 y는 종속변수, x_1, ⋯, x_k는 설명변수로 정의한 선형모형을 의미한다. $R^2_{y.12\cdots k}$은 y의 총변동 중에서 회귀분석을 통해 x_1, ⋯, x_k에 의하여 설명되는 y의 변동의 비율을 의미한다. 다시 말해 $R^2_{y.12,\cdots k}$은 회귀방정식의 적합도를 나타낸다고 볼 수 있다. 이 값은 단순선형회귀에서 정의한 r^2과 유사하다.

예제 9.7.1

[예제 9.6.1]에 대하여 $R^2_{y.12}$를 계산하라.

풀이 [그림 9.6.2]에 의하여

$$SST = 1093.99,\;\; SSR = 415.79,\;\; SSE = 678.20$$

$$R^2_{y.12} = \frac{415.79}{1093.99} = 0.3801$$

이다. 따라서 총변동의 38%가 회귀모형에 의해 설명됨을 알 수 있다. 즉, 나이, 교육수준과 CDA 사이에 선형관계가 존재한다고 볼 수 있다. ▣

[회귀모형의 가설 검정] 회귀분석의 결과가 유의한지 확인하기 위해서 $R^2_{y.12}$이 유의하게

0보다 큰지 검정하면 된다. 가설검정의 10단계는 다음과 같다.

① **데이터** 다중회귀분석이 적절한 분석인지 결정이 필요한 데이터

② **가정** 9.5절에서 설명한 가정이 성립된다고 가정한다.

③ **가설** 영가설과 대립가설은 다음과 같다.

$$H_0 : \beta_1 = \beta_2 = \cdots = \beta_k = 0 \quad \text{vs} \quad H_A : \text{not } H_0$$

④ **검정통계량** 검정통계량은 평균제곱합의 비이다. [표 9.6.3]의 분산분석표에 따르면 검정통계량은 MSR/MSE로서, MSR은 회귀분석에 의한 평균제곱합, MSE는 오차의 평균제곱합을 의미한다.

⑤ **검정통계량의 분포** 영가설이 사실이고, 가정이 성립되면 검정통계량은 분자의 자유도가 k, 분모의 자유도가 $n-k-1$인 F-분포를 따른다.

⑥ **결정규칙** 검정통계량이 기각역에 포함되면 영가설을 기각한다.

⑦ **검정통계량의 계산** 검정통계량은 [표 9.7.1]과 같이 계산한다.

⑧ **통계적 결정** 결정규칙에 따라 영가설을 기각하거나 기각하지 않을 수 있다.

⑨ **결론** 만약 영가설을 기각하면, 종속변수와 독립변수 사이에 선형성이 존재한다고 볼 수 있다. 만약 영가설을 기각하지 못하면, 종속변수와 독립변수 사이에 선형성이 없다고 결론을 내린다.

⑩ ***p*-값** p-값은 분자의 자유도가 k, 분모의 자유도가 $n-k-1$인 F-분포가 계산한 검정통계량보다 크거나 같을 확률과 같다. ■

표 9.7.1 다중회귀분석에 대한 분산분석표

요인	제곱합	자유도	평균제곱합	F
회귀모형	SSR	k	$MSR = SSR/k$	MSR/MSE
잔차	SSE	$n-k-1$	$MSE = SSE/(n-k-1)$	
합	SST	$n-1$		

다음 예제를 통해 가설검정의 과정을 살펴보자.

예제 9.7.2

[예제 9.6.1]에서 설명한 나이, 교육수준과 CDA 사이에 선형성이 존재하는지 검정하라.

풀이 가설검정의 10단계는 다음과 같다.

① **데이터** 데이터는 [표 9.6.1]을 참고하여라.

② **가정** 다중회귀분석의 가정이 성립된다고 가정한다.

③ **가설** 영가설과 대립가설은 다음과 같다.

$$H_0 : \beta_1 = \beta_2 = 0 \text{ vs } H_A : \text{not } H_0$$

④ **검정통계량** 검정통계량은 평균제곱합의 비이다.

⑤ **검정통계량의 분포** 영가설이 사실이고, 가정이 성립되면 검정통계량은 분자의 자유도가 2, 분모의 자유도가 68인 F-분포를 따른다.

⑥ **결정규칙** 유의수준 α는 0.01이라고 하면, Rex → 연속분포 → F분포 → F분위수 확률에 0.01, 분자자유도에 2, 분모자유도에 68을 입력하고, 높은쪽 꼬리를 선택한 후, '확인' 버튼을 클릭한다. Rex를 실행하여 얻은 검정통계량이 4.932보다 크거나 같으면 영가설을 기각한다.

⑦ **검정통계량의 계산** 예제에 대한 분산분석표는 [그림 9.6.4]와 같고, 결과에 따르면 검정통계량은 20.845임을 알 수 있다.

⑧ **통계적 결정** 20.845가 4.932보다 크기 때문에 영가설을 기각한다.

⑨ **결론** 나이, 교육수준과 CDA 사이에 선형관계가 존재한다고 볼 수 있다.

⑩ ***p*-값** p-값은 분자의 자유도가 2, 분모의 자유도가 68인 F-분포가 20.845보다 크거나 같을 확률과 같으며, Rex → 연속분포 → F분포 → F확률 변수값에 20.845, 분자자유도에 2, 분모자유도에 68을 입력하고, 높은쪽 꼬리를 선택한 후, '확인' 버튼을 클릭한다. Rex를 실행하면, p-값이 8.702×10^{-8}임을 확인할 수 있다. ■

[개별 $\beta_i = 0$ 검정] 반응변수와 개별 독립변수 사이에 선형성이 있는지 평가한다고 가정하자. 이때 영가설은 $H_0 : \beta_i = 0$, 대립가설은 $H_A : \beta_i \neq 0$이다. 검정의 과정이 타당하기 위해서 설명변수가 주어져 있을 때 반응변수의 부분모집단은 정규분포를 따르고, 설명변수의 값과 상관없이 분산이 같아야 한다.

[$\boldsymbol{\beta_i}$에 대한 가설검정] $H_0: \beta_i = \beta_{i0}$을 검정하기 위한 t-통계량은 다음과 같다.

$$t = \frac{\hat{\beta}_i - \beta_{i0}}{s_{\hat{\beta}_i}} \tag{9.7.3}$$

$s_{\hat{\beta}_i}$은 $\hat{\beta}_i$의 표준편차이다. 위 통계량은 영가설이 사실일 때, 자유도가 $n-k-1$인 t-분포를 따른다. 대부분의 통계 소프트웨어는 $\hat{\beta}_i$의 표준편차를 계산해준다.

예제 9.7.3

[표 9.6.1]을 이용하여 나이(연수)는 CDA와 선형성이 있는지 검정하라.

풀이 가설검정의 10단계는 다음과 같다.

① **데이터** 데이터는 [표 9.6.1]을 참고하여라.

② **가정** 회귀분석 가정이 성립된다고 가정한다.

③ **가설** 영가설과 대립가설은 다음과 같다.

$$H_0: \beta_1 = 0 \text{ vs } H_A: \text{not } H_0$$

④ **검정통계량** 검정통계량은 식 (9.7.3)과 같다.

⑤ **검정통계량의 분포** 영가설이 사실이고, 가정이 만족되면 검정통계량은 자유도가 68인 t-분포를 따른다. Rex → 연속분포 → T분포 → T분위수 확률에 0.025, 자유도에 68을 입력하고, 높은쪽 꼬리를 선택한 후, '확인' 버튼을 클릭한다. Rex를 실행하면, 기각역의 임계값이 1.995임을 확인할 수 있다.

⑥ **결정규칙** 검정통계량이 1.995보다 크거나 같고 혹은 -1.995보다 작거나 같으면 영가설을 기각한다.

⑦ **검정통계량의 계산** 식 (9.7.3)과 [그림 9.6.2]의 결과를 이용하면 검정통계량은 다음과 같다.

$$t = \frac{\hat{\beta}_1 - 0}{s_{\hat{\beta}_1}} = \frac{-0.1898}{0.04888} = -3.882$$

⑧ **통계적 결정** t-통계량이 -3.882이고 기각역에 포함되므로 영가설을 기각한다.

⑨ **결론** 다중회귀모형에 교육수준을 설명변수로 포함했을 때, 나이와 CDA 사이에 선형관계가 존재한다. 만약 교육수준을 설명변수로 포함하지 않으면 나이와 CDA 사이에 선형관

계가 없을 수도 있다. 그리고 교육수준을 설명변수로 포함하였다는 것은 교육수준의 선형 효과를 보정했음을 의미한다.

⑩ ***p*-값** p-값은 자유도가 68인 t-분포가 -3.882보다 작거나 같고 혹은 3.882보다 크거나 같을 확률과 같다. [그림 9.6.4]에서 알 수 있듯 p-값은 0.000237이다. Rex → 연속분포 → T분포 → T확률 변수값에 -3.882, 자유도에 68을 입력하고, 낮은쪽 꼬리를 선택한 후, '확인' 버튼을 클릭한다. Rex를 실행하여 얻은 T확률값에 2를 곱하면 0.000237임을 확인할 수 있다. ▣

다음으로 두 번째 편회귀계수 β_2에 대하여 검정하자.

$$H_0 : \beta_2 = 0 \quad \text{vs} \quad H_A : \text{not } H_0$$

$$t = \frac{\hat{\beta}_2 - 0}{s_{\hat{\beta}_2}} = \frac{0.6268}{0.1367} = 4.586$$

따라서 $\alpha = 0.05$일 때, 검정통계량은 4.586이고, 기각역에 포함되므로 영가설을 기각한다. 따라서 나이의 선형효과를 보정했을 때, 교육수준과 CDA 사이에 선형성이 있음을 알 수 있다.

[β_i의 신뢰구간] 가설검정 결과 편회귀계수가 0이 아니라고 결론을 내리면 β_i의 신뢰구간을 구할 필요가 있다. β_i의 $100(1-\alpha)\%$ 신뢰구간은 t-분포에서 계산한 분위값과 표준편차를 이용하여 다음과 같이 구할 수 있다.

$$\hat{\beta}_i \pm t_{1-\alpha/2} s_{\hat{\beta}_i}$$

위 공식을 이용하여 CDA에 대한 나이 및 교육수준의 효과를 의미하는 β_1, β_2의 95% 신뢰구간을 구할 수 있다. β_1의 95% 신뢰구간은 다음과 같다.

$$-0.1898 \pm 1.995(0.04888) = -0.1898 \pm 0.09754 \Rightarrow (-0.2873, -0.0922)$$

β_2의 95% 신뢰구간은 다음과 같다.

$$0.6268 \pm 1.995(0.1367) = 0.6268 \pm 0.2728 \Rightarrow (0.3541, 0.8996)$$

신뢰구간은 확률적 의미를 갖고 있다. 예를 들어 'β_2가 0.3541과 0.8996 사이에 포함될 확률이 95%이다.' 혹은 '표본을 반복적으로 뽑아 신뢰구간을 여러 번 구했을 때 신뢰구간의 95%가 β_2를 포함한다.' 라고 해석하면 된다.

[주의사항] 다중회귀분석을 수행하면 여러 설명변수의 효과를 검정하게 되므로, 다중비교문제를 생각해야 한다. 앞 절에서 다중비교문제가 발생하면 유의수준 α에 어떠한 문제가 발생하는지 설명하였다. 또한 하나의 데이터로 여러 설명변수의 효과를 검정하기 때문에 Bonferroni 방법과 같은 방법은 이용할 수 없다. 다중비교문제는 2개 이상의 편회귀계수의 신뢰구간을 구하는 경우에도 동일하게 발생한다. 하나의 데이터로 여러 설명변수의 신뢰구간을 구하기 때문에 신뢰구간은 서로 독립이 아니다. 신뢰구간은 독립이 아니며, 적어도 하나의 신뢰구간이 실제 모수를 포함하지 않을 확률은 α보다 크다. 따라서 편회귀계수에 대한 $100(1-\alpha)\%$ 신뢰구간을 구하기 위해서는 다중비교문제로 인한 오차를 구하는 과정을 포함해야 한다. 다양한 종류의 수정 방법이 있으며, 이 중에서도 FWER(family-wise error rates)은 적어도 1개의 1종 오류가 일어날 확률을 통제하는 방법이다. 자세한 내용은 Kutner 등(1996)을 참고하기 바란다.

다중회귀분석을 수행할 때 발생하는 또 다른 문제는 가설검정의 결과가 서로 일치하지 않을 수 있다는 점이다. 가설검정을 수행하면 다음 중 적어도 하나의 경우가 일어난다.

① R^2과 모든 β_i가 유의하다.

② R^2과 일부 β_i가 유의하다

③ R^2은 유의하나 모든 β_i는 유의하지 않다

④ 모든 β_i는 유의하나 R^2은 유의하지 않다.

⑤ 일부 β_i는 유의하나 R^2은 유의하지 않다.

⑥ R^2과 모든 β_i는 유의하지 않다.

CDA 예제에서 R^2과 두 회귀계수가 모두 유의했고, 따라서 이는 ①에 해당된다. 그러나 이러한 경우는 잘 일어나지 않고, 가장 흔한 경우는 아마도 ②일 것이다. ③, ④의 경우 R^2의 결과와 β_i의 결과는 서로 일치하지 않기 때문에 좀 더 신중히 결과를 해석해야 한다.

9.8 다중회귀방정식의 사용

단순회귀분석에서 설명한 것처럼 설명변수의 값이 주어졌을 때, 회귀방정식을 사용하여 반응변수의 값을 예측할 수 있다. 예를 들어 2개 이상의 설명변수가 있을 때, 해당하는 설명변수의 값을 회귀방정식에 대입하여 반응변수의 예측값을 구하면 된다. 또한 단순회귀분석과 마찬가지로 다중회귀분석에서도 반응변수의 예측값을 두 가지 의미로 설명할 수 있다. 첫째, $\hat{y}$는 주어진 설명변수의 관측값에 대한 반응변수의 부분모집단의 평균 추정량으로 생각할 수 있다. 이때 $\hat{y}$은 추정값(estimate)이라 하며, 이러한 목적으로 $\hat{y}$을 계산하기 위하여 사용한 방정식을 추정방정식(estimating equation)이라고 한다. 둘째, $\hat{y}$은 주어진 설명변수에 대해 가장 빈번히 관측될 것으로 기대되는 값으로 해석할 수 있다. 이때 $\hat{y}$는 예측값(predicted value)이라고 부르며, 방정식은 예측방정식(prediction equation)이라고 한다. 만약 부분모집단의 정규성 가정이 만족되면 두 경우 모두 $\hat{y}$의 구간추정량을 계산할 수 있다. $\hat{y}$이 부분모집단의 평균 추정량일 때 구간추정량은 신뢰구간이라고 하며, $\hat{y}$이 예측값으로 해석될 때 구간추정량은 예측구간(prediction interval)이라고 한다. 신뢰구간과 예측구간을 구하는 방법을 살펴보자.

[설명변수의 관측값이 주어졌을 때 Y의 부분모집단 모평균의 신뢰구간] 모수에 대한 $100(1-\alpha)\%$ 신뢰구간은 추정량의 표준오차와 $1-\alpha/2$에 해당하는 신뢰계수를 곱한 값을 추정량에서 빼고, 더하는 일반적인 방법으로 구할 수 있다. 다중회귀방정식은 다음과 같다.

$$\hat{y}_j = \hat{\beta}_0 + \hat{\beta}_1 x_{1j} + \cdots + +\hat{\beta}_k x_{kj} \tag{9.8.1}$$

만약 추정량의 표준오차를 $s_{\hat{y}_j}$이라고 하면 설명변수의 관측값이 주어졌을 때 부분모집단의 평균의 $100(1-\alpha)\%$ 신뢰구간은 다음과 같다.

$$\hat{y}_j \pm t_{1-\frac{\alpha}{2},\mathrm{df}=n-k-1} s_{\hat{y}_j} \tag{9.8.2}$$

[설명변수의 관측값이 주어졌을 때 Y의 예측구간] 설명변수의 값이 주어졌을 때 반응변수의 예측구간은 표준오차의 계산을 제외하고, 신뢰구간과 동일한 방식으로 추정한다. 예측구간의 표준오차는 신뢰구간의 표준오차보다 조금 더 넓다. 예측값의 표준오차를 $\dot{s}_{\hat{y}_j}$라고

하면 $100(1-\alpha)\%$ 예측구간은 다음과 같이 구할 수 있다.

$$\hat{y}_j \pm t_{1-\frac{\alpha}{2}, \mathrm{df}=n-k-1} \dot{s}_{\hat{y}_j} \tag{9.8.3}$$

다중회귀분석에서 $s_{\hat{y}_j}$와 $\dot{s}_{\hat{y}_j}$의 계산식은 복잡하기 때문에 이 책에서 다루지 않을 것이다. 통계량의 계산식을 알고 싶다면 Anderson과 Bancroft(1952)의 저서를 확인하여라. 다음 예제는 R을 이용하여 반응변수의 예측구간과 신뢰구간을 구하는 방법을 예를 들어 설명한다.

예제 9.8.1

[예제 9.6.1]을 이용하여 12년 동안 교육을 받은 68세 노인들의 CDA 평균에 대한 95% 신뢰구간을 구하라. 또한 12년 동안 교육을 받은 68세 노인의 CDA의 95% 예측구간을 구하라.

풀이 CDA의 다중회귀방정식은 다음과 같다.

$$\hat{y}_j = 5.6923 - 0.1898x_{1j} + 0.6268x_{2j}$$

따라서 예측값과 평균값의 추정값은 다음과 같다.

$$\hat{y} = 5.6923 - 0.1898(68) + 0.6268(12) = 0.31$$

[Rex 분석: '표 9.6.1' Sheet] Rex → 회귀분석 → 선형회귀분석 [그림 9.8.1]과 같이, '변수설정' 탭에서 cda 변수를 종속변수 상자로 이동시키고, age와 ed 변수들을 양적변수 상자로 이동시킨다. 주효과 버튼을 클릭하여 양적변수 상자 안의 age와 ed 변수들을 최종모형 상자 안으로 이동시킨다. '출력옵션' 탭에서 '훈련자료' 상자의 적합값을 선택하고 신뢰구간과 예측구간을 추가로 선택한 후, '확인' 버튼을 클릭한다.

그림 9.8.1 [예제 9.6.1]을 이용한 다중회귀분석 신뢰구간 · 예측구간 설정화면

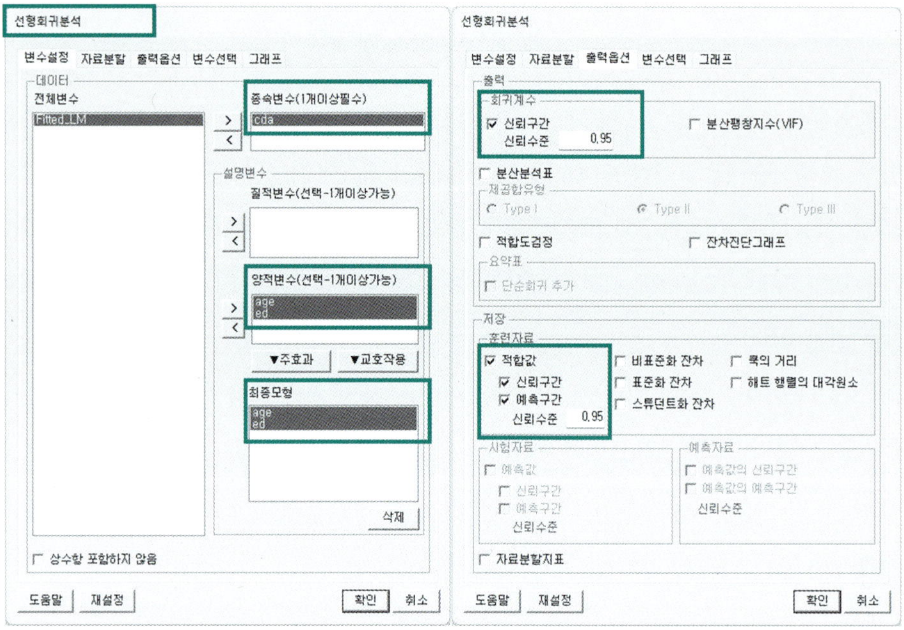

그림 9.8.2 12년 동안 교육을 받은 68세 노인의 95% 예측구간 · 신뢰구간 결과값

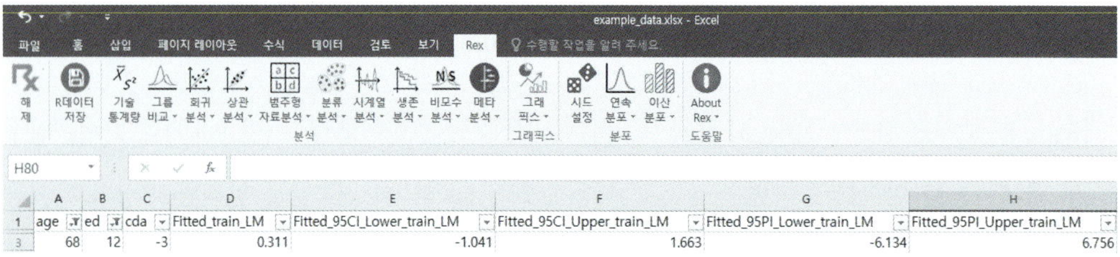

[그림 9.8.2]에서와 같이 cda의 예측값 및 95% 신뢰구간, 예측구간은 다음과 같다.

$\hat{y}$	$s_{\hat{y}_j}$	95% 신뢰구간	95% 예측구간
0.3110	0.6774	(−1.0406, 1.6626)	(−6.1342, 6.7562)

신뢰구간과 예측구간은 다음과 같이 해석할 수 있다. 12년 동안 교육을 받은 68세 노인들의 CDA 모평균은 95%의 확률로 (−1.0406, 1.6626)에 포함된다고 볼 수 있다. 두 번째로 예측구간

의 경우 12년 교육을 받은 68세 노인의 CDA점수는 95%의 확률로 (−6.1342, 6.7562)에 포함됨을 의미한다. 신뢰구간은 부분모집단의 모평균에 대한 구간추정값이고, 예측구간은 개별 관측값의 95% 구간추정값이기 때문에 예측구간이 신뢰구간보다 큰 것은 당연하다고 볼 수 있다.

9.9 회귀분석 가정의 위반

[회귀분석 가정] 회귀모형을 이용하기 위해서 몇 가지 가정이 만족되어야 함을 앞 절에서 설명하였다. 그러나 이러한 가정은 항상 만족되지 않는다. 예를 들어 데이터가 정규분포를 따르지 않거나, 분산을 크게 만드는 관측값이 있는 경우가 있을 수 있다. 이 외에도 독립변수 사이에 상관성이 지나치게 커서 분석 결과의 신뢰도가 떨어지고, 잘못된 모형을 추정할 수도 있다.

[비정규분포 데이터] 만약 데이터가 정규분포를 따르지 않으면 회귀분석의 분석 결과에 오차가 발생하며, 특별히 구간 추정 및 가설 검정의 결과를 신뢰하기 힘들다. 따라서 회귀분석 결과의 신뢰도를 향상시키기 위해서 데이터에 이상치가 포함되어 있는지, 혹은 정규분포를 따르지 않는지 확인이 필요하다. 데이터의 정규성과 이상치의 존재여부는 산점도를 그려 관측값들의 분포를 살펴보면 쉽게 판단할 수 있다. 그 외에도 대부분의 통계 소프트웨어는 독립변수나 종속변수에 이상치의 선별 작업을 도와주는 검정통계량을 제공한다. 그러나 이상치를 제거할지 결정하는 것은 결국 연구자의 역할임을 기억하자.

만약 데이터가 정규분포를 따르지 않는다면, 데이터를 적절히 변환하여 정규분포를 따르게 만들 수 있다. 회귀분석을 수행할 때 반응변수가 정규분포를 따르지 않으면, 구간추정의 결과와 가설검정의 결과를 신뢰하기 힘들다. 또한 많은 경우 데이터를 변환하여도 반응변수와 독립변수 사이의 관계는 크게 변하지 않으므로, 데이터가 정규분포를 따르지 않는 경우 변수변환은 효율적인 방법이 될 수 있다. 자주 활용되는 변수변환에는 로그변환과 멱변환(power transformation) 등이 있다.

예제 9.9.1

마리화나의 복용 여부는 혈중 Δ-9-THC(delta-9-tetrahydrocannabinol) 농도를 측정하면 알 수 있다고 한다. 25명의 환자에 대하여 혈중 Δ-9-THC 농도를 측정한 결과와 이를 로그 변환한 결과는 [표 9.9.1]과 같다고 한다.

표 9.9.1 [예제 9.9.1]의 데이터

obs	Δ-9-THC	log_Δ-9-THC	obs	Δ-9-THC	log_Δ-9-THC
1	0.3	−0.52	14	1.9	0.28
2	2.75	0.44	15	1.71	0.23
3	2.27	0.36	16	0.86	−0.07
4	2.37	0.37	17	1.53	0.18
5	1.12	0.06	18	2.25	0.35
6	0.6	−0.22	19	0.88	−0.05
7	0.61	−0.21	20	0.49	−0.31
8	0.89	−0.05	21	4.35	0.64
9	0.33	−0.48	22	0.67	−0.17
10	0.86	−0.07	23	2.74	0.44
11	2.18	0.34	24	0.79	−0.1
12	3.59	0.56	25	6.94	0.84
13	0.28	−0.55			

[표 9.9.1]의 데이터의 분포는 [그림 9.9.1]의 상자수염그림(box and whisker)을 통해 직관적으로 판단할 수 있다. [그림 9.9.1]에 따르면 Δ-9-THC 농도의 분포는 평균을 중심으로 대칭이 아니며, 25번째 관측값은 다른 관측값에 비해서 값이 지나치게 큼을 알 수 있다. 그러나 Δ-9-THC 농도를 로그변환한 값은 평균을 중심으로 대칭이며 이상치 또한 없음을 알 수 있다. 평균을 중심으로 대칭이라고 해서 정규분포를 따른다고 볼 수 있는 것은 아니다. 그러나 정규분포에 더욱 가깝다고 볼 수 있기 때문에, 로그변환된 관측값이 회귀분석에 더 적절함을 알 수 있다. 정규성에 대한 가설검정을 수행하면 좀 더 정량적인 판단이 가능하다.

[Rex 분석: '예제 9.9.1' Sheet] Rex → 그래픽스 → 박스 [그림 9.9.1]과 같이, '변수설정' 탭에서 concentration과 logtransformation 변수들을 변수 상자로 이동시키고, '확인' 버튼을 클릭한다.

그림 9.9.1 [예제 9.9.1]의 상자그림 설정화면

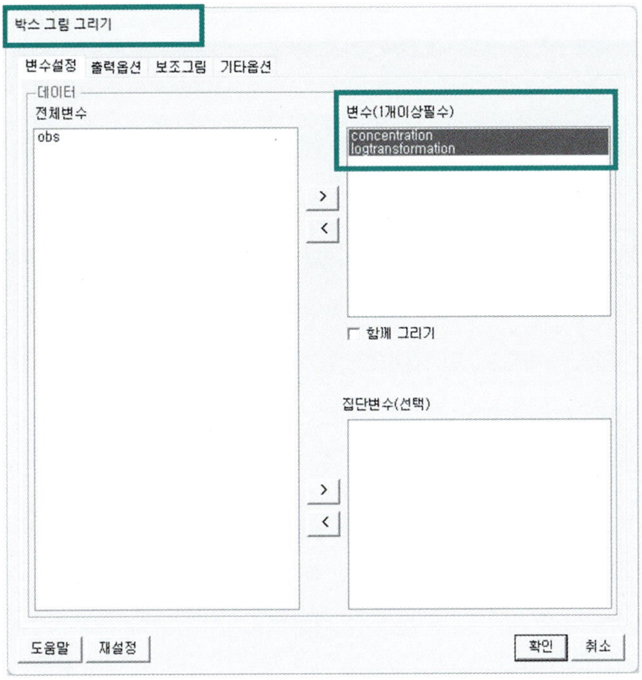

그림 9.9.2 [예제 9.9.1]의 상자그림

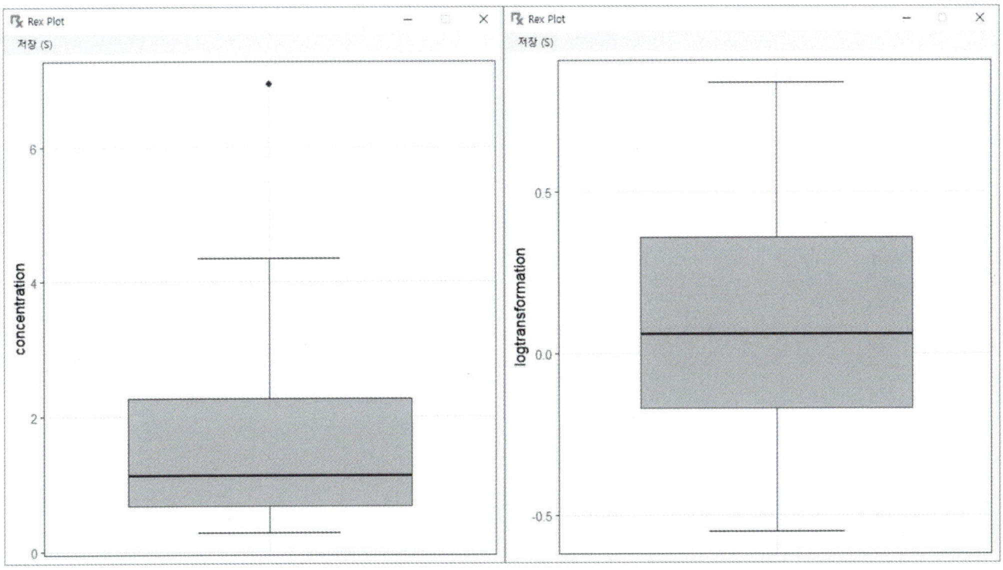

[이분산성] 만약 반응변수의 오차항의 분산이 같지 않으면, 회귀분석의 가정이 만족되지 않았기 때문에, 가설검정의 결과를 신뢰할 수 없다. 이분산성은 비정규성의 경우와 마찬가지로, 변수변환을 통해 어느 정도 해결이 가능하다.

[독립변수 사이의 상관성] 다중회귀분석을 수행할 때 독립변수 사이의 상관성이 지나치게 큰 경우에는 분석 결과의 신뢰도가 떨어지는데, 이를 다중공선성이라고 말한다. 예를 들어, 키, 몸무게, BMI(body mass index)를 이용하여 혈압을 추정하는 회귀방정식을 구한다고 가정하자. BMI는 비만을 측정하기 위해 활용되는 값으로, 몸무게와 키를 이용하여 계산된다. 또한 키가 클수록 몸무게도 큰 경향이 있기 때문에 키, 몸무게, BMI 사이에 상관성이 매우 높을 것이다. 따라서 다중공선성이 발생할 가능성이 매우 높다.

만약 다중공선성이 존재하면, 회귀계수의 표준오차가 커지는 문제가 발생한다. 극단적으로 두 설명변수의 상관계수가 1이라고 가정하자. 이는 두 변수의 관측값이 동일함을 의미하고, 이때 오차제곱합을 최소로 만들어주는 회귀계수는 유일하지 않다. 수학적으로 다중공선성이 클수록 표준오차가 커지는 문제가 발생하며, 가설검정의 결과가 유의하지 않을 가능성이 커진다. 따라서 다중공선성이 존재하는 경우 이를 적절히 해결할 수 있는 방법을 고려해야 한다. 일반적으로 변수 사이의 상관계수가 0.7 이상인 독립변수가 존재하면 다중공선성이 존재한다고 볼 수 있다.

예제 9.9.2

11명의 학생들에 대하여 수축기 혈압(systolic blood pressure), 몸무게, BMI를 측정하였다. 데이터는 [표 9.9.2]를 참고하여라.

표 9.9.2 [예제 9.9.2]의 데이터

obs	sbp	weight	bmi
1	126	125	24.41
2	129	130	23.77
3	126	132	20.07
4	123	200	27.12
5	124	321	39.07
6	125	100	20.09
7	127	138	22.96

obs	sbp	weight	bmi
8	125	138	24.44
9	123	149	23.33
10	119	180	25.85
11	127	184	26.4

[Rex 분석: '예제 9.9.2' Sheet] Rex → 상관분석 → 상관분석 [그림 9.9.3]과 같이, '변수설정' 탭에서 sbp 및 weight, bmi 변수들을 종속변수 상자로 이동시킨다. '분석옵션' 탭에서 추정방법에 Pearson을 선택하고, '확인' 버튼을 클릭한다.

그림 9.9.3 [예제 9.9.2]의 세 변수 사이의 상관분석 설정화면

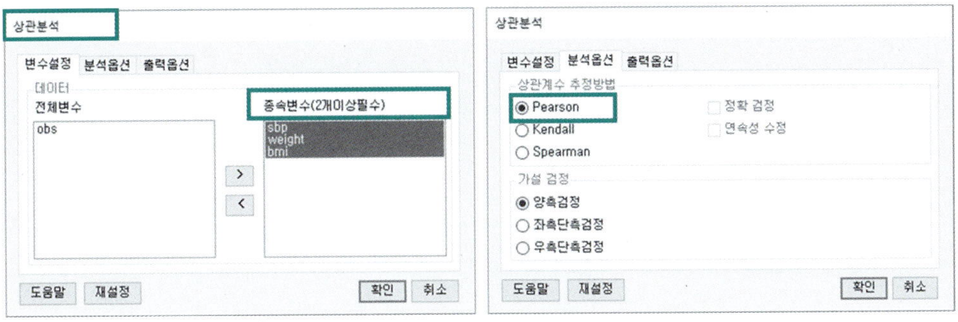

[그림 9.9.4]는 세 변수 사이의 상관계수를 보여준다. 몸무게와 BMI 사이에 상관계수는 0.96으로 상관계수가 지나치게 큼을 알 수 있다. 따라서 다중공선성이 존재함을 알 수 있고, 따라서 두 변수 중에서 어떠한 변수를 회귀분석에 독립변수로 포함해야 할지 결정해야 한다.

그림 9.9.4 [예제 9.9.2]의 세 변수 사이의 상관계수 행렬

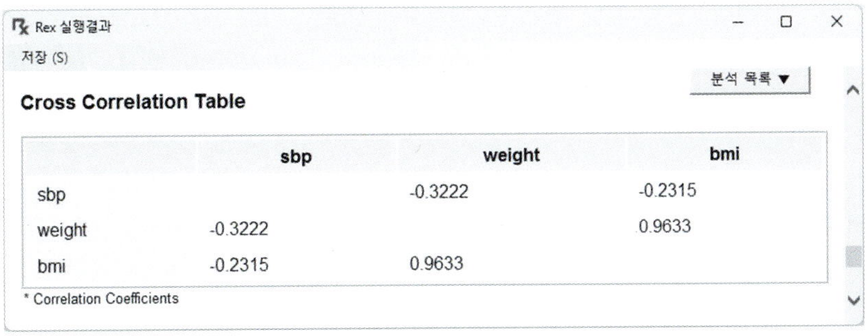
Rex 실행결과
저장 (S)
분석 목록 ▼

Cross Correlation Table

	sbp	weight	bmi
sbp		-0.3222	-0.2315
weight	-0.3222		0.9633
bmi	-0.2315	0.9633	

* Correlation Coefficients

9.10 질적 독립변수

지금까지는 모든 독립변수가 양적변수인 경우를 살펴보았다. 양적변수는 관측값이 특정 구간의 임의의 실수값이 될 수 있는 변수로서, 나이, 몸무게, 키 등이 양적 변수에 해당된다. 그러나 양적변수 외에 질적변수 또한 반응변수에 영향을 미칠 수 있으므로, 질적 독립변수가 존재하는 경우에 회귀 분석을 어떻게 수행하면 되는지 살펴보자.

질적변수는 관측값이 범주형인 변수로서, 양보다 질적 정보를 관측값으로 갖는다. 예를 들어 결혼 상태를 나타내는 변수를 고려하자. 결혼 상태 변수가 가질 수 있는 값에는 '미혼', '기혼', '이혼', '사별' 등이 있으며, 모두 범주를 나타내는 값이므로, 결혼 상태는 질적 변수이다. 이 외에도 질적 변수에는 성별, 인종, 직업, 면역상태 등이 있다. 만약 질적변수가 반응변수에 영향을 미친다고 생각되면, 질적변수를 독립변수로 포함할 수 있다. 예를 들어 심혈관 혈압에 몸무게와 신장이 어떠한 영향을 미치는지 관심이 있다고 가정하자. 이때 심혈관 혈압은 종속변수, 몸무게, 신장은 독립변수이다. 그러나 심혈관 혈압은 성별에 따라 차이가 있을 수 있으므로, 성별을 독립변수로 고려하는 것이 적절할 것이다. 또한 폐기능에 어떤 변수들이 영향을 미치는지 관심이 있다면, 몸무게, 신장, 나이와 같은 양적 변수와 더불어 성별, 거주지역(도시, 교외, 농촌), 흡연 여부(흡연자, 금연자, 흡연 무경험자) 등과 같은 질적 변수를 독립변수로 고려하면 회귀방정식의 설명력이 좀 더 향상될 수 있다.

[가변수] 만약 다중회귀분석에 질적변수를 독립변수로 포함하기 원한다면, 가변수(dummy variable)를 활용하여 질적변수의 관측값을 수량화할 수 있다.

정의

가변수는 두가지 관측값만을 가질 수 있는 변수로서 주로 0, 1을 관측값으로 갖는다. 예를 들어 성별의 경우 남성이면 1, 여성이면 0(혹은 남성이면 0, 여성이면 1)으로 가변수를 정의할 수 있다. 가변수는 이처럼 질적변수의 범주를 구분하기 위하여 사용된다.

가변수의 '가(dummy)'는 변수가 양적인 개념이 없고, 질적인 의미를 갖고 있음을 의미한다. 다음은 질적변수의 유형별로 가변수를 정의하는 방식을 보여준다.

질적변수	가변수
성별 (남성/여성)	$x_1 = \begin{cases} 1, & \text{남자인 경우} \\ 0, & \text{여자인 경우} \end{cases}$
거주지역 (도심/시골/교외)	$x_1 = \begin{cases} 1, & \text{도심인 경우} \\ 0, & \text{도심이 아닌 경우} \end{cases}$ $x_2 = \begin{cases} 1, & \text{시골인 경우} \\ 0, & \text{시골이 아닌 경우} \end{cases}$
흡연상태 [현재흡연/과거흡연 (5년 미만)/과거흡연(5년 이상)/ 흡연한 적 없음]	$x_1 = \begin{cases} 1, & \text{현재흡연인 경우} \\ 0, & \text{현재흡연이 아닌 경우} \end{cases}$ $x_2 = \begin{cases} 1, & \text{과거흡연(5년 미만)인 경우} \\ 0, & \text{과거흡연(5년 미만)이 아닌 경우} \end{cases}$ $x_3 = \begin{cases} 1, & \text{과거흡연(5년 이상)인 경우} \\ 0, & \text{과거흡연(5년 이상)이 아닌 경우} \end{cases}$

위의 예에서 알 수 있는 것처럼 만약 질적변수가 k개의 범주를 가지면, $k-1$개의 가변수를 선언해야 함을 유의하도록 하자. 이 법칙은 절편에 해당하는 회귀계수(β_0)를 포함하는 다중회귀모형에 항상 적용된다. 따라서 2개의 범주를 갖는 변수인 '성별'은 하나의 가변수가 필요하며, 4개의 범주를 갖는 흡연상태 변수는 3개의 가변수가 필요하다. [예제 9.10.1]은 다중회귀에서 질적변수를 사용하는 예를 보여준다. 질적변수는 양적변수와 마찬가지로 교호작용을 고려할 수도 있고, 그렇지 않을 수도 있다.

예제 9.10.1

태아의 출생 시 몸무게에 영향을 미치는 요인들을 찾아내기 위하여 단순확률표본으로 표본을 뽑아 데이터를 조사하였다. [표 9.10.1]은 데이터의 일부이다. [표 9.10.1]의 데이터를 이용하여 산모의 임신기간, 산모의 흡연상태가 태아의 출생 시 몸무게에 어떠한 영향을 미치는지 조사하기 위하여 다중회귀분석을 수행하라.

표 9.10.1 [예제 9.10.1]의 데이터

case	gram	weeks	smoke	case	gram	weeks	smoke
1	3147	40	0	51	3232	38	0
2	2977	41	0	52	3317	40	0
3	3119	38	0	53	2863	37	0
4	3487	38	0	54	3175	37	0
5	4111	39	0	55	3317	40	0
6	3572	41	0	56	3714	34	0
7	3487	40	0	57	2240	36	0
8	3147	41	0	58	3345	39	0
9	3345	38	1	59	3119	39	0
10	2665	34	0	60	2920	37	0
11	1559	34	0	61	3430	41	0
12	3799	38	0	62	3232	35	0
13	2750	38	0	63	3430	38	0
14	3487	40	0	64	4139	39	0
15	3317	38	0	65	3714	39	0
16	3544	43	1	66	1446	28	1
17	3459	45	0	67	3147	39	1
18	2807	37	0	68	2580	31	0
19	3856	40	0	69	3374	37	0
20	3260	40	0	70	3941	40	0
21	2183	42	1	71	2070	37	0
22	3204	38	0	72	3345	40	0
23	3005	36	0	73	3600	40	0
24	3090	40	1	74	3232	41	0
25	3430	39	0	75	3657	38	1
26	3119	40	0	76	3487	39	0
27	3912	39	0	77	2948	38	0
28	3572	40	0	78	2722	40	0
29	3884	41	0	79	3771	40	0
30	3090	38	0	80	3799	45	0
31	2977	42	0	81	1871	33	0
32	3799	37	0	82	3260	39	0
33	4054	40	0	83	3969	38	0
34	3430	38	1	84	3771	40	0
35	3459	41	0	85	3600	40	0
36	3827	39	0	86	2693	35	1
37	3147	44	1	87	3062	45	0
38	3289	38	0	88	2693	36	0
39	3629	36	0	89	3033	41	0
40	3657	36	0	90	3856	42	0
41	3175	41	1	91	4111	40	0

case	gram	weeks	smoke	case	gram	weeks	smoke
42	3232	43	1	92	3799	39	0
43	3175	36	0	93	3147	38	0
44	3657	40	1	94	2920	36	0
45	3600	39	0	95	4054	40	0
46	3572	40	0	96	2296	36	0
47	709	25	0	97	3402	38	0
48	624	25	0	98	1871	33	1
49	2778	36	0	99	4167	41	0
50	3572	35	0	100	3402	37	1

풀이 흡연여부는 질적변수이므로 가변수를 사용해야 한다. 흡연여부는 흡연, 비흡연 두 가지 경우가 존재하므로 1개의 가변수가 필요하며, 흡연이면 1, 비흡연이면 0으로 정의하자.

[Rex 분석: '예제 9.10.1' Sheet] Rex → 그래픽스 → 산점도 [그림 9.10.1]과 같이, '변수설정' 탭에서 weeks 변수를 X-변수 상자로, gram 변수를 Y-변수로, smoke 변수를 집단변수로 이동시킨다. '출력옵션'탭에서 집단변수 수준 선택 상자에서 '1' 그룹의 점 모양을 '▲'를 선택한다. '기타옵션'탭에서 X축 이름표에 임신기간(weeks), Y축 이름표에 출생 시 몸무게(grams)를 입력하고, '확인' 버튼을 클릭한다.

그림 9.10.1 [표 9.10.1]의 데이터의 산점도 설정화면

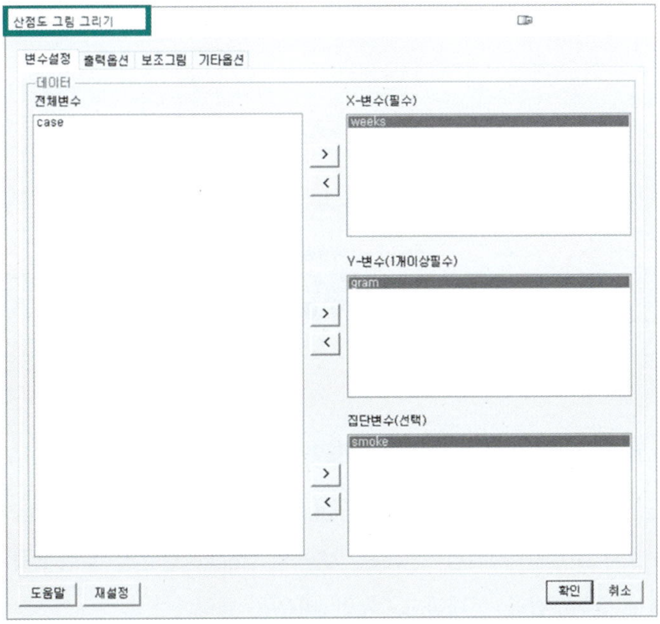

[그림 9.10.2]는 [표 9.10.1]을 이용하여 그린 산점도이다. 산점도에 따르면 일반적으로 임신기간이 길수록 출생 시 몸무게가 더 커지는 경향이 있음을 알 수 있다.

그림 9.10.2 [표 9.10.1]의 데이터를 이용한 임신기간과 태아의 출생 시 몸무게의 산점도

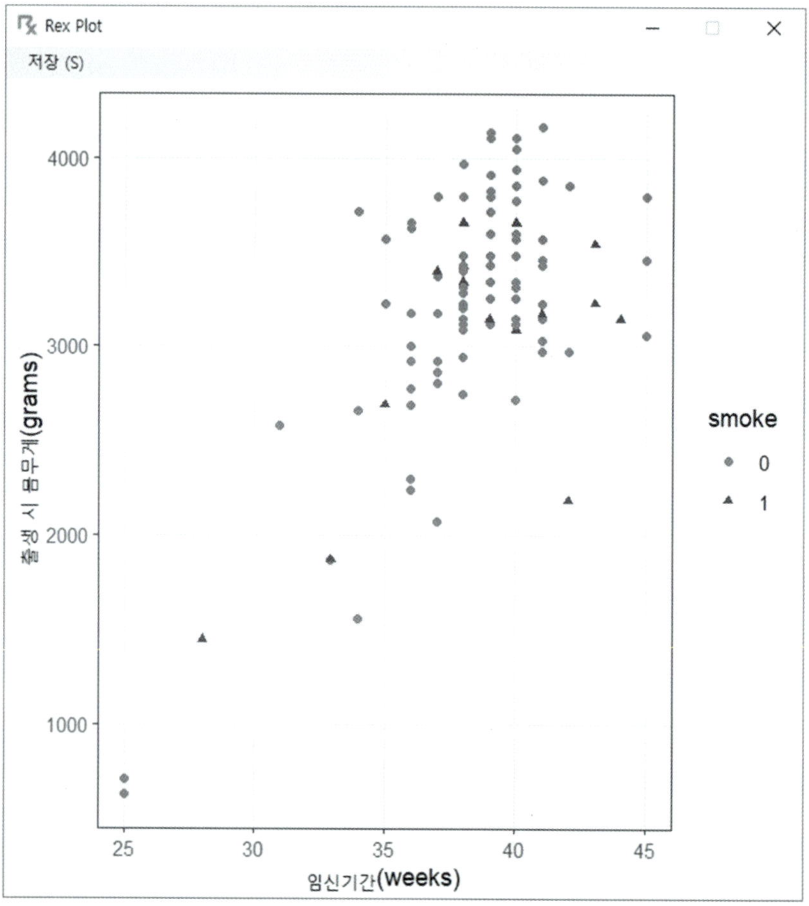

(단, ▲ – 흡연자, ● – 비흡연자)

[Rex 분석: '예제 9.10.1' Sheet] Rex → 회귀분석 → 선형회귀분석 [그림 9.10.3]과 같이, '변수설정' 탭에서 gram 변수를 종속변수 상자로, smoke 변수를 질적변수로, weeks 변수를 양적변수로 이동시킨다. 주효과 버튼을 클릭하여 weeks 변수와 smoke 변수를 최종모형 박스로 이동시킨다. '출력옵션'탭에서 신뢰구간을 선택하고, '확인' 버튼을 클릭한다.

그림 9.10.3 [표 9.10.1]의 데이터의 다중회귀분석 설정화면

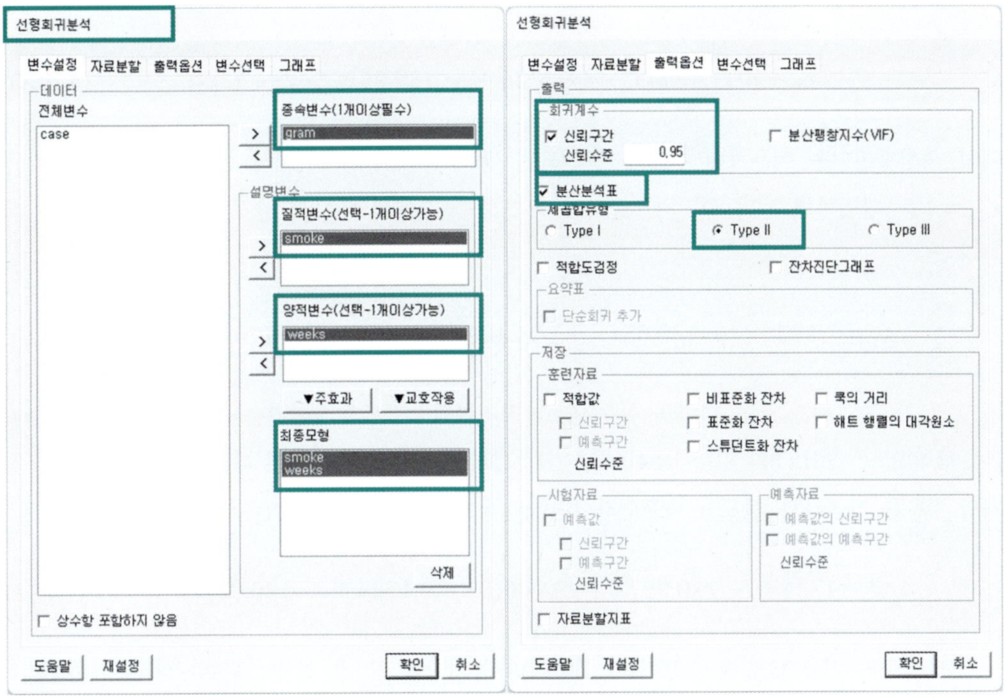

그림 9.10.4 [표 9.10.1]의 데이터의 다중회귀분석 결과

Rex 실행결과

저장 (S)

분석 목록 ▼

Results of Linear Regression

Coefficient Estimates from a regression

	Estimate	SE	T-value	p-value	95% LCI for Estimate*	95% UCI for Estimate*
(Intercept)	-1724.4211	558.8412	-3.0857	0.0026	-2833.5662	-615.2760
smoke1	-294.3956	135.7844	-2.1681	0.0326	-563.8901	-24.9011
weeks	130.0540	14.5198	8.9570	$2.393\text{x}10^{-14}$	101.2362	158.8717

* Wald confidence intervals were calculated.

* A regression with all covariates was conducted, and coefficients from it were summarized.

[그림 9.10.4]와 같이, Rex을 이용하여 구한 다중회귀방정식은 다음과 같다.

$$\widehat{y_j} = \widehat{\beta_0} + \widehat{\beta_1}x_{1j} + \widehat{\beta_2}x_{2j} = -1724.4 + 130.05x_{1j} - 294.40x_{2j} \quad (9.10.1)$$

위의 회귀방정식을 이용하여 산모가 흡연하는 경우에 태아의 출생 시 몸무게를 알고 싶으면 $x_{2j} = 1$을 대입하면 된다. 따라서 산모가 흡연하는 경우에 태아의 출생 시 몸무게는 다음과 같다.

$$\widehat{y_j} = -1724.4 + 130.05x_{1j} - 294.40(1) = -2018.8 + 130.05x_{1j} \quad (9.10.2)$$

즉, 산모가 흡연하는 경우 태아의 몸무게에 대한 회귀방정식의 y절편은 $(\beta_0+\beta_2)=[-1724.4+(-294.40)] = -2018.8$와 같다. 또한 기울기는 130.05임을 알 수 있다. 다음으로 산모가 비흡연자인 경우를 고려하자. 산모가 비흡연자이면 $x_{2j} = 0$이므로 회귀방정식은 다음과 같다.

$$\widehat{y_j} = -1724.4 + 130.05x_{1j} - 294.40(0) = -1724.4 + 130.05x_{1j} \quad (9.10.3)$$

위 방정식의 기울기는 식 (9.10.2)의 기울기와 동일함을 알 수 있다. 그러나 산모가 비흡연자일 때 회귀방정식의 y절편은 흡연자의 것보다 크다. 결과적으로 임신기간의 효과를 보정했을 때, 산모가 비흡연자인 경우에 신생아의 체중은 산모가 흡연자인 경우보다 평균이 294.40그램 더 크다고 볼 수 있다. 바꾸어 말하면 임신기간의 효과를 보정했을 때 흡연자의 신생아가 비흡연자의 신생아보다 체중이 평균적으로 294.40그램 덜 나간다는 뜻이다.

[Rex 분석: '예제 9.10.1' Sheet] Rex → 그래픽스 → 산점도 [그림 9.10.5]와 같이, '변수설정' 탭에서 weeks 변수를 X-변수 상자로, gram 변수를 Y-변수로, smoke 변수를 집단변수로 이동시킨다. '출력옵션' 탭의 집단변수 수준 선택 상자에서 '0' 그룹의 점모양을 '▲'로 '1' 그룹은 '●'로 선택을 한다. '보조그림' 탭에서 직선을 선택하고 모양은 실선을 선택한 후, (Y절편, 기울기)란에 '(−1724.4,130.05)'을 입력하고, 직선 적용목록으로 이동시킨다. 다음으로, 점선을 선택, (Y절편, 기울기)란에 '(−2018.8,130.05)'을 입력하고, 색상은 파란색으로 지정한 후, '확인' 버튼을 클릭한다.

그림 9.10.5 [표 9.10.1]의 데이터를 이용한 산점도 설정화면

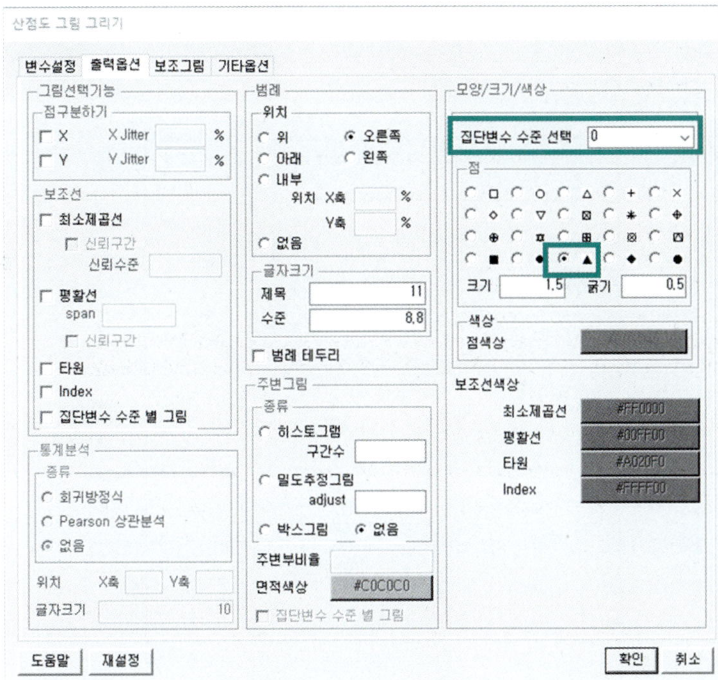

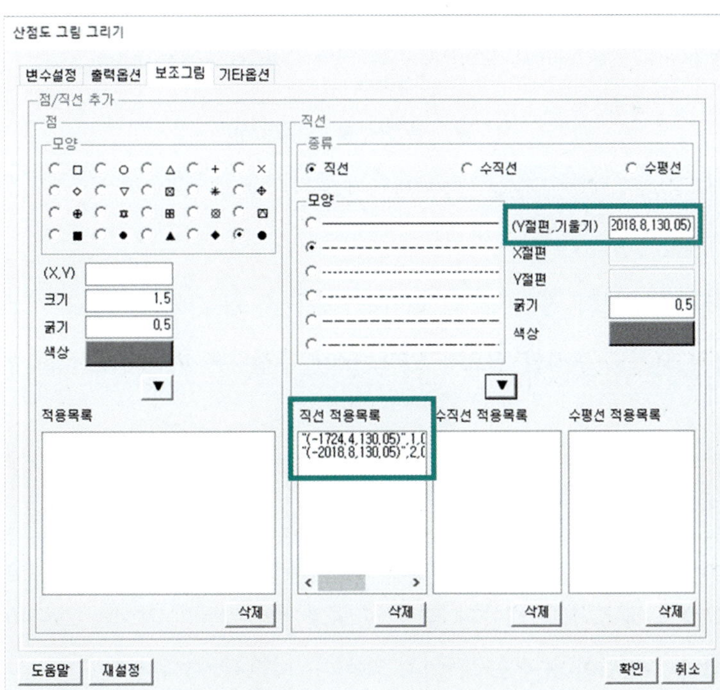

그림 9.10.6 [표 9.10.1]의 데이터를 이용한 임신기간과 태아의 출생 시 몸무게의 산점도

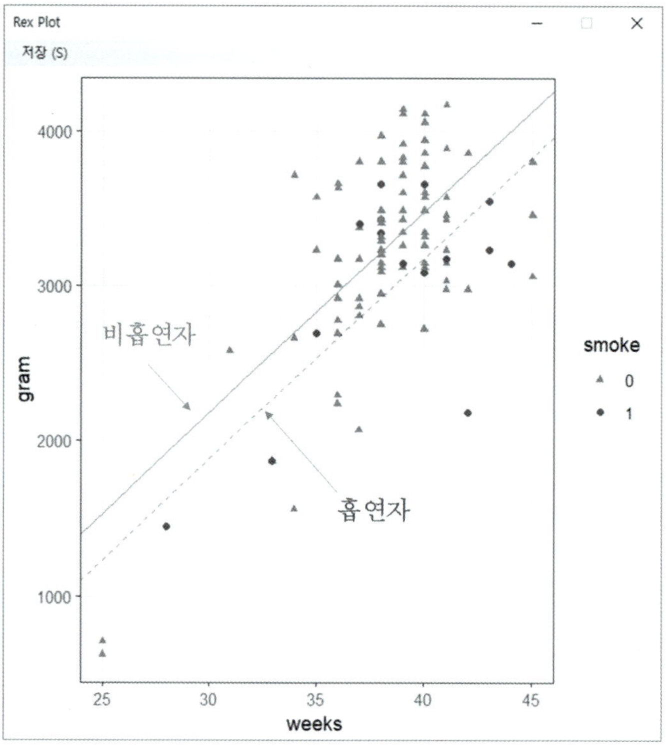

(단, ▲ – 흡연자, ● – 비흡연자)

[$\boldsymbol{\beta}_2$의 신뢰구간] 산모의 흡연여부가 태아의 출생 시 몸무게에 영향을 미친다고 결론을 내렸다면 영향의 크기도 추정할 필요가 있다. 구간 추정량은 다음의 공식을 이용하여 구할 수 있다.

$$\widehat{\beta_2} \pm ts_{\widehat{\beta_2}}$$

[그림 9.10.4]의 회귀분석 결과에 따르면 임신기간의 효과를 보정했을 때 산모가 흡연을 하는 경우와 그렇지 않은 경우 태아의 출생 시 몸무게의 평균의 차이는 294.40그램이다. 또한 평균값 차이의 추정량의 표준오차는 135.78이다. 따라서 95% 신뢰구간은 다음과 같다.

$$-294.40 \pm 1.985(135.78) \Rightarrow (-563.89,\ -24.901)$$

따라서 모평균의 차이는 −24.901보다 작고, −563.89보다 크다고 95% 확신할 수 있다.

[가변수의 장점] [예제 9.10.1]의 데이터를 분석하는 두 번째 방법은 산모가 흡연을 하는 경우와 그렇지 않은 경우의 두 가지 데이터로 분리한 뒤에 각각 회귀분석을 수행하는 것이다. 이때 흡연자에 대한 회귀방정식과 비흡연자에 대한 회귀방정식을 따로 얻을 수 있다. 만약 두 회귀방정식의 기울기가 같다고 판단되는 경우, 이러한 분석 방법은 회귀방정식의 기울기가 같다는 사실을 모형에 반영하지 못하기 때문에 효율적인 방법이라고 볼 수 없다. 그러나 [그림 9.10.4]의 결과처럼 가변수를 모형에 포함하여 모든 데이터를 한 번의 회귀분석으로 분석하면, 기울기가 같다는 가정하에 산모가 흡연을 하는 경우와 그렇지 않은 경우에 모평균의 차이에 대한 추정량을 구할 수 있다. 또한 데이터를 산모가 흡연하는 경우와 그렇지 않은 경우로 분리하여 분석하면 2개의 y절편, 2개의 기울기, 그리고 2개의 오차항의 분산을 추정해야 하는 반면, 가변수를 이용하여 두 데이터를 합쳐서 분석을 하게 되면 2개의 y절편, 1개의 기울기, 1개의 오차항의 분산을 추정하면 된다. 따라서 가변수를 이용하여 회귀분석을 수행하면 2개의 모수를 덜 추정해도 되므로 좀 더 효율적인 추정이 가능하다.

[가변수의 교호작용의 의미] 가변수와 양적변수 사이에 교호작용은 어떠한 의미를 갖는지 살펴보자. 예를 들어 1개의 양적변수와 1개의 질적변수를 독립변수로 고려하는 회귀모형을 살펴보자. 만약 질적변수가 3개의 범주를 갖고 있다면, 2개의 가변수가 필요하고 이를 각각 X_2, X_3 이라고 하자. 양적변수는 x_{1j} 이라고 하고, 질적변수와 양적변수 사이에 교호작용이 존재하면 다음의 모형을 고려할 수 있다.

$$y_j = \beta_0 + \beta_1 x_{1j} + \beta_2 x_{2j} + \beta_3 x_{3j} + \beta_4 x_{1j} x_{2j} + \beta_5 x_{1j} x_{3j} + \epsilon_j \qquad (9.10.4)$$

위 식에서 $x_{1j} x_{2j}$ 와 $x_{1j} x_{3j}$는 양적변수와 질적 독립변수 간의 교호작용을 나타내며, 2개의 교호작용이 있음을 알 수 있다. 즉, 질적변수가 k개의 범주를 가질 때, 양적변수와 질적변수의 교호작용을 정의하기 위해서 $k-1$개의 교호작용을 정의해야 함을 알 수 있다. 또한 가변수 사이의 교호작용인 $x_{2j} x_{3j}$ 를 고려할 필요가 없음을 유의하자. 식 (9.10.4)는 질적변수의 관측값별로 양적변수의 기울기와 y절편이 모두 다름을 주목하자. 예를 들어 두 가변수 X_2, X_3를 다음과 같이 정의한다고 가정하자.

$$X_2 = \begin{cases} 1, \text{ 수준 1일 때} \\ 0, \text{ 기타의 경우} \end{cases}$$

$$X_3 = \begin{cases} 1, \text{ 수준 2일 때} \\ 0, \text{ 기타의 경우} \end{cases}$$

이때 질적변수의 값에 따른 표본 회귀방정식은 다음과 같다.

수준 1 (X_2=1, X_3=0)

$$\begin{aligned} \hat{y_j} &= \widehat{\beta_0} + \widehat{\beta_1}x_{1j} + \widehat{\beta_2}(1) + \widehat{\beta_3}(0) + \widehat{\beta_4}\, x_{1j}(1) + \widehat{\beta_5}\, x_{1j}(0) \\ &= \widehat{\beta_0} + \widehat{\beta_1}\, x_{1j} + \widehat{\beta_2} + \widehat{\beta_4}\, x_{1j} = \widehat{\beta_0} + \widehat{\beta_2} + (\widehat{\beta_1} + \widehat{\beta_4})\, x_{1j} \qquad (9.10.5) \end{aligned}$$

수준 2 (X_2=0, X_3=1)

$$\begin{aligned} \hat{y_j} &= \widehat{\beta_0} + \widehat{\beta_1}x_{1j} + \widehat{\beta_2}(0) + \widehat{\beta_3}(1) + \widehat{\beta_4}\, x_{1j}(0) + \widehat{\beta_5}\, x_{1j}(1) \\ &= \widehat{\beta_0} + \widehat{\beta_1}\, x_{1j} + \widehat{\beta_3} + \widehat{\beta_5}\, x_{1j} = \widehat{\beta_0} + \widehat{\beta_3} + (\widehat{\beta_1} + \widehat{\beta_5})\, x_{1j} \qquad (9.10.6) \end{aligned}$$

수준 3 (X_2=0, X_3=0)

$$\begin{aligned} \hat{y_j} &= \widehat{\beta_0} + \widehat{\beta_1}x_{1j} + \widehat{\beta_2}(0) + \widehat{\beta_3}(0) + \widehat{\beta_4}\, x_{1j}(0) + \widehat{\beta_5}\, x_{1j}(0) \\ &= \widehat{\beta_0} + \widehat{\beta_1}\, x_{1j} \qquad (9.10.7) \end{aligned}$$

다음 예제는 질적변수와 양적변수 사이의 교호작용을 예를 들어 설명한다.

예제 9.10.2

나이와 치료 방법에 따른 수술의 효과를 검정하고자 한다. 또한 나이와 치료방법 사이에 교호작용이 존재할 것으로 예측된다고 가정하자. 다음 36명의 데이터를 활용하여 다중회귀분석을 수행하라. 데이터는 [표 9.10.2]를 이용하면 된다.

표 9.10.2 [예제 9.10.2]의 데이터

effectiveness	age	treatment	effectiveness	age	treatment
56	21	A	65	43	A
41	23	B	55	45	B
40	30	B	57	48	B
28	19	C	59	47	C
55	28	A	64	48	A
25	23	C	61	53	A
46	33	B	62	58	B
71	67	C	36	29	C
48	42	B	69	53	A
63	33	A	47	29	B
52	33	A	73	58	A
62	56	C	64	66	B
50	45	C	60	67	B
45	43	B	62	63	A
58	38	A	71	59	C
46	37	C	62	51	C
58	43	B	70	67	A
34	27	C	71	63	C

풀이 종속변수 Y는 효과를 나타내는 변수이고, X_1은 나이라고 가정하자. 그리고 치료방법은 세 가지 수준을 가지므로, 다음과 같이 2개의 가변수를 선언할 수 있다.

$$X_2 = \begin{cases} 1, \text{치료방법이 B일 때} \\ 0, \text{치료방법이 B가 아닐 때} \end{cases}$$

$$X_3 = \begin{cases} 1, \text{치료방법이 C일 때} \\ 0, \text{치료방법이 C가 아닐 때} \end{cases}$$

[표 9.10.2] 데이터의 산점도는 [그림 9.10.7]과 같다.

그림 9.10.7 [예제 9.10.2]의 데이터를 이용한 치료방법과 나이에 따른 수술의 효과의 산점도

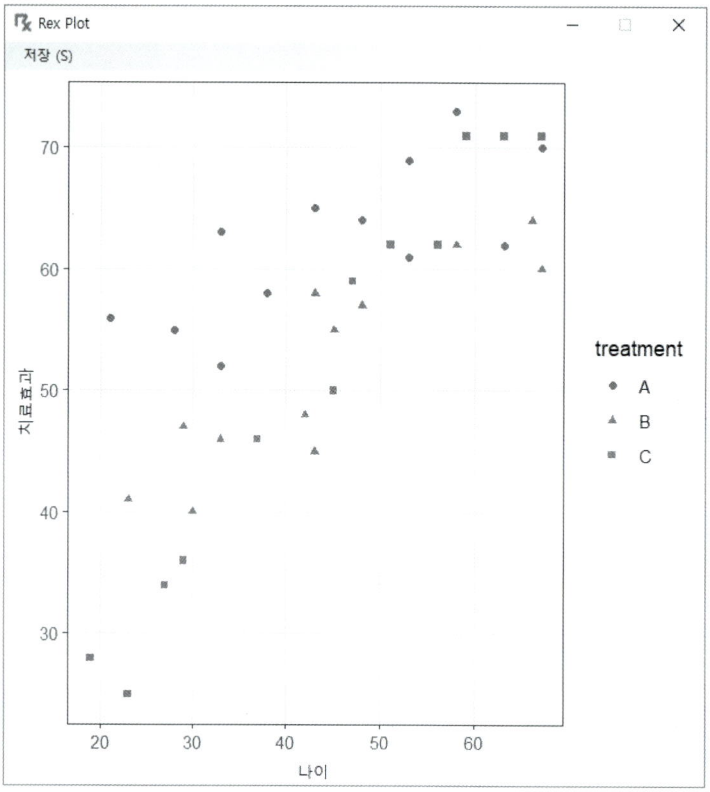

(단, ● – 치료방법 A, ▲ – 치료방법 B, ■ – 치료방법 C)

또한 [표 9.10.3]은 가변수를 고려하여 회귀계수를 추정하기 위한 설계행렬(design matrix)이다.

표 9.10.3 [예제 9.10.2]의 데이터를 회귀분석하기 위해 Rex가 실제로 사용하는 설계행렬

Y	X1	X2	X3	X1X2	X1X3
56	21	0	0	0	0
55	28	0	0	0	0
63	33	0	0	0	0
52	33	0	0	0	0
58	38	0	0	0	0
65	43	0	0	0	0
64	48	0	0	0	0
61	53	0	0	0	0
69	53	0	0	0	0

Y	X1	X2	X3	X1X2	X1X3
73	58	0	0	0	0
62	63	0	0	0	0
70	67	0	0	0	0
41	23	1	0	23	0
40	30	1	0	30	0
46	33	1	0	33	0
48	42	1	0	42	0
45	43	1	0	43	0
58	43	1	0	43	0
55	45	1	0	45	0
57	48	1	0	48	0
62	58	1	0	58	0
47	29	1	0	29	0
64	66	1	0	66	0
60	67	1	0	67	0
28	19	0	1	0	19
25	23	0	1	0	23
71	67	0	1	0	67
62	56	0	1	0	56
50	45	0	1	0	45
46	37	0	1	0	37
34	27	0	1	0	27
59	47	0	1	0	47
36	29	0	1	0	29
71	59	0	1	0	59
62	51	0	1	0	51
71	63	0	1	0	63

[Rex 분석: '예제 9.10.2' Sheet] Rex → 회귀분석 → 선형회귀분석 [그림 9.10.8]과 같이, '변수설정' 탭에서 Y 변수를 종속변수 상자로 이동시키고, treatment 변수를 질적변수 상자로, X1 변수를 양적변수로 이동시킨다. 주효과 버튼을 클릭하여 질적/양적변수 상자 안의 변수들을 최종모형 상자 안으로 이동시키고, 교호작용 버튼을 클릭하여 treatment와 X1변수의 교호작용항을 최종모형 상자 안으로 이동시킨다. '출력옵션' 탭에서 분산분석표를 선택하고, '확인' 버튼을 클릭한다.

그림 9.10.8 [예제 9.10.2]의 데이터를 이용한 회귀분석 설정화면 (타입 A)

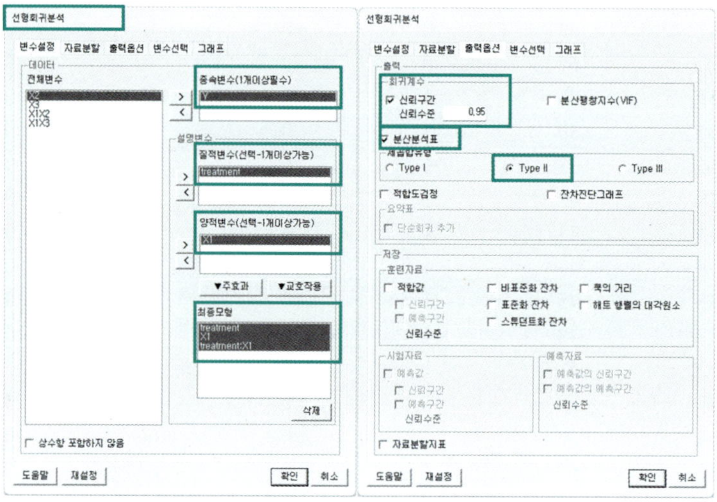

또는, Rex → 회귀분석 → 선형회귀분석 [그림 9.10.9]과 같이, '변수설정' 탭에서 Y 변수를 종속변수 상자로 이동시키고, X2와 X3 변수들을 질적변수 상자로, X1 변수를 양적변수로 이동시킨다. 주효과 버튼을 클릭하여 질적/양적변수 상자 안의 변수들을 최종모형 상자 안으로 이동시키고, 교호작용 버튼을 클릭하여 X2와 X1변수의 교호작용항, X3와 X1변수의 교호작용항을 최종모형 상자 안으로 이동시킨다. '출력옵션' 탭에서 분산분석표를 선택하고, '확인' 버튼을 클릭한다.

그림 9.10.9 [예제 9.10.2]의 데이터를 이용한 회귀분석 설정화면 (타입 B)

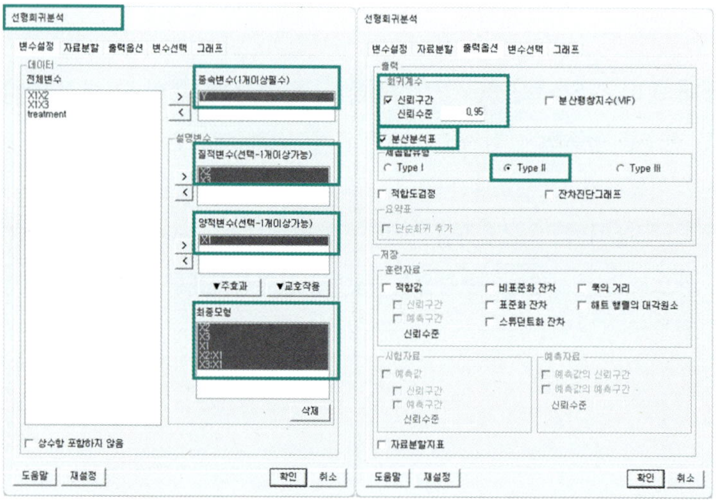

그림 9.10.10 [예제 9.10.2]의 데이터를 이용한 회귀분석 결과

Rex 실행결과

저장 (S)

분석 목록 ▼

Results of Linear Regression

Coefficient Estimates from a regression

	Estimate	SE	T-value	p-value	95% LCI for Estimate*	95% UCI for Estimate*
(Intercept)	47.5156	3.8252	12.4216	$2.343\text{x}10^{-13}$	39.7034	55.3277
treatmentB	-18.5974	5.4157	-3.4340	0.0018	-29.6578	-7.5370
treatmentC	-41.3042	5.0845	-8.1235	$4.555\text{x}10^{-09}$	-51.6882	-30.9202
X1	0.3305	0.0815	4.0557	0.0003	0.1641	0.4969
treatmentB:X1	0.1932	0.1166	1.6567	0.108	-0.0450	0.4313
treatmentC:X1	0.7029	0.1090	6.4509	$3.982\text{x}10^{-07}$	0.4804	0.9254

* Wald confidence intervals were calculated.
* A regression with all covariates was conducted, and coefficients from it were summarized.

[그림 9.10.10]과 같이 [예제 9.10.2]의 데이터를 이용한 회귀분석 결과는 다음과 같다.

$$\widehat{y_j} = 47.516 + 0.3305x_{1j} - 18.597x_{2j} - 41.304x_{3j} + 0.1932x_{1j}x_{2j} + 0.7029x_{1j}x_{3j}$$

각 치료방법에 대한 3개의 회귀방정식은 다음과 같다.

치료방법 A: 식 (9.10.5)에 의해 다음과 같이 구할 수 있다.

$$\widehat{y_j} = 47.516 + 0.3305x_{1j}$$

치료방법 B: 식 (9.10.6)에 의해 다음과 같이 구할 수 있다.

$$\widehat{y_j} = (47.516 - 18.597) + (0.3305 + 0.1932)x_{1j} = 28.919 + 0.5237x_{1j}$$

치료방법 C: 식 (9.10.7)에 의해 다음과 같이 구할 수 있다.

$$\widehat{y_j} = (47.516 - 41.304) + (0.3305 + 0.7029)x_{1j} = 6.2114 + 1.0334\,x_{1j}$$

Rex → 그래픽스 → 산점도 [그림 9.10.11]과 같이, '변수설정' 탭에서 X1 변수를 X-변수 상자로 이동시키고, Y 변수를 Y-변수 상자로, treatment 변수를 집단변수로 이동시킨다. '출력옵션' 탭에서 집단변수 수준 선택 상자에서 'A' 그룹의 점모양을 '●'로 'B'그룹은 '▲'로, 'C' 그룹은 '■'로 선택을 한다. '보조그림' 탭의 직선을 선택하고 (Y절편, 기울기)란에 '(47.516,0.3305)'을 입력하고, 직선 적용목록으로 이동시킨다. 다음으로, (Y절편, 기울기)란에 '(28.919,0.5237)'을 입력하고, 색상은 파란색으로 지정하고 직선 적용목록으로 이동시킨다. 마지막으로, (Y절편, 기울기)란에 '(6.2114,1.0334)'를 입력하고, 색상은 녹색을 지정하고, 직선 적용목록으로 이동시킨 후, '확인'

버튼을 클릭한다.

그림 9.10.11 [예제 9.10.2]의 데이터를 이용한 산점도와 회귀방정식 추정식 설정화면

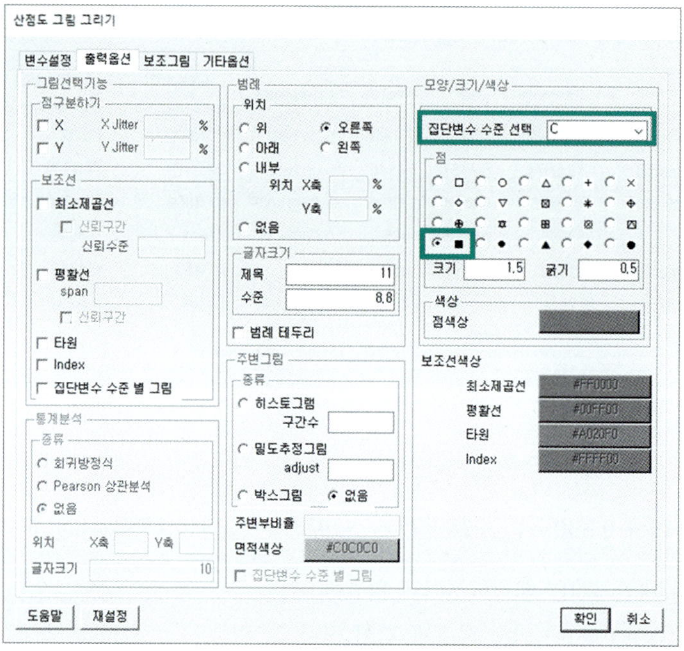

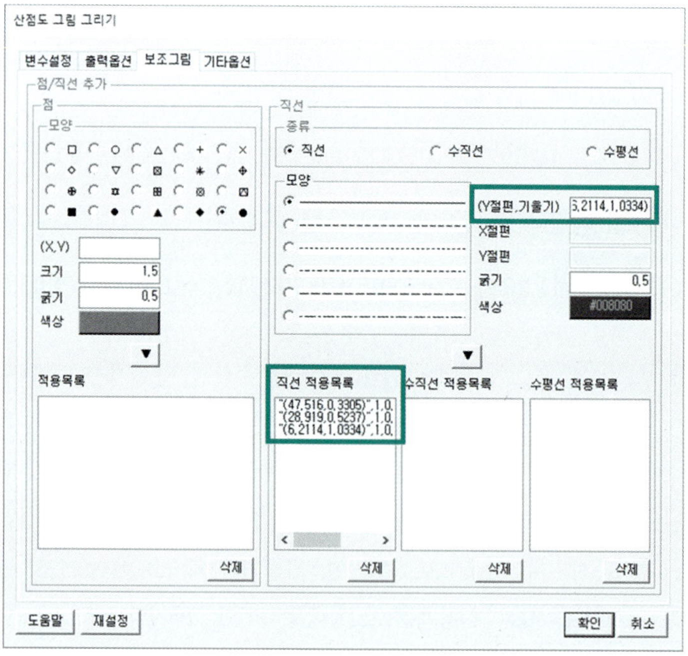

[그림 9.10.12]은 3가지 치료방법에 대한 회귀방정식과 함께 산점도를 모두 보여준다. [그림 9.10.12]를 간단히 살펴볼 때 A와 B는 기울기가 그리 크게 차이가 나지는 않으나, y절편은 상당히 차이가 난다. 또한 치료 방법 A가 B보다 모든 연령층에서 좋으나 나이가 많은 연령층에서는 차이가 감소한다. 치료방법 C는 젊은 연령층에서 치료방법 A, B보다 뚜렷하게 낮은 효과를 보이고 있으나 나이가 많은 연령층일수록 B와 A의 치료효과보다 더 높은 효과를 나타낸다. 따라서 치료방법과 연령 간의 교호작용이 존재할 가능성이 있고, 이를 정량적으로 확인할 필요가 있다. 이는 교호작용의 회귀계수가 0인지 검정하여 파악할 수 있다.

그림 9.10.12 [예제 9.10.2]의 데이터를 이용한 치료방법과 나이에 따른 수술 효과의 산점도와 회귀방정식

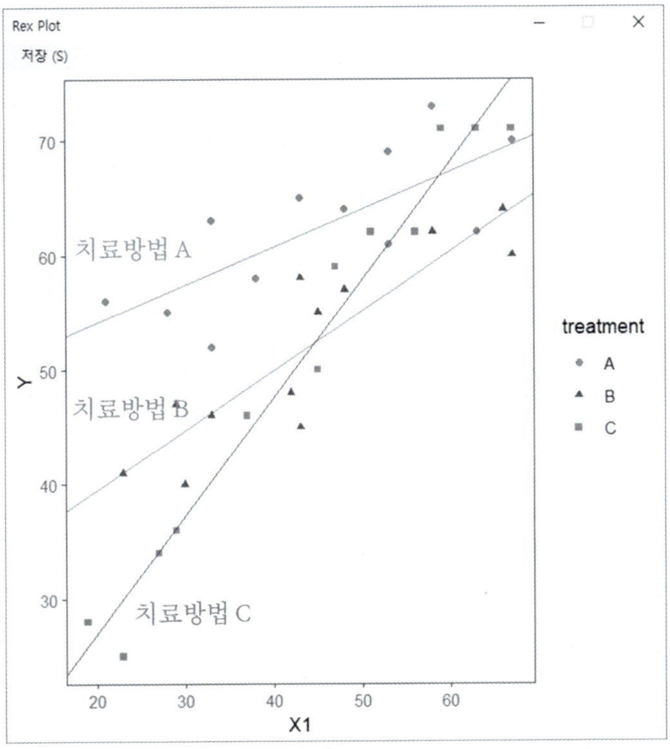

(단, ● – 치료방법 A, ▲ – 치료방법 B, ■ – 치료방법 C)

[추론 과정] [그림 9.10.12]의 회귀방정식은 표본으로부터 얻은 결과이다. 따라서 표본회귀방정식을 이용하여 모집단에 대한 가설검정을 수행해야 한다. [그림 9.10.10]은 가설검정 수행결과이

다. 영가설 $H_0 : \beta_i = 0$을 검정하기 위한 검정통계량은 다음과 같다.

$$t = \frac{b_j - 0}{s_{b_j}}$$

식 (9.10.5)에 의해 치료방법 B의 회귀직선의 y절편은 $(\beta_0 + \beta_2)$와 같음을 알 수 있다. 영가설 β_2=0에 대한 t값이 -3.434이고, 계산된 p값은 0.0018로 유의수준 0.05의 기각역에 포함된다. 따라서 치료방법 B의 모회귀방정식의 y절편은 치료방법 A의 모회귀방정식의 y절편과 다르다고 결론을 내릴 수 있다. 마찬가지로 영가설 $H_0 : \beta_3 = 0$에 대한 t값은 -8.124이고, p-값은 0.05보다 작으므로 유의수준 0.05에서 영가설을 기각할 수 있다. 따라서 치료방법 C와 A의 모회귀방정식의 y절편은 다르다고 결론을 내릴 수 있다.

다음으로 각 치료방법의 회귀방정식의 기울기를 비교하자. 식 (9.10.5)에 의해 치료방법 B의 회귀직선의 기울기는 $\beta_1 + \beta_4$이고, β_1은 치료방법 A의 회귀직선의 기울기이다. 영가설 H_0 : $\beta_4 = 0$을 검정하여, 두 회귀직선의 기울기가 서로 같은지 검정할 수 있다. [그림 9.10.10]에 의하면, 검정통계량은 1.657이고, p값은 0.1080이다. 따라서 유의수준 0.05에서 두 회귀직선의 기울기가 서로 같다는 영가설을 기각할 수 없다. 마지막으로 영가설 $H_0 : \beta_5 = 0$을 검정하기 위해 계산한 검정통계량의 p-값은 0.05보다 작으므로, 치료방법 C와 A의 회귀방정식의 기울기가 서로 같다는 영가설을 기각할 수 있다.

지금까지 치료방법 B와 A, 그리고 C와 A를 비교하는 방법에 대하여 설명하였다. 만약 치료방법 B와 C를 비교하고 싶다면 어떻게 하면 될까? 가장 간단한 방법은 가변수의 정의를 바꾸는 것이다. 예를 들어 [예제 9.10.2]에서 X_2는 치료방법 B이면 1 아니면 0, 그리고 X_3는 치료방법 C이면 1 아니면 0으로 정의하였다. 만약 X_2는 치료방법 A이면 1 아니면 0, 그리고 X_3는 치료방법 B이면 1 아니면 0으로 정의했다면, 회귀계수 β_3가 0인지 가설검정을 수행하여, 치료방법 B와 C의 회귀방정식의 y절편이 같은지 검정할 수 있다. ▣

눈치가 빠른 독자라면 가변수를 이용하여 회귀분석을 하는 것과 분산분석 사이에 많은 유사점이 있음을 이해했을 것이다. 가변수를 이용한 회귀분석과 분산분석은 모두 독립변수와 반응변수 사이의 관련성을 찾는 것이 목표이다. 이때 회귀분석은 독립변수를 이용하여 반응변수를 예측하는 것이 목표인 반면, 분산분석은 평균을 비교하기 위하여 사용된다. 만약 회귀분석을 이용하여 평균을 비교하고자 한다면, 가변수를 이용하여 반응변수의 평균을 추정한 뒤에 가변수의 회귀계수가 0인지 검정할 수 있다. 좀 더 관심 있는 독자는

Bowerman과 O'Connell(1990)을 참고하길 바란다.

9.11 변수 선택 절차

코호트 데이터와 같이 보건학 관련 연구에 많이 활용되는 데이터는 상대적으로 많은 수의 변수 정보를 갖고 있는 경향이 있다. 따라서 다중회귀분석을 이용하여 연구를 수행하는 경우 최대한 많은 변수를 독립변수로 이용하여 회귀모형의 설명력을 향상시키려고 노력하는 경향이 있다. 그러나 독립변수가 유의하지 않은 경우에도, 많은 독립변수를 회귀분석에 포함하면 결정계수는 증가하기 때문에 결정계수를 이용하여 독립변수를 선택하는 것은 적절한 방법이 아니다. 또한 어떠한 변수를 독립변수로 사용하였는지에 따라 분석결과에 큰 차이가 있을 수 있기 때문에, 보건학 연구에서 독립변수를 선택하는 과정은 무엇보다 신중히 진행되어야 한다. 이번 절에서는 많은 수의 독립변수가 있을 때 적절히 변수를 선택하는 방법에 대하여 설명할 것이다. 각각의 변수 선택 방법은 장단점이 있으므로, 앞으로 독립변수를 선택할 때 이러한 장단점을 적절히 고려하여 분석 결과를 해석할 필요가 있다.

[단계적 선택법] 다중회귀분석에서 가장 많이 사용되는 변수선택 방법은 단계적 선택법(stepwise selection)이다. 단계적 선택법은 변수들의 유의성을 평가하여 기준을 만족시키는 변수를 모형에서 제거하고, 포함하는 과정을 반복하여 회귀모형에 필요한 독립변수를 선택하는 방법을 의미한다. 예를 들어 k개의 독립변수가 있다고 가정하자. 먼저 단계적 선택법을 수행하기 전에 독립변수의 적절성을 평가하는 통계량을 선택해야 한다. 또한 선택한 통계량에 대하여 독립변수를 회귀모형에 포함하고, 제거하는 기준을 정해야 한다. 적절한 기준을 정하고 난 뒤에, k개의 독립변수를 분석하여 독립변수를 회귀모형에서 제거하는 기준에 부합하는 모든 변수들 중 가장 의미 없는 변수를 모형에서 제거한다. 변수를 제거했으면 다음 단계는 $k-1$개에 포함되지 않은 변수들 중에서 가장 의미 있는 변수를 독립변수에 포함해야 한다. 만약 더 이상 추가해야 할 변수가 없으면, $k-1$개의 독립변수 중에서 제거기준을 만족시키는 변수 중 가장 의미 없는 변수를 모형에서 제거한다. 이러한 과정을 더 이상 모형에 포함하거나 제거할 독립변수가 없을 때까지 반복한다. 단계적 선택법의 장점은 비록 변수가 이전 단계에서 제거가 되었더라도, 그 이후 단계에서 다시 포함될 수 있다는 점이다.

예제 9.11.1

간호사들의 업무 수행능력을 예측하는 회귀방정식을 구하고자 한다. 회귀분석에서 다음 독립변수에 단계적 선택법을 적용하여 최종 회귀방정식을 찾아라.

X_1 = 자기표현력

X_2 = 낙천성

X_3 = 의욕

X_4 = 사교성

X_5 = 문제해결능력

X_6 = 진취성

풀이 [표 9.11.1]은 총 30명의 간호사에 대한 데이터를 보여준다. Rex를 이용하면 단계적 선택법, 전진 선택법, 후진 제거법을 이용하여 최종 회귀방정식을 구할 수 있다.

표 9.11.1 [예제 9.11.1]의 데이터

Y	X1	X2	X3	X4	X5	X6
45	74	29	40	66	93	47
65	65	50	64	68	74	49
73	71	67	79	81	87	33
63	64	44	57	59	85	37
83	79	55	76	76	84	33
45	56	48	54	59	50	42
60	68	41	66	71	69	37
73	76	49	65	75	67	43
74	83	71	77	76	84	33
69	62	44	57	67	81	43
66	54	52	67	63	68	36
69	61	46	68	84	75	43
71	63	56	67	60	64	35
70	84	82	68	84	78	37
79	78	53	82	84	78	39
83	65	49	82	65	55	38
75	86	63	79	84	80	41

67	61	64	75	60	81	45
Y	X1	X2	X3	X4	X5	X6
67	71	45	67	80	86	48
52	59	67	64	69	79	54
52	71	32	44	48	65	43
66	62	51	72	71	81	43
55	67	51	60	68	81	39
42	65	41	45	55	58	51
65	55	41	58	71	76	35
68	78	65	73	93	77	42
80	76	57	84	85	79	35
50	58	43	55	56	84	40
87	86	70	81	82	75	30
84	83	38	83	69	79	41

Rex → 회귀분석 → 선형회귀분석 [그림 9.11.1]과 같이, '변수설정' 탭에서 Y 변수를 종속변수 상자로 이동시키고, X1 및 X2, X3, X4, X5, X6 변수들을 양적변수 상자로 이동시킨다. 주효과 버튼을 클릭하여 양적변수 상자 안의 변수들을 최종모형 상자 안으로 이동시킨다. '변수선택' 탭에서 변수선택을 클릭한 후, 변수선택 방법 중 단계별선택법을 선택하고, '확인' 버튼을 클릭한다.

그림 9.11.1 [표 9.11.1]의 데이터를 이용한 회귀분석 설정화면

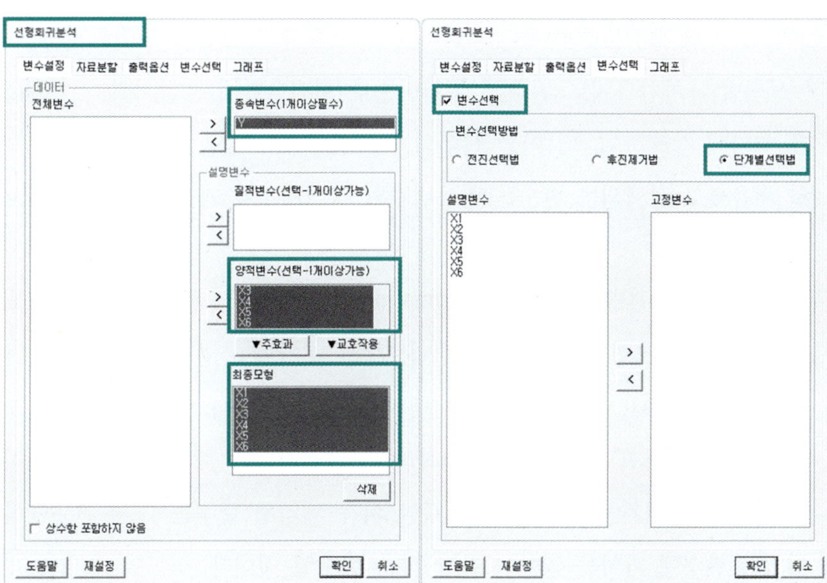

그림 9.11.2 [표 9.11.1]의 데이터를 Rex를 이용하여 분석한 결과

Rex 실행결과

저장 (S)

Result of Variable Selection

분석 목록 ▼

	Model
Initial Model	Y ~ X1+X2+X3+X4+X5+X6
Final Model	Y ~ X1+X2+X3+X6

Coefficient Estimates of the Final Model

	Estimate	SE	T-value	Pr(>|t|)	95% LCI for Estimate*	95% UCI for Estimate*
(Intercept)	23.4635	13.0199	1.8021	0.0836	-3.3515	50.2786
X1	0.2188	0.1110	1.9710	0.0599	-0.0098	0.4475
X2	-0.1889	0.0967	-1.9541	0.062	-0.3879	0.0102
X3	0.8243	0.1086	7.5896	6.054×10^{-08}	0.6006	1.0480
X6	-0.4306	0.1865	-2.3087	0.0295	-0.8147	-0.0465

* Wald confidence intervals were calculated.

[그림 9.11.2]의 분석 결과에 따르면 최종 회귀방정식은 다음과 같다.

$$\hat{y} = 23.464 + 0.2188x_1 - 0.1889x_2 + 0.8243x_3 - 0.4306x_6$$

■

[전진 선택법] 전진 선택법(forward selection)은 단계적 선택법과 밀접하게 연결되어 있다. 단계적 선택법과 마찬가지로 변수를 독립변수로 회귀모형에 포함시키는 기준을 만족시키는 변수를 하나씩 선택하여, 더 이상 선택되는 독립변수가 없을 때까지 선택을 계속한다. 모형에 제일 처음으로 선택되는 변수는 반응변수와 상관계수가 가장 큰 변수일 것이다.

[후진 제거법] 후진 제거법(backward elimination)은 전진 선택법과는 반대로 모든 변수를 독립변수로 포함한 회귀모형으로부터 시작한다. 후진 제거법도 전진 선택법이나 단계적 선택법처럼 F-통계량이나 AIC를 이용하여 적절한 변수를 제거한다. 후진 제거법은 모든 변수를 독립변수로 포함한 회귀모형으로부터 시작하여, 독립변수의 제거 기준을 만족시키는 변수를 하나씩 모형에서 제거하는 방법으로, 제일 처음 제거될 변수는 다른 변수들의 효과를 보정했을 때 반응변수에 미치는 영향이 가장 작은 변수일 것이다.

Chapter 9 연습문제

1. 회귀분석의 가정에 대하여 기술하라.

2. 최소제곱법을 정의하라.

3. 단순회귀분석에서 기울기의 추정량을 유도하라.

4. 단순회귀분석에서 절편의 추정량을 유도하라.

5. R^2에 대하여 설명하라.

6. 다음은 간호사(X)와 의사(Y)에 대한 평가 점수이다. 다음 데이터를 이용하여 산점도를 그려라.

X	18	13	18	15	10	12	8	4	7	3
Y	23	20	18	16	14	11	10	7	6	4

7. X(설명변수)와 Y(반응변수)로 회귀분석을 실시하고, 다음 물음에 답하라.

X	Y	X	Y
10	600	6.5	785
5.5	625	6	765
9	560	6.6	611
9	585	2.7	600
8	590	6	625
12.6	500	5.4	650
3	700	6	635
11	570	3.3	522
6.5	540		

1) 위 데이터를 활용하여 결정계수를 추정하라.
2) $\beta_1 = 0$이라는 귀무가설에 대한 ANOVA 표를 그리고 유의수준 0.05에서 F-검정을 수행하라.
3) $\beta_1 = 0$이라는 귀무가설에 대한 유의수준 0.05에서 t-검정을 수행하라.
4) β_1에 대한 95% 신뢰 구간을 구하라.

8. 중학교 2학년 학생 중에서 15명을 임의로 추출하여 각 학생의 악력(손의 힘, kg), 신장(cm), 체중(kg)과 원반던지기에서 던진 거리(m)를 측정하여 다음의 데이터를 얻었다.

식별번호	독립변수			종속변수
	악력	신장	체중	원반던지기 거리
1	28	146	34	22
2	46	169	57	36
3	39	160	48	24
4	25	156	38	22
5	34	161	47	27
6	29	168	50	29
7	38	154	54	26
8	23	153	40	23
9	42	160	62	31
10	27	152	39	24
11	35	155	46	23
12	39	154	54	27
13	38	157	57	31
14	32	162	53	25
15	25	142	32	23

단순회귀모형을 추정하고 그때의 결정계수의 값을 구하라.

9. 표준식단의 식사 가격이 제공되는 식사 수에 따라 달라지는지를 조사하였다.

식사 수	식사 가격
30	1.15
35	1.1
40	0.98
45	1.01
50	0.97
55	0.9
60	0.89
70	0.85
75	0.78
80	0.7
65	0.8

1) 결정계수를 계산하라.
2) 분산분석표를 만들고 F-통계량을 이용하여 $H_0 : \beta_1 = 0$을 검정하라.
3) 각 영가설에 대한 p-값을 구하라.
4) 위 결과를 활용하여, 결과를 해석하라.
5) β_1에 대한 95% 신뢰구간을 구하라.

10. 메틸 수은에 오염된 물고기를 먹은 12명을 대상으로 메틸 수은의 섭취량과 혈중 수은 농도를 조사한 결과, 다음과 같은 표를 얻었다.

메틸수은 섭취량	혈중 수은량
180	90
200	120
230	125
410	290
600	310
550	290
275	170
580	375
105	70
250	105
460	205
650	480

1) 두 변수의 관계를 설명하는 회귀 방정식을 구하고 r^2을 계산하라.

2) $H_0 : \beta_1 = 0$에 대해서 F-검정과 t-검정을 수행하라.

11. 16명의 건강한 성인 남자들의 체중(kg)과 혈당량(mg/100ml)을 조사하여 다음과 같은 결과를 얻었다.

체중	혈당량	체중	혈당량
64	108	82.1	101
75.3	109	78.9	85
73	104	76.7	99
82.1	102	82.1	100
76.2	105	83.9	108
95.7	121	73	104
59.4	79	64.4	102
93.4	107	77.6	87

1) 단순선형회귀 방정식을 구하고 ANOVA와 t-검정을 이용해서 $H_0 : \beta_1 = 0$을 검정하라.

2) $H_0 : \rho = 0$을 검정하고 ρ에 대한 95% 신뢰구간을 구하라.

3) 체중이 95kg인 사람의 혈당량 수준은 얼마나 될 것으로 예측되는가? 그에 대한 95% 예측 구간을 구하라. 이때 α는 0.05로 한다.

12. 대학교 1학년 학생을 무작위로 20명 추출하여 이들의 대학입학성적(x)과 1학년 1학기 중간고사 성적(y)간의 관계를 분석하려고 한다. 데이터가 다음과 같을 때, 단순회귀모형을 추정하라.

X	170	174	128	147	166	152	157	125	182	174
Y	698	645	578	518	725	625	558	485	745	698
X	192	179	130	150	102	125	146	171	185	133
y	778	798	471	538	458	625	485	611	745	538

13. 다음의 자료에서 다중회귀방정식을 구하라.

Y	X_1	X_2	X_3	Y	X_1	X_2	X_3
28	39	4	18	88	76	50	5
68	52	33	9	54	79	44	11
59	89	17	3	73	48	57	9
91	57	31	7	87	90	33	6
70	28	35	19	47	55	11	20
38	34	3	25	60	83	24	11
46	42	16	17	65	50	21	25
57	52	6	26	57	44	31	18
89	88	41	13	85	79	30	20
48	90	24	3	28	24	5	22
74	38	22	13	40	40	20	17
78	83	41	11	87	35	15	27
43	30	9	24	80	55	9	21
76	45	33	14	49	45	28	17
72	47	36	18	57	46	19	17
61	90	17	0	32	37	4	21
63	63	14	16	52	47	29	3
77	34	35	22	42	28	23	21
85	76	33	23	49	61	8	7
31	26	13	18	63	35	31	26
79	68	34	26	89	68	65	6
92	85	28	10	67	80	29	10

14. 13번에서 구한 식을 이용하여 다음 각 조건의 y값을 계산하고 X_j값에 대한 ① 95% 신뢰구간과 ② 95% 예측구간을 설정하라.

1) $x_{1j} = 95,\ x_{2j} = 35,\ x_{3j} = 18$
2) $x_{1j} = 50,\ x_{2j} = 20,\ x_{3j} = 10$
3) $x_{1j} = 50,\ x_{2j} = 6,\ x_{3j} = 11$
4) $x_{1j} = 1,\ x_{2j} = 2,\ x_{3j} = 15$

CHAPTER 10

상관분석

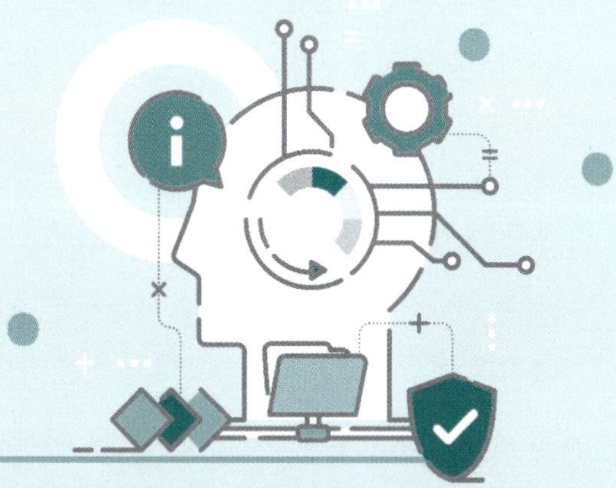

보건학 연구에서 두 변수 사이의 관계에 관심이 있는 경우가 자주 있다. 예를 들어 혈압과 나이, 키와 몸무게, 주사한 약의 농도와 심장 박동수, 영양물질의 농도와 체중 증가, 자극 강도와 반응 시간, 가구 수입과 의료비 사이의 관계 등이 있다. 이 장에서는 이처럼 두 변수 사이의 연관성의 크기를 추정할 때 주로 이용되는 상관분석에 대하여 설명할 것이다.

10.1 상관분석

[상관분석] 두 변수를 모두 종속변수로 간주했을 때, 두 변수 사이의 연관성의 크기를 상관성이라고 하며, 상관분석은 두 변수의 상관성을 추정하기 원하는 경우에 수행한다. 상관분석은 1988년 Galton에 의하여 제안되었으며, Galton은 상관(correlation)이라는 용어를 처음으로 사용하였다. 상관성은 최근 컴퓨터의 계산 속도와 정확도의 향상으로 쉽게 추정이 가능해졌으며, 대부분의 통계 소프트웨어는 상관분석을 지원한다. 다만 각 소프트웨어 데이터의 입력과 출력 형식에 차이가 있으므로, 각 소프트웨어의 입력 데이터 형식과 결과를 해석하는 방법을 주의 깊게 살펴보기 바란다.

상관분석은 두 변수 X, Y를 모두 확률변수로 간주하여 연관성을 분석한다. 따라서 상관분석을 이용하여 연관성을 추론하는 경우에 두 변수는 모두 확률표본이어야 한다. 이는 두 변수가 모두 사전에 결정된 값이 아니라 모집단에서 랜덤으로 추출된 값이라고 가정함을 의미한다. 반면 제9장에서 설명한 회귀분석은 독립변수 X가 주어져 있을 때 종속변수 Y의 값을 예측하며, 독립변수는 고정된 상수로, 종속변수는 확률표본으로 간주함을 기억하자. 결과적으로 상관분석의 가정이 만족되는 경우에는 회귀분석을 수행할 수 있는 반면, 회귀분석의 가정이 만족되는 경우에는 상관분석을 수행할 수 없다. 예를 들어 회귀분석의 가정이 만족된다고 가정하자. 이때 독립변수는 사전에 관측된 변수로 간주하기 때문에 고정된 값이므로 상관분석을 수행할 수 없다. 반대로 두 변수가 모두 종속변수인 경우를 살펴보자. 이때 정의에 의하여 상관분석은 수행 가능하며, 회귀분석 또한 수행 가능하다. 그러나 회귀분석을 이용하는 경우 어떠한 변수를 종속변수로 이용할지 결정해야 한다. 예를 들어 두 변수의 관측값을 각각 $(x_i, y_i), i = 1, \cdots, n$이라고 하자. 만약 y_i를 종속변수로 이용하면, $\sum(y_i - \hat{y}_i)^2$를 최소로 만드는 회귀직선을 구하는 반면, x_i를 종속변수로 이용하는 경우에는 $\sum(x_i - \hat{x}_i)^2$를 최소로 만드는 회귀직선을 구한다. 따라서 어떠한 변수를 종속변수로 선택하는지에 따라 분석결과에 차이가 있으므로, 종속변수를 적절히 선택하는 것이 중요하다. 일반적으로 예측하기 원하는 변수를 종속변수로 이용함을 기억하기 바란다. 그러나 상관분석은 종속변수를 선택할 필요가 없으므로, 좀 더 바람직한 방법이라고 볼 수 있다.

[이변량 정규분포] 상관분석은 두 확률변수 X, Y의 결합 분포(joint distribution)에 대한

가정이 필요하다. 이 책에서는 두 확률변수의 결합분포가 이변량정규분포(bivariate normal distribution)인 경우만 고려할 것이다. 이변량정규분포는 두 확률변수의 주변 분포가 모두 정규분포인 분포로서, 이변량 데이터의 결합분포로 자주 활용된다. 정리하면, 이 장에서는 이변량정규분포를 따른다는 가정하에서 상관분석을 이용하여 모집단에 대한 모상관분석을 수행할 것이다. 만약 결합분포가 정규분포를 따르지 않고 분포가 알려져 있지 않으면, 정규분포를 가정한 추론은 적절하지 않으며, 이러한 경우에는 제12장에서 설명할 비모수적 방법을 이용하기 바란다.

그림 10.1.1

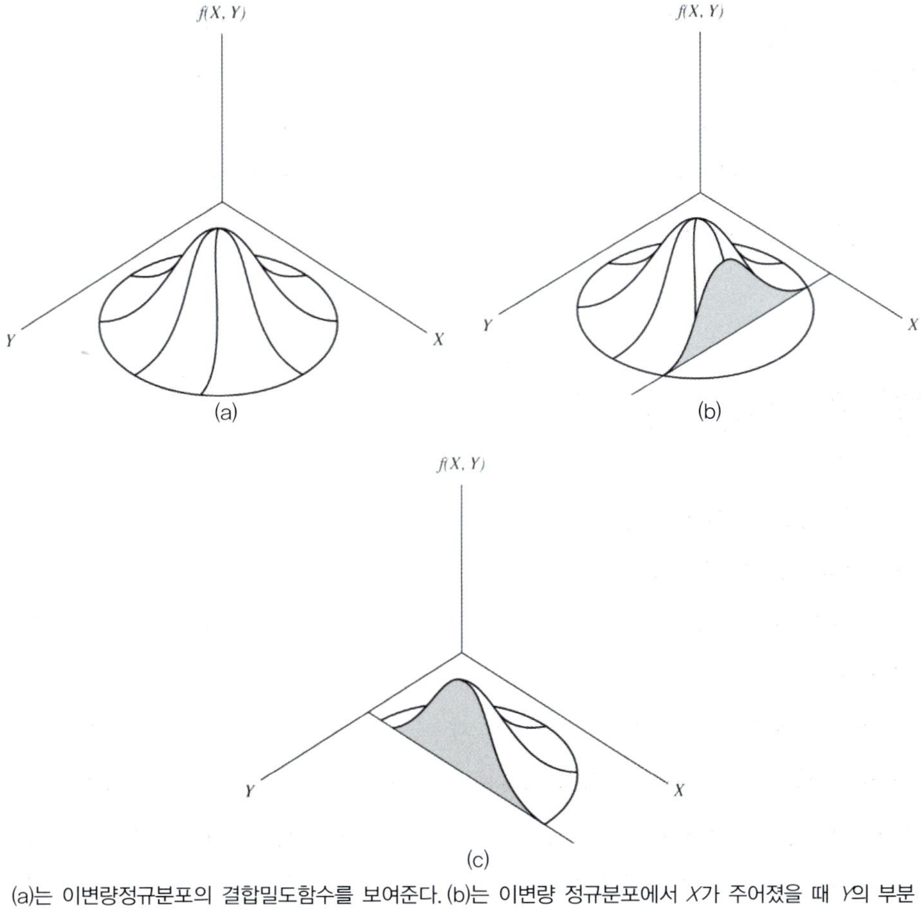

(a)는 이변량정규분포의 결합밀도함수를 보여준다. (b)는 이변량 정규분포에서 X가 주어졌을 때 Y의 부분모집단의 주변분포함수를 보여주며, 이때 부분모집단은 정규분포를 따른다. (c)는 Y가 주어졌을 때 X의 부분모집단의 분포를 보여주며, (b)와 마찬가지로 이 경우에도 정규분포를 따른다.

[상관분석의 가정] 이변량 데이터를 이용하여 상관분석을 수행하기 위해서 다음의 가정은 반드시 성립되어야 한다.

① X의 값이 주어졌을 때 Y의 부분모집단은 정규분포를 따른다.

② Y의 값이 주어졌을 때 X의 부분모집단은 정규분포를 따른다.

③ 두 변수 X, Y는 이변량 정규분포를 따른다.

④ Y의 부분모집단의 분산은 X의 값과 상관없이 모두 같다.

⑤ X의 부분모집단의 분산은 Y의 값과 상관없이 모두 같다.

[그림 10.1.1]은 이변량 정규분포의 확률밀도함수를 보여준다. [그림 10.1.1]로부터 알 수 있듯이 Y축에 평행한 평면으로 확률밀도함수를 자르면, 그 단면은 X가 주어졌을 때 Y의 확률밀도함수를 의미하며, 확률밀도함수는 정규분포를 따른다. 마찬가지로 X축에 평행한 평면으로 확률밀도함수를 자르면, 그 단면은 Y가 주어졌을 때 X의 확률밀도함수를 의미하며, 확률밀도함수는 정규분포를 따른다. 결과적으로 가정 ①, ②는 ③이 만족되면 자동적으로 만족됨을 기억하기 바란다.

10.2 상관계수

이변량정규분포는 5개의 모수 σ_x, σ_y, μ_x, μ_y, ρ에 의하여 형태가 결정된다. 처음 4개는 각각 두 확률변수 X, Y의 주변분포의 표준편차와 평균이다. 마지막 모수인 ρ는 모상관계수를 나타내며, 모상관계수는 모집단에서 두 변수 X, Y 사이의 선형성의 강도를 의미한다.

모상관계수는 앞에서 설명한 모결정계수의 제곱근으로서, 모결정계수는 0, 1 사이의 값을 갖는 반면 모상관계수는 $-1, 1$ 사이의 값을 가질 수 있다. 만약 모상관계수가 양수이면 두 변수는 양의 상관관계가 있다고 말하고, 이는 한 변수의 값이 증가하면 다른 변수의 값도 증가함을 의미한다. 모상관계수가 음수이면 두 변수는 음의 상관관계가 있다고 말하고, 이는 한 변수의 값이 증가하면 다른 변수의 값은 감소함을 의미한다. 모상관계수가 1이면 완벽한 양의 상관관계, -1이면 완벽한 음의 상관관계를 의미한다. 만약 0이면 두 변수 사이에 선형 관계가 없음을 의미한다. 특별히 ρ의 부호는 모집단에서 X, Y의 회귀직선의 기울기인 β_1의 부호와 항상 같다. 만약 표본에서 두 변수 사이의 선형관계에 관심이 있으면 표본상관계수를 이용하면 된다. 표본상관계수는 r로 표현하도록 하자. 모상관계수와 마찬가지로 표본상관계수는 표본결정계수의 제곱근과 같으며, 표본상관계수의 부호는 회귀직선의 기울기의 부호와 같다.

[그림 10.2.1]의 (a)와 (b)는 표본상관계수가 -1일 때 그리고 0일 때의 산점도를 보여준다. 표본상관계수는 표본결정계수의 제곱근과 같기 때문에, (a)는 표본결정계수가 1일 때 그리고 (b)는 표본결정계수가 0일 때의 산점도임을 쉽게 알 수 있다. 만약 모상관계수가 0이 아닌지에 관심이 있다면, 모집단으로부터 표본을 뽑아 표본상관계수를 이용하여 모상관계수가 0이 아닌지 검정할 수 있다. 이때 $H_0 : \rho = 0$이다. [예제 10.2.1]은 모상관계수에 대한 가설검정의 순서를 예를 들어 설명한다.

그림 10.2.1 (a) $r = -1$인 경우의 산점도, (b) $r = 0$인 경우의 산점도

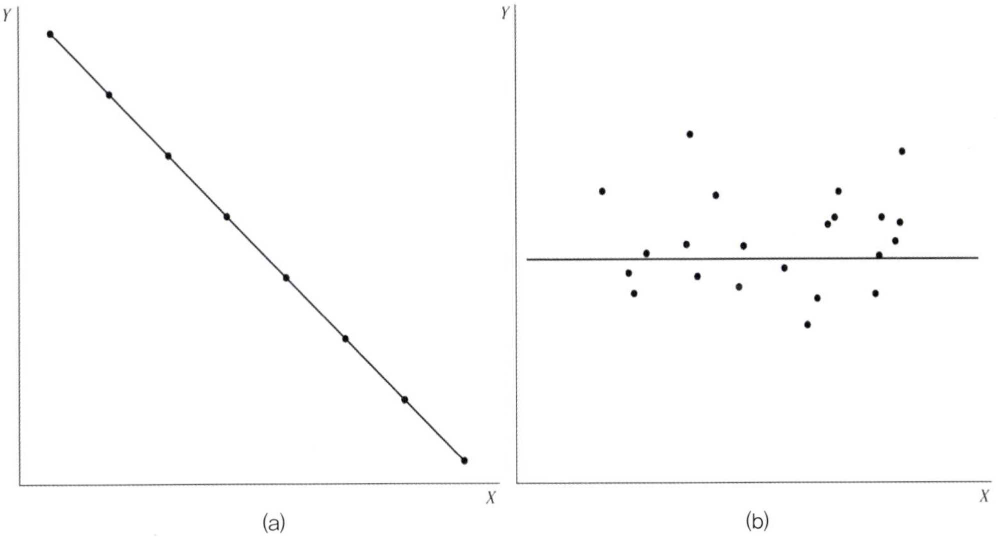

예제 10.2.1

다음은 감마인터페론의 만성 육아종증에 대한 효과를 평가하기 위한 임상시험데이터 중, 임신주수와 출생 시 몸무게 데이터다. 임신주수와 출생 시 몸무게 사이의 표본상관계수를 구하여라.

풀이 [Rex 분석: 'birth' Sheet] Rex → 그래픽스 → 산점도 [그림 10.2.2]와 같이, '변수설정' 탭에서 gestwks 변수를 X-변수 상자로 이동시키고, bweight 변수를 Y-변수 상자로 이동시킨다. '출력옵션' 탭에서 보조선 중 최소제곱선을 선택하고, '기타옵션' 탭에서 X축 이름표에 임신주수, Y축 이름표에 출생시 몸무게를 입력한 후, '확인' 버튼을 클릭한다.

그림 10.2.2 [예제 10.2.1]데이터의 산점도 및 회귀직선 설정화면

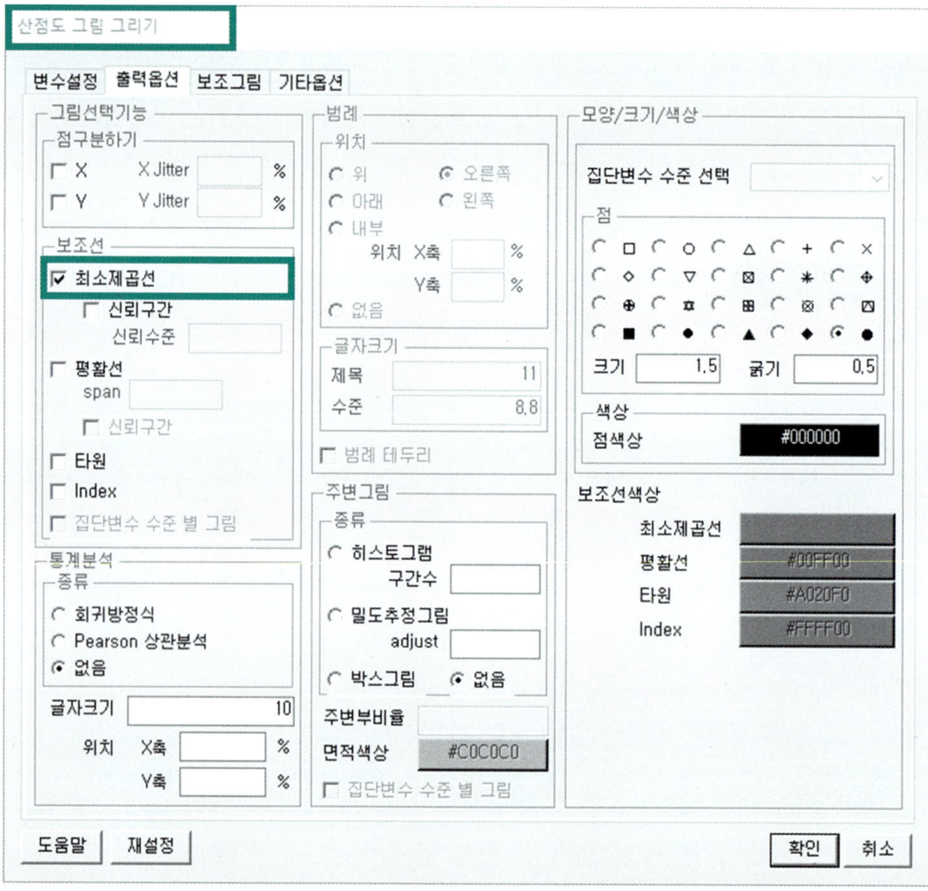

[그림 10.2.3]는 산점도와 최소제곱법으로 추정한 회귀직선을 보여준다. 만약 추정과 예측을 위한 회귀방정식을 구하고 싶은 경우, 표본상관계수는 회귀모형에서 설명한 방법으로 구할 수 있다.

그림 10.2.3 [예제 10.2.1]에서의 임신주수와 출생 시 몸무게의 산점도 및 회귀직선

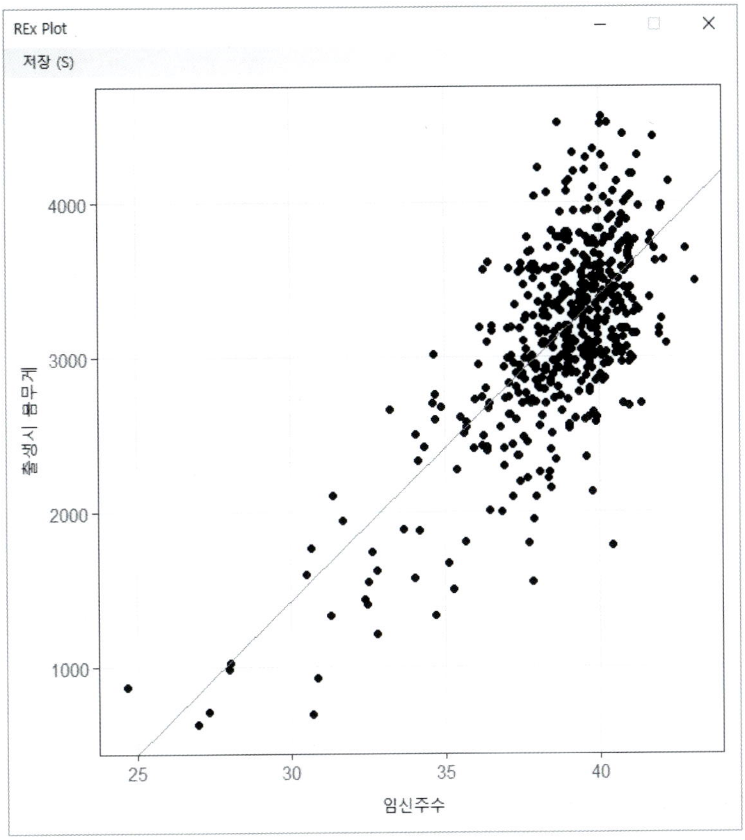

만약 임신주수를 이용하여 출생 시 몸무게를 예측할 수 있으면, 임신주수를 독립변수로, 출생 시 몸무게를 종속 변수로 이용하여 회귀분석을 수행하면 된다.

[Rex 분석: 'birth' Sheet] Rex → 회귀분석 → 선형회귀분석 [그림 10.2.4]와 같이, '변수설정' 탭에서 bweight 변수를 종속변수 상자로 이동시키고, gestwks 변수를 양적변수 상자로 이동시킨다. 주효과 버튼을 클릭하여 양적변수 상자 안의 gestwks 변수를 최종모형 상자 안으로 이동시키고, '확인' 버튼을 클릭한다.

그림 10.2.4 [예제 10.2.1] 데이터의 회귀분석 설정화면

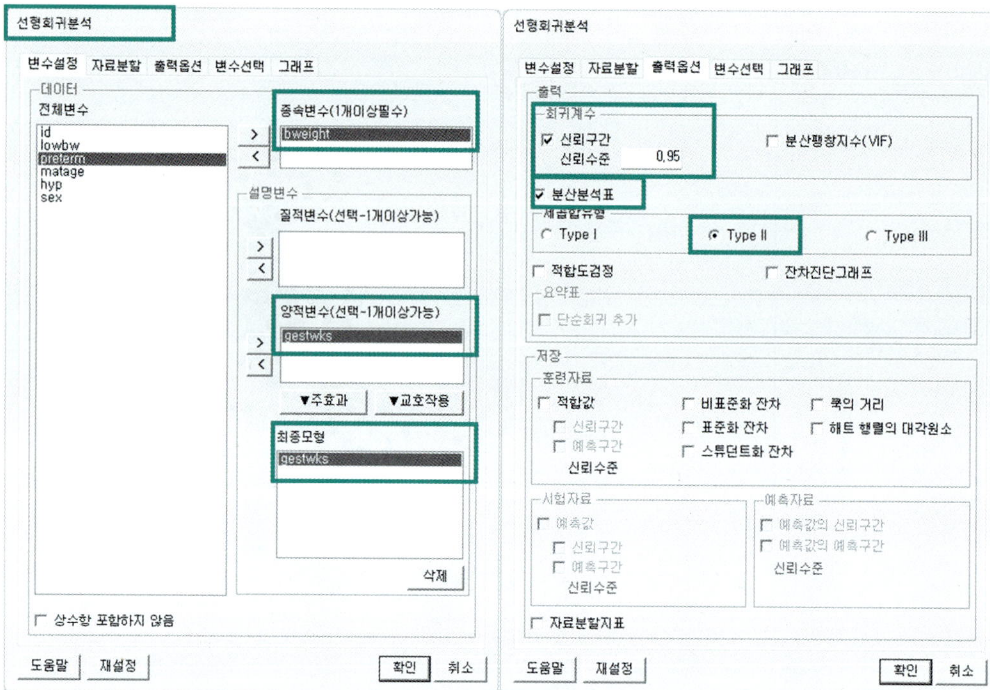

[Rex 분석: 'birth' Sheet] Rex → 상관분석 → 상관분석 [그림 10.2.5]와 같이, '변수설정' 탭에서 bweight, gestwks 변수들을 종속변수 상자로 이동시킨다. '분석옵션'탭에서 추정방법에 Pearson을 선택하고, '확인' 버튼을 클릭한다.

그림 10.2.5 [예제 10.2.1] 데이터의 상관분석 설정화면

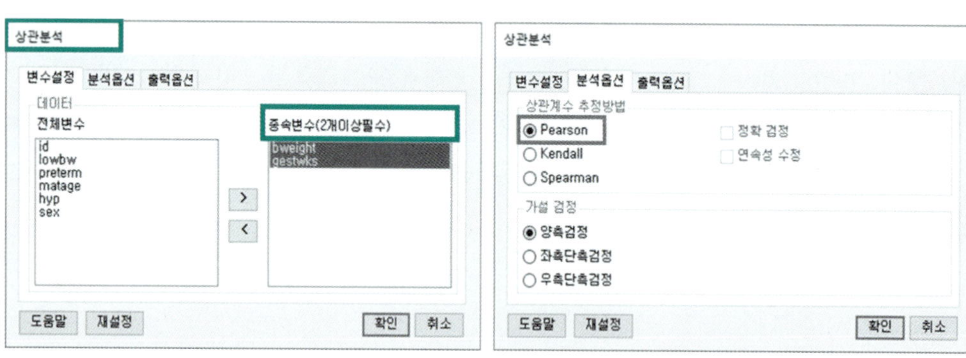

[그림 10.2.6]과 [그림 10.2.7]은 Rex를 이용한 회귀분석 및 상관분석 결과를 보여준다. 결과에 따르면 표본상관계수 $r = \sqrt{0.5073} = 0.7122$이다. 또한 회귀직선의 기울기와 표본상관계수의 부호는 서로 같으며, 따라서 회귀직선의 기울기가 양수이므로 표본상관계수 또한 양수여야 한다.

그림 10.2.6 [예제 10.2.1] 데이터의 회귀분석 결과

Rex 실행결과

저장 (S)

분석 목록 ▼

Results of Linear Regression

Coefficient Estimates from a regression

	Estimate	SE	T-value	p-value	95% LCI for Estimate*	95% UCI for Estimate*
(Intercept)	-4489.1398	340.8988	-13.1685	4.219×10^{-34}	-5158.9503	-3819.3293
gestwks	196.9726	8.7881	22.4135	5.064×10^{-77}	179.7054	214.2399

* Wald confidence intervals were calculated.

* A regression with all covariates was conducted, and coefficients from it were summarized.

Analysis-of-Variance Table

Model Effect (Goodness of Fit Test)

	SS	DF	MS	F-value	p-value	R^2	adj.R^2
Regression	101603845.1439	1	101603845.1439	502.364	5.064×10^{-77}	0.5073	0.5062
Residual	98698697.8377	488	202251.43				
Total	200302542.9816	489					

그림 10.2.7 [예제 10.2.1] 데이터의 상관분석의 결과

Rex 실행결과

저장 (S)

분석 목록 ▼

Analysis Result

bweight vs. gestwks

Result	Value
Pearson correlation	0.7122
T-value	22.4135
Degrees of freedom	488
p-value	0

표본의 크기가 n이라고 하면, 다음의 식을 이용하여 표본상관계수를 직접 계산할 수 있다. 만약 회귀계수가 알려져 있으면 표본상관계수는 다음과 같다.

$$|r| = \sqrt{\frac{\widehat{\beta_1}^2[\sum x_i^2 - (\sum x_i)^2/n]}{\sum y_i^2 - (\sum y_i)^2/n}}, \quad r = \widehat{\beta_1}\sqrt{\frac{\sum x_i^2 - (\sum x_i)^2/n}{\sum y_i^2 - (\sum y_i)^2/n}} \tag{10.2.1}$$

회귀계수가 알려져 있지 않은 경우는 다음과 같다.

$$r = \frac{n\sum x_i y_i - (\sum x_i)(\sum y_i)}{\sqrt{n\sum x_i^2 - (\sum x_i)^2}\sqrt{n\sum y_i^2 - (\sum y_i)^2}} \tag{10.2.2}$$

식 (10.2.2)는 회귀계수의 추정값을 이용하지 않기 때문에, 회귀방정식의 계산 결과가 없을 때 적절하다. 그리고 식 (10.2.1)에 의하여 표본상관계수의 부호는 표본기울기의 부호와 같음을 기억하자.

예제 10.2.2

[예제 10.2.1]의 데이터를 이용하여, 모상관계수가 0이 아닌지 검정하라.

풀이 가설검정의 10단계는 다음과 같다.

① **데이터** [예제 10.2.1]의 데이터를 이용한다.

② **가정** 상관분석을 위한 가정이 만족된다고 가정한다.

③ **가설** 영가설과 대립가설은 다음과 같다.

$$H_0 : \rho = 0 \text{ vs } H_A : \rho \neq 0$$

④ **검정 통계량** $\rho = 0$일 때, 적절한 검정 통계량은 다음과 같이 나타낼 수 있다.

$$t = r\sqrt{\frac{n-2}{1-r^2}} \tag{10.2.3}$$

⑤ **검정 통계량의 분포** 영가설이 사실이고 가정이 만족되면, 검정 통계량은 자유도가 $n-2$인 t-분포를 따른다.

⑥ **결정규칙** 유의수준 α는 0.05라고 가정하자. 이때 자유도가 $490-2$인 t-분포의 임계값은 1.964이다. 따라서 검정통계량이 1.964보다 크거나 같을 때, 혹은 -1.964보다 작거나 같

을 때 영가설을 기각한다.

⑦ **검정 통계량의 계산** 검정통계량은 다음과 같이 계산할 수 있다.

$$t = 0.7122\sqrt{\frac{488}{1 - 0.5073}} = 22.41$$

⑧ **통계적 결정** 검정 통계량은 기각역에 포함되므로, 영가설을 기각한다.

⑨ **결론** 임신주수와 출생 시 몸무게는 선형성이 있다고 볼 수 있다.

⑩ ***p*-값** p-값은 자유도가 488인 t-분포가 22.41보다 크거나 -22.41보다 작을 확률과 같다. Rex → 연속분포 → T분포 → T확률 변수값에 22.41, 자유도에 488을 입력하고, 높은쪽 꼬리를 선택한 후, '확인' 버튼을 클릭한다. Rex를 실행하여 얻은 T확률값에 2를 곱하면, p-값은 0.05보다 작음을 쉽게 알 수 있다.

상관계수의 검정통계량은 회귀직선 기울기의 검정 통계량과 같음을 주목하자. 즉, 가설검정의 7번째 단계의 t-통계량의 제곱은 [그림 10.2.6]의 F-통계량과 같다. ▣

[영가설이 ρ가 0이 아닌 값을 가정할 때 검정법] 식 (10.2.3)에서 소개한 t-통계량은 $H_0 : \rho = 0$을 검정할 때에 적절하다. 그러나 $H_0 : \rho = \rho_0$이고, $\rho_0 \neq 0$이면, 다른 검정통계량을 이용해야 한다. Fisher(1924)는 다음과 같이 표본상관계수를 z_r으로 변환하여 검정할 것을 제안했다.

$$z_r = \frac{1}{2}\ln\left(\frac{1+r}{1-r}\right) \tag{10.2.4}$$

위 식에서 ln은 자연대수 $e = 2.71828\cdots$를 밑으로 갖는 로그함수로서 자연로그라고 한다. 영가설이 사실이면 z_r은 다음의 평균과 표준편차를 갖는 정규분포를 따른다.

$$z_{\rho_0} = \frac{1}{2}\ln\left(\frac{1+\rho_0}{1-\rho_0}\right),\ \mathrm{sd}(z_r) = \frac{1}{\sqrt{n-3}} \tag{10.2.5}$$

따라서 $H_0 : \rho = \rho_0$ $(\rho_0 \neq 0)$을 검정하기 위한 검정 통계량은 다음과 같다.

$$Z = \frac{z_r - z_{\rho_o}}{sd(z_r)} \tag{10.2.6}$$

식 (10.2.6)은 근사적으로 표준정규분포를 따른다. r에 대한 z_r, ρ_0에 대한 z_{ρ_0}은 통계 소프트웨어 Rex를 이용하면 쉽게 계산할 수 있다. $r = 0.872$이고 $n = 203$일 때, 다음의 영가설과 대립가설을 유의수준 0.05에서 검정하는 경우를 살펴보자.

$$H_0 : \rho = 0.80 \quad \text{vs} \quad H_A : \rho \neq 0.80$$

관측된 $r = 0.872$이므로, z_r=1.34137이고 $\rho_o = 0.8$, $z_{\rho_o} = 1.09861$이다. 따라서 검정통계량은 다음과 같다.

$$Z = \frac{1.34137 - 1.09861}{1/\sqrt{203 - 3}} = 3.43$$

3.43은 기각역에 포함되므로, 영가설을 기각할 수 있다. 따라서 모상관계수는 아마도 0.80이 아닐 것이라고 결론을 내릴 수 있다. 표본의 크기가 25보다 작으면 표본상관계수를 Fisher의 방법으로 변환할 때 조심해야 한다. 만약 표본의 크기가 10보다 크고 25보다 작은 경우에는 Hotelling(1953) 방법을 이용할 수 있다. Hotelling에 의한 r의 변환식은 다음과 같다.

$$z^* = z_r - \frac{3z_r + r}{4n} \tag{10.2.7}$$

z^*의 표준 편차는 다음과 같다.

$$\sigma_{z^*} = \frac{1}{\sqrt{n-1}} \tag{10.2.8}$$

검정 통계량은 다음과 같다.

$$Z^* = \frac{z^* - \zeta^*}{1/\sqrt{n-1}} = \left(z^* - \zeta^*\right)\sqrt{n-1}\,,\ \ \zeta^* = z_{\rho_o} - \frac{(3z_{\rho_o} + \rho_o)}{4n} \tag{10.2.9}$$

[대안] 경우에 따라 데이터가 모상관계수를 검정하는 데 필요한 가정을 만족하지 않을 수도 있다. 만약 가정을 만족하지 않으면, 앞에서 설명한 방법을 이용하여 가설검정을 할 수 없다. 분포 가정이 만족되지 않으면 제12장에서 설명할 Spearman 순위상관계수를 사용하기 바란다.

[ρ의 신뢰구간] ρ의 $100(1-\alpha)\%$ 신뢰구간을 구하기 위해 Fisher의 변환법을 이용할 수 있다. 신뢰구간을 구하는 식은 다음과 같다.

통계량 ± (신뢰 계수) × (표준 오차)

신뢰구간을 구하기 위하여 먼저 표본상관계수 r을 z_r로 변환하고, z_ρ의 신뢰구간을 구한 뒤에 신뢰구간의 양 끝값을 z_r의 역변환으로 변환하면 된다. z_ρ의 신뢰구간을 구하는 식은 다음과 같다.

$$z_r \pm z_{1-\alpha/2} \cdot \frac{1}{\sqrt{n-3}} \qquad (10.2.10)$$

위 공식을 앞선 예제에 적용하면 z_ρ에 대한 95% 신뢰구간은 다음과 같다.

$$1.34137 \pm 1.96 \cdot \frac{1}{\sqrt{203-3}} \Rightarrow (1.20277, 1.47996)$$

위 신뢰구간의 양 끝 값을 z_r 변환의 역변환으로 변환하면 다음과 같다.

z_r	r
1.20277	0.834
1.47996	0.901

따라서 ρ의 95% 신뢰구간은 (0.834, 0.901)임을 알 수 있다.

10.3 상관분석과 회귀분석의 주의사항

회귀분석과 상관분석은 제일 많이 활용되는 통계학 분석 중의 하나이나, 적절히 활용하지 못하면 유의미한 결과를 도출할 수 없다. 회귀분석과 상관분석을 적절히 활용하기 위해서 다음을 주의해야 한다.

① 데이터를 수집하기 전에 회귀분석과 상관분석을 하는 데 필요한 가정이 만족되는지 확인해야 한다. 물론 가정이 정확히 만족되는 경우는 거의 없으나, 회귀분석이나 상관

분석을 수행하여 얻은 결과를 신뢰할 수 있을 만큼 충분히 가정이 만족되어야 한다. 따라서 데이터를 살펴보고, 회귀분석이나 상관분석을 수행하는 데 필요한 가정이 만족되는지 판단할 수 있어야 한다.

② 회귀분석이나 상관분석을 수행하여 두 변수 사이의 관계를 추론하고자 할 때, 두 변수의 관측값은 동일한 개체로부터 관측한 값이어야 한다. 예를 들어 키와 몸무게 사이의 관계에 대해서 관심이 있다면, 동일한 사람으로부터 두 값을 모두 관측해야 한다. 만약 키와 몸무게를 서로 다른 사람에게 관측한 뒤에 두 값 사이에 연관성을 추정하면 전혀 관계 없는 값을 얻게 된다.

③ 두 변수 사이의 연관성의 크기와 상관없이 연관성은 인과성을 의미하지 않는다. 만약 두 변수 사이에 연관성이 관측된 경우, 다음 조건 중 하나가 만족된 것으로 볼 수 있다.

A. X가 Y의 원인이다.

B. Y가 X의 원인이다.

C. 관측되지 않은 다른 변수가 X, Y의 직접적 혹은 간접적 원인이다.

D. 희귀한 사건이 일어나서 두 변수 사이에 연관성이 우연히 발생했다.

④ 표본회귀방정식을 이용하여 설명변수가 관측되지 않은 영역에서의 값을 예측하면 심각한 편의가 발생할 수 있다. 설명변수가 관측되지 않은 영역에서 반응변수를 예측하는 것을 외삽법(extrapolation)이라고 하는데, 외삽법은 잘못된 결과를 도출할 가능성이 매우 크다. 예를 들어 관측된 설명변수의 영역에서 두 변수 사이에 선형관계가 존재할 수 있으나, 관측되지 않은 영역에서는 곡선의 관계가 있을 수 있다. 따라서 설명변수가 관측되지 않은 영역의 값을 예측하는 오류를 범하지 않도록 조심하자. [그림 10.3.1]은 외삽법을 적용했을 때 발생하는 문제를 예를 들어 설명한다.

그림 10.3.1 외삽법을 적용했을 때 발생할 수 있는 문제의 예시

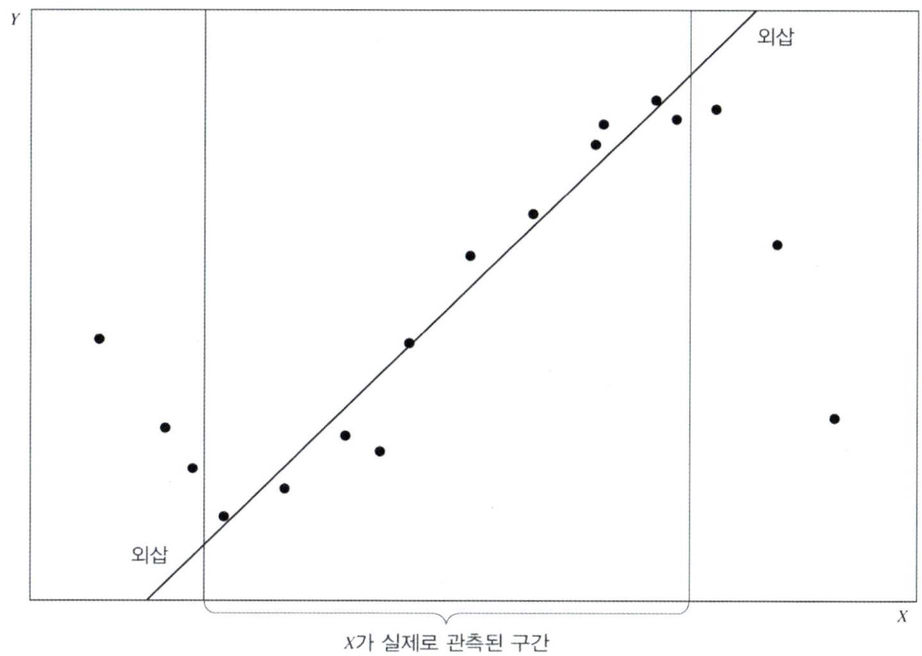

10.4 다중상관모형

회귀분석은 설명변수의 관측값을 이용하여 반응변수의 관측값을 예측하는 회귀방정식을 구하는 분석인 반면, 상관분석은 변수들 사이의 연관성의 크기를 구하는 분석이다. 상관분석은 2개 이상의 변수가 존재하는 경우에도 수행할 수 있으며, 이번 절에서는 여러 변수 사이의 연관성의 크기를 측정하는 방법을 설명할 것이다. 먼저 다중상관분석의 모형과 가정을 살펴보자.

[모형식] 다중상관분석의 상관모형은 다음과 같이 쓸 수 있다.

$$y_j = \beta_0 + \beta_1 x_{1j} + \beta_2 x_{2j} + \cdots + \beta_k x_{kj} + \epsilon_j \qquad (10.4.1)$$

위 식에서 y_j는 부분모집단에서 얻은 관측값이고, $\beta_0, \beta_1, \beta_2, \cdots, \beta_k$는 제9장에서 설명한

회귀계수, x_{ij}는 설명변수의 관측값을 의미한다. 식 (10.4.1)은 다중회귀모형과 비슷해 보이나, 중요한 차이가 있다. 다중회귀모형에서 설명변수는 확률변수가 아닌 주어진 상수라고 가정하는 반면, 상관분석은 x_{ij}도 확률변수이고, y_j와 x_{ij} 사이의 결합분포가 존재한다고 가정한다. 상관분석은 모든 변수가 실질적으로 반응변수라고 가정하며, 이러한 확률변수의 결합분포로 보통 다변량정규분포를 가정함을 기억하자. 모집단이 다변량정규분포를 따른다고 가정하면, 표본을 이용하여 모상관계수에 대한 가설검정을 수행할 수 있다. 또한 y_j와 $x_{1j}, \cdots, x_{kj}$ 사이의 연관성을 측정하는 다중상관계수에 대한 점추정, 구간추정이 가능하다. 다중상관계수는 앞서 설명한 두 변수 간의 상관계수를 3개 이상의 확률변수가 있는 경우로 확장한 개념이다. 마지막으로 다른 변수들의 영향을 모두 제거했을 때 두 변수 사이의 연관성의 크기를 의미하는 편상관계수도 계산할 수 있다.

[다중상관계수] 여러 변수 사이의 관계를 추론하기 위하여 먼저 다중상관계수에 대하여 살펴보자. 다중상관계수는 다중결정계수의 제곱근이며, 다음의 식 (10.4.2)를 이용하여 쉽게 계산할 수 있다.

$$R_{y.12\cdots k} = \sqrt{R^2_{y.12\cdots k}} = \sqrt{\frac{\sum(\hat{y}_j - \bar{y})^2}{\sum(y_j - \bar{y})^2}} = \sqrt{\frac{SSR}{SST}} \qquad (10.4.2)$$

다음 예제는 다중상관분석의 개념과 분석 방법을 설명한다.

예제 10.4.1

세 변수 (Y, X_1, X_2) 사이에 연관성이 존재하는지 확인해 보려고 한다. [표 10.4.1]의 데이터를 이용하여, 세 변수 사이에 다중회귀분석과 다중상관분석을 수행하라.

풀이 최소제곱 회귀방정식과 다중상관계수를 추정하기 위하여 Rex를 이용할 수 있다. [표 10.4.1]의 1~3열의 Y, X_1, X_2를 이용하여 분석하면,

표 10.4.1 [예제 10.4.1]에 대한 데이터

Y	X_1	X_2
115	0.38	899
86	1.65	167
19	0.16	73
6	0.08	146
23	0.02	82
147	1.98	2483
27	0.15	404
140	0.25	2438
345	0.55	780
92	0.22	517
85	0.09	346
24	0.17	82
109	0.41	1285
5	0.02	380
95	0.84	628
46	0.02	451
25	0.64	159
187	0.2	1335
5	0.04	30
47	0.02	13
118	0.24	5
112	0.72	625
79	0.45	719
52	0.23	309
52	0.06	27
7	0.37	199
13	0.13	510
80	0.24	271
86	0.96	273
26	0.29	534
53	0.25	473
185	0.28	2932
30	0.19	658
9	0.03	103
76	0.21	2339
51	0.09	31
73	0.06	158
47	0.08	773
48	0.12	545
16	0.03	5

[Rex 분석: '표 10.4.1' Sheet] Rex → 회귀분석 → 선형회귀분석 [그림 10.4.1]과 같이, '변수설정' 탭에서 Y 변수를 종속변수 상자로 이동시키고, X1, X2 변수들을 양적변수 상자로 이동시킨다. 주효과 버튼을 클릭하여 양적변수 상자 안의 X1, X2 변수들을 최종모형 상자 안으로 이동시키고, '확인' 버튼을 클릭한다.

그림 10.4.1 [표 10.4.1] 데이터의 회귀분석 설정화면

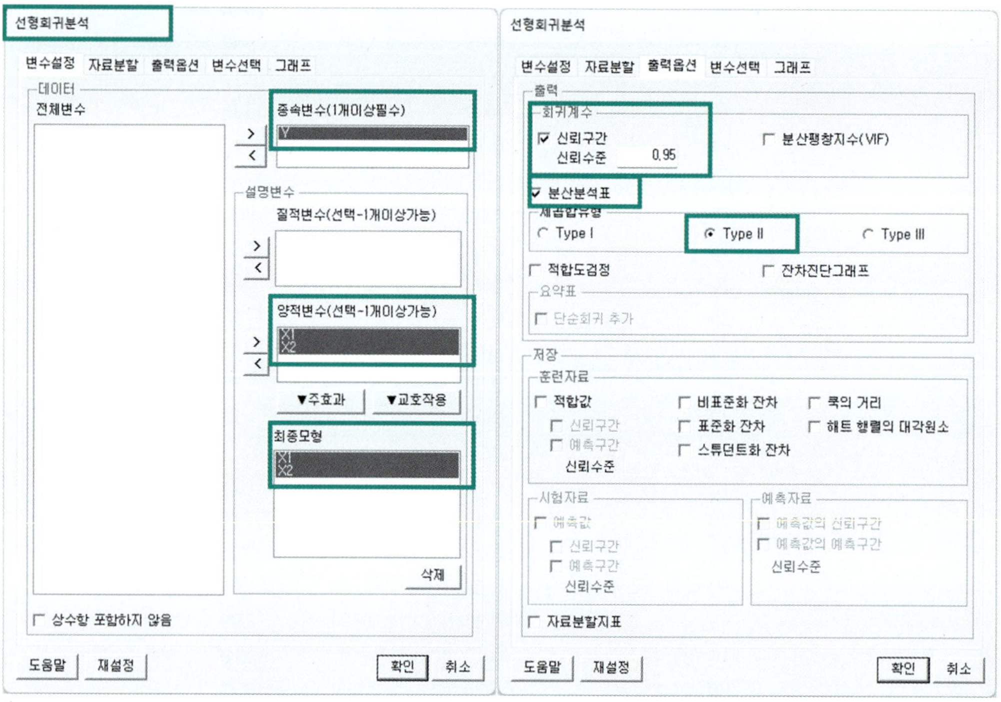

[그림 10.4.2]와 같이, 최소제곱방정식은 다음과 같다.

$$\hat{y}_j = 34.81 + 34.54x_{1j} + 0.04x_{2j}$$

그림 10.4.2 [표 10.4.1]을 이용하여 다중회귀분석을 수행한 결과

Rex 실행결과

저장 (S)

분석 목록 ▼

Results of Linear Regression

Coefficient Estimates from a regression

	Estimate	SE	T-value	p-value	95% LCI for Estimate*	95% UCI for Estimate*
(Intercept)	34.8145	12.3525	2.8184	0.0077	9.7859	59.8431
X1	34.5392	22.2647	1.5513	0.1293	-10.5733	79.6517
X2	0.0414	0.0126	3.2905	0.0022	0.0159	0.0669

* Wald confidence intervals were calculated.
* A regression with all covariates was conducted, and coefficients from it were summarized.

Analysis-of-Variance Table

Model Effect (Goodness of Fit Test)

	SS	DF	MS	F-value	p-value	R^2	adj.R^2
Regression	54642.9585	2	27321.4792	8.984	0.0007	0.3269	0.2905
Residual	112522.0165	37	3041.1356				
Total	167164.9750	39					

[그림 10.4.2]의 다중회귀분석 결과로부터 Multiple R-squared 값을 관찰하면 다음과 같이 다중결정계수를 구할 수 있다.

$$R_{y.12}^2 = 0.3269$$

따라서 다중상관계수는 다음과 같다.

$$\mathrm{R}_{y.12} = \sqrt{\mathrm{R}_{y.12}^2} = 0.572$$

[$\mathbf{R}_{y.12}$의 해석] $\mathrm{R}_{y.12}$는 40개의 데이터를 이용하여 계산한 Y, X_1, X_2 사이의 상관관계를 의미하며, 만약 표본이 모집단으로부터의 확률표본이면, $\mathrm{R}_{y.12}$를 모집단의 다중상관계수인 $\rho_{y.12}$의 점추정값으로 간주할 수 있다. 또한 $\mathrm{R}_{y.12}$는 y와 $\hat{y}$ 사이의 단순상관계수와 같다. 즉, 반응변수의 관측값과 예측값이 똑같으면, 다중상관계수는 1이다. 반면 관측값과 예측값 사이에 선형성이 전혀 없으면, 다중상관계수는 0이다. 다중결정계수는 항상 1보다 작고, 음이 아닌 실수이다. H_0 : $\rho_{y.12} = 0$은 다음 검정통계량을 이용하여 검정할 수 있다.

$$F = \frac{R^2_{y.12\cdots k}}{1 - R^2_{y.12\cdots k}} \cdot \frac{n-k-1}{k} \tag{10.4.3}$$

식 (10.4.3)으로부터 구한 값은 영가설이 참일 때 분자의 자유도 k, 분모의 자유도 $n-k-1$를 가진 F-분포를 따르며, $H_0 : \beta_1 = \beta_2 = \cdots = \beta_k = 0$의 검정통계량과 계산식이 동일함을 주목하기 바란다. 식 (10.4.3)을 [예제 10.4.1]에 적용하여 $H_0 : \rho_{y.12} = 0$과 $H_A : \rho_{y.12} \neq 0$를 검정할 수 있다. 계산 결과는 다음과 같다.

$$F = \frac{0.327}{1 - 0.327} \cdot \frac{40-2-1}{2} = 8.9848$$

Rex → 연속분포 → F분포 → F분위수 확률에 0.05, 분자자유도에 2, 분모자유도에 37을 입력하고, 높은쪽 꼬리를 선택한 후, '확인' 버튼을 클릭한다. Rex를 실행하면, 유의수준 0.05에서 분자의 자유도가 2, 분모의 자유도가 37인 F-분포의 임계값은 3.252임을 알 수 있다. 따라서 기각역은 3.252보다 크거나 같은 실수의 집합이다. 검정통계량은 기각역에 포함되므로, 영가설을 유의수준 0.05에서 기각할 수 있다. 또한 검정통계량이 3.252보다 크기 때문에 p-값은 0.05보다 작다. 즉 유의수준 0.05에서 영가설 $H_0 : \beta_1 = \beta_2 = 0$ 을 기각하고 모집단에서 Y, X_1, X_2 사이에 선형성이 존재한다고 결론을 내릴 수 있다. [그림 10.4.2]의 p-value는 모집단의 다중상관계수가 0이라는 영가설이 참이라는 가정에서 계산한 F-값을 보여준다. ■

[편상관계수] 만약 다른 변수들의 효과를 보정한 뒤에 두 변수 사이의 선형관계를 측정하기를 원한다면, 편상관계수(coefficient of partial correlation)를 이용하면 된다. 예를 들어 Y, X_1, X_2 세 변수가 있다고 가정하자. X_2의 효과를 보정한 후에 Y와 X_1 사이의 선형성을 측정한 값을 표본편상관계수 $r_{y1.2}$라고 쓴다. 아래첨자에서 점의 오른쪽에 있는 기호는 효과가 보정되어야 하는 변수를 나타내며, 점의 왼쪽에 있는 기호는 어떤 변수 사이의 상관성을 계산하는지를 알려준다. 변수가 3개인 경우 $r_{y2.1}$, $r_{12.y}$ 편상관계수도 존재한다.

[편결정계수] 편상관계수의 제곱은 편결정계수(coefficient of partial determination)라고 한다. 편결정계수는 변수 사이의 연관성의 크기에 대한 정보를 제공한다. 예를 들어 $r_{y1.2}$의 제곱인 $r^2_{y1.2}$는 X_2에 의하여 설명되는 Y의 변동을 제거하고 남은 변동 중에서 X_1에 의하여 설명되는 변동의 비율을 의미한다.

[표본편상관계수의 계산] 3개의 변수에 대하여 단순상관계수는 다음과 같이 표현한다.

r_{y1}, Y와 X_1 사이의 단순상관계수

r_{y2}, Y와 X_2 사이의 단순상관계수

r_{12}, X_1과 X_2 사이의 단순상관계수

단순상관계수를 이용하여 다음과 같이 편상관계수를 계산할 수 있다.

① X_2를 통제한 후 Y와 X_1 사이의 편상관

$$r_{y1.2} = \frac{(r_{y1} - r_{y2}r_{12})}{\sqrt{(1 - r_{y2}^2)(1 - r_{12}^2)}} \tag{10.4.4}$$

② X_1를 통제한 후 Y와 X_2 사이의 편상관

$$r_{y2.1} = \frac{(r_{y2} - r_{y1}r_{12})}{\sqrt{(1 - r_{y1}^2)(1 - r_{12}^2)}} \tag{10.4.5}$$

③ Y를 통제한 후 X_1과 X_2 사이의 편상관

$$r_{12.y} = \frac{(r_{12} - r_{y1}r_{y2})}{\sqrt{(1 - r_{y1}^2)(1 - r_{y2}^2)}} \tag{10.4.6}$$

예제 10.4.2

[예제 10.4.1]의 데이터를 이용하여 세 변수(Y, X_1, X_2) 사이의 표본편상관계수를 계산하라.

[Rex 분석: '표 10.4.1' Sheet] Rex → 상관분석 → 상관분석 [그림 10.4.3]과 같이, '변수설정' 탭에서 Y 및 X1, X2 변수들을 종속변수 상자로 이동시킨다. '출력옵션'탭에서 산점도 행렬을 선택하고, '확인' 버튼을 클릭한다.

그림 10.4.3 [표 10.4.1] 데이터의 상관분석 설정화면

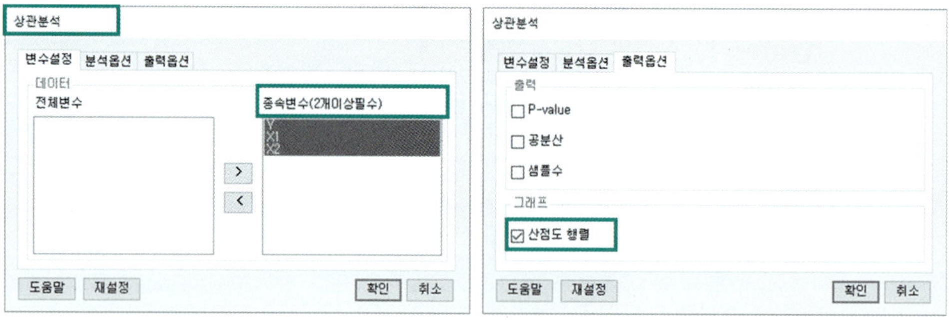

그림 10.4.4 [표 10.4.1] 데이터의 상관계수 결과

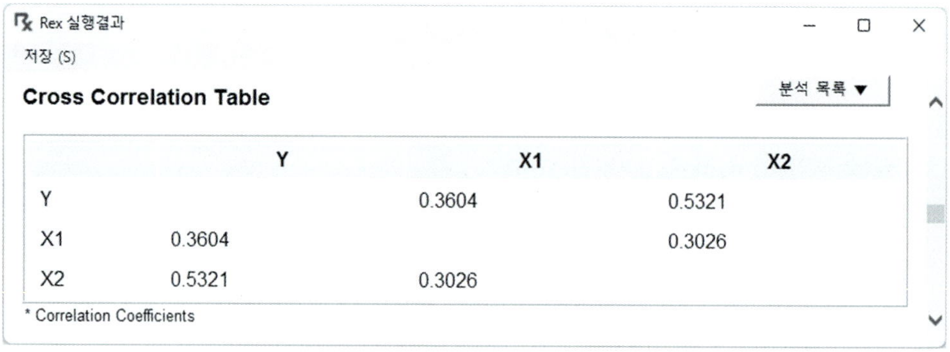
Rex 실행결과

저장 (S)

Cross Correlation Table

분석 목록 ▼

	Y	X1	X2
Y		0.3604	0.5321
X1	0.3604		0.3026
X2	0.5321	0.3026	

* Correlation Coefficients

Y, X_1, X_2 세 변수가 있을 때, 표본편상관계수($r_{y1.2}$)를 구하는 과정은 다음과 같다. 먼저 X_1을 반응변수, X_2를 설명변수로 하는 단순회귀분석으로부터 잔차를 계산한다. 다음으로 Y를 반응변수, X_2를 설명변수로 하는 단순회귀분석으로부터 잔차를 계산한다. 이렇게 계산한 두 잔차 사이의 단순상관계수는 X_2를 통제한 후 Y와 X 사이의 표본편상관계수($r_{y1.2}$)와 같다.

[Rex 분석: '표 10.4.1' Sheet] Rex → 상관분석 → 편상관 [그림 10.4.5]와 같이, '변수설정' 탭에서 Y와 X1 변수들을 종속변수 상자로 이동시키고, X2 변수를 통제변수 상자로 이동시킨다. '분석옵션'탭에서 추정방법에 Pearson을 선택하고, '확인' 버튼을 클릭한다.

그림 10.4.5 [표 10.4.1] 데이터의 편상관분석 설정화면

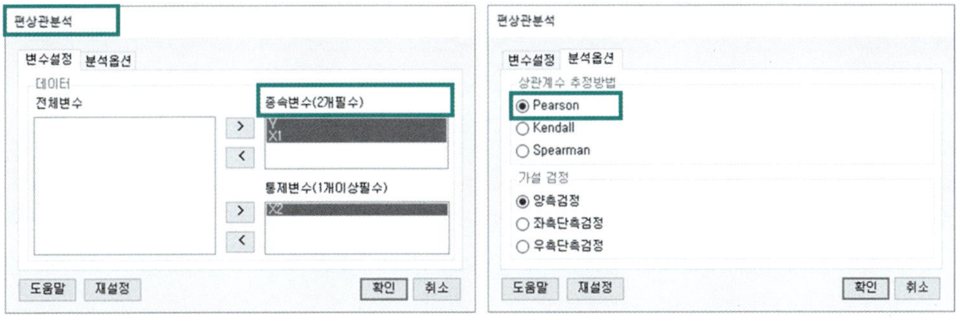

그림 10.4.6 [표 10.4.1]의 데이터를 Rex를 이용하여 구한 편상관계수

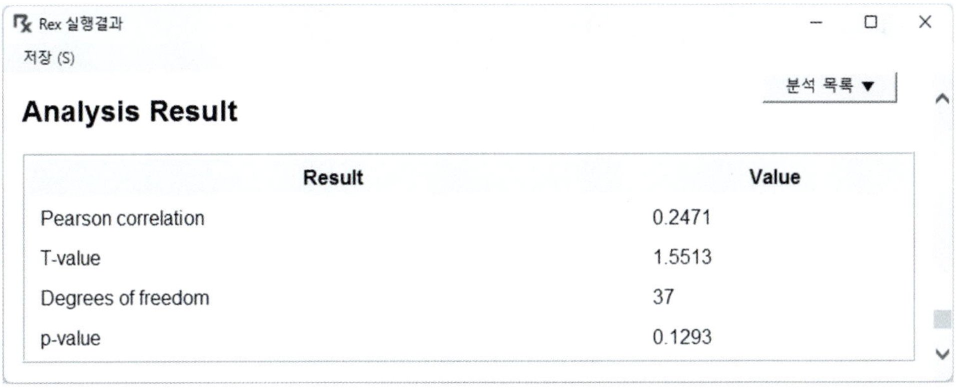

Result	Value
Pearson correlation	0.2471
T-value	1.5513
Degrees of freedom	37
p-value	0.1293

풀이 식 (10.4.4)~(10.4.6)과 같이 단순상관계수와 편상관계수의 관계를 이용하는 대신 Rex를 이용하면 표본편상관계수를 구할 수 있다. [그림 10.4.4]는 세 변수 사이의 상관계수를, [그림 10.4.6]은 편상관계수를 구한 결과를 보여준다. ■

[편상관계수의 가설검정] t-검정을 이용하여 모집단의 편상관계수에 대한 영가설을 검정할 수 있다. 예를 들어 $H_0 : \rho_{y1.2\cdots k} = 0$을 검정하기 원하는 경우 다음의 검정통계량을 이용하면 된다.

$$t = r_{y1.2\cdots k}\sqrt{\frac{n-k-1}{1-r_{y1.2\cdots k}^2}} \tag{10.4.7}$$

위 식의 검정통계량은 영가설이 사실이면 자유도가 $n-k-1$인 t-분포를 따른다. [예제 10.4.1]의 데이터를 이용하여 $H_0: \rho_{y1.2}=0$ vs $H_A: \rho_{y1.2} \neq 0$을 검정해보자. 검정통계량은 다음과 같다.

$$t = r_{y1.2}\sqrt{\frac{40-2-1}{1-r_{y1.2}^2}} = 1.551$$

검정통계량은 영가설이 사실이면 자유도가 37인 t-분포를 따른다. 유의수준 $\alpha = 0.05$에서 임계값은 2.03이고 기각역은 2.03보다 크거나 같은 실수 혹은 -2.03보다 작거나 같은 실수이다. 검정통계량은 1.551로 기각역에 포함되지 않으므로, 따라서 X_2의 효과를 보정했을 때, 두 변수 Y, X_1 사이에 상관성이 존재한다고 볼 수 없다고 결론을 내리면 된다.

지금까지 표본편상관계수는 3개의 변수가 있는 경우만 고려하였다. 그러나 표본편상관계수는 변수가 4개 이상인 경우로 확장할 수 있다.

Chapter 10 연습문제

1. 상관계수란 무엇인가?

2. 편상관계수란 무엇인가?

3. 상관분석과 회귀분석의 공통점과 차이점을 서술하라.

4. 상관분석으로 인과관계를 알 수 있는지 설명하라.

5. 다중상관계수란 무엇인가?

6. 상관분석의 가정을 기술하라.

7. 다음은 10명의 환자들에 대한 간호사 평가(X)와 의사 평가(Y)에 대한 점수이다.

X	18	13	18	15	10	12	8	4	7	3
Y	23	20	18	16	14	11	10	7	6	4

두 변수의 상관계수를 구하고, 유의성을 검정하라.

8. 메틸 수은에 오염된 물고기를 먹은 12명을 대상으로 메틸 수은의 섭취량과 혈중 수은 농도를 조사한 결과 다음의 결과를 얻었다.

메틸수은 섭취량	혈중 수은농도
180	90
200	120
230	125
410	290
600	310
550	290
275	170
580	375
105	70
250	105
460	205
650	480

1) 두 변수 간의 관계를 설명하는 회귀 방정식을 구하고 결정계수를 계산하라.

2) 1)을 이용하여 상관계수를 구하라.

3) 2)가 유의한지 검정하라.

9. X는 설명변수, Y는 반응변수이다. 다음의 물음에 답하라.

$$\sum x_i = 82{,}500, \sum {y_i}^2 = 871, \sum {x_i}^2 = 523{,}750{,}000, \sum x_i y_i = 510{,}500,$$

$$\sum y_i = 107,\ n = 100$$

1) 표본상관계수를 구하라.

2) $H_0 : \rho = 0$를 검정하고 결론을 내려라.

3) 그 검정에 대한 p-값을 결정하라.

4) ρ-값에 대한 95% 신뢰구간을 구하라.

10. 다음의 데이터를 이용하여 질문에 답하라.

Y	$X1$	$X2$	$X3$
115	0.38	899	56
86	1.65	167	158
19	0.16	73	152
6	0.08	146	35
23	0.02	82	60
147	1.98	2483	1993
27	0.15	404	30
140	0.25	2438	72
345	0.55	780	12
92	0.22	517	5
85	0.09	346	5
24	0.17	82	12
185	0.28	2932	108
30	0.19	658	33
9	0.03	103	5
76	0.21	2339	5
51	0.09	31	36
73	0.06	158	5
47	0.08	773	5
48	0.12	545	67
16	0.03	5	5

1) 가능한 모든 변수 쌍들의 단순상관계수를 계산하라.

2) 1)의 유의성을 검정하라.

3) 네 변수들 간의 다중상관계수를 계산하라.

4) 3)의 다중상관계수의 유의성을 검정하라.

CHAPTER 11

카이제곱분포와 도수분석

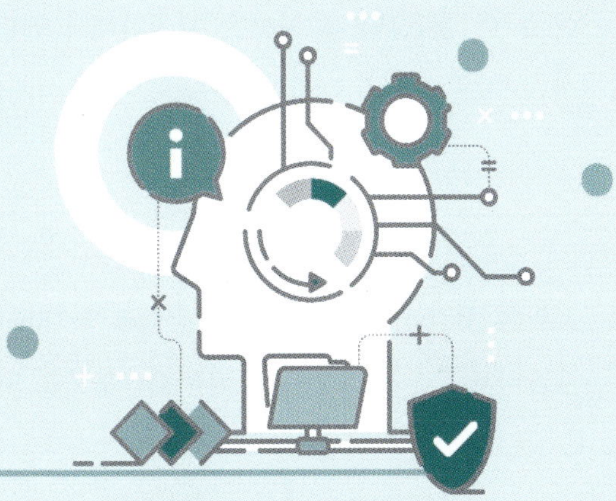

카이제곱분포는 통계 분석에 가장 많이 활용되는 분포 중의 하나로서, 도수 데이터의 분석에 많이 이용된다. 가령 병원을 방문한 남성환자와 여성환자의 비율에 관심이 있을 수 있다. 또한 같은 표본에서 사설보험에 가입한 환자의 수, 노인의료보험이 있는 환자의 수, 저소득층 의료보장제도에 가입한 환자의 수를 조사하였다고 가정하자. 만약 성별과 의료보험의 종류 간 연관성을 조사하기를 원하는 경우, 카이제곱분포를 이용하여 가설검정을 수행할 수 있다. 이 장에서는 카이제곱분포의 수리적 특성과 다양한 활용 방안에 대하여 설명할 것이다.

11.1 카이제곱분포의 수리적 특성

카이제곱분포는 정규분포에서 파생된 분포이다. 평균이 μ이고 분산이 σ^2인 정규분포를 따르는 모집단에서 랜덤으로 뽑은 관측값을 y_i라고 가정하자. 만약 관측값을 다음과 같이 표준화하면, 그 값은 표준정규분포를 따르게 된다.

$$z_i = \frac{y_i - \mu}{\sigma} \tag{11.1.1}$$

이때 z_i를 제곱하여 얻은 z_i^2는 다음과 같이 자유도가 1인 카이제곱분포를 따른다고 알려져 있다.

$$\left(\frac{y_i - \mu}{\sigma}\right)^2 = z_i^2 \sim \chi^2_{df=1}$$

다음으로 두 관측값을 표준화한 후 제곱하여 더한 경우를 고려하자. 평균이 μ이고 분산이 σ^2인 정규분포를 따르는 모집단에서 랜덤으로 뽑은 두 관측값을 이용하여 z^2를 계산하여 합하면 다음과 같이 자유도가 2인 카이제곱분포를 따른다.

$$\left(\frac{y_1 - \mu}{\sigma}\right)^2 + \left(\frac{y_2 - \mu}{\sigma}\right)^2 = z_1^2 + z_2^2 \sim \chi^2_{df=2}$$

위의 결과는 임의의 n개의 관측값에 대하여 적용할 수 있으며, 이때 표준화된 관측값의 제곱의 합은 자유도가 n인 카이제곱분포를 따른다. 이를 일반화하면 다음과 같다.

$$\chi^2_{df=n} = z_1^2 + z_2^2 + \cdots + z_n^2 \tag{11.1.2}$$

자유도가 k인 카이제곱분포의 확률밀도함수는 다음과 같다.

$$f(u) = \frac{1}{\left(\frac{k}{2} - 1\right)!}\frac{1}{2^{k/2}}u^{(k/2)-1}e^{-(u/2)}, \qquad u > 0 \tag{11.1.3}$$

위 식에서 e는 $2.71828\cdots$이고, 자연대수라고 한다. 앞장에서 설명한 것처럼 카이제곱분포의 분위수는 Rex를 이용하여 계산할 수 있다. 자유도가 k인 카이제곱분포의 평균과 분산은 각각 k와 $2k$이다. 또한 최빈값은 $k \geq 2$이면 $k-2$이고, $k=1$이면 0이다. 자유도 k에 따른 카이제곱분포의 확률밀도함수의 형태는 [그림 6.9.1]을 참고하라. 그림을 살펴보면 자유도 k에 따라 확률밀도함수의 형태가 다르다는 것을 알 수 있다. 또한 $k > 2$일 때의 분포함수의 형태와 $k = 1, 2$일 때의 형태는 차이가 큰 편이다. 그리고 카이제곱분포는 표준정규분포의 제곱합과 같으므로 음의 값은 가질 수 없다. 마지막으로 서로 독립이며, 자유도가 $k_1, k_2, \cdots, k_m$인 카이제곱분포를 따르는 확률변수들의 합은 카이제곱분포를 따른다는 사실을 기억하기 바란다.

$$\chi^2_{df=k_1} + \cdots + \chi^2_{df=k_m} \sim \chi^2_{df=k_1+\cdots+k_m}$$

[카이제곱 검정의 유형] 카이제곱분포는 빈도 데이터를 이용한 통계 분석에 자주 사용한다. 예를 들어 카이제곱분포는 적합도 검정(tests of goodness-of-fit), 독립성 검정(tests of independence), 동질성 검정(tests of homogeneity)에 활용된다. 세 가지 검정은 모두 기대도수와 관측도수의 차이가 얼마나 큰지 비교하므로, 카이제곱 검정은 적합도 검정을 위한 통계량이라고 볼 수 있다. 그러나 실제로 적합도 검정은 훨씬 제한적인 의미로 사용된다. 일반적으로 적합도 검정은 가정한 모형에서 계산한 기대도수와 표본으로부터의 관측값이 얼마나 서로 유사한지를 살펴보는 검정으로서, 가정한 모형이 적절한지 가설 검정을 통하여 확인하고 싶은 경우에 사용된다. Karl Pearson(1992)은 빈도 데이터에서 관측된 데이터와 가정한 모형이 서로 일치하는지 검정하기 위하여 카이제곱분포를 사용할 수 있음을 증명하였다. Lancaster(1972)는 카이제곱분포를 이용한 다양한 종류의 가설 검정을 정리하였고, Nikulin과 Greenwood (1996)는 카이제곱분포를 이용하여 가설 검정을 수행할 때의 주의점을 잘 정리하였다.

[관측도수와 기대도수] '기혼', '미혼', '사별', '이혼' 등의 혼인 여부처럼 제한된 범주의 값을 갖는 변수를 범주형 변수라고 한다. 카이제곱 통계량은 이와 같은 범주형 변수의 분석에 가장 많이 사용되는 통계 분석 기법이다. 카이제곱 통계량은 범주형 변수의 각 범주별 관측도수(observed frequencies)와 기대도수(expected frequencies)를 이용하여 계산된다. 관측도수는 범주형 변수의 범주별로 관찰된 개체의 수를 의미하고, 기대도수는 영가설이 성립된다는 가정하에서 기대되는 개체의 수를 의미한다. 예를 들어, 100명의 병원 환자 가운데 기혼이 50명, 미혼이 30명, 사별이 15명, 이혼이 5명으로 관측되었다고 하자. 이때 50, 30, 15, 5는 관측도수에 해당한다. 기대도수는 영가설에 따라서 값이 달라진다. 만약 영가설이 '기혼, 미혼, 사별, 이혼인 사람의 비율이 동일하다'라고 가정하자. 이때 전체 표본의 크기는 100

이므로, 영가설이 참이라는 가정하에서 각 범주별 기대도수는 기혼이 25명, 미혼이 25명, 사별이 25명, 이혼이 25명이다.

[카이제곱 통계량] 카이제곱 검정을 위한 검정 통계량은 다음과 같다.

$$X^2 = \sum_i \left[\frac{(O_i - E_i)^2}{E_i} \right] \tag{11.1.4}$$

위 식에서 O_i는 범주 i의 관측도수, E_i는 영가설이 참이라는 가정하에서 계산된 기대도수를 의미한다. 영가설이 참이라는 가정하에, X^2은 자유도가 $k-r$인 카이제곱분포를 따른다. 이때 k는 범주의 개수이며, r은 제약조건의 수이다. 제약조건에는 기대도수의 합과 관찰도수의 합이 같다는 것이나 모수가 만족시켜야 하는 조건 등이 있다.

X^2은 관측도수와 기대도수 사이의 유사 정도에 따라 값의 크기가 결정된다. 식에서 유추할 수 있는 것처럼 관측도수와 기대도수가 비슷하면 X^2은 작고, 반대로 두 값의 차이가 클수록 X^2 또한 커진다. 영가설이 사실이라는 가정하에서 계산한 기대도수와 관측도수가 서로 유사하다면 식 (11.1.4)의 $O_i - E_i$는 0이 될 것이다. 따라서 X^2이 작아지므로 H_0를 기각하기 힘들다. 반면 영가설이 사실이라는 가정하에서 계산한 기대도수와 관측도수가 차이가 있다면 식 (11.1.4)의 $(O_i - E_i)^2$가 커지고, 마찬가지로 X^2 또한 커질 것이다. 결과적으로 X^2이 충분히 크면 기대도수와 관측도수가 다르다고 할 수 있다.

일반적으로 영가설이 사실이 아니면 관측도수와 기대도수 사이에 큰 차이가 있을 확률이 점점 커지고, 영가설이 사실이면 관측도수와 기대도수의 차이가 작을 가능성이 더 크다. 따라서 X^2이 크면 영가설이 사실이 아닐 가능성이 크다고 볼 수 있다. 마지막으로 $O_i - E_i$의 제곱을 이용하므로, 기대도수가 관측도수보다 큰 값을 갖는지 작은 값을 갖는지 중요하지 않으며, $(O_i - E_i)^2/E_i$의 합이 X^2과 같기 때문에, 기대도수가 작은 범주일수록 기대도수와 관측도수의 차이가 X^2에 더 큰 영향을 미침을 주목하자.

[결정방식] 관측도수와 기대도수 사이의 차이가 작을수록 $\sum[(O_i - E_i)^2/E_i]$의 값이 작아지고, 관측도수와 기대도수 간의 차이가 클수록 $\sum[(O_i - E_i)^2/E_i]$의 값이 커진다. 계산한 X^2의 값은 자유도가 $k-r$인 카이제곱분포와 비교하며, 검정방식은 오른쪽 검정과 같다. 즉, 유의수준 α에서 가설검정을 수행하는 경우, X^2이 임계값보다 크거나 같으면 영가설을 기각한다. 이때 임계값은 자유도가 $k-r$인 카이제곱분포가 임계값보다 클 확률이 α가 되게 하는 값을 구하면 된다.

[기대도수가 작을 때] 카이제곱 검정을 수행할 때, 기대도수가 매우 작은 범주가 있을 수 있으며, 경우에 따라 1보다 작을 수도 있다. 이처럼 기대도수가 작은 범주가 있으면 영가설이 사실이더라도 X^2은 카이제곱분포를 따르지 않을 수 있음이 알려져 있다. 그러나 기대도수가 얼마나 커야 카이제곱분포를 따르는지에 대해서는 연구 결과마다 차이가 조금씩 있다. 예를 들어 과거에는 기대도수가 최소 10 이상은 되어야 한다고 했고, 최근 연구에 따르면 기대도수가 5 이상이면 충분하다고 알려져 있다. Cochran(1952; 1954)은 모집단이 정규분포와 같이 종형의 분포를 따르는 경우에도 각 범주별 기대도수는 최소한 1보다 커야 한다고 주장하였다. 만일 하나 이상의 범주가 1보다 작은 기대도수를 갖는다면 해당 범주를 모두 합친 뒤에 카이제곱 검정을 수행할 것을 제안하였다. 여러 범주를 하나로 합치면 범주의 개수가 줄어들기 때문에 자유도도 감소함을 주목하자. Cochran의 연구결과는 최근 많은 연구자들에 의하여 사용되고 있다.

11.2 적합도 검정

앞 절에서 설명한 것처럼 적합도 검정은 관측된 도수가 가정한 영가설이나 분포에 대한 가정을 만족하는지 그렇지 않은지 검정할 때 이용할 수 있는 검정방법이다. 예를 들어 관측된 데이터를 이용하여 모집단이 정규분포를 따르는지 확인한다고 가정하자. 가설검정을 수행하기 위해서 먼저 모든 발생도수를 상호배반인 범주나 구간에 할당해야 한다. 그런 뒤에 정규분포의 성질을 활용하여 각 구간별로 기대되는 기대도수를 계산한다. 만약 기대도수와 관측도수의 차이가 우연히 발생한 것이라면, 모집단은 정규분포를 따른다고 결론을 내릴 수 있다. 마찬가지의 원리로 모집단이 이항분포, 포아송분포를 따르는지 가설 검정이 가능하다. 적합도 검정을 좀 더 정확히 이해하기 위하여 다음 예제를 살펴보자.

예제 11.2.1

연구에 참여한 47명의 대상자들의 콜레스테롤 관측값은 [표 11.2.1]과 같다. 이 데이터를 활용하여 모집단이 정규분포를 따르는지 유의수준 $\alpha = 0.05$에서 검정하라.

표 11.2.1 [예제 11.2.1]의 콜레스테롤 관측값

콜레스테롤 수치(mg/dl)	대상자 수
1-5.9	2
6-10.9	2
11-15.9	7
16-20.9	19
21-25.9	4
26-30.9	6
31-35.9	3
36-40.9	4

풀이 가설검정의 10단계는 다음과 같다.

① **데이터** 데이터는 [표 11.2.1]을 참고하면 된다.

② **가정** 표본은 단순확률 표본이라고 가정하자.

③ **가설** 영가설과 대립가설은 각각 다음과 같다.

H_0: 표집 모집단의 콜레스테롤 지수는 정규분포를 따른다.

H_A: 표집 모집단의 콜레스테롤 지수는 정규분포를 따르지 않는다.

④ **검정통계량** 검정통계량은 다음과 같이 정의된다.

$$X^2 = \sum_{i=1}^{k} \left[\frac{(O_i - E_i)^2}{E_i} \right]$$

⑤ **검정통계량의 분포** 영가설이 사실이면, 검정통계량은 자유도 $k-r$인 카이제곱분포를 따른다. k와 r의 값은 나중에 설명할 것이다.

⑥ **결정규칙** X^2의 값이 카이제곱의 임계값(critical value)보다 크거나 같으면 H_0을 기각한다.

⑦ **검정통계량의 계산** 영가설이 참일 때 각 계급구간의 기대도수를 계산하기 위해서는 모집단의 모수, 즉 정규분포함수의 평균과 분산이 필요하다. 그러나 모집단 분포함수의 평균과 분산을 모르기 때문에, 표본을 이용하여 이 값들을 추정하여야 한다. 표본평균과 표본표준편차는 [표 11.2.1]의 데이터로부터 계산하여야 하는데, 데이터가 정확한 관측값이 아닌 계급구간의 형태로 주어져 있어서 평균과 표준편차를 정확히 추정하기는 어렵다. 대신, 각 계급구간의 중간값을 이용하여 대략적인 추정값을 계산할 수 있다. 예를 들면 표본평균의 경우, 첫 번째 구간의 중간값은 3.5, 두 번째 구간의 중간값은 8.5,…이므로 표본평균의 계산값은

$$\bar{x} = \frac{3.5 \cdot 2 + 8.5 \cdot 2 + \cdots + 38.5 \cdot 4}{2 + 2 + \cdots + 4} = 21.05319$$

이다. 마찬가지로 표본분산은

$$s^2 = \frac{(3.5 - 21.05319)^2 \cdot 2 + (8.5 - 21.05319)^2 \cdot 2 + \cdots + (38.5 - 21.05319)^2 \cdot 4}{2 + 2 + \cdots + 4 - 1}$$
$$= 75.9482$$

로 계산되며, 표본표준편차는 $s = \sqrt{75.9482} = 8.71483$이 된다.

다음으로 영가설이 사실이라는 가정하에서, 즉 모집단이 정규분포를 따른다는 가정하에서 각 범주의 기대도수를 구한다. 기대도수를 구하는 과정은 다음과 같다. 먼저 평균은 $\bar{x}$, 분산은 s^2인 정규분포로부터의 각 계급구간의 기대 상대도수를 구하고, 계산한 확률과 전체 표본의 크기를 곱하면 각 계급구간의 기대도수를 구할 수 있다. ▣

[기대 상대도수] 정규분포를 따르는 확률변수 X가 어떤 x_0보다 작거나 같은 값을 가질 확률은 [그림 11.2.1]의 정규분포 곡선에서 x_0의 왼쪽 부분(회색 영역)의 면적과 같다. 이 확률을 구하기 위해선 먼저 확률변수 X를 표준화해야 한다. x_0에 대응되는 표준화된 확률변수의 값은 $z_0 = (x_0 - \mu)/\sigma$이므로, 먼저 z_0를 구한 뒤에 Rex를 이용하여 표준정규분포가 z_0보다 작거나 같을 확률을 구할 수 있다. [표 11.2.1]의 각 계급구간의 기대되는 상대도수는 이와 같은 과정으로 계산하면 된다. 먼저 정규분포의 μ와 σ는 알려져 있지 않으므로, 표본으로부터 추정한 $\bar{x}$와 s를 이용한다. 각 계급구간의 기대 상대도수는 평균과 분산이 각각 $\bar{x}$와 s^2인 정규분포로부터의 관측값이 각 계급구간의 시작점과 끝점 사이에 있을 확률과 같다.

그림 11.2.1

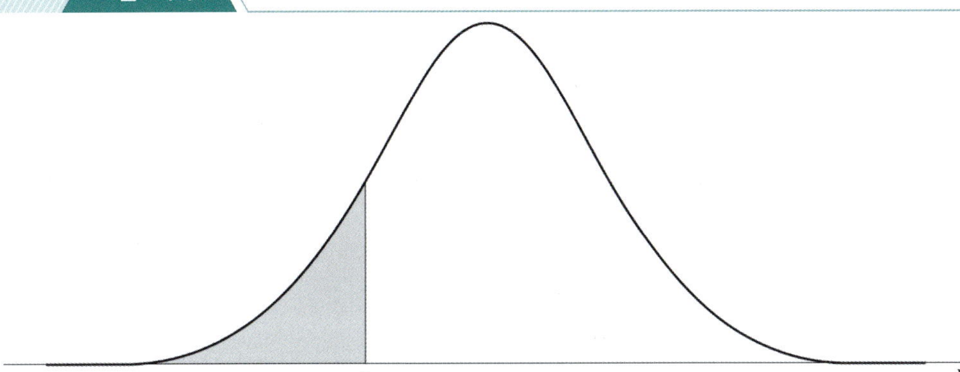

정규분포로부터의 관측값이 x_0보다 작거나 같은 영역의 상대 기대도수는 회색으로 색칠된 영역의 면적과 같다.

예를 들어 [예제 11.2.1]에서 계급구간 11~15.9의 상대 기대도수는 다음과 같이 구할 수 있다.

$$X = 11\text{에 해당하는 } z\text{값은, } z = \frac{11-21.05319}{8.71483} = -1.15357$$

$$X = 16\text{에 해당하는 } z\text{값은, } z = \frac{16-21.05319}{8.71483} = -0.57984$$

Rex → 연속분포 → 정규분포 → 정규확률 변수값에 -1.15357과 -0.57984, 평균에 0, 표준편차에 1을 입력하고, 낮은쪽 꼬리를 선택한 후, '확인' 버튼을 클릭한다. Rex를 실행하면, 표준정규분포의 −1.15357 왼쪽 부분의 면적은 0.12434이고, −0.57984 왼쪽 부분의 면적은 0.28101이다. 따라서 −1.15357과 −0.57984 사이의 면적은 0.28101−0.12434=0.15667이다. 따라서 계급구간 11~15.9의 상대 기대도수는 0.15667이다. 즉, 영가설이 참일 때(콜레스테롤 지수가 정규분포를 따를 때) 표본의 15.67%가 11과 15.9 사이의 관측값을 가질 것으로 기대된다. 표본의 크기는 47이므로, 이 구간의 기대도수는 47×0.15667=7.3637이다. [표 11.2.2]는 다른 계급구간의 기대도수를 구하는 과정을 보여준다.

표 11.2.2 [예제 11.2.1]의 계급구간과 기대도수

계급구간	표준화된 계급구간	상대도수의 기대치	기대도수	
<1		0.01069	0.50265	1.9766
1~ 5.9	−2.30104	0.03136	1.4740	
6~10.9	−1.72731	0.08228	3.8672	
11~15.9	−1.15357	0.15667	7.3637	
16~20.9	−0.57984	0.21655	10.178	
21~25.9	−0.00610	0.21729	10.213	
26~30.9	0.56763	0.15828	7.4393	
31~35.9	1.14137	0.08370	3.9337	
36~40.9	1.71510	0.03212	1.5096	2.0287
≥41	2.28884	0.01104	0.51909	

[관측도수와 기대도수의 비교] 영가설이 사실인 경우에도 기대도수와 관측도수는 완전히 똑같을 수 없다. 따라서 기대도수를 계산한 뒤에 관측도수와 기대도수의 차이가 유의한지 확인이 필요하다. 예를 들어 [예제 11.2.1]의 경우 모집단이 실제로 정규분포를 따르는 경우에도 관측도수와 기대도수가 똑같지 않다. 따라서 관측도수와 기대도수의 차이가 영가설이

사실임에도 불구하고 우연히 발생한 결과인지 검증할 필요가 있다. 관측도수와 기대도수의 차이가 유의한 차이인지에 대한 가설검정은 식 (11.1.4)를 이용하면 된다. 먼저 각 계급구간별로 $(O_i - E_i)^2/E_i$을 구한 뒤에 모두 합한 값이 카이제곱 검정통계량의 기각역에 포함이 되는지, 비기각역에 포함이 되는지 확인하면 된다. [예제 11.2.1]의 검정통계량은 [표 11.2.3]과 같이 계산하면 된다. 검정통계량은 14.762이며, 영가설이 사실이라는 가정하에 검정통계량은 카이제곱분포를 따른다. 이때 계급구간의 수는 8이고 제한 조건의 수는 $\sum E_i = \sum O_i$, $\mu = \bar{X}$, $\sigma = s$이므로 3이다. 따라서 자유도는 8−3=5이다.

표 11.2.3 [예제 11.2.1]의 관측도수, 기대도수 및 $(O_i - E_i)^2/E_i$

계급구간	관측도수(O_i)		기대도수(E_i)		$(O_i - E_i)^2/E_i$
<1	0	2	0.50265	1.9766	$2.7608 \cdot 10^{-4}$
1-5.9	2		1.4740		
6-10.9	2		3.8672		0.90156
11-15.9	7		7.3637		0.01796
16-20.9	19		10.178		7.6466
21-25.9	4		10.213		3.7794
26-30.9	6		7.4393		0.27848
31-35.9	3		3.9337		0.22162
36-40.9	4	4	1.5096	2.0287	1.9156
≥41	0		0.51909		
Total	47		47		14.762

⑧ **통계적 결정** Rex → 연속분포 → 카이제곱분포 → 카이제곱분위수 확률에 0.05, 자유도에 5를 입력하고, 높은쪽 꼬리를 선택한 후, '확인' 버튼을 클릭한다. Rex를 실행하면, 유의수준 0.05에서 자유도가 5인 카이제곱분포의 임계값이 11.070임을 알 수 있다. $X^2 = 14.762$이므로, 검정통계량은 기각역에 포함되며, 모집단이 정규분포를 따른다는 영가설을 기각할 수 있다.

⑨ **결론** 콜레스테롤 지수는 정규분포를 따른다고 볼 수 없다.

⑩ ***p*-값** p-값은 0.05보다 작다. ▣

모집단의 모수가 알려져 있는 경우가 있을 수 있다. 예를 들어 [예제 11.2.1]에서 모평균과 모분산이 알려져 있으면, 표본으로부터 추정할 필요가 없으며 자유도는 $7 - 1 = 6$이다.

[대안] 일반적으로 정규분포를 검정하기 위하여 카이제곱분포를 많이 활용함에도 불구하고, 카이제곱분포가 가장 효율적인 방법은 아니다. 연속형인 경우 Kolmogorov-Smirnov 검정과 같은 검정통계량이 좀 더 적절하다.

예제 11.2.2

신약에 대한 환자의 선호도를 알아보기 위하여 100명의 의사들이 각각 25명의 환자들을 대상으로 실험을 진행하였다. 각 의사는 환자들에게 특정 기간 동안 새로운 진통제를 복용하게 한 뒤, 각 환자에게 신약과 구약 중 선호하는 진통제가 무엇인지에 대하여 설문하고, 신약을 선호한다고 응답한 환자의 수를 기록하였다. 실험 결과는 [표 11.2.4]에 표시되어 있다. 신약을 선호하는 환자의 수가 이항분포를 따른다고 할 수 있는지 유의수준 0.005에서 검정하라.

표 11.2.4 [예제 11.2.2]의 연구결과

각 의사별 신약을 선호하는 환자의 수	의사의 수	환자의 수
0	5	0
1	6	6
2	8	16
3	10	30
4	10	40
5	15	75
6	17	102
7	10	70
8	10	80
9	9	81
10 이상	0	0
합	100	500

풀이 이항분포의 성공의 확률 p가 알려져 있지 않기 때문에, 표본비율을 이용하여 추정해야 한다. 실험에 참가한 환자 2,500명 중 500명이 새로운 진통제를 선호하므로, p의 점추정량은 $\hat{p} = 500/2500 = 0.20$이다. 기대 상대도수는 다음과 같이 이항분포 확률질량함수를 이용하여 구할 수 있다.

$$f(x) = \binom{25}{x}(0.2)^x(0.8)^{25-x}, \quad x = 0,1,\cdots,25$$

예를 들어, 신약을 선호하는 사람의 비율이 0.2인 집단에서, 25명의 환자들 중 신약을 선호하는 환자의 수가 0일 확률은 다음과 같이 계산한다.

$$f(0)=\binom{25}{0}(0.2)^0(0.8)^{25-0}$$

Rex → 이산분포 → 이항확률 변수값에 0, 이항시행에 25, 성공확률에 0.2를 입력하고, '확인' 버튼을 클릭한다. Rex를 실행하면, 위 확률은 P(X = 0) = 0.0038임을 쉽게 알 수 있다. 즉, 크기가 25인 환자 표본에서 신약을 선호하는 사람이 아무도 없을 기대 상대도수는 0.0038이다. 기대도수는 기대 상대도수에 총 표본의 수인 100을 곱한 값과 같으며, 0.38이다. 다른 경우에 대한 기대도수도 마찬가지 방법으로 구하면 되며, 계산 결과는 [표 11.2.5]와 같다. 결과에 따르면 첫 계급구간의 기대도수는 1보다 작으므로, Cochran의 결과에 의해 이웃한 구간과 합치는 것이 바람직하다.

표 11.2.5 [예제 11.2.2]의 기대도수

각 의사별 신약을 선호하는 환자의 수	의사의 수(O_i)	기대 상대도수	기대도수(E_i)
0	5 } 11	0.00378	0.37779 } 2.7390
1	6	0.02361	2.3612
2	8	0.07083	7.0836
3	10	0.13577	13.577
4	10	0.18668	18.668
5	15	0.19602	19.602
6	17	0.16335	16.335
7	10	0.11084	11.084
8	10	0.06235	6.2349
9	9	0.02944	2.9442
10 이상	0	0.01733	1.7332
합계	100	1.0000	100.00

검정통계량을 계산하면 다음과 같다.

$$X^2=\frac{(11-2.7390)^2}{2.7390}+\frac{(8-7.0836)^2}{7.0836}+\cdots+\frac{(0-1.7332)^2}{1.7332}=47.678$$

영가설이 사실이라는 가정하에서 검정통계량은 카이제곱분포를 따른다. 전체 구간의 수는 10이고, 제한 조건은 $\sum E_i=\sum O_i$, $p=\hat{p}$이므로 카이제곱분포의 자유도는 $10-2=8$이다. 따라서 검정통계량이 유의수준 0.005에서 자유도가 8인 카이제곱분포의 기각역에 포함이 되는지 확인하면 된다. Rex → 연속분포 → 카이제곱분포 → 카이제곱분위수 확률에 0.005, 자유도에 8을 입력하고, 높은쪽 꼬리를 선택한 후, '확인' 버튼을 클릭한다. Rex를 실행하면, 임계값이 21.955임을 알 수 있으며, 따라서 검정통계량은 기각역에 포함되므로, p-값은 0.005보다 작고, 그러므로 모집단은 이항분포를 따른다고 볼 수 없다. ■

예제 11.2.3

한 병원의 일일 응급실 방문자 수가 $\lambda = 3$인 포아송 분포를 따르는지 유의수준 0.05에서 검정하라. 90일간의 응급실 방문자 수에 대한 데이터는 [표 11.2.6]과 같다.

표 11.2.6 90일 동안 일일 응급실 방문자 수

날짜	응급환자 수	날짜	응급환자 수	날짜	응급환자 수	날짜	응급환자 수
1	2	24	5	47	4	70	3
2	3	25	3	48	2	71	5
3	4	26	2	49	2	72	4
4	5	27	4	50	3	73	1
5	3	28	4	51	4	74	1
6	2	29	3	52	2	75	6
7	3	30	5	53	3	76	3
8	0	31	1	54	1	77	3
9	1	32	3	55	2	78	5
10	0	33	2	56	3	79	2
11	1	34	4	57	2	80	1
12	0	35	2	58	5	81	7
13	6	36	5	59	2	82	7
14	4	37	0	60	7	83	1
15	4	38	6	61	8	84	5
16	4	39	4	62	3	85	1
17	3	40	4	63	1	86	4
18	4	41	5	64	3	87	4
19	3	42	1	65	1	88	9
20	3	43	3	66	0	89	2
21	3	44	1	67	3	90	3
22	4	45	2	68	2		
23	3	46	3	69	1		

풀이 기대도수를 구하기 위하여 먼저 [표 11.2.6]을 [표 11.2.7]과 같이 요약해야 한다. 일일 응급환자의 수가 x일 기대 상대도수는 식 (4.3.1)의 포아송 분포함수를 이용하여 구하면 된다. 예를 들어 응급환자의 수가 0일 기대 상대도수는 다음과 같다.

$$f(0) = \frac{e^{-3}3^0}{0!}$$

표 11.2.7 [표 11.2.6]의 데이터의 요약

일일 응급환자 수	날짜 수
0	5
1	14
2	15
3	23
4	16
5	9
6	3
7	3
8	1
9	1
10 이상	0
합계	90

Rex → 이산분포 → 포아송분포 → 포아송확률 변수값에 '일일 응급환자수'를, 평균에 3를 입력하고, '확인' 버튼을 클릭한다. Rex를 실행하면, 기대 상대도수를 [표 11.2.8]과 같이 구할 수 있다. 또한 각각의 기대 상대도수에 90을 곱하면 기대도수를 구할 수 있다.

표 11.2.8 [예제 11.2.3]의 관측도수, 기대도수 및 검정통계량 X^2의 구성요소

응급환자수	날짜 수($\boldsymbol{O_i}$)	기대 상대도수	기대도수($\boldsymbol{E_i}$)	$\frac{(\boldsymbol{O_i}-\boldsymbol{E_i})^2}{\boldsymbol{E_i}}$
0	5	0.04979	4.4808	0.06015
1	14	0.14936	13.443	0.02312
2	15	0.22404	20.164	1.3224
3	23	0.22404	20.164	0.39895
4	16	0.16803	15.123	0.05088
5	9	0.10082	9.0737	0.00060
6	3	0.05041	4.5368	0.52060
7	3	0.02160	1.9444	0.57313
8	1 }	0.00810	0.72914 }	
9	1 } 2	0.00270	0.24305 } 1.0714	0.80482
10 이상	0 }	0.00110	0.09922 }	
합계	90	1.000	90.00	3.755

[표 11.2.8]에 의해 검정통계량 X^2은 다음과 같이 구할 수 있다.

$$X^2 = \sum\left[\frac{(O_i - E_i)^2}{E_i}\right] = \frac{(5 - 4.4808)^2}{4.4808} + \cdots + \frac{(2 - 1.0714)^2}{1.0714} = 3.755$$

[표 11.2.8]에 따르면, 마지막 세 계급구간의 기대도수는 1보다 작으므로 세 구간을 합쳐서 모든 계급구간의 기대도수가 1보다 작지 않도록 해야 한다. 따라서 자유도를 계산할 때 유효한 계급구간의 수는 9이다. 또한 제한조건은 기대도수와 관측도수의 합이 같다는 조건 하나이므로 1이다. 따라서 영가설이 사실일 때 검정통계량은 자유도가 8인 카이제곱분포를 따른다. Rex → 연속분포 → 카이제곱분포 → 카이제곱분위수 확률에 0.05, 자유도에 8을 입력하고, 높은쪽 꼬리를 선택한 후, '확인' 버튼을 클릭한다. Rex를 실행하면, 유의수준 $\alpha = 0.05$에서 자유도가 8인 카이제곱분포의 임계값이 $X^2 = 15.507$임을 확인할 수 있다.

따라서 검정통계량은 기각역에 포함되지 않으므로, $\alpha = 0.05$에서 영가설을 기각할 수 없다. 결과적으로 일일 응급환자의 수는 $\lambda = 3$인 포아송 분포를 따른다고 볼 수 있다. 만일 포아송분포의 모수 λ가 알려져 있지 않아 표본으로부터 추정해야 한다면 검정통계량은 자유도가 $9 - 2 = 7$인 카이제곱분포를 따름을 주의하자.

예제 11.2.4

건강센터의 연구결과에 따르면, 백신으로 예방이 가능한 독감환자의 수는 [표 11.2.9]와 같다고 한다. 이 지역에서 독감에 걸린 환자의 수가 균등분포를 따르는지 유의수준 0.01에서 검정하라.

표 11.2.9 2005년 12월에서 2006년 4월까지 네바다 남부 지역에서 발생한 백신 예방이 가능한 독감환자의 수

기간	독감 환자수
2005.12	62
2006.01	84
2006.02	17
2006.03	16
2006.04	21
합계	200

풀이 가설검정의 10단계는 다음과 같다.

① **데이터** 데이터는 [표 11.2.9]와 같다.

② **가정** 데이터는 해당 지역에서 독감에 걸린 환자들의 단순 확률 표본이라고 가정하자.

③ **가설** 영가설과 대립가설은 각각 다음과 같다.

H_0 : 다섯 달 동안 독감에 걸린 환자의 수는 균등분포를 따른다.

H_A : 다섯 달 동안 독감에 걸린 환자의 수는 균등분포를 따르지 않는다.

④ **검정통계량** 검정통계량 공식은 다음과 같다.

$$X^2 = \sum_{i=1}^{k} \left[\frac{(O_i - E_i)^2}{E_i} \right]$$

⑤ **검정통계량의 분포** 영가설이 참일 때 X^2은 자유도가 $(5-1)=4$인 카이제곱분포를 따른다.

⑥ **결정규칙** 유의수준 0.01에서 자유도가 4인 카이제곱분포의 임계값은 13.277이다. 따라서 검정통계량이 13.277보다 크거나 같으면 영가설을 기각한다.

⑦ **검정통계량의 계산** 영가설이 참이라면 매달 기대도수는 $200/5 = 40$일 것이며, [그림 11.2.2]는 기대도수와 관측도수를 보여준다.

그림 11.2.2 관측도수와 기대도수에 대한 그래프

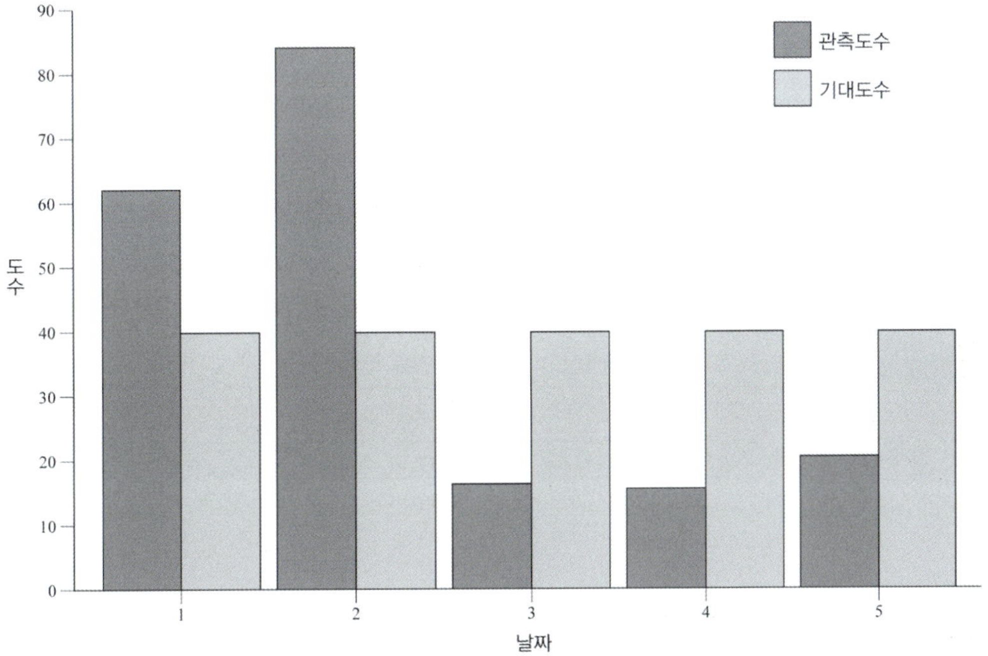

⑧ **통계적 결정** 검정통계량은 $X^2 = 97.15$이고, 이는 임계값 13.277보다 크므로 영가설을 기각한다.

⑨ **결론** 결과적으로 독감 환자 발생 수는 균등분포를 따르지 않는다고 볼 수 있다.

⑩ ***p*-값** p-값은 자유도가 4인 카이제곱분포가 97.15보다 크거나 같을 확률과 같으며, Rex → 연속분포 → 카이제곱분포 → 카이제곱확률 변수값에 97.15, 자유도에 4를 입력하고, 높은쪽 꼬리를 선택한 후, '확인' 버튼을 클릭한다. Rex를 실행하면, p-값이 3.98×10^{-20}임을 알 수 있다. ▣

11.3 독립성 검정

카이제곱분포는 적합도 검정 외에 두 범주형 변수가 서로 독립인지 아닌지 검정할 때 자주 활용된다. 두 변수가 독립이라는 뜻은 한 변수의 관측값과 상관없이 다른 변수의 분포가 동일함을 의미한다. 예를 들어 지역별로 하층, 중층, 상층 경제 집단에 속하는 가족의 비율이 동일하면, 경제적 계층과 거주자의 거주지역이 독립이라고 할 수 있다.

[분할표] 두 범주형 변수가 가질 수 있는 값의 수준이 각각 r, c라고 가정하자. 이때 두 범주형 변수의 관측값에 따른 관측값의 수를 표로 정리할 수 있으며, 이러한 표를 분할표(contingency table)라고 한다. 이때 분할표는 $r \times c$차원으로 표현된다. [표 11.3.1]은 유한모집단을 두 범주형 변수의 수준에 따라 나눈 표이다. 독립성 검정의 영가설은 '두 범주형 변수가 독립이다'이며, 가설검정을 통하여 영가설이 기각되면 두 범주형 변수는 독립이 아니라고 결론을 내린다.

표 11.3.1 모집단을 두 변수의 관측값에 따라 분류했을 때

두 번째 범주형 변수	첫 번째 범주형 변수					
	1	**2**	**3**	⋯	***c***	합계
1	N_{11}	N_{12}	N_{13}	⋯	N_{1c}	$N_{1.}$
2	N_{21}	N_{22}	N_{23}	⋯	N_{2c}	$N_{2.}$
3	N_{31}	N_{32}	N_{33}	⋯	N_{3c}	$N_{3.}$
⋮	⋮	⋮	⋮	⋮	⋮	⋮
r	N_{r1}	N_{r2}	N_{r3}	⋯	N_{rc}	$N_{r.}$
합계	$N_{.1}$	$N_{.2}$	$N_{.3}$	⋯	$N_{.c}$	N

표 11.3.2 표본을 두 변수의 관측값에 따라 분류했을 때

두 번째 범주형 변수	첫 번째 범주형 변수 1	2	3	⋯	c	합계
1	n_{11}	n_{12}	n_{13}	⋯	n_{1c}	$n_{1.}$
2	n_{21}	n_{22}	n_{23}	⋯	n_{2c}	$n_{2.}$
3	n_{31}	n_{32}	n_{33}	⋯	n_{3c}	$n_{3.}$
⋮	⋮	⋮	⋮	⋮	⋮	⋮
r	n_{r1}	n_{r2}	n_{r3}	⋯	n_{rc}	$n_{r.}$
합계	$n_{.1}$	$n_{.2}$	$n_{.3}$	⋯	$n_{.c}$	n

[표 11.3.1]과 같은 분포를 갖는 유한모집단에서 크기가 n인 표본을 뽑아 분할표로 정리하면 [표 11.3.2]가 된다.

[기대도수의 계산] 기대도수는 두 범주형 변수가 독립이라는 영가설이 사실이라는 가정하에서 계산된다. 앞 장에서 두 사건이 독립이라면 결합확률은 두 사건의 주변확률의 곱과 같음을 설명하였다. 따라서 영가설이 사실이라는 가정하에서 1행 1열의 기대 상대도수는 1행이 일어날 확률과 1열이 일어날 확률을 곱하면 된다. 분할표의 기호를 이용하면 기대 상대도수의 계산식은 다음과 같다.

$$\frac{n_{1.}}{n}\cdot\frac{n_{.1}}{n}$$

1행 1열의 기대도수는 다음과 같이 위 기대 상대도수에 전체 대상자의 수 n을 곱하면 된다.

$$n\cdot\left(\frac{n_{1.}}{n}\cdot\frac{n_{.1}}{n}\right)$$

위 식은 다음과 같이 간단히 정리할 수 있다.

$$\frac{n_{1.}\cdot n_{.1}}{n}$$

따라서 각 칸의 기대도수는 칸의 행의 주변합과 열의 주변합을 곱한 뒤에 전체 표본의 크기인 n으로 나누면 된다.

[관측도수와 기대도수의 비교] 적합도 검정과 마찬가지로 독립성 검정은 기대도수와 관

찰도수를 비교하여 계산된다. 만일 기대도수와 관측도수의 차이가 작으면 영가설을 선택하고, 두 값의 차이가 크면 영가설을 기각한다. 관측도수와 기대도수의 차이가 유의한지 확인하기 위해서 식 (11.1.4)와 같이 가설검정을 수행하면 된다. i번째 행과 j번째 열의 관측도수와 기대도수를 각각 O_{ij}와 E_{ij}이라고 하자. 이때 검정통계량은 다음과 같다.

$$X^2 = \sum_{i=1}^{r}\sum_{j=1}^{c}\left[\frac{(O_{ij}-E_{ij})^2}{E_{ij}}\right]$$

영가설이 참일 때 검정통계량 X^2은 자유도가 $(r-1)(c-1)$인 카이제곱분포를 따른다. 따라서 검정통계량 X^2이 유의수준 α의 기각역에 포함되면 영가설을 기각한다. 다음의 예제는 가설검정의 순서를 예를 들어 설명한다.

예제 11.3.1

어떤 암은 4가지의 방법으로 치료가 가능하다고 가정하자. 치료방법과 암의 재발 유무 사이에 연관성이 있는지 유의수준 0.05에서 검정하라. 데이터는 [표 11.3.3]과 같다.

표 11.3.3 [예제 11.3.1]의 데이터

치료방법	재발 유무		합계
	Yes	No	
A	294	921	1215
B	98	2862	2960
C	50	3064	3114
D	203	2652	2855
합계	645	9499	10144

풀이 가설검정의 10단계는 다음과 같다.

① **데이터** 데이터는 [표 11.3.3]과 같다.

② **가정** 독립성 검정을 수행하는 데 필요한 가정이 만족된다고 가정하자.

③ **가설** 영가설과 대립가설은 다음과 같다.

H_0: 치료방법과 재발 유무는 독립이다.

H_A: 치료방법과 재발 유무는 독립이 아니다.

④ **검정통계량** 검정통계량은 다음과 같다.

$$X^2 = \sum \left[\frac{(O-E)^2}{E} \right]$$

⑤ **검정통계량의 분포** 영가설이 사실일 때 X^2은 자유도가 $(r-1)(c-1) = (4-1)(2-1) = 3$인 카이제곱분포를 따른다.

⑥ **결정규칙** 유의수준 $\alpha = 0.05$에서 자유도가 3인 카이제곱분포의 임계값은 7.815이다. 따라서 검정통계량 X^2이 7.815보다 크거나 같으면 영가설을 기각한다.

⑦ **검정통계량의 계산** 첫 번째 행, 첫 번째 열의 기대도수는 $(645 \cdot 1215)/10144 = 77.255$이다. 다른 칸의 기대도수도 마찬가지 방법으로 구할 수 있으며, 계산결과는 [표 11.3.4]와 같다. 따라서 검정통계량은 다음과 같다.

$$X^2 = \sum \left[\frac{(O-E)^2}{E} \right] = \frac{(294-77.255)^2}{77.255} + \frac{(921-1137.745)^2}{1137.745} + \cdots = 816.41$$

표 11.3.4 [예제 11.3.1]의 관측도수 및 기대도수

치료방법	재발여부		합계
	Yes	No	
A	294 (77.255)	921 (1137.745)	1215
B	98 (188.210)	2862 (2771.790)	2960
C	50 (198.002)	3064 (2915.998)	3114
D	203 (181.533)	2652 (2673.467)	2855
합계	645	9499	10144

⑧ **통계적 결정** 검정통계량은 기각역에 포함되므로 영가설을 기각한다.

⑨ **결론** 치료방법과 재발여부는 독립이 아니라고 결론을 내릴 수 있다.

⑩ ***p*-값** p-값은 자유도가 3인 카이제곱분포가 816.41보다 크거나 같을 확률과 같다. 따라서 p-값은 2.2×10^{-16}보다 작다. ▣

[Rex 분석: '표 11.3.3' Sheet] Rex → 범주형자료분석 → 분할표분석 [그림 11.3.1]과 같이, '변수설정' 탭에서 치료방법 변수와 재발유무 변수를 명목형변수 상자로 이동시키고, 빈도수 변수를 빈도변수 상자로 이동시킨다. '분석옵션' 탭에서 검정방법의 독립성 검정을 선택한다. '출력옵션' 탭에서 빈도의 관측빈도와 기대빈도를 선택하고, '확인' 버튼을 클릭한다.

그림 11.3.1 [표 11.3.3] 데이터의 독립성 검정 설정 화면

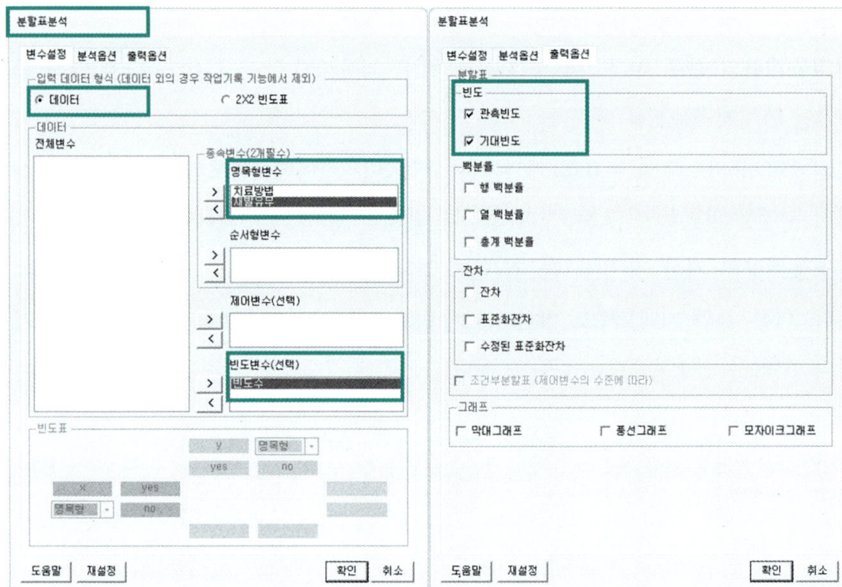

그림 11.3.2 [표 11.3.3] 데이터의 독립성 검정 결과

Rex 실행결과

저장 (S)

분석 목록 ▼

Contingency Table

		재발유무(1)	재발유무(0)	Total
Observed Frequency	치료방법(1)	294	921	1215
Expected Frequency		77.26	1137.74	1215.00
Observed Frequency	치료방법(2)	98	2862	2960
Expected Frequency		188.21	2771.79	2960.00
Observed Frequency	치료방법(3)	50	3064	3114
Expected Frequency		198.00	2916.00	3114.00
Observed Frequency	치료방법(4)	203	2652	2855
Expected Frequency		181.53	2673.47	2855.00
Observed Frequency	Total	645	9499	10144
Expected Frequency		645.00	9499.00	10144.00

Results of Contingency Table Analysis (Nominal VS Nominal Variables)

Pearson's Chi-square Test

	χ^2	DF	p-value
Without Yates' Continuity Correction	816.4101	3	1.195×10^{-176}
With Yates' Continuity Correction	816.4101	3	1.195×10^{-176}

[기대도수가 작을 때] 적합도 검정에서 기대도수가 작은 구간이 존재하는 경우의 문제점을 앞에서 설명하였다. 분할표를 이용한 독립성 검정에서도 마찬가지로 기대도수가 작은 칸이 존재하면 가설검정의 결과를 신뢰할 수 없다. 다양한 종류의 해결 방안이 제안되었으며, 일반적으로 Cochran(1954)의 연구결과를 이용한다. Cochran에 따르면 전체 칸의 80%의 기대도수가 5보다 크고 기대도수가 모두 1 이상이면 카이제곱분포를 이용한 독립성 검정을 수행한다. 경우에 따라서 이러한 규칙을 만족시키기 위해서 인접한 행이나 열의 값들을 합칠 필요가 있다. 만약 X^2이 자유도가 30 이하인 카이제곱분포를 따른다면, 기대도수가 2인 칸이 있어도 괜찮다. [예제 11.3.1]의 경우 모든 칸의 기대도수가 5보다 크므로 이와 같은 문제는 고려할 필요가 없다.

[2 × 2 분할표] 두 범주형 변수의 수준의 수가 2라고 가정하자. 이때 분할표는 2개의 열과 2개의 행으로 구성되며, 이를 2 × 2 분할표라고 표현한다. 2 × 2 분할표의 경우 앞에서 설명한 X^2의 식을 다음과 같이 간단히 정리할 수 있다.

$$X^2 = \frac{n(ad - bc)^2}{(a + c)(b + d)(a + b)(c + d)} \tag{11.3.1}$$

위 식에서 a, b, c, d는 [표 11.3.5]의 각 칸의 관측도수를 의미한다. 또한 영가설이 사실이라는 가정하에서 검정통계량은 자유도가 1인 카이제곱분포를 따른다.

표 11.3.5 2 × 2 분할표

두번째 분류기준	첫번째 분류기준 1	첫번째 분류기준 2	합계
1	a	b	$a + b$
2	c	d	$c + d$
합계	$a + c$	$b + d$	n

예제 11.3.2

[표 11.3.6]은 흡연 경험과 음주 경험 사이에 연관성이 있는지 알아보기 위하여 조사한 데이터이다. 두 변수 사이에 연관성이 있는지 유의수준 0.05에서 검정하라.

표 11.3.6 [예제 11.3.2] 데이터의 분할표

	음주 경험 여부		합계
	Yes	No	
흡연 경험	131	52	183
흡연 무경험자	14	36	50
합계	145	88	233

풀이 가설검정의 10단계는 다음과 같다.

① **데이터** 데이터는 [표 11.3.6]과 같다.

② **가정** 독립성 검정을 수행하는 데 필요한 가정이 만족된다고 가정하자.

③ **가설** 영가설과 대립가설은 다음과 같다.

H_0: 흡연 경험과 음주 경험은 서로 독립이다.

H_A: 두 변수는 독립이 아니다.

④ **검정통계량** 검정통계량은 다음과 같다.

$$X^2 = \frac{n(ad-bc)^2}{(a+c)(b+d)(a+b)(c+d)}$$

⑤ **검정통계량의 분포** 영가설이 사실이라는 가정하에서 X^2은 자유도가 $(r-1)(c-1) = (2-1)(2-1) = 1$인 카이제곱분포를 따른다. Rex → 연속분포 → 카이제곱분포 → 카이제곱분위수 확률에 0.05, 자유도에 1을 입력하고, 높은쪽 꼬리를 선택한 후, '확인' 버튼을 클릭한다. Rex를 실행하면, 임계값이 3.841임을 알 수 있다.

⑥ **결정규칙** 유의수준 $\alpha = 0.05$에서 검정통계량이 3.841보다 크거나 같으면 영가설을 기각한다.

⑦ **검정통계량의 계산** 식 (11.3.1)에 의하여 검정통계량은 다음과 같다.

$$X^2 = \frac{233(131 \cdot 36 - 52 \cdot 14)^2}{145 \cdot 88 \cdot 183 \cdot 50} = 31.7391$$

⑧ **통계적 결정** 검정통계량은 기각역에 포함되므로 영가설을 기각한다.

⑨ **결론** 따라서 음주 경험과 흡연 경험은 서로 관련이 있다고 결론을 내릴 수 있다.

⑩ ***p*-값** *p*-값은 자유도가 1인 카이제곱분포가 31.7391보다 클 확률과 같으며, Rex → 연속분포 → 카이제곱분포 → 카이제곱확률 변수값에 31.7391, 자유도에 1을 입력하고, 높은쪽 꼬리를 선택한 후, '확인' 버튼을 클릭한다. Rex를 실행하면, *p*-값이 1.76×10^{-8}임을 알 수 있다. ■

[Rex 분석: '표 11.3.6' Sheet] Rex → 범주형자료분석 → 분할표분석 [그림 11.3.3]과 같이, '변수설정' 탭에서 흡연 변수와 음주 변수를 명목형변수 상자로 이동시키고, 빈도수 변수를 빈도변수 상자로 이동시킨다. '분석옵션' 탭에서 검정방법의 독립성 검정을 선택하고, '확인' 버튼을 클릭한다.

그림 11.3.3 [표 11.3.6] 데이터의 독립성 검정 설정 화면

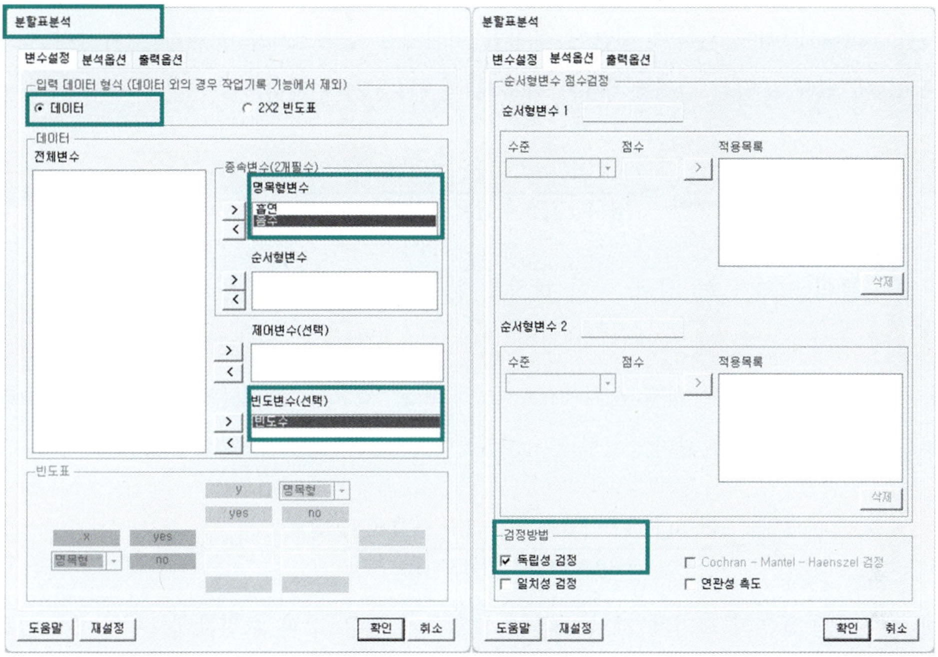

그림 11.3.4 [표 11.3.6] 데이터의 독립성 검정 결과

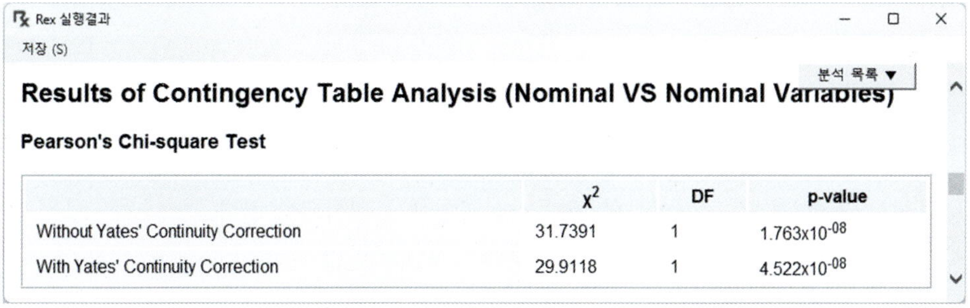
Rex 실행결과

저장 (S)

분석 목록 ▼

Results of Contingency Table Analysis (Nominal VS Nominal Variables)

Pearson's Chi-square Test

	χ^2	DF	p-value
Without Yates' Continuity Correction	31.7391	1	$1.763\text{x}10^{-08}$
With Yates' Continuity Correction	29.9118	1	$4.522\text{x}10^{-08}$

[기대도수가 작을 때] Cochran(1954)에 따르면, 2×2 분할표에서 표본의 크기가 $n < 20$이거나, $20 \leq n < 40$이나 기대도수가 하나라도 5보다 작을 경우에는 카이제곱 검정을 따른다고 가정하기 힘들다. 그러나 $n \geq 40$이면 기대도수가 1과 같은 작은 값이 있어도 카이제곱 검정이 가능할 수 있다.

[Yates의 보정] 분할표의 관측도수는 이산형이므로, 검정통계량 X^2도 실질적으로 이산형이다. 그러나 검정통계량은 근사적으로 연속형 분포인 카이제곱분포를 따른다고 가정하였다. 따라서 Yates(1934)에 의하여 제안된 것처럼 이산형을 연속형으로 보정하는 과정이 필요하다. Yates에 의해 보정된 검정통계량은 다음의 식 (11.3.2)와 같다.

$$X^2_{\text{corrected}} = \frac{n(|ad - bc| - 0.5n)^2}{(a+c)(b+d)(a+b)(c+d)} \tag{11.3.2}$$

만약 표본의 크기가 큰 경우, 굳이 보정을 할 필요가 없음을 주목하자. 과거 2×2 분할표를 이용하여 분석할 때 Yates의 보정이 자주 사용되었으나, 최근에는 Yates의 보정은 잘 사용되지 않는 추세이다. 실제 분석에서는 보정을 할 필요가 없다. [예제 11.3.2]에 Yates의 보정을 적용하면 다음과 같다.

$$X^2 = \frac{233(|131 \cdot 36 - 52 \cdot 14| - 0.5 \cdot 233)^2}{145 \cdot 88 \cdot 183 \cdot 50} = 29.9118$$

이 경우에는 표본의 크기가 크기 때문에 보정하지 않은 값과 보정값에 큰 차이가 없음을 알 수 있다.

[독립성 검정의 특성] 다른 카이제곱 검정과 구별되는 독립성 검정의 특성은 다음과 같다.

① 모집단으로부터 단일 표본을 추출하며 두 범주형 변수의 관측값에 의해 개체를 교차분류한다.

② 두 사건이 독립이면, 결합확률은 두 사건의 주변확률의 곱과 같다. 따라서 기대도수는 이러한 성질을 이용하여 계산한다.

③ 가설검정의 결과는 두 변수의 독립성의 관점에서 해석해야 한다.

11.4 동질성 검정

독립성 검정은 하나의 모집단으로부터 표본을 랜덤으로 추출한 뒤에 각 개체의 두 범주형 변수의 수준이 서로 독립적으로 나타나는지를 검정하는 분석기법이다. 전체 표본의 크기는 표본을 추출하기 전에 결정하므로, 원하는 크기의 표본을 얻을 수 있다. 그러나 독립성 검정은 전체 표본의 크기를 고정한 뒤에 표본을 랜덤으로 뽑기 때문에, 각 행의 합이 서로 다르고 열의 합도 마찬가지로 서로 다른 경향이 있다. 경우에 따라서 특정 행이나 열의 합이 매우 작을 수도 있다. 그러나 2개의 범주형 변수 중 하나의 범주형 변수의 수준별로 표본을 추출하는 것이 가능하다. 예를 들어 성별의 경우 남성 100명, 여성 100명을 뽑을 수 있다. 이렇게 표본을 추출하는 경우, 변수의 수준별 표본의 크기를 사전에 정할 수 있고, 남은 다른 변수의 수준별 크기는 확률적으로 결정된다. 또한 남성 100명, 여성 100명을 표본으로 뽑은 경우 남성과 여성 표본에서 확률적으로 결정되는 변수의 분포가 유사한지 카이제곱 검정을 이용하여 비교할 수 있다. 만약 두 표본이 유사하지 않으면, 두 범주형 변수가 서로 연관성이 있음을 의미한다. 이러한 검정을 동질성 검정이라고 한다. 결과적으로 독립성 검정과 동질성 검정은 표본의 추출방식이 서로 다름을 알 수 있다. 그러나 독립성 검정과 동질성 검정의 영가설은 모두 두 범주형 변수가 독립을 의미한다. 하지만 분석 결과를 해석할 때, 전자는 두 범주형 변수가 서로 독립적으로 관측됨을 의미하고 후자는 한 범주형 변수의 수준별로 다른 범주형 변수의 분포가 서로 동일함을 의미하기 때문에 개념적 차이가 있음을 유의하자.

[기대도수의 계산] 동질성 검정을 수행할 때 각 행의 (혹은 각 열의) 표본은 서로 다른 모집단에서 뽑힌 표본으로 간주한다. 예를 들어 어떤 범주형 변수의 각 수준별로 표본을 추출하였다고 가정하자. 이때 만약 3개의 수준이 존재한다면, 3개의 모집단을 고려해야 하며, 각 모집단은 해당 범주형 변수의 수준으로 정의할 수 있다. 만약 [표 11.3.2]의 표기방식을 이용하면, [표 11.4.1]과 같은 형태로 분할표를 만들 수 있다. 동질성 검정의 검정통계량은 독립성 검정과 마찬가지로 각 칸의 기대도수가 있어야 계산할 수 있다. 예를 들어 [표 11.4.1]을 고려하자. 이때 동질성 가정의 영가설은 세 모집단에서 A의 비율이 모두 같고, B의 비율도 같음을 의미한다. 따라서 영가설이 사실이라는 가정하에서 A의 비율에 대한 추

정량은 모든 데이터를 활용하는 것이 적절하며, 따라서 추정량으로 $n_{A.}/n$을 이용할 수 있다. 마찬가지로 B, C의 비율에 대한 추정량은 각각 $n_{B.}/n$, $n_{C.}/n$이다. 결과적으로 모집단 1에서 뽑힌 표본 중에서 수준 A의 기대도수는 $n_{.1} \cdot (n_{A.}/n)$이고, 모집단 2와 3에서 A의 기대도수는 각각 $n_{.2} \cdot (n_{A.}/n)$, $n_{.3} \cdot (n_{A.}/n)$이다. 각 모집단별 B, C의 기대도수도 마찬가지 방법으로 구할 수 있다. [표 11.4.1]은 각 경우별 기대도수를 보여준다.

표 11.4.1 동질성 검정을 위한 기대도수

변수의 수준	모집단			합계
	1	**2**	**3**	
A	n_{A1}	n_{A2}	n_{A3}	$n_{A.}$
B	n_{B1}	n_{B2}	n_{B3}	$n_{B.}$
C	n_{C1}	n_{C2}	n_{C3}	$n_{C.}$
합계	$n_{.1}$	$n_{.2}$	$n_{.3}$	n

이렇게 계산한 기대도수를 이용하여 동질성 검정을 수행할 수 있다. 동질성 검정에 대한 검정통계량은 다음과 같이 관측도수와 기대도수의 차의 제곱을 기대도수로 나눈 값들의 합과 같다.

$$X^2 = \sum_{ij} \left[\frac{(O_{ij} - E_{ij})^2}{E_{ij}} \right]$$

예제 11.4.1

[표 11.4.2]는 18세 이전에 조현병이 발병한 환자와 18세 이후에 발병한 환자들의 가족력을 보여준다. 가족력과 18세 이전의 조현병 발병 여부라는 두 변수에 대하여 동질성 검정을 수행하라.

표 11.4.2 [예제 11.4.1]의 데이터

가족력	18세 이전	18세 이후	합계
A	28	35	63
B	19	38	57
C	41	44	85
D	53	60	113
합계	141	177	318

풀이 가설검정의 10단계는 다음과 같다.

① **데이터** 데이터는 [표 11.4.2]와 같다.

② **가정** 18세 이전에 조현병이 발병한 집단과 이후에 발병한 집단은 각각 두 모집단에서의 단일확률표본이다.

③ **가설** 영가설과 대립가설은 각각 다음과 같다.

$\boldsymbol{H_0}$: 18세 이전에 조현병이 발병한 환자들과 18세 이후에 조현병이 발병한 환자들의 가족력은 동일하다.

$\boldsymbol{H_A}$: 18세 이전에 조현병이 발병한 환자들과 18세 이후에 조현병이 발병한 환자들의 가족력은 동일하지 않다.

④ **검정통계량** 검정통계량은 다음과 같다.

$$X^2 = \sum \left[\frac{(O-E)^2}{E} \right]$$

⑤ **검정통계량의 분포** 영가설이 참이라면, X^2의 분포는 자유도가 $(4-1)(2-1) = 3 \cdot 1 = 3$인 카이제곱분포를 따른다. Rex → 연속분포 → 카이제곱분포 → 카이제곱분위수 확률에 0.05, 자유도에 3을 입력하고, 높은쪽 꼬리를 선택한 후, '확인' 버튼을 클릭한다. Rex를 실행하면, 임계값이 7.815임을 알 수 있다.

⑥ **결정규칙** 검정통계량 X^2의 값이 7.815보다 크거나 같으면 영가설을 기각한다.

⑦ **검정통계량의 계산** [그림 11.4.1]은 Rex를 이용하여 분석한 결과를 보여준다.

[Rex 분석: '표 11.4.2' Sheet] Rex → 범주형자료분석 → 분할표분석 [그림 11.4.1]과 같이, '변수설정' 탭에서 가족력 변수와 성인 변수를 명목형변수 상자로 이동시키고, 빈도수 변수를 빈도변수 상자로 이동시킨다. '분석옵션' 탭에서 검정방법으로 독립성 검정을 선택하고, '확인' 버튼을 클릭한다.

그림 11.4.1 [표 11.4.2] 데이터의 동질성 검정 설정 화면

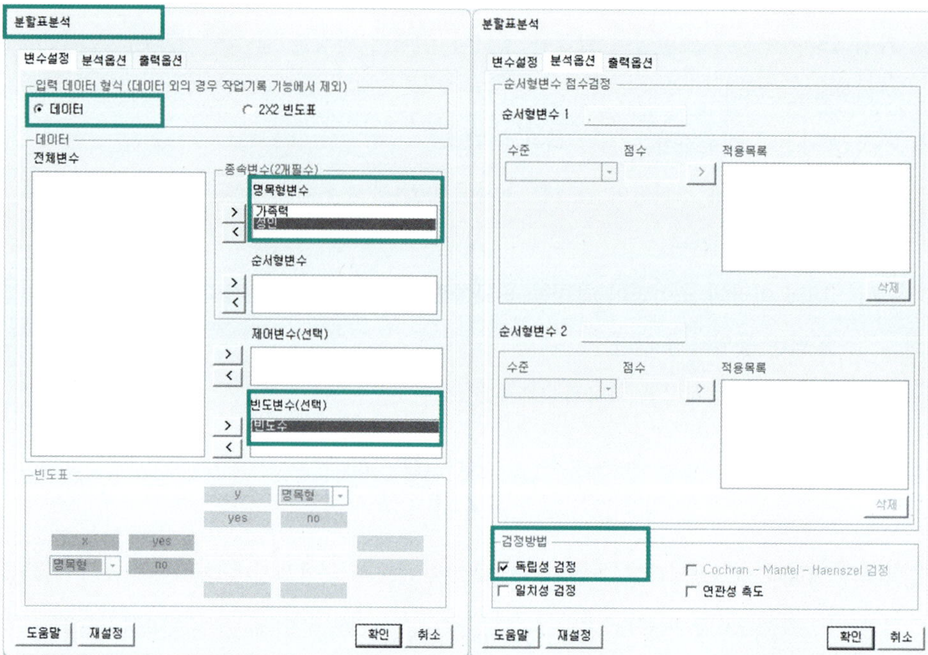

그림 11.4.2 [표 11.4.2] 데이터의 동질성 검정 결과

Rex 실행결과

저장 (S)

분석 목록 ▼

Results of Contingency Table Analysis (Nominal VS Nominal Variables)

Pearson's Chi-square Test

	χ^2	DF	p-value
Without Yates' Continuity Correction	3.6216	3	0.3053
With Yates' Continuity Correction	3.6216	3	0.3053

⑧ **통계적 결정** 검정통계량 $X^2 = 3.6216$은 임계값 7.815보다 작기 때문에 영가설을 기각할 수 없다.

⑨ **결론** 따라서 두 모집단은 서로 동일하다고 볼 수 있다.

⑩ ***p*-값** [그림 11.4.2]에서와 같이, p-값은 0.3053임을 알 수 있다.

동질성 검정에서 기대도수가 작은 경우에도 독립성 검정에서 기대도수가 작을 때의 분석 방법을 적용할 수 있다. 카이제곱 동질성 검정의 특징을 요약하면 다음과 같다.

① 2개 이상의 모집단을 사전에 결정하고 각각의 모집단에서 표본을 뽑는다.

② 표본 대상자나 대상을 관심 변수의 적합한 분류기준에 따라서 나눈다.

③ 기대도수의 계산은 모집단의 분포가 동일하다는 영가설이 사실이라는 가정하에서 계산한다. 또한 영가설과 결론은 모집단의 동질성을 중심으로 설명한다.

[동질성 검정과 모비율 검정] 두 모집단의 모비율이 같은지 검정하는 경우에 한해 모비율검정을 이용할 수 있다. 모비율 검정 통계량은 정규분포를 따르고 동질성 검정에 대한 대안이 될 수 있으며, 검정통계량은 다음과 같다.

$$z = \frac{(\hat{p}_1 - \hat{p}_2) - (\hat{p}_1 - \hat{p}_2)_0}{\sqrt{\frac{\bar{p}(1-\bar{p})}{n_1} + \frac{\bar{p}(1-\bar{p})}{n_2}}}$$

여기서 $\bar{p}$는 두 모집단으로부터 표본을 합쳐서 추정한 값이다. 예를 들어 $H_0: p_1 = p_2$과 $H_A: p_1 \neq p_2$을 검정하며, $n_1 = 100$, $\hat{p}_1 = 0.60$, $n_2 = 120$, $\hat{p}_2 = 0.40$이라고 가정하자. 이때 영가설이 성립된다는 가정하에서 표본을 통합하면, 다음과 같이 $\bar{p}$를 구할 수 있다.

$$\bar{p} = \frac{0.60 \cdot 100 + 0.40 \cdot 120}{100 + 120} = \frac{108}{220} = 0.49091$$

따라서 검정통계량은 다음과 같다.

$$z = \frac{0.60 - 0.40}{\sqrt{\frac{0.49091 \cdot 0.50909}{100} + \frac{0.49091 \cdot 0.50909}{120}}} = 2.95468$$

검정통계량 z=2.95468은 유의수준 0.05의 임계값인 1.96보다 크므로 H_0를 기각한다. 만약 카이제곱분포를 이용하여 검정하고자 한다면 분할표는 다음과 같다.

표 11.4.3 카이제곱 검정을 이용한 두 모집단의 모비율 비교

표본	특성 1	특성 2	합계
1	60	40	100
2	48	72	120
합계	108	112	220

식 (11.3.1)을 이용하여 검정통계량을 계산하면 다음과 같다.

$$X^2 = \frac{220 \cdot [60 \cdot 72 - 40 \cdot 48]^2}{108 \cdot 112 \cdot 100 \cdot 120} = 8.7302$$

검정통계량은 자유도가 1인 카이제곱분포를 따르며, 유의수준 0.05에서 임계값은 3.841이다. 검정통계량은 기각역에 포함되므로 영가설을 기각한다. 앞절에서 설명한 것처럼 $\chi^2_{(1)} = z^2$이므로 $8.7302 = (2.95469)^2$이고, $3.841 = (1.96)^2$임을 주목하자. 따라서 모비율 검정과 카이제곱 검정은 같은 결론을 도출함을 알 수 있다.

11.5 Fisher의 정확 검정

표본의 크기가 작은 2 × 2 분할표를 이용하여 연관성을 검정하는 경우를 고려하자. 만약 분할표가 최소 기대도수 조건을 만족하지 못한다면 카이제곱 검정은 적절한 분석방법이 아니다. 예를 들어 $n<20$이거나, 혹은 $20 \le n<40$이나 1개 이상의 칸의 기대도수가 5보다 작을 경우에는 카이제곱 검정을 사용하지 않는 것이 바람직하다. Fisher(1925; 1935), Irwin(1935)과 Yates(1934)는 카이제곱 검정에서 크기 조건이 맞지 않을 때 사용 가능한 검정 방법을 제안하였다. 이 검정을 Fisher의 정확 검정이라고 한다. 정확 검정이라고 부르는 이유는 관측값에 대하여 정확한 확률을 구하기 때문이다.

[데이터의 정리] Fisher의 정확 검정을 수행하기 위해서 데이터를 먼저 [표 11.5.1]과 같이 2 × 2 분할표로 요약해야 한다. 또한 가급적이면 $A > B$, $a/A > b/B$가 되도록 분할표를 배열하는 것이 좋다.

Fisher의 정확 검정은 [표 11.5.1]의 모든 주변합($A, B, a+b, A+B-a-b$)이 미리 주어졌다는 가정하에 검정통계량의 분포를 추론한다. 이 때문에 분할표의 모든 주변합을 결정한 후에 데이터를 얻어야 Fisher의 정확 검정을 수행할 수 있다고 생각할 수 있다. 그러나 주변합을 미리 결정한 후에 데이터를 수집하는 것이 가능한 경우는 흔하지 않으며, Fisher의 정확 검정은 이와 상관없이 사용할 수 있다.

표 11.5.1 Fisher의 정확 검정을 위한 2 × 2 분할표

	결과		
표본	**E**	$\bar{\mathbf{E}}$	합계
1	a	$A-a$	A
2	b	$B-b$	B
합계	$a+b$	$A+B-a-b$	$A+B$

[가정] 다음은 Fisher의 정확 검정을 수행하기 위해 필요한 가정이다.

① 데이터는 첫 번째 모집단에서 얻은 표본 1과 두 번째 모집단에서 얻은 표본 2로 구성한다.

② 두 표본은 독립이고, 관측값은 확률적으로 결정된다.

③ 모든 관측값은 2개의 가능한 결과(**E**, $\bar{\mathbf{E}}$) 중 하나이다.

[가설] Fisher의 정확 검정에 대한 영가설과 대립가설은 다음과 같다.

① 양측검정

H_0 : 두 모집단에서 **E**의 모비율은 동일하다. 즉 $p_1 = p_2$이다.

H_A : 두 모집단에서 **E**의 모비율은 동일하지 않다. 즉, $p_1 \neq p_2$이다.

② 단측검정

H_0 : 모집단 1에서 **E**의 모비율이 모집단 2보다 작거나 같다(혹은 크거나 같다). 즉, $p_1 \leq p_2$이다.

H_A : 모집단 1에서 **E**의 모비율이 모집단 2보다 크다(혹은 작다). 즉, $p_1 > p_2$이다.

[검정통계량] Fisher의 정확 검정은 모든 주변합이 고정되어 있기 때문에, a가 정해지면, b, $A-a$, $B-b$가 자동적으로 결정된다. 따라서 Fisher의 정확 검정의 검정통계량은 a이다.

[결정규칙] Finney(1948)는 $A \leq 15$인 경우에 b의 임계값을 계산하였다. 그 후 Latscha (1953)는 $A = 20$인 경우까지 임계값을 계산하였다. Rex를 이용하면 p-값을 쉽게 계산할 수 있으며, p-값을 이용하여 가설검정을 수행하면 된다.

① **양측검정** A, B, a가 관측되었을 때 Rex를 이용하여 유의성을 판단할 수 있다. 예를 들어 $A = 8, B = 7, a = 7$이고 $b = 1$가 관측되었다고 가정하자. Rex → 범주형자료분석 → 분할표분석 [그림 11.5.1]과 같이, '변수설정' 탭에서 입력 데이터 형식에서 2×2 빈도표를 선택하고, 활성화된 빈도표의 각 4개의 빈칸에 7, 1, 1, 6을 차례로 입력한다. '분석옵션' 탭에서 검정방법의 독립성 검정을 선택하고, '확인' 버튼을 클릭한다. [그림 11.5.2]와 같이, Rex를 이용하면 p-값이 0.0101임을 알 수 있다. 따라서 유의수준 $2 \cdot 0.05 = 0.10$, $2 \cdot 0.025 = 0.05$, 혹은 $2 \cdot 0.01 = 0.02$일 때 영가설을 기각할 수 있지만, $2 \cdot 0.005 = 0.01$하에서는 영가설을 기각할 수 없다.

그림 11.5.1 Fisher의 정확 검정 설정 화면

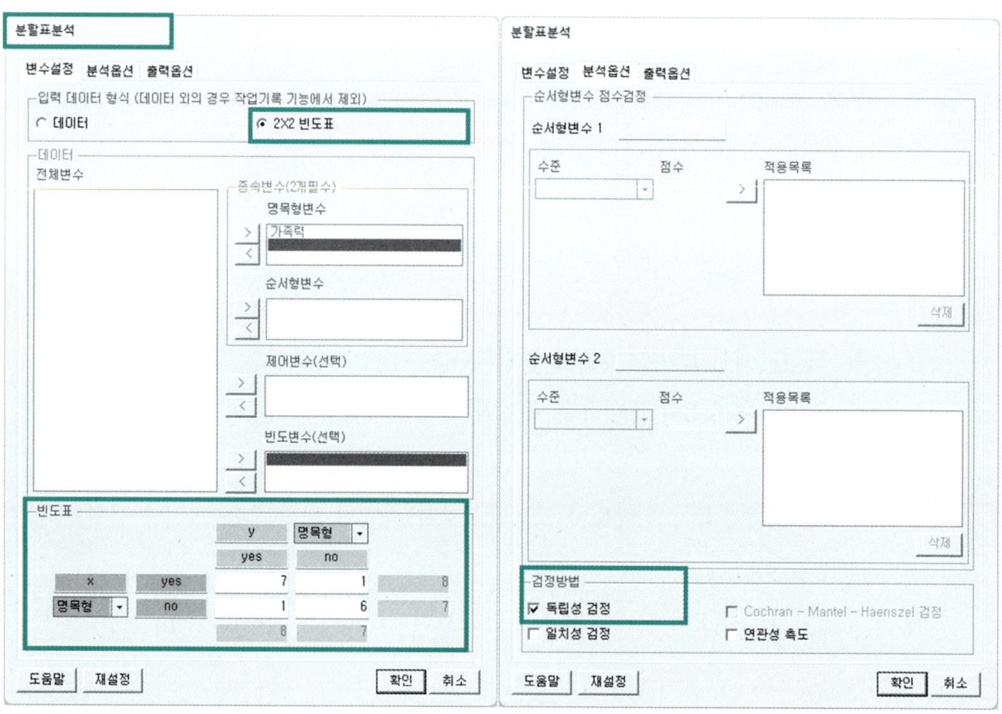

그림 11.5.2 Fisher의 정확 검정 결과

Rex 실행결과

저장 (S)

Fisher's Exact Test

분석 목록 ▼

Odds ratio	p-value(two-sided)	p-value(greater)	p-value(less)
27.2446	0.0101	0.0089	0.9998

② **단측검정** A, B, a가 관측되었을 때 Rex를 이용하여 유의성을 판단할 수 있다. 예를 들어 $A = 8, B = 7, a = 7$이고 $b = 1$이 관측되었다고 가정해보자. 만약 오른쪽 단측검정을 하기 원하는 경우, Rex → 범주형자료분석 → 분할표분석 [그림 11.5.1]과 같이, '변수설정' 탭에서 입력 데이터 형식에서 2×2 빈도표를 선택하고, 활성화된 빈도표의 각 4개의 빈칸에 7, 1, 1, 6을 차례로 입력한다. '분석옵션' 탭에서 검정방법의 독립성 검정을 선택하고, '확인' 버튼을 클릭한다. [그림 11.5.2]와 같이, Rex를 이용하면, p-값이 0.0089임을 알 수 있으며, 따라서 유의수준 0.05와 0.025와 0.01에서는 영가설을 기각할 수 있지만, 0.005에서는 영가설을 기각할 수 없다.

[표본의 크기가 클 때] 표본의 크기가 크면, 다음의 통계량은 정규분포를 따른다는 중심극한 정리에 의하여 두 모비율이 같은지 검정할 수 있다.

$$z = \frac{\frac{a}{A} - \frac{b}{B}}{\sqrt{\hat{p}(1-\hat{p})\left(\frac{1}{A} + \frac{1}{B}\right)}} \tag{11.5.1}$$

위 식에서 $\hat{p}$은 다음과 같이 구한다.

$$\hat{p} = \frac{a + b}{A + B} \tag{11.5.2}$$

기각역의 임계값은 표준정규분포를 이용하여 구하면 된다. $a, b, A - a, B - b$가 모두 5보다 크거나 같으면 정규근사의 사용이 가능함을 기억하자. 또한 표본들의 크기가 충분히 큰 경우에는 카이제곱 검정을 이용하여 영가설을 검정할 수 있다.

[참고논문] Fisher의 정확 검정은 오랫동안 통계학자들 사이의 논쟁거리 중 하나였다. Fisher의 방법은 모든 주변합이 사전에 결정되어 있다는 비현실적인 가정하에서 수행되며, 따라서 주변합이 모두 사전에 결정되어 있지 않은 경우 Fisher의 방법이 적절한지 아닌지에 대한 논쟁이 있었다. 이에 대한 자세한 내용이 궁금한 독자는 Barnard(1945), Fisher(1945), Pearson(1947)의 논문을 참고하기 바란다.

Sweetland(1972)는 표본의 크기 $A+B$가 3부터 69 사이일 때 카이제곱 검정과 Fisher의 정확 검정에 의한 결과를 비교하였으며, A와 B의 크기가 비슷하고 단측검정일 경우 두 검정은 굉장히 유사함을 발견하였다. Carr(1980)는 Fisher의 정확 검정을 크기가 같은 2개 이상의 모집단을 비교하는 경우로 확장하였다. Neave(1982)는 Fisher의 정확 검정을 독립성 검정 관점에서 새롭게 정의하였다. 또한 Dupont(1986)는 2×2 분할표에서 Fisher의 정확 검정은 작은 값의 변화에 영향을 많이 받고, 경우에 따라 검정결과가 바뀔 수 있음을 발견하였다.

예제 11.5.1

표본 1은 편두통 약을 복용한 환자, 표본 2는 위약을 복용한 환자들로 구성되어 있다. [표 11.5.2]는 약을 먹고, 두통이 가라앉은 사람의 수를 보여준다. 표본 1이 표본 2에 비하여 약의 효과가 더 낫다고 볼 수 있는지 검정하라.

표 11.5.2 [예제 11.5.1]의 대상자에 대한 분류

	합계	약이 효과가 있는 사람	효과가 없는 사람
표본 1	12	7	5
표본 2	9	3	6
합계	21	10	11

풀이 가설검정의 10단계는 다음과 같다.

① **데이터** [표 11.5.2]는 원시 데이터이며, [표 11.5.3]은 Fisher의 정확 검정을 수행하기 위하여 [표 11.5.2]를 재구성한 분할표이다.

표 11.5.3 Fisher의 정확 검정을 수행하기 위하여 [표 11.5.2]를 재구성한 표

표본	편두통 약의 효과 1	편두통 약의 효과 2	합계
표본 1	$7 = a$	$5 = A - a$	$12 = A$
표본 2	$3 = b$	$6 = B - b$	$9 = B$
합계	$10 = a + b$	$11 = A + B - a - b$	$21 = A + B$

② **가정** Fisher의 정확 검정을 수행하기 위하여 필요한 가정이 만족된다고 가정하자.

③ **가설** 영가설과 대립가설은 각각 다음과 같다.

H_0: 표본 1의 모집단에서 약이 효과가 있는 사람의 모비율이 표본 2의 모비율보다 작거나 같다.

H_A: 표본 1의 모집단에서 약이 효과가 있는 사람의 모비율이 표본 2의 모비율보다 크다.

④ **검정통계량** 검정통계량은 [표 11.5.3]의 a의 관측값이다.

⑤ **검정통계량의 분포** 검정통계량은 초기하분포를 따른다. 자세한 내용은 이 책의 수준을 벗어나므로, Agresti의 ≪Categorical data analysis≫(2012)를 참고하기 바란다.

⑥ **결정규칙** Rex를 실행하여 얻은 p-값이 0.05보다 작으면 영가설을 기각한다.

⑦ **검정통계량의 계산** Rex → 범주형자료분석 → 분할표분석 '변수설정' 탭에서 입력 데이터 형식에서 2×2 빈도표를 선택하고, 활성화된 빈도표의 각 4개의 빈칸에 7, 3, 5, 6을 차례로 입력한다. '분석옵션' 탭에서 검정방법으로 독립성 검정을 선택하고, '확인' 버튼을 클릭한다. Rex를 실행하여 얻은 p-값은 0.2449이다.

⑧ **통계적 결정** p-값이 0.05보다 크므로, 영가설을 기각할 수 없다.

⑨ **결론** 표본 1의 모집단에서 편두통 약의 효과는 표본 2의 모집단에서의 위약의 효과보다 작거나 같다고 결론을 내릴 수 있다.

⑩ p-값은 0.2449이다. ▣

11.6 상대위험, 오즈비, 그리고 MANTEL-HAENSZEL 통계량

제8장에서는 실험계획을 이용하여 관측한 데이터를 분석하기 위한 방법으로 분산분석법을 설명하였다. 보건, 의학 데이터는 임상실험이나 실험계획 외에 관찰을 통하여 수집되는 경우도 있다. 이번 절에서는 관찰연구를 통하여 수집된 데이터의 분석 방법에 대하여 설명

할 것이다.

정의

관찰연구(observational study)는 연구 대상자의 관심변수의 관측값을 이용하는 연구를 의미한다.

다시 말해 관찰연구는 실험이 아닌 조사를 통하여 얻은 데이터를 연구하는 방법론을 의미한다고 볼 수 있다. 관찰연구의 가장 단순한 형태는 관심 변수가 2개 있는 경우로, 이때 한 변수는 위험요인 혹은 독립변수라고 하며, 다른 변수는 결과변수 혹은 종속변수라고 부른다.

정의

위험요인은 결과변수와 관련이 있을 것으로 예상되는 변수를 의미한다. 위험요인은 아마도 결과변수의 관측값의 원인일 것이다.

예를 들어 암의 상태를 결과변수로, 흡연을 위험요인으로 고려하는 연구를 살펴보자. 관찰 조사에서 모든 변수가 범주형이면, 분할표로 요약할 수 있다. 또한 결과변수와 위험요인 모두 두 가지 종류의 관측값을 가질 수 있으면, 모형을 좀 더 쉽게 설명할 수 있다. 암의 상태 예제에서 결과변수는 암의 유무, 위험요인은 흡연 여부로 나눌 수 있다.

관찰연구의 종류 관찰연구에는 전향적 연구와 후향적 연구가 있다.

정의

전향적 연구(prospective study)는 2개 이상의 확률 표본을 뽑아 수행되는 관찰연구이다. 예를 들어 위험요인에 노출된 표본과 위험요인에 노출되지 않은 표본을 뽑는다. 그런 다음 각 개체를 추적하여 일정한 시간이 흐른 뒤에 결과변수를 관측하여, 위험요인과 결과변수 사이의 연관성을 검정하는 연구방법을 전향적 연구라고 한다.

위험요인과 결과변수가 모두 두 가지 종류의 관측값을 가질 수 있는 경우, 연구 결과는 2×2분할표로 정리할 수 있다. 이때 2×2분할표는 위험요소에 노출된 대상자와 노출되지 않은 대상자에 대하여, 질병에 걸린 대상자와 그렇지 않은 대상자의 도수를 알려준다.

정의

후향적 연구(retrospective study)는 전향적 연구와 반대되는 개념이다. 먼저 결과변수의 범주에 따라 서로 다른 확률표본을 뽑는다. 그런 다음 각 확률표본에 포함되는 개체의 과거를 조사하여, 위험요인에 노출된 적이 있는지 없는지 조사하는 연구방법론을 후향적 연구라고 한다.

전향적 연구와 마찬가지로 후향적 연구의 조사 결과도 분할표로 정리할 수 있다. 일반적으로 전향적 연구는 후향적 연구에 비하여 더 많은 비용이 필요하다. 그러나 전향적 연구는 실험계획을 통하여 데이터를 수집하는 경우와 좀 더 유사한 형태로 데이터를 수집하므로, 전향적 연구로부터 얻어진 분석 결과가 좀 더 신뢰성이 높다.

[상대위험도] 종속변수와 위험요인 모두 두 가지 수준을 갖는 경우, 전향적 연구의 결과는 [표 11.6.1]과 같이 2×2 분할표로 정리할 수 있다. 이때 위험요인에 노출된 개체 중에서 질병에 걸린 개체의 비율은 $a/(a+b)$이다. 반면 위험요인에 노출되지 않은 개체 중에서 질병에 걸린 개체의 비율은 $c/(c+d)$이다. 상대위험도(relative risk)는 전향적 연구에서 주로 사용되는 개념으로 다음과 같이 정의된다.

표 11.6.1 질병유무와 위험요인에 따른 표본의 분류

	질병 유무		
위험요인	있음	없음	합계
노출됨	a	b	$a+b$
노출되지 않음	c	d	$c+d$
합계	$a+c$	$b+d$	n

정의

상대위험도는 위험요인에 노출된 사람이 병에 걸릴 확률이 위험요인에 노출되지 않은 사람이 병에 걸릴 확률에 비해 얼마나 큰지 알려주는 측도이다.

전향적 연구에서 상대위험도는 다음과 같이 추정할 수 있다.

$$\widehat{RR} = \frac{\frac{a}{a+b}}{\frac{c}{c+d}} \tag{11.6.1}$$

위 식에서 a, b, c, d는 [표 11.6.1]과 같이 정의하며, RR은 모집단에서의 상대위험도, $\widehat{RR}$은 표본을 이용하여 계산한 RR의 추정량을 의미한다. RR에 대한 신뢰구간은 다음과 같이 계산한다.

먼저 RR의 추정량의 자연로그 $\ln(\widehat{RR})$의 표준오차는 다음과 같이 계산된다.

$$\text{s.e}(\ln(\widehat{RR})) = \sqrt{\frac{1}{a} + \frac{1}{c} - \left(\frac{1}{a+b} + \frac{1}{c+d}\right)} \tag{11.6.2}$$

$\ln(\widehat{RR})$은 근사적으로 평균이 $\ln(RR)$인 정규분포를 따른다. 따라서 $\ln(RR)$의 신뢰구간은 다음과 같이 계산된다.

$$\ln(\widehat{RR}) \pm z_{1-\alpha/2} \cdot \text{s.e}(\ln(\widehat{RR}))$$

RR의 신뢰구간은 ln(RR)의 신뢰구간의 양 끝 값을 지수로 하고 자연대수 e를 밑으로 하는 거듭제곱을 계산하여 구할 수 있다. 즉, 다음과 같이 계산한다.

$$e\hat{\ }[\ln(\widehat{RR}) \pm z_{1-\alpha/2} \cdot \text{s.e}(\ln(\widehat{RR}))] = \widehat{RR} \cdot e\hat{\ }[\pm z_{1-\alpha/2} \cdot \text{s.e}(\ln(\widehat{RR}))] \tag{11.6.3}$$

[상대위험도의 해석] 상대위험도는 음이 아닌 실수값을 가질 수 있다. 만약 상대위험도가 1이면, 위험요인에 노출된 개체와 노출되지 않은 개체가 병에 걸릴 확률이 동일함을 의미하며, 따라서 위험요인과 결과변수 사이에 연관성이 없다고 볼 수 있다. 상대위험도가 1보다 크면, 위험요인에 노출되지 않은 개체보다 위험요인에 노출된 개체가 병에 걸릴 확률이 더 큼을 의미한다. 반대로 상대위험도가 1보다 작으면, 위험요소에 노출되지 않은 개체가 노출된 개체보다 병에 걸릴 확률이 더 큼을 의미한다. 예를 들어 상대위험도가 2이면, 위험요인에 노출된 개체가 병에 걸릴 확률이 그렇지 않은 개체가 병에 걸릴 확률의 2배임을 의미한다. 다음의 예제를 통해 상대위험도를 계산해보자.

예제 11.6.1

[표 11.6.2]를 이용하여 입원 기간 중 흡연이 증상의 악화에 미치는 영향을 상대위험도를 이용하여 해석하라.

표 11.6.2 [예제 11.6.1]에 대한 표

입원 기간 중 흡연여부	악화 여부		
	악화	정상	합계
흡연	26	380	406
비흡연	178	3386	3564
합계	204	3766	3970

풀이 식 (11.6.1)을 이용하여 계산하면 상대위험도는 다음과 같다.

$$\widehat{RR} = \frac{26/406}{178/3564} = \frac{0.064}{0.050} = 1.28$$

따라서 흡연을 한 환자가 흡연을 하지 않은 환자에 비해 증상이 악화될 확률은 1.28배 높음을 알 수 있다. 상대위험도에 대한 95% 신뢰구간을 구해보자. 식 (11.6.2)와 식 (11.6.3)에 의해 신뢰구간의 하한과 상한은 각각

$$1.2822 \cdot e\wedge\left[-1.96 \cdot \sqrt{\frac{1}{26} + \frac{1}{178} - \left(\frac{1}{406} + \frac{1}{3564}\right)}\right] = 0.861,$$

$$1.2822 \cdot e\wedge\left[1.96 \cdot \sqrt{\frac{1}{26} + \frac{1}{178} - \left(\frac{1}{406} + \frac{1}{3564}\right)}\right] = 1.910$$

이다. 신뢰구간은 1을 포함하기 때문에, 유의수준 0.05에서 모집단의 상대위험도는 1이라고 할 수 있다. 다시 말해 유의수준 0.05에서 흡연 여부가 악화에 영향을 미친다고 볼 수 없다.

[Rex 분석: '표 11.6.2' Sheet] Rex → 범주형자료분석 → 분할표분석 [그림 11.6.1]과 같이, '변수설정' 탭에서 흡연여부 변수와 비만여부 변수를 명목형변수 상자로 이동시키고, 빈도수 변수를 빈도변수 상자로 이동시킨다. '분석옵션' 탭에서 검정방법으로 독립성 검정을 선택하고, '확인' 버튼을 클릭한다.

그림 11.6.1 상대위험도 설정 화면

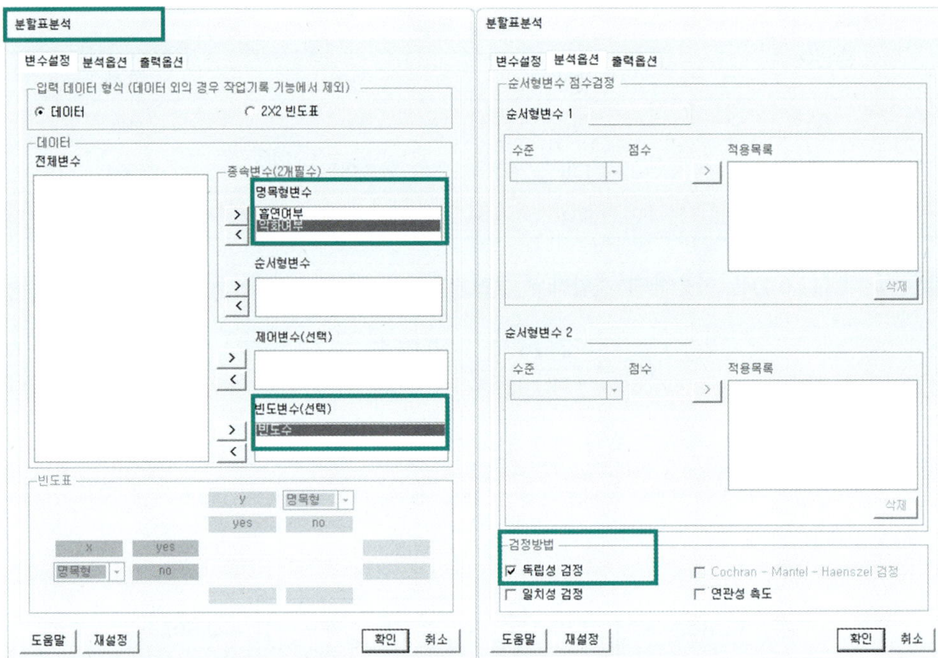

그림 11.6.2 상대위험도 결과

Rex 실행결과

저장 (S)

Odds Ratio and Relative Risks

	Value	95% LCI	95% UCI
흡연여부(2) OR	1.3015	0.8510	1.9907
흡연여부(2) RR Col(1)	1.2822	0.8608	1.9100
흡연여부(2) RR Col(2)	0.9852	0.9594	1.0117

[오즈비] 전향적 연구와 달리 후향적 연구는 위험요인이 아닌 결과 변수를 이용하여 표본을 뽑기 때문에, 위험요인에 대한 노출 여부에 따른 상대위험도는 후향적 연구에서 추정이 불가능하다. 앞에서 설명한 것처럼 후향적 연구는 환자 표본과 정상표본을 뽑은 뒤에 과거 위험요인에 노출된 적이 있는지 조사한다. 위험요인이 2수준을 갖는 경우, 후향적 연구 결

과는 [표 11.6.3]과 같이 2×2 분할표로 정리할 수 있다. 후향적 연구는 질병여부를 이용하여 표본을 뽑기 때문에, [표 11.6.3]과 [표 11.6.1]의 열제목이 서로 다름을 주목하자. 후향적 연구에서 얻은 데이터를 [표 11.6.3]과 같이 정리했을 때, $a/(a+b)$는 위험요인에 노출된 개체가 질병에 걸릴 확률에 대한 추정량이라고 볼 수 없다. 따라서 후향적 연구에서는 환자집단과 정상집단을 비교하기 위하여 오즈비를 이용한다. 오즈비(odds ratio)는 환자집단의 오즈와 정상집단의 오즈의 비를 의미한다. 오즈의 정의는 다음과 같다.

정의

오즈는 실패 확률에 대한 성공 확률의 비를 의미한다.

표 11.6.3 후향적 연구에서 사례집단과 대조집단의 위험요소 유무에 대한 표

	표본		
위험요인	사례집단	대조집단	합계
노출됨	a	b	$a+b$
노출되지 않음	c	d	$c+d$
합계	$a+c$	$b+d$	n

[표 11.6.3]의 데이터를 이용하여 오즈비를 계산해보자.

① 환자집단에서 위험요인의 노출 여부에 대한 오즈는 $[a/(a+c)]/[c/(a+c)] = a/c$이다.

② 정상집단에서 위험요인의 노출 여부에 대한 오즈는 $[b/(b+d)]/[d/(b+d)] = b/d$이다.

따라서 모집단의 오즈비인 OR에 대한 추정량을 $\widehat{OR}$이라고 하면, $\widehat{OR}$은 다음과 같이 계산한다.

정의

모집단 오즈비의 추정량은 다음과 같이 정의한다.

$$\widehat{OR} = \frac{\frac{a}{c}}{\frac{b}{d}} = \frac{ad}{bc} \tag{11.6.4}$$

위 식에서 a, b, c, d의 정의는 [표 11.6.3]을 참고하라.

OR의 신뢰구간은 다음과 같이 구하면 된다.

먼저 OR의 추정량의 자연로그 $\ln(\widehat{OR})$의 표준오차는 다음과 같이 계산된다.

$$\mathrm{s.e}(\ln(\widehat{OR})) = \sqrt{\frac{1}{a}+\frac{1}{b}+\frac{1}{c}+\frac{1}{d}} \tag{11.6.5}$$

$\ln(\widehat{OR})$은 근사적으로 평균이 $\ln(OR)$인 정규분포를 따른다. 따라서 $\ln(OR)$의 신뢰구간은 다음과 같이 계산된다.

$$\ln(\widehat{OR}) \pm z_{1-\alpha/2} \cdot \mathrm{s.e}(\ln(\widehat{OR}))$$

OR의 신뢰구간은 $\ln(OR)$의 신뢰구간의 양 끝 값을 지수로 하고 자연대수 e를 밑으로 하는 거듭제곱을 계산하여 구할 수 있다. 즉, 다음과 같이 계산한다.

$$e\hat{}[\ln(\widehat{OR}) \pm z_{1-\alpha/2} \cdot \mathrm{s.e}(\ln(\widehat{\mathrm{OR}}))] = \widehat{OR} \cdot e\hat{}[\pm z_{1-\alpha/2} \cdot \mathrm{s.e}(\ln(\widehat{OR}))] \tag{11.6.6}$$

[오즈비의 해석] 희귀 질병의 경우, 후향적 연구에서 계산한 오즈비는 전향적 연구에서 계산한 상대위험도와 매우 비슷한 값을 갖는다. 따라서 후향적 연구를 통하여 오즈비를 계산함으로써 전향적 연구의 상대위험도를 추정할 수 있다고 볼 수 있다. 오즈비는 음이 아닌 실수값을 가질 수 있으며, 오즈비가 1인 경우 위험요인과 질병여부 사이의 연관이 없다고 볼 수 있다. 오즈비가 1보다 작은 경우 환자집단의 오즈가 정상집단의 오즈보다 작음을 의미한다. 반대로 오즈비가 1보다 큰 경우에는 환자집단의 오즈가 정상집단의 오즈보다 큼을 의미한다.

예제 11.6.2

[표 11.6.4]를 이용하여, 흡연 여부와 비만 상태에 대한 연관성을 설명하라.

풀이 후향적 연구이므로 적절한 통계량은 오즈비이다. 식 (11.6.4)에 의해 오즈비는 다음과 같이 구할 수 있다.

$$\widehat{OR} = \frac{52 \cdot 3486}{352 \cdot 78} = 6.60$$

표 11.6.4 비만상태와 임신 중 산모의 흡연여부 조사 결과

흡연여부	비만여부		합계
	비만	정상	
흡연	52	352	404
비흡연	78	3486	3564
합계	130	3838	3968

따라서 임신 중 흡연한 산모의 자녀가 비만일 오즈는 임신 중 흡연을 하지 않은 산모의 자녀가 비만일 오즈에 비해 6.60배 크다. OR에 대한 95% 신뢰구간은 식 (11.6.5)와 (11.6.6)을 이용하여 구하면 된다.

[Rex 분석: '표 11.6.4' Sheet] Rex → 범주형자료분석 → 분할표분석 [그림 11.6.3]과 같이, '변수설정' 탭에서 흡연 변수와 악화여부 변수를 명목형변수 상자로 이동시키고, 빈도수 변수를 빈도변수 상자로 이동시킨다. '분석옵션' 탭에서 검정방법으로 독립성 검정을 선택하고, '확인' 버튼을 클릭한다.

그림 11.6.3 오즈비 설정 화면

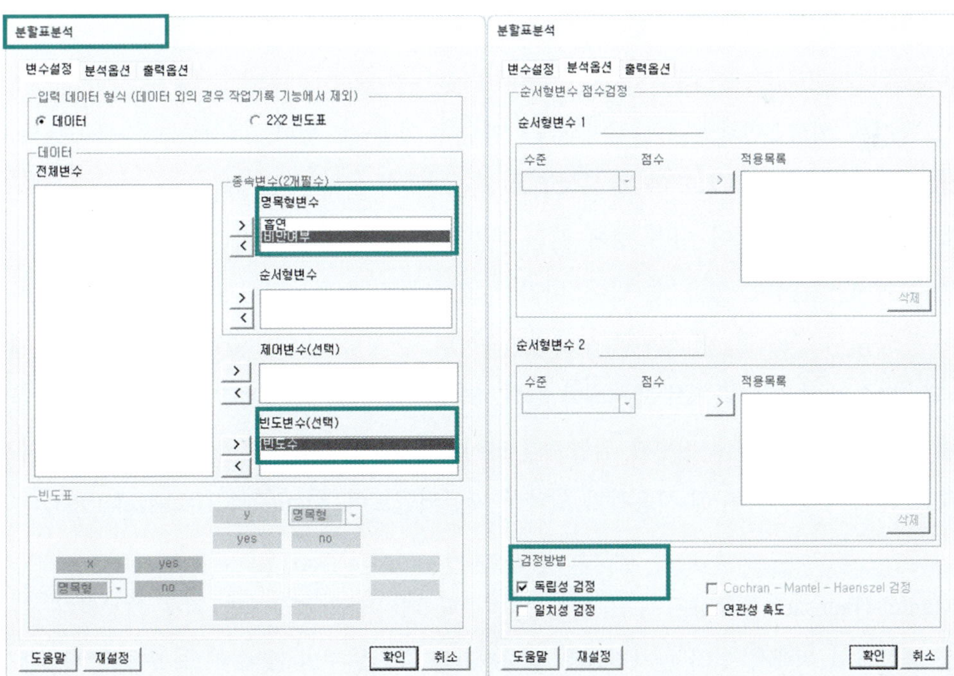

그림 11.6.4 오즈비 결과

Rex 실행결과

저장 (S)

Odds Ratio and Relative Risks

	Value	95% LCI	95% UCI
흡연(2) OR	6.6023	4.5713	9.5355
흡연(2) RR Col(1)	5.8812	4.2051	8.2254
흡연(2) RR Col(2)	0.8908	0.8577	0.9251

OR 에 대한 신뢰구간의 하한과 상한은 각각 $6.6023 \cdot e^\wedge\left[-1.96 \cdot \sqrt{\frac{1}{52}+\frac{1}{352}+\frac{1}{78}+\frac{1}{3486}}\right] = 4.571$, $6.6023 \cdot e^\wedge\left[1.96 \cdot \sqrt{\frac{1}{52}+\frac{1}{352}+\frac{1}{78}+\frac{1}{3486}}\right] = 9.536$이다.

따라서 모집단의 OR은 4.571보다 크고 9.536보다 작다고 95% 확신할 수 있다. 신뢰구간은 1을 포함하고 있지 않기 때문에, 임신 중 흡연을 한 산모가 비만아를 가질 확률이 더 높다고 볼 수 있다. ■

[Mantel-Haenszel 통계량] 질병과 위험요인에 대한 연구를 수행할 때, 질병과 연관성이 있고 동시에 위험요인과도 연관성이 있는 변수가 있을 수 있다. 이러한 변수를 교란변수(confounding variable)라고 하며, 분석에서 교란변수의 효과를 보정하지 않으면 편의가 발생할 수 있다. 예를 들어 어떤 병에 걸린 환자의 비율은 인종에 따라 다르고, 위험요인과 인종 사이에 연관성이 있을 수 있다. 따라서 질병과 위험요인 사이의 관계는 인종에 따라 차이가 있을 수 있으며, 이때 인종은 교란변수이다. 이처럼 인종과 같은 교란변수가 존재할 때 교란변수의 효과는 반드시 보정해야 한다. Mantel과 Haenszel(1959)의 통계량은 교란변수의 효과를 보정한 뒤에 질병과 위험요인 사이의 관계를 검정한다. Mantel-Haenszel의 통계량은 본래 후향적 연구에 사용하기 위하여 제안되었으며, Mantel과 Haenszel(1963)은 후에 전향적 연구에도 적용할 수 있음을 확인하였다.

Mantel-Haenszel 통계량은 모든 변수가 범주형 데이터인 경우에만 적용 가능하다. 통계량을 계산하기 위해서 먼저 환자집단과 정상집단을 교란변수의 값에 따라 분류한 뒤, 각 그룹별로 질병여부와 위험요인 사이의 연관성을 계산한다. 이처럼 어떤 변수의 수준별로 질병

여부와 위험요인 사이의 연관성을 분석하는 것을 층화분석이라고 한다. 예를 들어 연령이 교란변수인 경우, 개체를 연령에 따라 서로 다른 그룹으로 나누고, 각 연령대별로 질병여부와 위험요인 사이에 연관성 분석을 수행하면 된다. Mantel-Haenszel 통계량은 다음과 같이 계산한다.

① 교란변수가 k개의 범주를 갖고 있는 경우, 먼저 환자표본과 정상표본을 k개의 층으로 분류해야 한다. [표 11.6.5]는 데이터의 i번째 층을 보여준다.

② 각 층에서 기대도수 e_i를 다음과 같이 구할 수 있다. 예를 들어 첫째 행과 첫째 열에 해당하는 칸의 기대도수는 다음과 같다.

$$e_i = \frac{(a_i + b_i)(a_i + c_i)}{n_i} \tag{11.6.7}$$

표 11.6.5 i번째 층의 환자집단과 정상집단에 대한 분할표

위험요소	표본		합계
	환자집단	정상집단	
노출됨	a_i	b_i	$a_i + b_i$
노출되지 않음	c_i	d_i	$c_i + d_i$
합계	$a_i + c_i$	$b_i + d_i$	n_i

③ [표 11.6.5]와 같은 각 층의 분할표를 이용하여 다음을 계산한다.

$$v_i = \frac{(a_i + b_i)(c_i + d_i)(a_i + c_i)(b_i + d_i)}{n_i^2(n_i - 1)} \tag{11.6.8}$$

④ Mantel-Haenszel 통계량은 다음과 같다.

$$\chi_{MH}^2 = \frac{(\sum_{i=1}^k a_i - \sum_{i=1}^k e_i)^2}{\sum_{i=1}^k v_i} \tag{11.6.9}$$

⑤ 위 식을 이용하여 계산한 χ_{MH}^2은 영가설이 참일 때 자유도가 1인 카이제곱분포를 따른다. 따라서 검정통계량이 유의수준 α에서 기각역에 포함되면 질병유무와 위험요소 사이에 연관성이 없다는 영가설을 기각할 수 있다.

[공통오즈비의 Mantel-Haenszel 추정량] [표 11.6.5]와 같이 k개의 층으로 이루어진 변

수가 주어져 있을 때, 공통오즈비의 Mantel-Haenszel 추정량 $\widehat{OR}_{MH}$은 다음과 같이 계산한다.

$$\widehat{OR}_{MH} = \frac{\sum_{i=1}^{k}(a_i d_i / n_i)}{\sum_{i=1}^{k}(b_i c_i / n_i)} \tag{11.6.10}$$

식 (11.6.10)에 주어진 Mantel-Haenszel 추정량은 각 층에서의 오즈비가 서로 같다는 가정하에서 오즈비의 추정량이다. [예제 11.6.3]은 Mantel-Haenszel 통계량의 사용법을 예를 들어 설명한다.

예제 11.6.3

LaMont 등(2002)은 폐쇄적 관상동맥질환(OCAD), 고혈압, 연령 등의 데이터를 수집하였다. [표 11.6.6]은 연령별 위험요인의 노출 여부와 질병 여부에 대한 분할표이다.

표 11.6.6 연령에 따라 층화된 환자들을 위험요소 및 OCAD/대조집단으로 분류한 표

55세 이하			
위험요인	OCAD 환자	정상	합계
노출됨	21	11	32
노출되지 않음	16	6	22
합계	37	17	54
56세 이상			
위험요인	OCAD 환자	정상	합계
노출됨	50	14	64
노출되지 않음	18	6	24
합계	68	20	88

풀이 가설검정의 10단계는 다음과 같다.

① **데이터** 데이터는 [표 11.6.6]과 같다.

② **가정** 영가설이 사실일 때, Mantel-Haenszel 통계량이 카이제곱 검정통계량을 따르는 데 필요한 가정을 모두 만족한다고 가정한다.

③ **가설** 영가설과 대립가설은 각각 다음과 같다.

H_0: 55세 이하 집단과 56세 이상 집단에서 위험요인 노출 여부와 OCAD 발생 사이에 연관성이 존재하지 않는다.

H_A: 두 변수 사이에 연관성이 존재한다.

④ **검정통계량** 검정통계량은 식 (11.6.9)를 이용하여 계산한다.

$$\chi^2_{MH} = \frac{(\sum_{i=1}^{k} a_i - \sum_{i=1}^{k} e_i)^2}{\sum_{i=1}^{k} v_i}$$

⑤ **검정통계량의 분포** 검정통계량은 자유도가 1인 카이제곱분포를 따른다.

⑥ **결정규칙** 유의수준 $\alpha = 0.05$에서 검정통계량이 3.841보다 크거나 같으면 영가설을 기각한다.

⑦ **검정통계량의 계산** 먼저 식 (11.6.7)을 이용하여 기대도수를 계산한다.

$$e_1 = (21 + 11)(21 + 16)/54 = 32 \cdot 37/54 = 21.93$$
$$e_2 = (50 + 14)(50 + 18)/88 = 64 \cdot 68/88 = 49.45$$

식 (11.6.8)을 이용하여 다음을 구한다.

$$v_1 = \frac{32 \cdot 22 \cdot 37 \cdot 17}{2916 \cdot (54 - 1)} = 2.87$$

$$v_2 = \frac{64 \cdot 24 \cdot 68 \cdot 20}{7744 \cdot (88 - 1)} = 3.10$$

마지막으로 식 (11.6.9)를 이용하여 다음과 같이 검정통계량을 구한다.

$$\chi^2_{MH} = \frac{[(21 + 50) - (21.93 + 49.45)]^2}{2.87 + 3.10} = 0.0242$$

⑧ **통계적 결정** $0.0242 < 3.841$이므로 H_0를 기각할 수 없다.

⑨ **결론** 고혈압과 OCAD 발생 간에는 상호연관이 없다고 결론지을 수 있다.

⑩ ***p*-값** 검정통계량은 2.706보다 작으므로 p-값은 0.1보다 큼을 알 수 있다. ■

[Rex 분석: '표 11.6.6' Sheet] Rex → 범주형자료분석 → 분할표분석 [그림 11.6.5]과 같이, '변수설정' 탭에서 위험요인 변수와 OCAD 변수를 명목형변수 상자로, 연령기준 변수를 제어변수 상자로, 빈도수 변수를 빈도변수 상자로 이동시킨다. '분석옵션' 탭에서 검정방법으로 Cochran-Mantel-Heanszel 검정을 선택하고, '확인' 버튼을 클릭한다.

그림 11.6.5 Mantel-Haenszel 통계분석 설정 화면

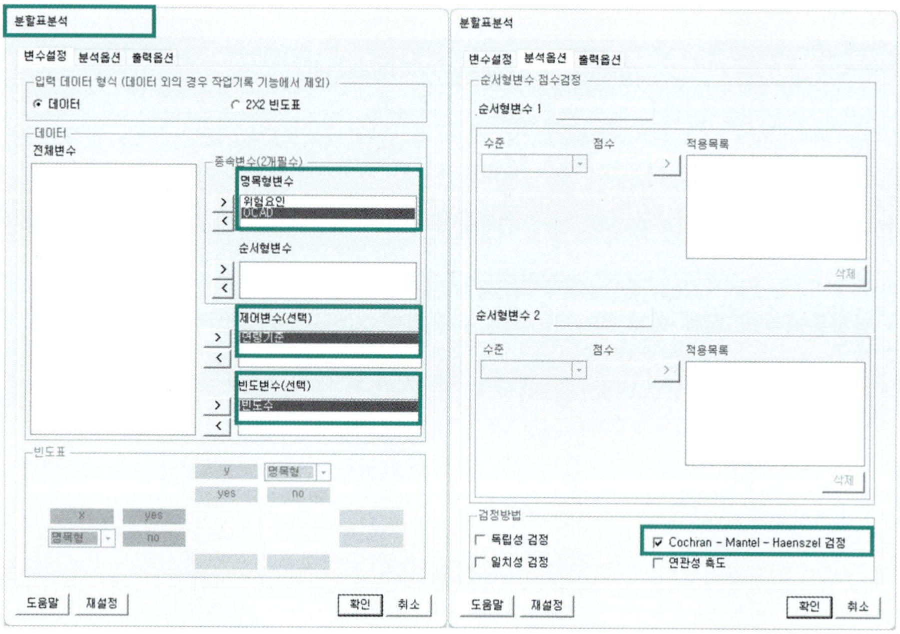

그림 11.6.6 Mantel-Haenszel 통계분석 결과

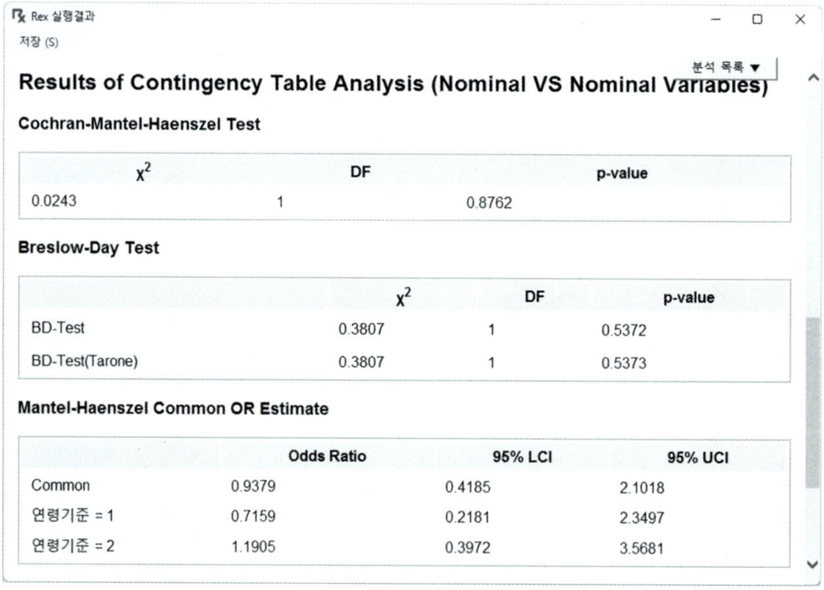
Rex 실행결과

저장 (S)

분석 목록 ▼

Results of Contingency Table Analysis (Nominal VS Nominal Variables)

Cochran-Mantel-Haenszel Test

χ^2	DF	p-value
0.0243	1	0.8762

Breslow-Day Test

	χ^2	DF	p-value
BD-Test	0.3807	1	0.5372
BD-Test(Tarone)	0.3807	1	0.5373

Mantel-Haenszel Common OR Estimate

	Odds Ratio	95% LCI	95% UCI
Common	0.9379	0.4185	2.1018
연령기준 = 1	0.7159	0.2181	2.3497
연령기준 = 2	1.1905	0.3972	3.5681

다음 예제를 이용하여 공통오즈비의 Mantel-Haenszel 추정량을 계산하라.

예제 11.6.4

[표 11.6.6]의 데이터를 이용하여 공통오즈비를 계산하라.

풀이 [표 11.6.6]에서 층별로 구별된 데이터로 공통오즈비의 분자를 먼저 구하면 다음과 같다.

$$(a_1 d_1 / n_1) + (a_2 d_2 / n_2) = [21 \cdot 6/54] + [50 \cdot 6/88] = 5.7424$$

다음으로 공통 오즈비의 분모는 다음과 같이 계산할 수 있다.

$$(b_1 c_1 / n_1) + (b_2 c_2 / n_2) = [11 \cdot 16/54] + [14 \cdot 18/88] = 6.1229$$

따라서 식 (11.6.10)을 이용하여 공통 오즈비를 구하면 다음과 같다.

$$\widehat{OR}_{MH} = \frac{5.7424}{6.1229} = 0.94$$

결과적으로 연령의 효과를 보정했을 때, 위험요인에 노출된 사람이 노출되지 않은 사람보다 OCAD 질병에 걸릴 가능성이 더 낮다고 할 수 있다. ▣

Chapter 11 연습문제

1. 자유도가 n인 카이제곱분포와 정규분포 사이의 관계를 설명하라.
2. 자유도가 n인 카이제곱분포의 평균과 분산을 구하라.
3. 적합도 검정에서 카이제곱분포의 자유도 계산 방법을 설명하라.
4. 적합도 검정에서 기대도수의 크기에 대한 Cochran의 법칙을 설명하라.
5. 적합도 검정에서 기대도수의 크기가 작을 때 해결하는 방법을 설명하라.
6. 분할표로 X^2 값을 구할 때 자유도의 계산 방법을 설명하라.
7. 독립성 검정에서 기대도수의 계산방법을 설명하라.
8. 독립성 검정과 동질성 검정의 차이를 설명하라.
9. 동질성 검정에서 기대도수의 계산방법을 설명하라.
10. 어떤 경우에 카이제곱 검정보다 Fisher의 정확 검정이 바람직한지 설명하라.
11. 다음의 용어를 정의하라.
    1) 관측연구　2) 위험요소　3) 결과변수
    4) 후향적 연구　5) 전향적 연구　6) 상대위험도
    7) 오즈　8) 오즈비　9) 교란변수
12. Mantel-Haenszel 검정을 사용하는 경우가 적절한 조건에 대하여 설명해보라.
13. 다음은 성별에 따른 정당 선호의 빈도표이다.

성별/정당	A	B	C	D
여자	600	34	16	18
남자	307	10	17	10

위 데이터를 이용하여 성별과 정당 선호도가 서로 독립인지 $\alpha = 0.05$에서 검정하라.

14. 다음 데이터를 이용하여 인종과 정당 선호도가 서로 독립인지 $\alpha = 0.05$에서 검정하라.

인종/정당	A	B	C	D	합
백인	356	20	3	9	388
미국-흑인	226	11	10	9	256
합	582	31	13	18	644

15. 다음은 150명의 항원 만성보균자와 500명의 대조군의 혈액형을 조사한 결과이다.

혈액형	보균자	비보균자	합
O	72	230	302
A	54	192	246
B	16	63	79
AB	8	15	23
합	150	500	650

항원 만성보균자와 대조군의 혈액형 분포가 동질한지 유의수준 $\alpha = 0.05$에서 검정하고, p-값을 구하라.

16. 대도시에 거주하고 있는 15세 미만의 아이들의 인종과 헤모글로빈 수치를 조사한 결과는 다음과 같다.

	헤모글로빈 수치			
인종	**>10.0**	**9.0-9.9**	**<9.0**	**합**
A	80	100	20	200
B	99	190	96	385
C	70	30	10	110
합	249	320	126	695

$\alpha = 0.05$에서 두 변수가 서로 독립인지 검정하고, p-값을 구하라.

※ 연습문제 17~20번의 상황이 동질성 검정에 대한 것인지, 아니면 독립성 검정에 대한 것인지 답하라.

17. 세 도시에서 소아마비에 대한 면역성이 있는 미취학 아동의 비율에 차이가 있는지 확인하기 위하여, 세 도시에서 각각 미취학 아동 표본을 뽑아 면역성이 있는 아동의 비율을 비교하였다.

18. 흡연과 호흡기 질환 사이의 연관성을 조사하기 위하여, 성인의 확률표본을 담배 소비량과 호흡기 질환의 정도에 따라 분류하였다.

19. 산모의 흡연과 태아의 선천적 장애에 대한 연관성을 검정하기 위하여, 엄마와 자녀로 이루어진 표본으로부터 엄마의 흡연 여부, 자녀의 선천적 장애 유무를 조사하였다.

20. 저혈압인 사람이 그렇지 않은 사람에 비하여 우울증에 걸릴 확률이 더 높다고 알려져 있다. 이를 확인하기 위하여, 저혈압 환자와 대조군을 각각 500명 뽑아, 우울증 환자의 비율을 계산하였다.

CHAPTER 12

비모수 통계학

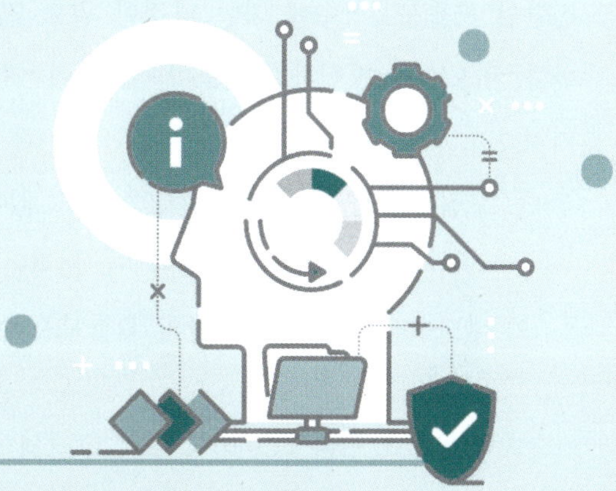

모수 통계학이란 모집단의 근사적 분포를 가정하고, 분포에 필요한 모수를 추론하여 검정하는 방법을 의미한다. 예를 들어 정규분포는 평균과 분산 모수를 필요로 한다. 따라서 정규분포를 가정하는 경우, 모수적 방법은 평균과 분산에 대한 추정량을 이용하여 가설검정을 수행한다. 지금까지 설명한 대부분의 통계적 추론은 모수통계학에 해당한다. 모수통계학에 대비되는 방법으로 비모수 통계학이 있다. 비모수 통계학이란 모집단의 형태와 관계없이 데이터로부터 직접 확률을 계산하여 검정하는 방법을 의미하며, 제11장에서 설명한 적합도 검정, 독립성 검정과 같은 카이제곱 검정이 비모수 통계학에 해당한다. 이번 장에서는 다양한 종류의

12.1 비모수 통계학

비모수 통계학이란 모집단의 형태와 관계없이 데이터로부터 직접 확률을 계산하여 검정하는 방법을 의미한다. 반면 모수 통계학이란 모집단의 형태를 가정하여 검정하는 방법을 의미한다. 예를 들어 한 모집단의 모평균 또는 두 모평균의 차이 등을 검정할 때 많이 사용되는 t-검정을 생각해보자. t-검정을 이용하기 위하여 필요한 몇 가지 가정 중 하나는 모집단의 정규성이다. 정규분포는 평균과 분산모수를 갖고 있으며, 평균과 분산모수의 추정값을 이용하면 검정통계량은 t-분포를 따르게 된다. 이처럼 분포를 가정하고, 분포에 필요한 모수를 적절히 추정하여 검정하는 방법을 모수 통계학이라고 한다. 이와 달리 비모수 통계학은 모집단의 모수를 이용하지 않으며, 모집단에 대한 분포 가정에 의존하지도 않는다. 따라서 모집단의 모수를 언급할 필요가 없는 추론 과정을 비모수적 방법이라고 볼 수 있다. 모집단의 확률분포함수에 대한 가정이 필요 없는 방법은 무분포(distribution-free) 방법이라고 한다. 비모수적 방법과 무분포 방법은 이처럼 미묘한 차이가 있으나 서로 혼용되고 있음을 기억하자. 정리하면 비모수 통계학은 다음과 같은 장점이 있다.

① 모집단의 모수에 대한 설명이 필요 없다. 예를 들어 정규분포를 따르는지 검정하기 위하여 적합도 검정을 수행할 때, 모집단의 모수를 따로 언급할 필요가 없다.

② 비모수적 검정은 모집단의 확률분포함수에 대한 가정을 할 수 없는 경우에도 이용할 수 있다.

③ 일부 비모수적 검정은 모수적 방법에 비해 계산이 간단하고 적용이 쉽다는 장점이 있다. 따라서 모수적 검정의 계산량이 지나치게 많은 경우, 비모수적 검정을 이용하는 것은 좋은 선택이 될 수 있다. 그러나 모수적 검정을 수행하는 데 필요한 가정이 만족되면, 대부분의 경우 모수적 방법을 이용하는 것이 바람직하다.

④ 관측값이 부정확하여 단순히 관측값의 순서를 정하거나 분류하는 경우에는 비모수적 방법을 사용하는 것도 바람직할 수 있다.

위와 같은 장점 외에도 비모수적 방법은 다음과 같은 단점도 있다.

① 모수적 방법으로서 처리할 수 있는 데이터를 비모수적 방법으로 분석하는 것은 좋지 않으며, 따라서 모수적 방법으로 검정할 수 있는 데이터는 모수적 방법으로 분석해야 한다.

② 일부 비모수적 방법은 계산량이 많기 때문에 표본의 크기가 큰 경우 비모수적 방법은 비효율적이다.

12.2 순서통계량

비모수적 통계방법은 측정의 정확도가 떨어지는 데이터의 분석에 자주 활용된다. 이 말의 의미를 정확히 이해하려면 먼저 측정의 정의와 자주 활용되는 측정 방법에 대하여 알고 있어야 한다. 자세한 내용은 제1장에서 설명한 측정척도를 참고하기 바란다.

이 장에서 소개할 순서통계량은 통계학 분석에서 자주 등장하는 개념이다. 순서통계량은 실제로 관측된 값을 이용하여 검정을 하는 것이 아닌, 관측값의 순서정보를 이용하여 검정 통계량을 계산하는 것이다. 예를 들어 어떠한 작업을 수행하는 데 걸린 시간을 크기 순서로 나열할 수 있다. 만약 실제 관측값을 순서로 변환하면, 실제 관측값의 평균이나 분산에 대한 정보를 잃게 된다. 그러나 이러한 문제에도 불구하고 순서통계량은 많은 비모수 통계 분석에 활용된다. 예를 들어 두 모집단의 모평균이 같은지 검정하는 경우를 고려하자. 만약 모집단이 정규분포를 따르면 t-검정을 수행하면 된다. 그러나 정규분포를 따르지 않고 표본의 크기가 충분히 크지 않으면, 비모수 검정법을 이용해야 한다. 비모수 검정법을 이용하려면 먼저 데이터를 순서로 변환한 후, 순서를 관측값으로 이용하여 두 모평균이 같은지 t-검정을 수행하면 된다. 비모수 검정법을 제공하지 않는 통계 소프트웨어를 이용하는 경우에 참고하기 바란다.

비모수 검정에 사용되는 순서변환 외에 로그변환이나 제곱근변환 등 다양한 종류의 변환이 있다. 순서변환은 정보의 손실이 크기 때문에 만약 로그변환이나 제곱근변환 등을 한 뒤에 데이터가 정규분포를 따른다면, 이러한 변환을 이용하여 검정해야 한다.

12.3 부호검정

t-검정은 (1) 모평균이 어떤 값과 같은지, 혹은 (2) 짝을 이룬 측정값의 모평균이 같은지

검정하고자 할 때 활용되는 방법으로서, 만약 모집단이 정규분포를 따르지 않고 중심극한정리를 이용할 수 없는 경우에는 이용할 수 없다. (2)는 제7장에서 설명한 짝 비교 검정에 해당한다. (1)은 관측값이 정규분포를 따른다고 가정할 수 없을 때, 그리고 (2)는 쌍으로 주어진 관측값의 차이가 정규분포를 따른다고 가정할 수 없을 때, t-검정을 이용할 수 없다. 일반적으로 t-검정은 비정규성에 상대적으로 로버스트(robust)한 통계분석법이다. 그러나 정규분포를 따르지 않는 것이 명확하면 비모수 검정을 이용해야 한다.

짝 비교 검정을 수행할 때, 두 값의 차이가 정규분포를 따르지 않는 경우에 활용할 수 있는 비모수 통계분석 방법에는 부호검정(sign test)이 있다. 부호검정은 모집단의 모평균이 아닌 모중앙값에 대한 검정법이다. 확률분포함수가 좌우대칭이면 모중위수와 모평균은 서로 같음을 기억하자. 부호검정을 수행하기 위해서 필요한 유일한 가정은 관측값이 연속형이고 서로 독립이라는 것이다. 명목형 데이터는 부호검정을 이용하여 검정할 수 없다.

부호검정은 한 쌍의 관측값의 차이를 계산한 뒤에 차이가 양수인지 음수인지 부호를 이용하여 가설검정한다. 이처럼 부호를 이용하기 때문에 부호검정이라고 한다. [예제 12.3.1]을 통하여 부호검정을 수행하는 방법을 살펴보자.

예제 12.3.1

교육이 시험 점수에 영향을 주는지 조사하기 위하여 [표 12.3.1]과 같이 데이터를 수집하였다. 이 데이터를 이용하여 모집단의 모중앙값이 103과 다른지 검정하라.

풀이 가설검정의 10단계는 다음과 같다.

① **데이터** 데이터는 [표 12.3.1]과 같다.

② **가정** 측정값은 연속이고 관측값은 서로 독립이다.

③ **가설** 영가설과 대립가설은 각각 다음과 같다.

H_0: 모집단의 중위수는 103이다.

H_A: 모집단의 중위수는 103이 아니다.

표 12.3.1 [예제 12.3.1]의 데이터

학생번호	점수	학생번호	점수
1	75	9	82
2	90	10	104
3	86	11	88
4	110	12	124
5	115	13	110
6	94	14	77
7	132	15	99
8	74		

④ **검정통계량** 표본의 크기가 작고 정규분포를 가정할 수 없으므로 부호검정을 수행한다. 부호검정법의 검정통계량은 양의 부호의 개수, 또는 음의 부호의 개수이다. 대립가설에 따라 적절한 검정통계량이 바뀔 수 있다. 대립가설에는 다음과 같은 유형이 있다.

$$\text{단측 대립 가설: } H_A: P(+) > P(-)$$
$$\text{단측 대립 가설: } H_A: P(+) < P(-)$$
$$\text{양측 대립 가설: } H_A: P(+) \neq P(-)$$

대립가설이 $H_A: P(+) > P(-)$이면, 음수가 적고, 양수가 많을 때 영가설을 기각한다. 만약 대립가설이 $H_A: P(+) < P(-)$이면, 양수가 적을 때 영가설을 기각한다. 대립가설이 $H_A: P(+) \neq P(-)$이면, 음수의 수가 충분히 크거나 적을 때 영가설을 기각하게 된다. 단측검정의 경우 검정통계량은 영가설을 기각하기 위해서 양수와 음수 중 그 숫자가 작아야 하는 부호의 수를 검정 통계량으로 이용한다. 예를 들어 대립가설이 $H_A: P(+) > P(-)$이면, 검정통계량은 음수의 개수이다. 양측검정의 검정통계량은 양수의 개수와 음수의 개수 중에서 작은 수이다.

⑤ **검정통계량의 분포** 양측검정이므로 검정 통계량을 구하기 위해서 먼저 [표 12.3.1]을 이용하여 (관측값 – 103)을 계산한다. 그런 다음 양수와 음수의 개수를 구하면 [표 12.3.2]와 같은 결과를 얻을 수 있다. 만약 영가설이 사실이면 (관측값 – 103)이 양수일 확률과 음수일 확률은 모두 0.5일 것이다. 따라서 영가설은 다음과 같이 표현할 수 있다.

$$H_0: P(+) = P(-) = 0.5$$

결과적으로 영가설이 사실이면 양수와 음수의 개수가 유사해야 함을 알 수 있다. [표 12.3.2]에 따르면, 양수가 6개, 음수가 9개로 음수가 더 많음을 쉽게 알 수 있다. 만약 0

이 관측되었다면, 이는 관측값이 103과 동일함을 의미한다. 이때 0인 관측값은 분석에서 제외하므로, 표본의 수도 0의 개수만큼 줄어들게 된다.

양수와 음수의 개수가 동일하지 않으면, 영가설을 기각할 만큼 두 차이가 충분히 큰 지 판단해야 한다. 다시 말해, 양수와 음수의 개수가 영가설이 사실일 때 우연히 관측될 수 있는 값인지 판단할 필요가 있다. 만약 우연히 관측될 수 없는 값이라면, 영가설이 틀렸을 가능성이 높다.

제3장에서 설명했던 것처럼 [표 12.3.2]의 양수와 음수의 분포는 성공의 확률이 p인 베르누이분포를 따르는 n개의 독립적인 확률변수로 구성되어 있다고 볼 수 있다. k를 검정통계량이라고 하고, 영가설이 사실이면 k는 시행횟수가 n이고 성공의 확률이 $p = 0.5$인 이항분포를 따른다.

표 12.3.2 [예제 12.3.1]의 데이터를 이용하여 (관측값–103)을 계산한 결과

학생번호	1	2	3	4	5	6	7	8	9	10	11	12	13	14	15
관측값−103	−	−	−	+	+	−	+	−	−	+	−	+	+	−	−

⑥ **결정규칙** 대립가설의 유형에 따른 결정규칙은 다음과 같다.

i. 대립가설이 $H_A: P(+) > P(-)$이면, 영가설이 사실이라는 가정하에서 k보다 작거나 같은 값을 가질 확률이 α 이하이면 영가설을 기각한다.

ii. 대립가설이 $H_A: P(+) < P(-)$이면, 영가설이 사실이라는 가정하에서 k보다 크거나 같은 값을 가질 확률이 α 이하이면 영가설을 기각한다.

iii. 대립가설이 $H_A: P(+) \neq P(-)$이면, 영가설이 사실이라는 가정하에서 k보다 극단적이거나 같은 값을 가질 확률이 $\alpha/2$ 이하이면 영가설을 기각한다.

⑦ **검정통계량의 계산** 시행횟수가 n이고 성공의 확률이 p일 때 k가 x보다 작거나 같은 값을 가질 확률은 다음의 공식을 이용하여 계산할 수 있다.

$$P(k \le x|n,p) = \sum_{r=0}^{x} \binom{n}{r} p^r q^{n-r} \tag{12.3.1}$$

따라서 다음과 같다.

$$\begin{aligned} P(k \le 6|15,0.5) &= \binom{15}{0}(0.5)^0(0.5)^{15} + \binom{15}{1}(0.5)^1(0.5)^{14} + \cdots + \binom{15}{6}(0.5)^6(0.5)^9 \\ &= 0.3036 \end{aligned}$$

⑧ **통계적 결정** 양측 검정은 음수나 양수의 수가 매우 적으면 영가설을 기각한다. [표 12.3.2]에 따르면, 양수가 음수의 개수보다 적기 때문에 양수를 검정통계량으로 이용하였다. 계산한 확률은 0.3036이고 이는 0.025보다 크기 때문에, 영가설을 기각할 수 없다.

⑨ **결론** 따라서 중위수는 103이라고 할 수 있다.

⑩ ***p*-값** p-값은 $2 \cdot 0.3036 = 0.6072$이다. ▣

[Rex 분석: '표12.3.1' Sheet] Rex → 비모수분석 → 위치문제 → 1-표본 [그림 12.3.1]과 같이, '변수설정' 탭에서 점수 변수를 종속변수 상자로 이동 시킨다. '분석옵션' 탭에서 중앙값에 103을 입력하고, 방법에서 부호검정을 선택한 후, '확인' 버튼을 클릭한다.

그림 12.3.1 [표 12.3.1] 데이터의 부호검정 설정 화면

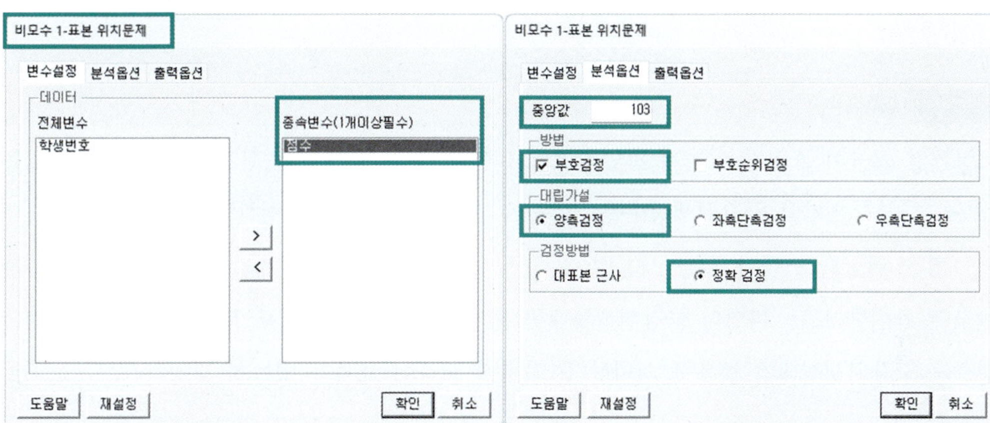

그림 12.3.2 [표 12.3.1] 데이터의 부호검정 결과

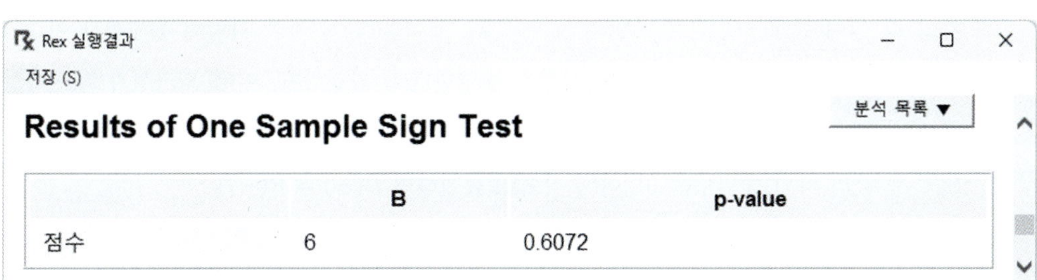

[짝 비교를 위한 부호검정] 분석하려는 데이터가 짝으로 관측되고, t-검정의 가정이 만족되지 않거나 측정척도가 부정확할 때, 부호검정을 이용하여 두 모집단의 모중위수가 같은지 검정할 수 있다. 영가설이 사실이면(즉, 모중위수가 같으면) 다음의 성질을 얻을 수 있다.

$$P(X_i > Y_i) = P(X_i - Y_i > 0) = P(X_i - Y_i < 0) = 0.5$$

위 식에 의하여 짝을 이룬 두 관측값의 차이가 양수이거나 혹은 음수일 확률은 모두 0.5임을 알 수 있다. 따라서 영가설은 다음과 같다.

$$H_0: P(+) = P(-) = 0.5$$

영가설이 사실이면 양수와 음수의 개수는 비슷할 것이다. 만약 양수와 음수의 개수의 차이가 우연히 일어날 수 있는 것보다 더 많이 난다면 영가설이 틀렸을 가능성이 높다고 볼 수 있다. 따라서 부호검정을 이용하여 두 모중위수가 같은지 검정할 수 있다.

예제 12.3.2

양치질 교육이 효과가 있는지 확인해보려고 한다. 치과를 찾아온 환자를 연령, 성별, 교육 정도, 그리고 초기의 구강위생점수를 기준으로 12쌍의 환자를 매칭하였다. 각 쌍의 환자에서 1명을 랜덤으로 뽑아 칫솔 사용법 및 구강위생을 교육하고, 6개월 뒤에 구강 위생사가 연구에 참여한 모든 24명의 구강위생상태를 평가하였다. 결과는 [표 12.3.3]과 같으며 낮은 점수는 구강위생상태가 좋음을 의미한다. 양치질 교육이 효과가 있는지 검정하라.

풀이 가설검정의 10단계는 다음과 같다.

① **데이터** 데이터는 [표 12.3.3]과 같다.

② **가정** 각 쌍의 관측값의 차이는 연속형이라고 가정한다.

③ **가설** 각 쌍에서 교육을 받은 사람의 점수를 X_i, 교육을 받지 못한 사람의 점수를 Y_i이라고 하자. 이때 $X_i - Y_i$를 이용하여 가설검정을 수행한다고 가정하자. 이때 영가설과 대립가설은 각각 다음과 같다.

H_0 : 두 값의 차의 중위수는 0이다(수식으로 표현하면 $P(+) = P(-)$).

H_1 : 두 값의 차의 중위수는 음수이다(수식으로 표현하면 $P(+) < P(-)$).

표 12.3.3 12쌍의 환자의 구강위생상태 평가 결과

아이디	점수	
	양치질 교육을 받은 사람($\boldsymbol{X_i}$)	양치질 교육을 받지 않은 사람($\boldsymbol{Y_i}$)
1	1.6	2
2	2	2
3	3.7	4.1
4	3.5	2.4
5	3.3	4.2
6	2.4	3.6
7	2	3.5
8	1.5	3
9	1.5	2.5
10	2.1	2.5
11	3.6	2.5
12	2.3	2.5

④ **검정통계량** 검정통계량 k는 양수의 개수이다.

⑤ **검정통계량의 분포** 영가설이 사실이면 k는 성공의 확률이 0.5인 이항분포를 따른다.

⑥ **결정규칙** H_0 하에서 이항분포가 k의 관측값보다 작거나 같은 값을 가질 확률이 0.05 이하이면 H_0를 기각한다.

⑦ **검정통계량의 계산** $X_i - Y_i$를 계산한 이후의 과정은 [예제 12.3.1]과 유사하다. X_i-Y_i의 계산결과는 [표 12.3.4]와 같고, [표 12.3.4]에 따르면 0이 1개, 양수가 2개, 음수가 9개임을 알 수 있다. 왼쪽검정이므로, 영가설이 참이라는 가정하에서 검정통계량 k가 관측값 2보다 작거나 같을 확률이 $\alpha = 0.05$보다 작거나 같으면 영가설을 기각한다. 양수가 2, 음수가 9이므로 영가설이 사실이라는 가정하에 검정통계량은 시행횟수가 11이고 성공의 확률이 0.5인 이항분포를 따른다.

표 12.3.4 [표 12.3.3]의 데이터를 이용하여 $(X_i - Y_i)$를 계산한 결과

식별번호	1	2	3	4	5	6	7	8	9	10	11	12
$X_i - Y_i$	−	0	−	+	−	−	−	−	−	−	+	−

⑧ **통계적 결정** 검정통계량이 2보다 작거나 같을 확률을 구하면 다음과 같다.

$$P(k \le 2 | n = 11, p = 0.5) = \sum_{r=0}^{2} \binom{11}{r} 0.5^r 0.5^{11-r} \qquad (12.3.1)$$

Rex → 이산분포 → 이항분포 → 이항확률 변수값에 2, 이항시행에 11, 성공확률에 0.5를 입력하고 '확인' 버튼을 클릭한다. Rex를 실행하면, 위 확률은 0.0327임을 알 수 있다. 0.0327은 0.05보다 작으므로 $\alpha = 0.05$에서 영가설을 기각한다.

⑨ **결론** 결과적으로 모중위수의 차이는 음수이고, 양치질 교육은 효과가 있다고 볼 수 있다.

⑩ ***p*-값** *p*-값은 0.0327이다. ■

[Rex 분석: '표12.3.3' Sheet] Rex → 비모수분석 → 위치문제 → 2-대응표본 [그림 12.3.3]과 같이, '변수설정' 탭에서 X와 Y 변수들을 종속변수 상자로 이동시킨다. '분석옵션' 탭에서 부호검정을 선택하고, 대립가설에서 좌측단측검정을 선택한 후, '확인' 버튼을 클릭한다.

그림 12.3.3 [표 12.3.3] 데이터의 짝 비교를 위한 부호검정 설정 화면

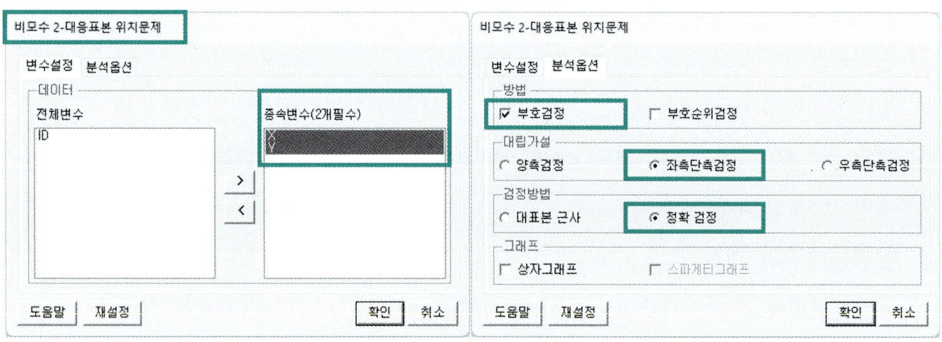

그림 12.3.4 [표 12.3.3] 데이터의 짝 비교를 위한 부호검정 결과

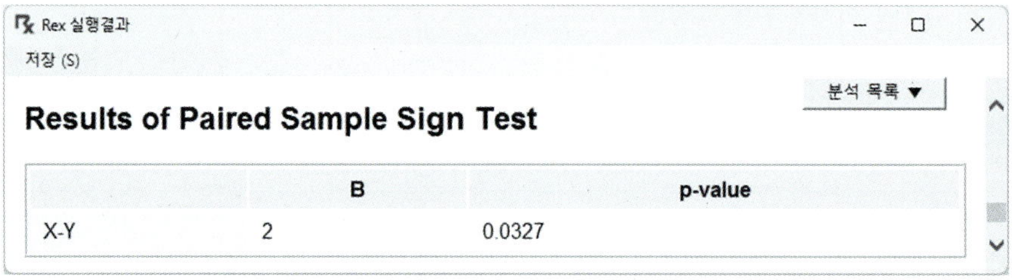

	B	p-value
X-Y	2	0.0327

[오른쪽 부호검정] 지금까지 설명한 것처럼 부호검정은 모집단의 모중위수의 값이 얼마인지, 혹은 두 모집단의 모중위수를 비교할 때 사용할 수 있다. 이때 후자의 경우에 두 모집단에서 두 표본을 추출하며, 각 데이터는 쌍으로 관측된다. 두 가지 경우 모두 부호검정

을 이용하여 양측검정, 단측검정을 수행할 수 있다.

부호검정을 이용할 때 양수와 음수의 개수 중에서 적절한 수를 검정통계량으로 이용하면 된다. 다만 단측검정의 경우 양수를 선택했는지, 혹은 음수를 선택했는지에 따라 p-값을 계산하는 방법이 달라진다. 예를 들어 [예제 12.3.2]의 경우, 9를 검정통계량으로 이용하는 경우 가설검정을 수행하기 위하여 다음의 확률을 구해야 한다.

$$P(k \geq 9|11,0.5)$$

[표본의 크기] 표본이 충분히 커서 $np > 5$, $n(1-p) > 5$를 만족하면, 이항분포는 정규분포에 근사함을 제5장에서 설명하였다. 부호검정의 경우 $p = 0.5$이므로, 표본의 크기가 12 이상이면 두 조건이 모두 만족된다. 따라서 부호검정은 정규근사를 이용하여 수행할 수 있다. 이때 검정통계량은 실질적으로 이산형이기 때문에 0.5의 보정계수를 이용하는 것이 좋다. 따라서 다음과 같은 검정통계량을 얻게 된다.

$$z = \begin{cases} \dfrac{(k+0.5)-0.5n}{0.5\sqrt{n}}, & k < \dfrac{n}{2} \\ \dfrac{(k-0.5)-0.5n}{0.5\sqrt{n}}, & k > \dfrac{n}{2} \end{cases} \tag{12.3.2}$$

12.4 Wilcoxon의 위치에 대한 부호순위검정

모평균에 대한 영가설을 검정하려고 할 때, 검정통계량이 t-분포 혹은 z-분포를 따른다고 가정할 수 없는 경우가 있다. 예를 들어 표본의 크기가 25 이하이며, 모집단은 정규분포를 따르지 않는다고 가정하자. 이 경우 중심극한정리를 이용할 수 없기 때문에 z-분포와 t-분포 모두 이용할 수 없다. 이때 적절한 분석 방법은 비모수 통계학을 이용하는 것이다. 12.3절에서는 비모수 통계량 중에서 부호를 이용하는 부호검정을 소개하였다. 그러나 두 독립표본을 이용하여 모집단의 평균을 비교할 때 부호검정은 적절한 방법이 아니다. 이는 구간척도로 데이터가 관측되는 경우 부호검정을 이용하면 정보손실이 크기 때문이다. 이러한 경우 Wilcoxon 부호순위검정을 이용하는 것이 바람직하다.

[Wilcoxon 검정의 가정] Wilcoxon 검정을 수행하기 위해선 다음의 조건이 만족되어야 한다.

① 표본은 무작위로 추출한다.

② 관측값은 연속형이며 구간척도 혹은 비척도이다.

③ 모집단은 모평균을 기준으로 좌우 대칭이다.

[Wilcoxon 검정의 가설] 고려할 수 있는 영가설과 대립가설은 다음과 같다.

① $H_0 : \mu = \mu_0$ vs $H_A : \mu \neq \mu_0$

② $H_0 : \mu \geq \mu_0$ vs $H_A : \mu < \mu_0$

③ $H_0 : \mu \leq \mu_0$ vs $H_A : \mu > \mu_0$

Wilcoxon 검정의 계산 과정은 다음과 같다.

① 각각의 관측값 x_i에서 μ_0를 뺀 값인 $d_i = x_i - \mu_0$를 구한다. 만약 관측값과 모평균이 같으면 $d_i = 0$이다. 이때 $d_i = 0$인 데이터는 분석에서 제거하고 0의 개수만큼 표본의 크기 n은 줄어든다.

② d_i의 절대값 $|d_i|$를 이용하여 가장 작은 값으로부터 큰 값의 순서로 정렬한다. $|d_i|$가 서로 같은 값이 있는 경우, 순서의 평균값을 이용한다. 예를 들어, $|d_i|$의 가장 작은 값이 3개이며 모두 같은 경우 세 값의 순서는 모두 $\frac{1+2+3}{3} = 2$이다.

③ 각 관측값의 순서를 d_i의 부호에 따라 분류한다.

④ d_i가 양수인 관측값의 순서의 합을 W_+, 음수인 관측값의 순서의 합을 W_-라고 했을 때, $W = W_+ - W_-$를 구한다. 영가설이 참이라는 가정하에서 W의 평균은 0, 분산이 $\frac{n(n+1)(2n+1)}{6}$이다. 그러나 W의 확률질량함수는 그 형태가 복잡하므로 생략한다.

[통계량] Wilcoxon 검정은 W를 검정통계량으로 이용한다. 만약 영가설이 사실이면, 두 모평균이 서로 같으므로, $d_i = x_i - \mu_0$가 양수일 확률과 음수일 확률은 동일할 것이다. 따라서 영가설이 사실이면 W_+와 W_-는 유사할 것으로 기대되며, 따라서 W는 0과 유사한 값을 가질 것이다. 결과적으로 W가 충분히 작거나 충분히 큰 경우에 영가설을 기각할 수 있다.

만약 대립가설이 양측검정이면, W가 충분히 작거나 충분히 큰 경우에 영가설을 기각한다. 만약 영가설이 $\mu \geq \mu_0$이고 대립가설이 $\mu < \mu_0$인 경우를 고려하자. 이때 영가설이 사

실이면, W는 큰 경향이 있을 것이다. 따라서 W가 충분히 작을 때 영가설을 기각하면 된다. 반대로 만약 영가설이 $\mu \le \mu_0$이고 대립가설이 $\mu > \mu_0$인 경우를 고려하자. 이때 영가설이 사실이면 W는 작은 경향이 있고, 따라서 W가 충분히 클 때 영가설을 기각하면 된다.

예제 12.4.1

15명의 랜덤으로 추출한 환자의 치료 후의 검사 값은 [표 12.4.1]과 같다. 모평균이 5.05와 차이가 있는지 검정하라.

풀이 가설검정의 10단계는 다음과 같다.

① **데이터** 데이터는 [표 12.4.1]과 같다.

② **가정** Wilcoxon 검정을 수행하는 데 필요한 가정이 만족된다고 가정한다.

③ **가설** 영가설과 대립가설은 각각 다음과 같다.

H_0: 모평균은 5.05이다.

H_A: 모평균은 5.05가 아니다.

④ **검정통계량** 검정통계량은 W이다.

⑤ **통계량의 분포** 검정통계량 W가 충분히 크거나 작으면 영가설을 기각한다.

표 12.4.1 [예제 12.4.1]의 데이터와 Wilcoxon 검정통계량의 계산 결과

관측값	$d_i = x_i - 5.05$	$\lvert d_i \rvert$의 순서	$\lvert d_i \rvert$의 순서와 부호의 곱
4.90	−0.15	1	−1
4.1	−0.95	7	−7
6.73	1.68	10	10
7.27	2.22	13	13
7.42	2.37	14	14
7.5	2.45	15	15
6.76	1.71	9	9
4.64	−0.41	3	−3
5.98	0.93	6	6
3.14	−1.91	12	−12
3.24	−1.81	11	−11
5.8	0.75	5	5
6.17	1.12	8	8
5.39	0.34	2	2
5.78	0.73	4	4
		$W_+ = 86,\ W_- = 34,\ W = 52$	

⑥ **결정규칙** R 함수 wilcox.test를 실행하면 p-값을 계산할 수 있다. p-값이 0.05보다 크면 영가설을 채택하고, 0.05보다 작으면 영가설을 기각한다.

⑦ **검정통계량 계산** Rex를 이용하면 검정통계량 W와 p-값은 쉽게 구할 수 있다.

⑧ **통계적 결정** Rex → 비모수분석 → 위치문제 → 1-표본 [그림 12.4.1]과 같이, '변수설정' 탭에서 관측값 변수를 종속변수 상자로 이동 시킨다. '분석옵션' 탭에서 중앙값에 5.05를 입력하고, 방법에서 부호순위검정을 선택한 후, '확인' 버튼을 클릭한다. Rex를 실행하면 p-값은 0.1514이므로, 영가설을 기각할 수 없다.

⑨ **결론** 따라서 모평균은 5.05이라고 볼 수 있다.

⑩ **p-값** p-값은 0.1514이다. ■

그림 12.4.1 [표 12.4.1] 데이터의 부호순위검정 설정 화면

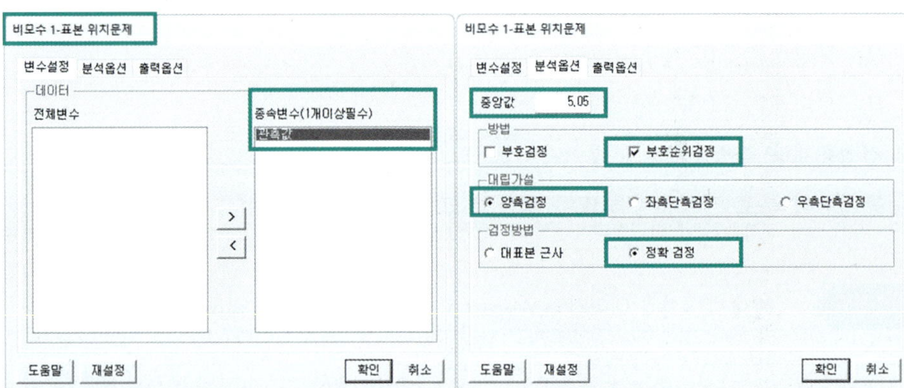

그림 12.4.2 [표 12.4.1] 데이터의 부호순위검정 결과

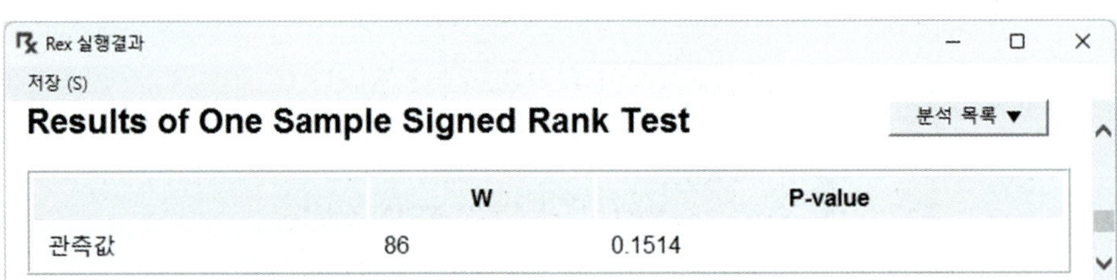

Rex 실행결과

저장 (S)

Results of One Sample Signed Rank Test

분석 목록 ▼

	W	P-value
관측값	86	0.1514

[Wilcoxon 짝 비교 순위검정] 제7장에서 설명한 짝 비교 t-검정을 위한 가정이 만족되지 않으면, Wilcoxon 짝 비교 순위검정을 사용할 수 있다. 만약 n쌍의 관측값이 있는 경우 각

관측값의 쌍의 차이를 d_i, d_i의 모평균을 μ_D이라고 하자. 만약 영가설이 '$\mu_D = 0$' 등 μ_D에 대한 가설인 경우, 앞에서 소개한 Wilcoxon의 순위검정을 이용하여 가설을 검정할 수 있다.

12.5 중위수 검정

두 모집단의 모중위수가 같은지 검정하기 위하여 독립 표본을 뽑았다고 가정하자. 이때 중위수 검정(median test)은 두 모중위수가 같은지 검정하는 비모수 검정법이다. Mood (1950)와 Westenberg(1948)에 의하여 제안된 이 검정은 후에 Brown과 Mood(1951)에 의하여 자세히 설명되었다. 다음 예제를 통하여 중위수 검정에 대하여 살펴보도록 하자.

예제 12.5.1

남자 중학생의 정신건강이 거주지역(도시/시골)에 따라 차이가 있는지 검정하라. 데이터는 [표 12.5.1]과 같다.

표 12.5.1 [예제 12.5.1]의 중학교 남학생의 정신건강 점수

도시	시골	도시	시골
35	29	25	50
26	50	27	37
27	43	45	34
21	22	46	31
27	42	33	
38	47	26	
23	42	46	
25	32	41	

풀이 가설검정의 10단계는 다음과 같다.

① **데이터** 시골 지역의 중학교에서 12명의 남학생과, 도시 지역의 중학교에서 16명의 남학생을 랜덤으로 뽑아 정신건강을 측정하였다. 데이터는 [표 12.5.1]을 참고하라.

② **가정** 가설검정을 위하여 각 표본은 모집단으로부터 무작위로 뽑혔고, 두 모집단은 거주 지역만 차이가 있고 다른 특성은 서로 유사하며, 관측값은 연속형이라고 가정하자.

③ **가설** 영가설과 대립가설은 각각 다음과 같다.

$$H_0 : M_U = M_R \quad \text{vs} \quad H_A : M_U \neq M_R$$

유의수준 $\alpha = 0.05$이고, M_U는 도시지역 중학교 남학생 모집단의 중위수 점수이고, M_R은 시골지역 중학교 남학생 모집단의 중위수이다.

④ **검정통계량** 검정통계량을 계산하는 과정은 나중에 설명할 것이다.

⑤ **검정통계량의 분포** 영가설이 사실이라는 가정하에서 검정통계량은 자유도가 1인 카이제곱 분포를 따른다.

⑥ **결정규칙** 검정통계량은 영가설이 참일 때 자유도가 1인 카이제곱분포를 따르므로 유의수준 $\alpha = 0.05$에서 임계값은 3.841이다. 따라서 검정통계량이 3.841보다 클 경우 유의수준 $\alpha = 0.05$에서 영가설을 기각한다.

⑦ **검정통계량의 계산** 검정통계량을 계산하기 위한 첫 번째 과정은 두 표본을 하나로 통합한 뒤에 통합 데이터의 중위수를 계산하는 것이다. [표 12.5.1]의 경우 짝수 개의 관측값이 있기 때문에 중위수는 $\frac{33+34}{2} = 33.5$이다.

다음으로 각 표본에서 공통 중위수보다 큰 값과 작은 값의 개수를 세고, 이 결과를 2×2 분할표로 나타낸다. 즉, [표 12.5.1]을 [표 12.5.2]와 같이 정리할 수 있다. 만약 두 모집단의 모중위수가 동일하면, 공통 중위수보다 큰 값의 비율과 작은 값의 비율은 모두 0.5일 것이다. 따라서 [표 12.5.2]의 2×2 분할표의 각 칸의 기대도수를 계산할 수 있다. 또한 식 (11.3.1)을 이용하여 카이제곱 통계량을 이용한 적합도 검정, 혹은 Fisher 정확 검정을 수행할 수 있다. [표 12.5.2]의 값을 식 (11.3.1)에 대입하여 검정통계량을 구하면 다음과 같다.

$$X^2 = \frac{28 \cdot (6 \cdot 4 - 8 \cdot 10)^2}{16 \cdot 12 \cdot 14 \cdot 14} = 2.33$$

표 12.5.2 [표 12.5.1]의 데이터를 2 x 2 분할표로 변환한 결과

	도시	시골	합계
중위수보다 큰 값의 수	6	8	14
중위수보다 작은 값의 수	10	4	14
합계	16	12	28

⑧ **통계적 결정** 검정통계량은 3.841보다 작으므로 영가설을 기각할 수 없다.

⑨ **결론** 따라서 두 모집단의 중위수는 동일하다고 결론을 내리면 된다.

⑩ ***p*-값** p-값은 0.10보다 크다.

[Rex 분석: '표 12.5.1' Sheet] Rex → 범주형자료분석 → 분할표분석 [그림 12.5.1]과 같이, '변수설정' 탭에서 입력 데이터 형식에서 2×2 빈도표를 선택하고, 활성화된 빈도표의 각 4개의 빈칸에 6, 8, 10, 4를 차례로 입력한다. '분석옵션' 탭에서 검정방법으로 독립성 검정을 선택하고, '확인' 버튼을 클릭한다.

그림 12.5.1 [표 12.5.1] 데이터의 중위수검정 설정 화면

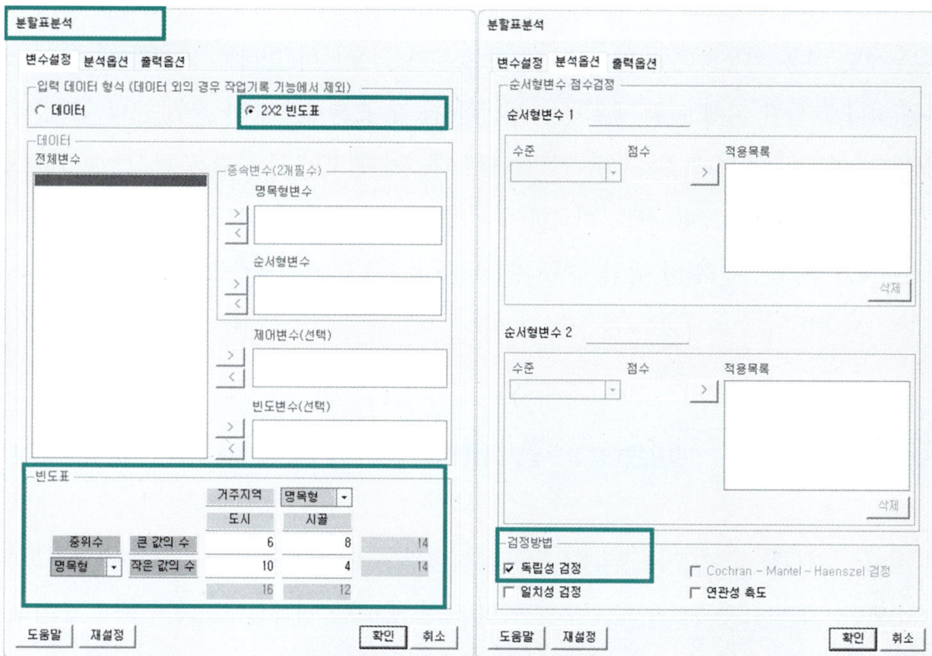

그림 12.5.2 [표 12.5.1] 데이터의 중위수검정 결과

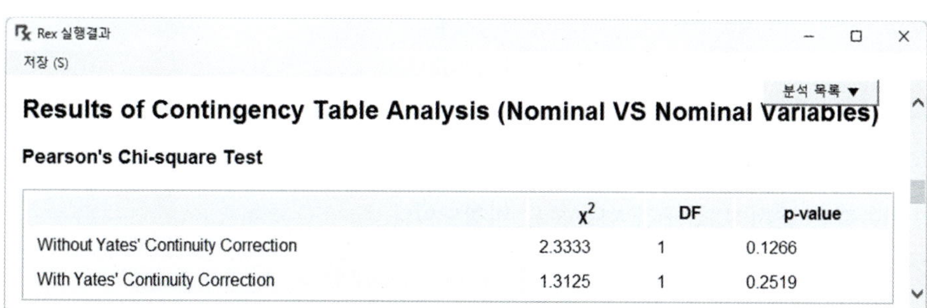
Rex 실행결과

저장 (S)

분석 목록 ▼

Results of Contingency Table Analysis (Nominal VS Nominal Variables)

Pearson's Chi-square Test

	χ^2	DF	p-value
Without Yates' Continuity Correction	2.3333	1	0.1266
With Yates' Continuity Correction	1.3125	1	0.2519

■

[중위수와 값이 같은 측정값의 처리] 만약 n_1+n_2가 홀수이면 적어도 하나의 관측값은 중위수와 같은 값을 갖는다. 만약 중위수와 같은 값을 갖는 관측값이 존재하면 어떻게 처리하면 될까? n_1+n_2가 충분히 큰 경우에는 중위수와 같은 값을 갖는 관측값은 분석에서 제외하면 된다. 혹은 중위수와 같은 측정값의 50%는 큰 값으로, 나머지 50%는 작은 값으로 임의로 선택하여 분류하면 된다.

[중위수 검정의 응용] 중위수 검정법은 2개 이상의 모집단의 중위수가 같은지 검정을 하는 경우에도 사용 가능하다. k개의 모집단으로부터의 표본이 있다고 가정하자. 먼저 모든 표본을 하나로 합친 뒤에 통합 중위수를 계산한다. 각 표본에서 통합중위수보다 큰 값과 작은 값의 개수를 구한 뒤에 $2 \times k$ 분할표를 만든다. [예제 12.5.1]과 같은 방식으로 기대도수를 계산한 뒤에 관측도수와 서로 비교하여 k개의 모집단의 모중위수가 같은지 검정할 수 있다. 검정통계량은 영가설이 참인 경우 자유도가 $k-1$인 카이제곱분포를 따른다.

12.6 Mann-Whitney 검정

앞 절에서 설명한 중위수 검정법은 관측값과 중위수 사이의 대소를 비교하여 검정통계량을 계산한다. 그러나 관측값과 중위수의 차이 또한 중요한 정보임에도 불구하고 중위수 검정에서는 활용되지 않는다. 따라서 중위수 검정법은 효율적인 검정법이라고 볼 수 없다. Mann과 Whitney(1947)는 모중위수가 같은지 검정할 수 있는 검정법을 제안하였으며, 이를 Mann-Whitney 검정이라고 한다. Mann-Whitney 검정은 관측값의 순서를 이용하기 때문에 중위수 검정보다 좀 더 효율적이다.

[가정] Mann-Whitney 검정을 수행하기 위하여 다음의 조건이 만족되어야 한다.

① 표본은 모집단으로부터의 독립 확률표본이다.

② 관측값은 순서척도, 구간척도 혹은 비척도이다.

③ 서로 다른 모집단 사이에 중위수를 제외한 다른 차이는 없다.

[가설] Mann-Whitney 검정을 수행하는 데 필요한 가정들이 모두 만족된다고 가정하자.

M_X, M_Y를 두 모집단의 모중위수라고 가정하자. 이때 Mann-Whitney 검정은 다른 방법들과 마찬가지로 다음의 세 가지 유형의 대립가설을 다룰 수 있다.

① $H_0: M_X = M_Y$ vs $H_A: M_X \neq M_Y$
② $H_0: M_X \leq M_Y$ vs $H_A: M_X > M_Y$
③ $H_0: M_X \geq M_Y$ vs $H_A: M_X < M_Y$

모집단의 확률분포함수가 모중위수를 기준으로 좌우 대칭이면, 중위수와 평균은 같다. 따라서 좌우 대칭인 경우 모중위수에 대한 결론은 모평균에도 적용할 수 있다. [예제 12.6.1]을 통하여 Mann-Whitney 검정을 사용하는 방법을 살펴보자.

예제 12.6.1

[표 12.6.1]의 데이터를 이용하여 그룹 1의 모중위수가 그룹 2의 모중위수보다 작다고 할 수 있는지 유의수준 $\alpha = 0.05$에서 검정하라.

표 12.6.1 [예제 12.6.1]의 데이터

몸무게			
그룹1 (***X***)		그룹2 (***Y***)	
252	254	185	280
240	164	310	264
205	288	212	270
200	138	238	210
170	240	184	192
170	217	136	126
320	240	200	220
148	302	270	295
214	312		

풀이 가설검정의 10단계는 다음과 같다.

① **데이터** 데이터는 [표 12.6.1]과 같다.

② **가정** Mann-Whitney 검정을 수행하는 데 필요한 가정이 모두 만족된다고 가정하자.

③ **가설** M_X는 첫 번째 모집단의 모중위수, M_Y는 두 번째 모집단의 모중위수라고 하면, 영가설과 대립가설은 다음과 같다.

$$H_0 : M_X \geq M_Y \quad \text{vs} \quad H_A : M_X < M_Y$$

④ **검정 통계량** 두 표본의 관측값을 각각 $(x_1, \cdots, x_n)$, $(y_1, \cdots, y_m)$ 이라고 하자. 이때 Mann-Whitney 검정통계량 U는 모든 가능한 두 표본의 관측값의 짝에 대해서 $x_i > y_j$인 짝의 수이다. 즉 U는 다음과 같이 정의할 수 있다.

U : $x_i > y_j$를 만족하는 모든 가능한 짝의 수

Wilcoxon의 검정은 두 표본을 합친 뒤에 x_i의 순위합을 검정통계량으로 이용함을 기억하자. 이때 x_i의 순위합을 W라고 하면, U와 W는 다음의 관계를 만족한다.

$$U = W - \frac{n(n+1)}{2} \tag{12.6.1}$$

⑤ **검정통계량의 분포** 식 (12.6.1)을 이용한 가설검정은 Rex를 이용하면 된다. U의 확률질량함수는 그 형태가 복잡하므로 이 책에서는 생략한다. 다만 표본의 크기가 충분히 큰 경우에는 중심극한정리에 의하여 정규분포를 활용하여 검정할 수 있다.

⑥ **결정규칙** 만약 첫 번째 모집단의 모중위수가 두 번째 모집단의 모중위수보다 작다면, 그룹 1의 관측값들의 순서합은 그룹 2의 관측값들의 순서합보다 작을 것이다. 이러한 원리를 이용하여 결정규칙을 정할 수 있다.

i. H_0: $M_X \geq M_Y$ vs H_A: $M_X < M_Y$일 때: U가 충분히 작으면 첫 번째 모집단의 모중위수가 두번째 모집단의 모중위수보다 작다고 볼 수 있다. 유의수준이 α일 때 Rex → 비모수분석 → 위치문제 → 2-독립표본 '분석옵션' 탭에서 좌측단측검정을 선택하고, Rex를 실행하여 p-값이 α보다 작으면 영가설을 기각한다.

ii. H_0 : $M_X \leq M_Y$, vs H_A : $M_X > M_Y$일 때: U가 충분히 크면 첫 번째 모집단의 모중위수가 두번째 모집단의 모중위수보다 크다고 볼 수 있다. 유의수준이 α일 때 Rex → 비모수분석 → 위치문제 → 2-독립표본 '분석옵션' 탭에서 우측단측검정을 선택하고, Rex를 실행하여 p-값이 α보다 작으면 영가설을 기각한다.

iii. H_0 : $M_X = M_Y$, H_A : $M_X \neq M_Y$일 때: U가 충분히 크거나 작을 때, 영가설을 기각할 수 있다. 유의수준이 α일 때 Rex → 비모수분석 → 위치문제 → 2-독립표본 '분석옵션' 탭에서 양측검정을 선택하고, Rex를 실행하여 p-값이 α보다 작으면 영가설을 기각한다.

대립가설의 유형별 기각역은 [그림 12.6.1]을 참고하라.

⑦ **검정통계량의 계산** [표 12.6.2]에 의하여 $W = 319.5$임을 확인할 수 있다.

표 12.6.2 [표 12.6.1]의 데이터를 이용하여 검정통계량 W를 구한 결과

그룹 1	순서	그룹 2	순서
		126	1
		136	2
138	3		
148	4		
164	5		
170	6.5		
170	6.5		
		184	8
		185	9
		192	10
200	11.5	200	11.5
205	13		
		210	14
		212	15
214	16		
217	17		
		220	18
		238	19
240	21		
240	21		
240	21		
252	23		
254	24		
		264	25
		270	26.5
		270	26.5
		280	28
288	29		
		295	30
302	31		
		310	32
312	33		
320	34		
Total	319.5		275.5

⑧ **통계적 결정** [그림 12.6.3]에 따르면 p-값은 0.8849이므로 유의수준 $\alpha = 0.05$에서 영가설을 기각할 수 없다.

그림 12.6.1 대립가설의 유형에 따른 Mann-Whitney 검정통계량의 기각역

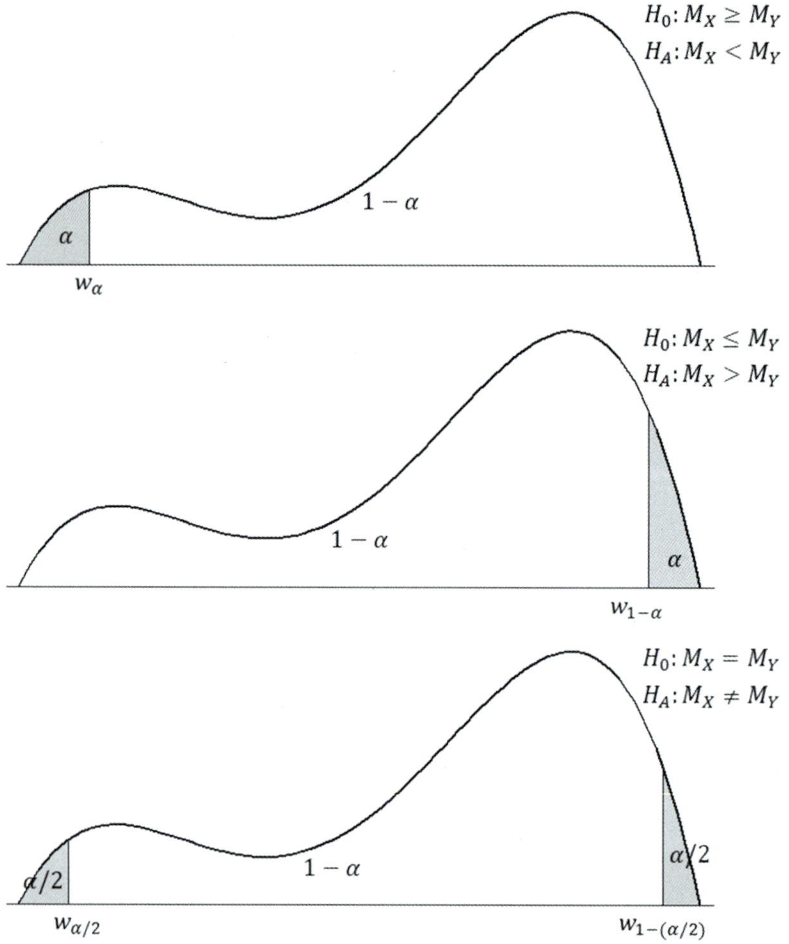

⑨ **결론** 따라서 그룹1의 중위값이 그룹2의 중위값보다 크거나 같다고 결론을 내릴 수 있다.

⑩ ***p*-값** [그림 12.6.2]에 의해 p-값은 0.8849이다.

[Rex 분석: '표 12.6.1' Sheet] Rex → 비모수분석 → 위치문제 → 2-독립표본 [그림 12.6.2]와 같이, '변수설정' 탭에서 몸무게 변수를 종속변수 상자로 이동 시키고, 그룹 변수를 집단변수의 상자로 이동 시킨다. '분석옵션' 탭에서 양측검정을 선택한 후, '확인' 버튼을 클릭한다.

그림 12.6.2 [표 12.6.1] 데이터의 Mann–Witney 검정 설정화면

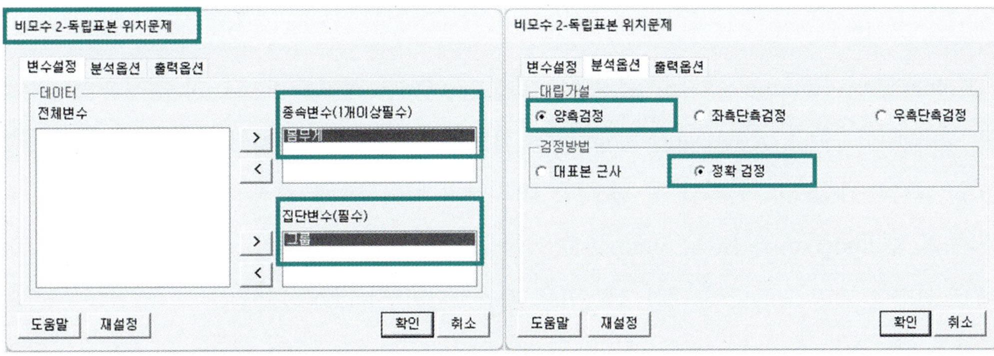

그림 12.6.3 [표 12.6.1] 데이터의 Mann–Witney 검정 결과

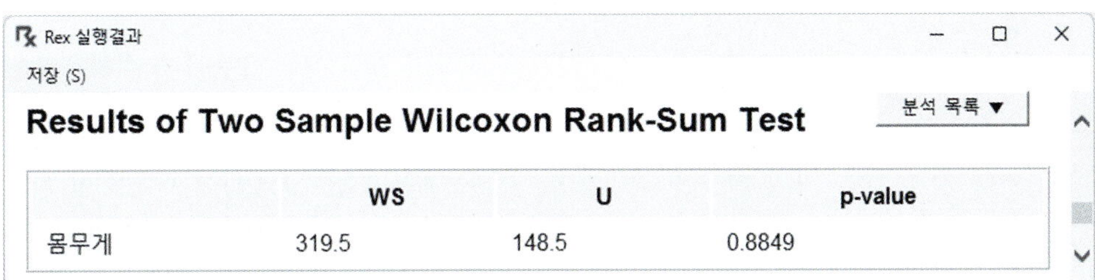

Results of Two Sample Wilcoxon Rank-Sum Test

	WS	U	p-value
몸무게	319.5	148.5	0.8849

[대표본 근사] 두 표본의 크기를 각각 n, m이라고 하자. 이때 만약 두 표본의 크기가 모두 20보다 크면 중심극한정리를 이용하여 다음과 같이 가설검정을 수행할 수 있다.

$$Z = \frac{u - \frac{nm}{2}}{\sqrt{\frac{nm(n+m+1)}{12}}}$$

임계값은 표준정규분포로부터 구하면 된다. Rex → 비모수분석 → 위치문제 → 2-독립표본 '분석옵션' 탭에서 대표본 근사를 선택하여 Rex를 실행하면, 정규분포 근사를 이용하여 추론한 검정결과를 확인할 수 있다.

12.7 Kolmogorov–Smirnov 적합도 검정

Kolmogorov–Smirnov 적합도 검정은 모집단이 어떠한 분포를 따르는지 검정을 하고 싶은 경우에 이용한다. Kolmogorov–Smirnov 적합도 검정은 제11장에서 설명한 카이제곱 적합도 검정의 대안으로 이용될 수 있으며, 1930년대 독립적으로 검정법을 발표한 러시아 수학자 A. Kolmogorov와 N. V. Smirnov의 이름을 따서 부른다. Kolmogorov(1933)는 이번 절에서 설명할 단일 모집단에 대한 검정법을 제안하였고 Smirnov(1939)는 두 모집단이 같은 분포를 따르는지 확인하기 위한 검정법을 제안하였다. 전자는 Kolmogorov-Smirnov 단일표본 검정이라고 하고, 후자는 Kolmogorov-Smirnov 이표본 검정이라고 한다.

[검정통계량] Kolmogorov-Smirnov 단일표본 검정통계량은 가정한 분포로부터 계산한 누적분포함수 $F_T(x)$와 표본누적분포함수 $F_S(x)$를 비교하여 계산한다. 표본은 누적분포함수가 알려져 있지 않은 모집단으로부터의 확률표본이다. 누적분포함수 $F_T(x)$는 확률변수 T가 x보다 작거나 같은 값을 가질 확률을 의미하고, 표본누적분포함수 $F_S(x)$를 이용하면 $F_T(x)$를 추정할 수 있다. 따라서 가정한 분포로부터 계산한 누적분포함수와 표본누적분포함수가 유사하면, 모집단이 가정한 분포를 따른다고 생각할 수 있다. 그러나 두 누적분포함수의 차이가 우연히 발생한 것으로 보기에 지나치게 크다면 영가설을 기각한다. Kolmogorov-Smirnov 단일표본 검정통계량을 이용하여 양측검정을 수행하면 영가설과 대립가설은 각각 다음과 같다.

H_0 : $F(x) = F_T(x)\,,\ -\infty < x < \infty$
H_A : 적어도 하나의 x에 관하여 $F(x) \neq F_T(x)$이다.

이때 Kolmogorov-Smirnov 단일표본 검정통계량은 다음과 같이 정의한다.

$$D = \max_x |F_S(x) - F_T(x)| \qquad (12.7.1)$$

D는 $F_S(x)$와 $F_T(x)$의 차이의 절대값의 최댓값을 의미한다. 표본의 크기를 n, 유의수준을 α라고 하면, 기각역은 n, α에 따라 변함을 주목하자.

[가정] Kolmogorov-Smirnov 단일표본 검정을 수행하기 위하여 다음의 가정이 만족되야 한다.

① 표본은 확률표본이다.

② 관측값은 연속형이며, 누적분포함수는 연속이다.

영가설이 참일 때 유의수준 α에서 영가설을 기각할 확률이 α보다 작은 경향이 있는 검정통계량은 보수적(conservative)이라고 한다. Kolmogorov-Smirnov 단일표본검정은 관측값이 이산형인 경우에 보수적이다. 또한 누적분포함수 $F_T(x)$를 구하기 위하여 하나 이상의 모수를 표본으로부터 추정해야 하는 경우에도 Kolmogorov-Smirnov 단일표본검정은 보수적인 경향이 있음을 기억하기 바란다.

예제 12.7.1

신체 건강한 성인 남성 36명의 공복 혈당량을 측정하였다. 데이터는 [표 12.7.1]과 같다. 이 데이터가 평균이 80, 표준편차가 6인 정규분포를 따르는 모집단으로부터 추출된 것이 아니라고 볼 수 있는지 검정하라.

표 12.7.1 성인 남성 36명의 공복혈당 관측값 (mg/100 ml)

75	92	80	80	84	72
84	77	81	77	75	81
80	92	72	77	78	76
77	86	77	92	80	78
68	78	92	68	80	81
87	76	80	87	77	86

풀이 가설검정의 10단계는 다음과 같다.

① **데이터** 데이터는 [표 12.7.1]을 참고하기 바란다.

② **가정** Kolmogorov-Smirnov 단일표본 검정을 수행하는 데 필요한 가정이 만족된다고 가정하자.

③ **가설** 영가설과 대립가설은 각각 다음과 같다.

$H_0: F(x) = F_T(x),\ -\infty < x < \infty$

H_A: 적어도 하나의 x에 대해 $F(x) \neq F_T(x)$이다.

④ **검정통계량** 검정통계량은 식 (12.7.1)과 같다.

⑤ **검정통계량의 분포** R 함수 ks.test를 이용하여 가설검정을 수행할 수 있다.

⑥ **결정규칙** $n = 36$, $\alpha = 0.05$일 때, D가 0.221보다 크면 영가설을 기각한다고 알려져 있다.

⑦ **검정통계량의 계산** 검정통계량을 계산하기 위하여 먼저 [표 12.7.2]와 같이 $F_S(x)$를 계산해야 한다. $F_S(x)$는 누적도수를 표본크기로 나누면 된다. 예를 들어 [표 12.7.2]의 첫 번째 행의 누적도수는 2이고, 표본의 크기는 36이므로 $F_S(68) = \frac{2}{36} = 0.0556$이다. 다음으로 $F_T(68)$을 구해야 한다. 모집단은 평균이 80, 표준편차가 6인 정규분포를 따른다고 가정했기 때문에 68을 다음과 같이 표준화된 Z 값으로 변환할 수 있다.

$$z = \frac{x - 80}{6}$$

표 12.7.2 [표 12.7.1]의 데이터를 이용하여 계산한 표본누적확률분포

x	도수	누적도수	$F_S(x)$
68	2	2	0.05556
72	2	4	0.11111
75	2	6	0.16667
76	2	8	0.22222
77	6	14	0.38889
78	3	17	0.47222
80	6	23	0.63889
81	3	26	0.72222
84	2	28	0.77778
86	2	30	0.83333
87	2	32	0.88889
92	4	36	1.0000
합계	36		

[표 12.7.3]에 의해 68을 표준화한 값은 −2.00이다. 따라서 Z가 표준정규분포를 따르는 확률변수라고 가정하면, Rex → 연속분포 → 정규분포 → 정규확률 변수값에 −2, 평균에 0, 표준편차에 1을 입력하고, 낮은쪽 꼬리를 선택한 후, '확인' 버튼을 실행하면, $F_T(68) = P(Z \le -2.00) = 0.0228$임을 알 수 있다. 계산결과는 [표 12.7.3]에 자세히 정리하였다.

표 12.7.3 [예제 12.7.1]에서 $F_T(x)$의 계산 결과

x	$z = (x - 80)/6$	$F_T(x)$
[68,72)	−2.00000	0.02275
[72,75)	−1.33333	0.09121
[75,76)	−0.83333	0.20333
[76,77)	−0.66667	0.25249
[77,78)	−0.50000	0.30854
[78,80)	−0.33333	0.36944
[80,81)	0.00000	0.50000
[81,84)	0.16667	0.56618
[84,86)	0.66667	0.74751
[86,87)	1.00000	0.84134
[87,92)	1.16667	0.87833
[92,∞)	2.00000	0.97725

그림 12.7.1 [예제 12.7.1]에서 $F_S(x)$와 $F_T(x)$의 비교

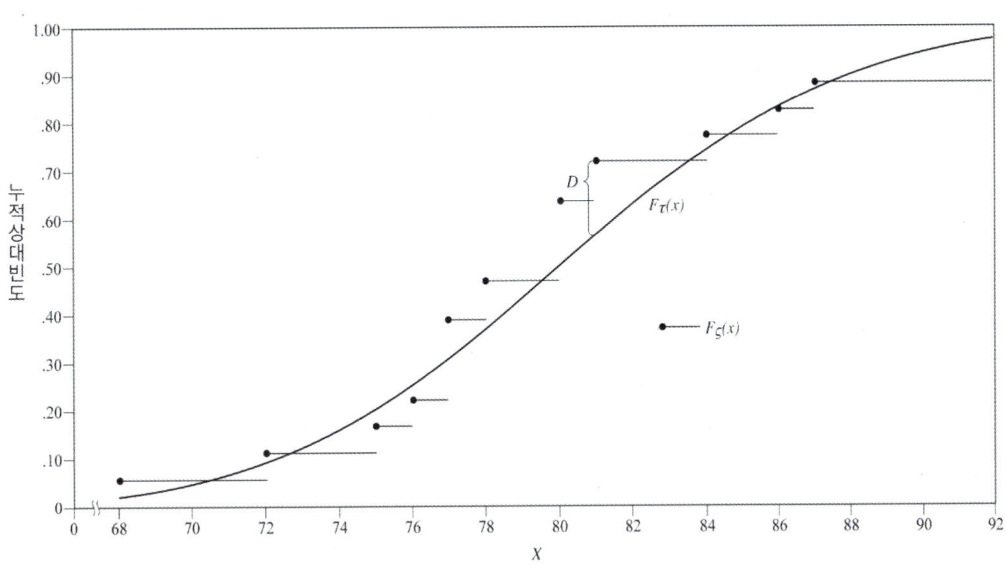

마지막으로 지금까지 계산한 $F_S(x)$와 $F_T(x)$를 이용하여 검정통계량 D를 구하면 된다. [표 12.7.2]와 [표 12.7.3]을 비교하면 [표 12.7.4]와 같이 $|F_S(x) - F_T(x)|$를 구할 수 있다. [표 12.7.4]에 따르면 $|F_S(x) - F_T(x)|$는 $x = 81$일 때 0.1560로 최대임을 알 수 있

다. [그림 12.7.1]은 $|F_S(x) - F_T(x)|$를 시각적으로 보여준다. 따라서 $D = 0.1560$이다.

표 12.7.4 [예제 12.7.1]의 데이터를 이용한 $|F_S(x) - F_T(x)|$ 계산결과

x	$F_S(x)$	$F_T(x)$	$\|F_S(x) - F_T(x)\|$
68	0.05556	0.02275	0.0328
72	0.11111	0.09121	0.0199
75	0.16667	0.20233	0.0357
76	0.22222	0.25249	0.0303
77	0.38889	0.30854	0.0804
78	0.47222	0.36944	0.1028
80	0.63889	0.50000	0.1389
81	0.72222	0.56618	0.1560
84	0.77778	0.74751	0.0303
86	0.83333	0.84134	0.0080
87	0.88889	0.87833	0.0106
92	1.0000	0.97725	0.0228

⑧ **통계적 결정** 검정통계량 D는 0.1560이므로 0.221보다 작다. 따라서 영가설을 기각할 수 없다.

⑨ **결론** 따라서 모집단은 평균이 80, 표준편차가 6인 정규분포를 따른다고 볼 수 있다.

⑩ ***p*-값** Rex를 이용하면 p-값을 구할 수 있다.

[Rex 분석: '표 12.7.1' Sheet] Rex → 비모수분석 → 분포문제 → 1-표본 [그림 12.7.2]와 같이, '변수설정' 탭에서 Glu0 변수를 종속변수 상자로 이동 시킨다. '분석옵션' 탭에서 정규분포를 선택하고, 모수에서 사용자 입력을 선택한다. 정규분포의 평균에 8, 표준편차에 6을 입력한다. 대표본근사를 선택한 후, '확인' 버튼을 클릭한다.

그림 12.7.2 [표 12.7.1] 데이터의 Kolmogorov-Smirnov 단일표본검정 설정화면

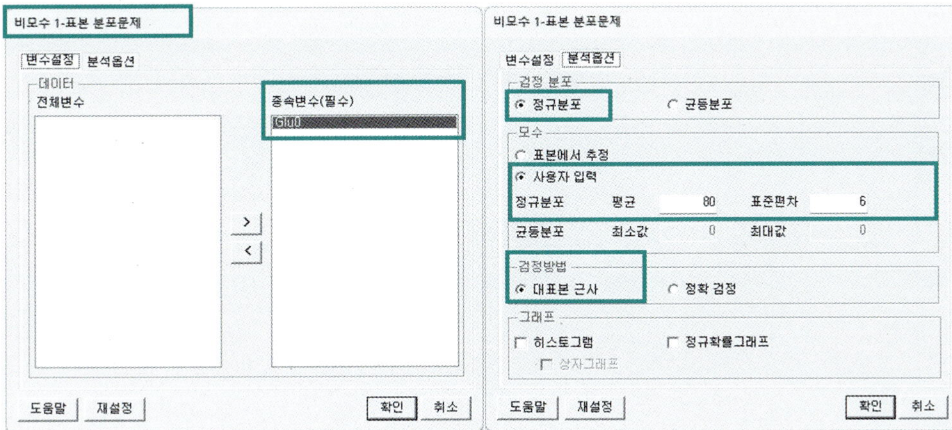

그림 12.7.3 [표 12.7.1] 데이터의 Kolmogorov-Smirnov 단일표본검정 결과

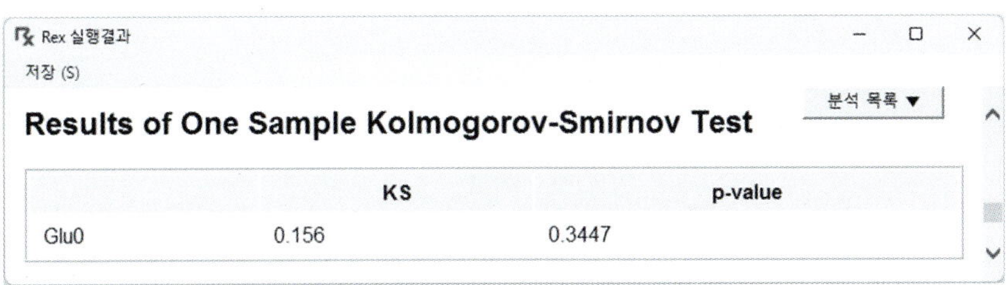

■

[주의사항] 검정통계량 D는 데이터로부터 계산 가능한 $|F_S(x) - F_T(x)|$의 관측값에 영향을 받는다. 따라서 데이터가 충분히 크지 않을 때 관측된 $|F_S(x) - F_T(x)|$을 이용하여 가설검정을 수행하는 것은 적절하지 않을 것이다. 또한 관측되지 않은 x에서 $|F_S(x) - F_T(x)|$의 최댓값이 있을 수 있다. 예를 들어 [그림 12.7.4]와 같이 $F_S(x)$와 $F_T(x)$가 주어진 경우를 생각해보자. [그림 12.7.4]에서 직선은 $F_T(x)$이고 계단함수(step function)는 $F_S(x)$이다. 이때 검정통계량 D의 최대값은 각 수평선의 왼쪽 끝점이 아닌 오른쪽 끝점에서 관찰된다. 따라서 r을 서로 다른 관측값의 개수라고 했을 때, 검정통계량 D는 $\max_{1 \le i \le r}\{|F_S(x_i) - F_T(x_i)|\}$가 아닐 수 있으며, D의 정확한 식은 다음과 같다.

$$D = \max_{1 \le i \le r}\{\max\,[|F_S(x_i) - F_T(x_i)|, |F_S(x_{i-1}) - F_T(x_i)|]\} \qquad (12.7.2)$$

그림 12.7.4 검정통계량 D가 $\max_{1 \le i \le r}\{|F_s(x_i) - F_T(x_i)|\}$와 같지 않은 경우의 예시

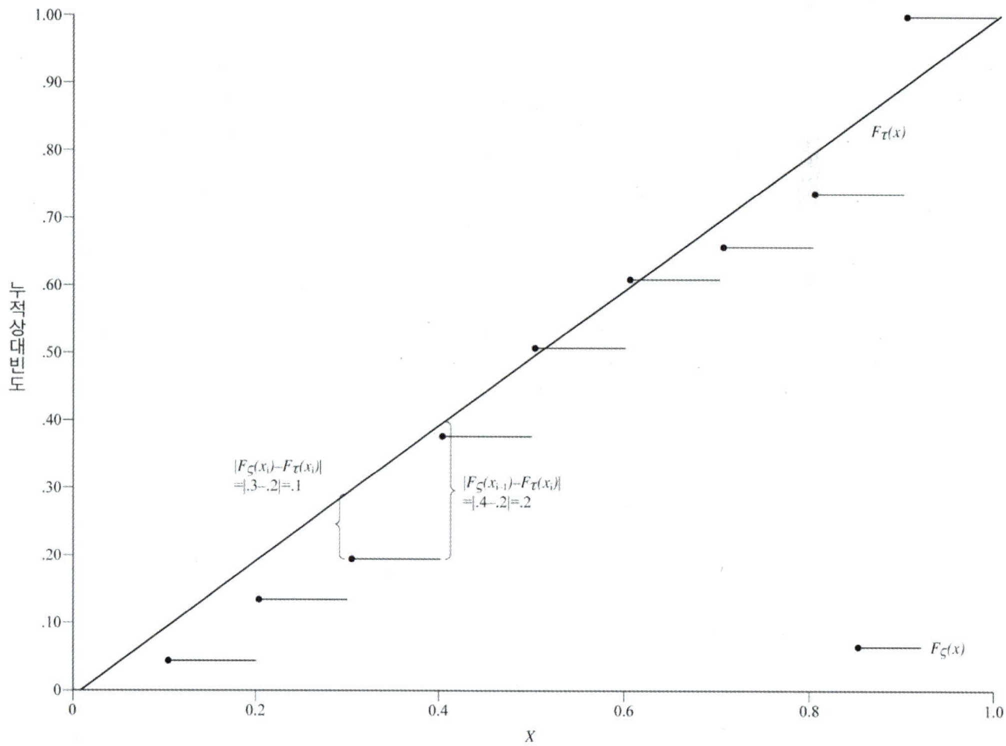

[장점과 단점] 카이제곱분포를 이용한 적합도 검정과 비교하여 Kolmogorov-Smirnov 검정의 장점과 단점은 다음과 같다.

① 카이제곱 검정은 관측값을 서로 다른 그룹으로 분류해야 하는 반면 Kolmogorov-Smirnov 검정은 관측값을 그룹으로 분류할 필요가 없다. Kolmogorov-Smirnov 검정은 관측된 데이터가 가진 모든 정보를 활용한다고 볼 수 있다.

② 카이제곱 검정은 표본의 크기가 충분히 커야 수행할 수 있는 반면 Kolmogorov-Smirnov 검정은 상대적으로 표본의 크기가 작아도 수행 가능하다.

③ [예제 12.7.1]에서 영가설은 모집단이 평균이 80, 표준편차가 6인 정규분포를 따른다고 가정하였다. 만약 정규분포의 평균과 표준편차를 모르는 경우, 표본으로부터 표본평균과 표본표준편차를 이용해야 한다. 이러한 경우에 Kolmogorov-Smirnov 검정 결과는 신뢰하기 힘들다. 그러나 카이제곱 검정은 추정해야 하는 모수의 수를 검정통계량의 자유도에서 뺀 값을 카이제곱 검정의 자유도로 이용하면 된다.

④ 카이제곱 검정은 관측값이 이산형인 경우에도 적용가능하나 Kolmogorov-Smirnov 검정은 연속형인 경우에만 적용 가능하다.

12.8 Kruskal-Wallis 일원배치 분산분석

여러 모집단의 평균이 다른지 검정하기 위하여 일원배치 분산분석을 사용한다. 그러나 제 8장에서 설명한 것처럼 일원배치 분산분석을 수행하기 위해서 모집단의 모분산이 같고, 모집단은 정규분포를 따른다는 가정이 필요하다. 만약 이러한 가정이 만족되지 않으면 어떻게 해야 할까? 가정이 만족되지 않으면 12.5절에서 설명한 중위수 검정을 이용할 수 있다. 그러나 중위수 검정은 관측값과 중위수 사이의 대소 정보만을 이용하고, 관측값의 크기는 무시하기 때문에 비효율적인 검정통계량이다. 따라서 관측값의 크기를 고려하는 좀 더 효율적인 비모수 통계량을 이용할 필요가 있다. 크기를 고려하는 비모수 통계량은 Kruskal과 Wallis(1953)에 의하여 제안되었다. 이번 절에서는 Kruskal-Wallis 통계량에 대하여 설명할 것이다.

[Kruskal-Wallis 검정] Kruskal-Wallis 검정의 순서는 다음과 같다.

① k개의 모집단의 모평균을 비교한다고 가정하자. 또한 각 모집단으로부터 뽑은 표본의 크기는 n_1, n_2, n_3, ⋯, n_k이고, $n = n_1 + n_2 + n_3 + \cdots + n_k$이라고 하자. 먼저 관측값을 크기 순서대로 나열하고, 각 관측값의 순위를 관측값으로 이용한다. 즉, 가장 작은 값의 관측값은 1, 가장 큰 값의 관측값은 n으로 변환한다. 만약 2개 이상의 관측값이 같은 값을 가질 때에는 동점인 관측값의 순위의 평균을 이용한다.

② 각 표본별로 관측값의 순위합을 구하고, j번째 표본의 순위합을 R_j이라고 하자.

③ 다음의 식을 이용하여 검정통계량을 구한다.

$$H = \frac{12}{n(n+1)} \sum_{j=1}^{k} \frac{R_j^2}{n_j} - 3(n+1) \qquad (12.8.1)$$

④ 검정통계량 H의 유의성은 Rex를 이용하면 된다. 표본이 3개 이상이고 적어도 하나 이상의 표본의 관측값의 수가 5 이상인 경우에는 H가 근사적으로 자유도가

$k-1$인 카이제곱분포를 따른다는 사실을 이용하여 가설 검정하면 된다. 그러나 그렇지 않은 경우에는 H의 정확한 분포를 추론하여 가설검정하는 것이 바람직하다. 정확 검정을 수행해야 하는 경우에는 부록의 [표 A]의 임계값을 이용하여 가설검정을 수행하기 바란다.

예제 12.8.1

[표 12.8.1]의 데이터를 이용하여 세 화학물질 A, B, C에 따라서 에오신 호성 백혈구 수의 평균이 다른지 유의수준 0.05에서 검정하라.

풀이 가설검정의 10단계는 다음과 같다.

① **데이터** 데이터는 [표 12.8.1]과 같다.

② **가정** 관측값은 모두 독립적으로 관측되며, 관측값은 순서척도, 구간척도 혹은 비척도이다. 또한 모집단은 중위수가 다른 것을 제외하고는 같은 분포를 따라야 한다.

표 12.8.1 [예제 12.8.1]의 데이터

반응값		
A	B	C
12.01	3.67	55.63
29.44	4.05	27.88
28.02	6.49	66.81
38.33	21.12	46.27
55.91	1.11	31.19

③ **가설** 영가설과 대립가설은 각각 다음과 같다.

H_0: 모집단의 중위수는 모두 같다.

H_A: 적어도 한 모집단의 중위수가 다르다.

④ **검정통계량** 검정통계량의 식은 (12.8.1)과 같다.

⑤ **검정통계량의 분포** 표본의 크기가 충분히 큰 경우에는 유의수준에 따른 검정통계량 H의 유의성은 Rex를 이용하면 된다. 그렇지 않은 경우에는 부록의 [표 A]를 이용하여 기각역의 임계값을 구할 수 있다.

⑥ **결정규칙** 영가설이 사실이라는 가정하에서 관측된 p-값이 유의수준 α보다 작거나 같

으면 영가설을 기각한다.

⑦ **검정통계량의 계산** 먼저 3개의 표본을 하나로 통합하여 [표 12.8.2]와 같이 관측값을 순서로 치환해야 한다. 영가설이 사실이면 3개의 표본의 관측값은 모두 동일한 모집단으로부터의 관측값임을 의미한다. 따라서 영가설이 사실인 경우, 각 표본별로 R_j/n_j는 서로 유사한 값을 가질 것으로 기대된다. 만약 이 값이 표본별로 차이가 많이 날수록 영가설이 틀렸을 가능성이 높다고 볼 수 있으며, 이러한 차이는 식 (12.8.1)을 이용하여 정량화할 수 있다. [표 12.8.2]의 데이터에 대해 식 (12.8.1)을 이용하여 검정통계량을 구하면 다음과 같다.

$$H = \frac{12}{15 \cdot 16}\left[\frac{47^2}{5} + \frac{16^2}{5} + \frac{57^2}{5}\right] - 3 \cdot (15+1) = 9.14$$

검정통계량 H는 [그림 12.8.1]의 Rex를 이용하여 쉽게 계산할 수 있다.

표 12.8.2 [표 12.8.1]의 관측값을 순서로 치환한 결과

반응값		
A	B	C
5	2	13
9	3	7
8	4	15
11	6	12
14	1	10
47	16	57

⑧ **통계적 결정** [그림 12.8.1]에 의하여 검정통계량 H는 9.14이고 부록의 [표 A]에 의해 유의수준 $\alpha = 0.05$의 임계값은 5.78이다. 따라서 H가 5.78보다 크면 영가설을 기각한다.

[Rex 분석: '표 12.8.1' Sheet] Rex → 비모수분석 → 위치문제 → k-독립표본 [그림 12.8.1]과 같이, '변수설정' 탭에서 백혈구수 변수를 종속변수 상자로, 화학물질 변수를 집단변수 상자로 이동 시킨다. '분석옵션' 탭에서 크루스칼-왈리스 검정을 선택하고, '확인' 버튼을 클릭한다.

그림 12.8.1 [표 12.8.1] 데이터의 Kruskal-Wallis 검정 설정화면

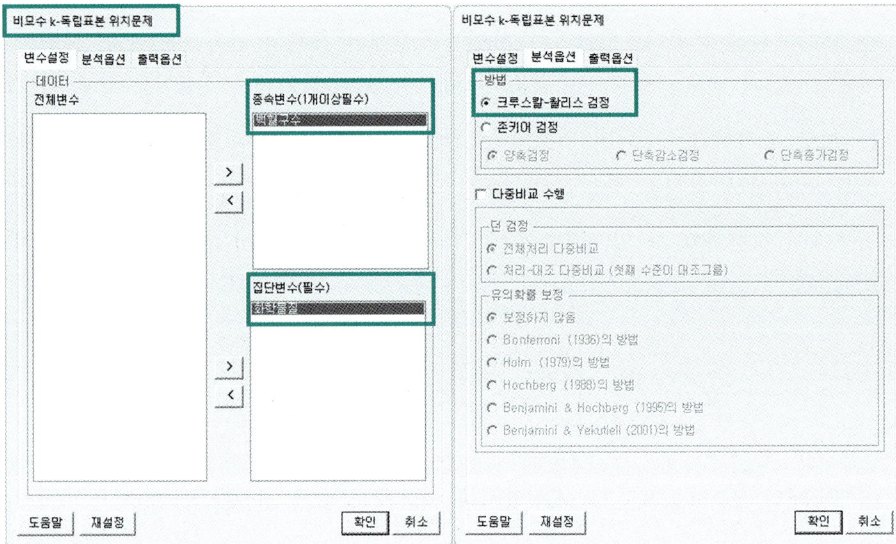

그림 12.8.2 [표 12.8.1] 데이터의 Kruskal-Wallis 검정 결과

Rex 실행결과

저장 (S)

분석 목록 ▼

Results of K Sample Kruskal-Wallis Test

	H	DF	p-value
백혈구수 by 화학물질	9.14	2	0.0104

⑨ **결론** 세 모집단의 에오신 호성 세포의 개수는 다르다고 볼 수 있다.

⑩ ***p*-값** [그림 12.8.1]의 결과에 의해 카이제곱분포를 따른다는 가정하에 p-값은 0.01이다. 그러나 표본의 크기가 작기 때문에 카이제곱분포를 따른다는 가정은 적절하지 않다. 또한 부록의 [표 A]에 의해 $\alpha = 0.01$의 임계값은 7.98이다. 즉, 정확한 p-값은 0.01보다 작음을 알 수 있다. ■

[동점의 처리] 만약 동점인 관측값이 존재하는 경우 식 (12.8.1)의 H를 다음의 값으로 나눈 값을 검정통계량으로 이용해야 한다.

$$1-\frac{\sum T_k}{n^3-n} \qquad (12.8.2)$$

t_k를 k번째로 동점인 관측값의 수라고 하면, 위 식에서 T_k는 $T_k = t_k^3 - t_k$이다. [예제 12.8.1]에서 동점은 관측되지 않았다. 그러나 이론적으로 연속형확률변수의 경우 동점인 관측값이 존재할 확률은 0임을 기억하자. 식 (12.8.2)로 동점의 효과를 보정한 결과는 일반적으로 굉장히 미미하며, 동점인 관측값이 존재하는 경우에 식 (12.8.2)는 1보다 작은 값을 갖기 때문에 검정통계량이 커지는 경향이 있다. 따라서 보정되지 않은 검정통계량이 유의하면, 동점의 효과를 보정할 필요가 없다.

[대표본의 검정] 다음으로 모집단이 3개 이상이고, 적어도 하나의 n_j가 5보다 큰 경우의 검정 과정을 살펴보자.

예제 12.8.2

[표 12.8.3]은 약품의 유형별로 치료비용을 조사한 결과이다. 약품의 유형별로 치료비용의 모중위수가 다르다고 할 수 있는지 Kruskal-Wallis 일원배치 분산분석을 이용하여 검정하라. [표 12.8.3]의 괄호 안의 값은 크기 순서를 나타낸다.

표 12.8.3 약품 유형별 치료비용

약품 유형				
A	B	C	D	E
17.38(11)	52.59(35)	27.87(20)	34.55(26)	60.77(40)
15.20(2)	44.55(28)	24.00(12)	31.15(22)	59.99(38)
14.76(1)	44.80(29)	26.55(16)	30.50(21)	58.94(37)
16.88(7)	43.25(27)	25.00(13)	31.25(23)	57.05(36)
17.02(10)	50.75(32)	27.55(19)	32.75(24)	60.50(39)
26.67(17)	52.25(34)	25.92(14)	33.00(25)	61.50(41)
15.75(4)	46.13(30)	26.01(15)	27.30(18)	51.10(33)
16.02(5)	48.87(31)	16.48(6)		
15.30(3)		17.00(9)		
16.98(8)				
R_1 =68	R_2 =246	R_3 =124	R_4 =159	R_5 =264

※ 괄호 안의 값은 크기의 순서를 나타낸다.

풀이 먼저 순위 합을 이용하여 다음과 같이 검정통계량 H를 계산한다.

$$H = \frac{12}{41 \cdot (41+1)} \left[\frac{68^2}{10} + \frac{246^2}{8} + \frac{124^2}{9} + \frac{159^2}{7} + \frac{264^2}{7} \right] - 3 \cdot \left(41+1\right) = 36.394$$

모집단의 개수는 5이고, 모든 표본의 크기는 5 이상이므로, 검정통계량 H는 자유도가 $k-1=4$인 카이제곱분포를 따른다. Rex → 연속분포 → 카이제곱분포 → 카이제곱확률 변수값에 36.394, 자유도에 4를 입력하고, 높은쪽 꼬리를 선택한 후, '확인' 버튼을 클릭한다. Rex를 실행하면, p-값이 2.401×10^{-7}임을 알 수 있다. 따라서 유의수준 0.05에서 적어도 하나의 모집단의 중위수는 다르다고 결론을 내릴 수 있다. 또한 Rex를 이용하여 쉽게 검정할 수 있다. [그림 12.8.4]는 Rex를 이용하여 분석한 결과를 보여준다. [그림 12.8.4]의 결과는 카이제곱분포를 이용하여 추론한 결과와 동일함을 주목하기 바란다.

[Rex 분석: '표12.8.3' Sheet] Rex → 비모수분석 → 위치문제 → k-독립표본 [그림 12.8.3]과 같이, '변수설정' 탭에서 치료비용 변수를 종속변수 상자로, 약품유형 변수를 집단변수 상자로 이동 시킨다. '분석옵션' 탭에서 크루스칼-왈리스 검정을 선택하고, '확인' 버튼을 클릭한다.

그림 12.8.3 [표 12.8.3] 데이터의 Kruskal-Wallis 검정 설정화면

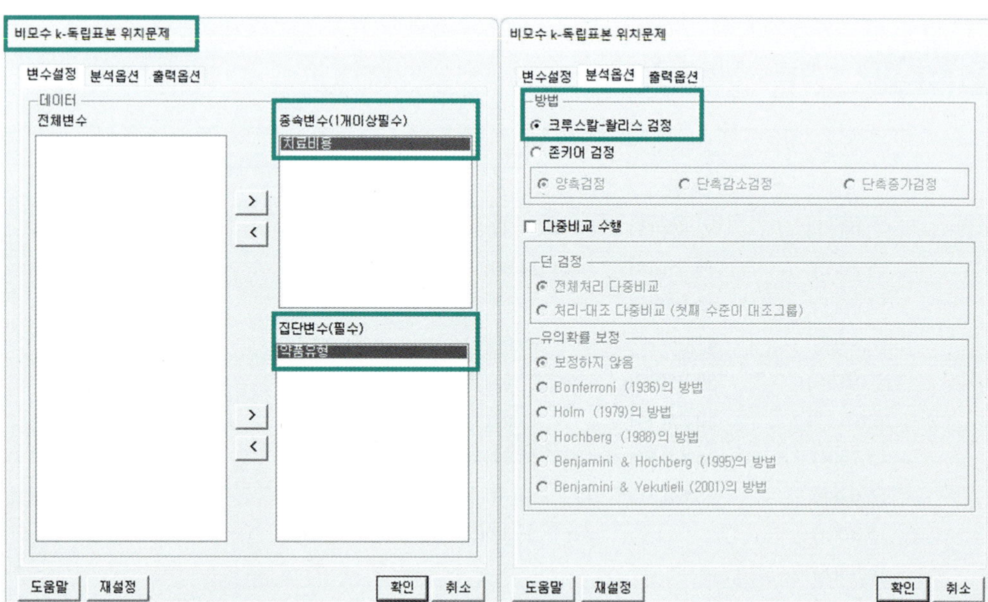

그림 12.8.4 [표 12.8.3] 데이터의 Kruskal-Wallis 검정 결과

Rex 실행결과

저장 (S)

분석 목록 ▼

Results of K Sample Kruskal-Wallis Test

	H	DF	p-value
치료비용 by 약품유형	36.3936	4	2.401×10^{-07}

■

12.9 Friedman 이원배치 분산분석

모집단이 정규분포를 따르지 않거나 모집단의 분산이 다른 경우 일원배치 분산분석과 마찬가지로 이원배치 분산분석도 비모수 방법으로 가설을 검정해야 하며, 이원배치 분산분석에 대한 비모수 검정으로 Friedman(1937; 1940)의 검정을 이용하면 된다. Friedman 검정은 관측값이 순서척도, 구간척도 혹은 비척도인 경우에 이용할 수 있으며, 제8장에서 설명한 이원배치 분산분석처럼 이원 분할표로 데이터가 주어진 경우에 이용한다.

예제 12.9.1

낮은 전류로 전기자극을 주는 3가지의 의료기기를 비교하려고 한다. 9명의 물리치료사가 3가지 의료기기를 평가하여 좋은 순으로 순위를 매겼으며, 결과는 [표 12.9.1]과 같다. 낮은 순위일수록 성능이 우수함을 의미한다. 세 의료기기의 성능이 서로 다른지 검정하라.

표 12.9.1 [예제 12.9.1]의 물리치료사의 의료기기 평가 점수

물리치료사	의료기기		
	A	B	C
1	2	3	1
2	2	3	1
3	2	3	1
4	1	3	2
5	3	2	1
6	1	2	3
7	2	3	1
8	1	3	2
9	1	3	2
R_j	15	25	14

풀이 가설검정의 10단계는 다음과 같다.

① **데이터** 데이터는 [표 12.9.1]을 참고하라.

② **가정** 관측값은 서로 독립이며, 순서척도, 구간척도, 혹은 비척도여야 한다.

③ **가설** 영가설과 대립가설은 각각 다음과 같다.

H_0: 3가지 의료기기의 성능은 동일하다.

H_A: 적어도 하나의 의료기기 성능이 다르다.

④ **검정통계량** Friedman 검정을 이용하여 3가지 의료기기의 성능에 차이가 있는지 검정할 수 있다. 영가설이 사실이면, [표 12.9.1]의 각 열에서 1, 2, 3의 비율이 서로 유사할 것이다. 또한 비율에 차이가 클수록 영가설이 사실이 아닐 가능성이 커진다. 이러한 성질은 각 열의 순위 합을 비교하면 알 수 있으며, Friedman 검정을 이용하면 영가설이 사실이라는 가정하에 관측된 열의 순위 합의 차이가 우연히 일어났다고 볼 수 있는지 없는지 판단할 수 있다.

[표 12.9.1]의 데이터는 블록(물리치료사) 내에서 순서를 매겼음을 주목하자. Friedman 검정은 이처럼 블록별로 순위를 정하는 경우에 적절한 검정방법이다. Friedman 검정을 수행하기 위한 첫 번째 단계는 각 열에서 순위의 합([표 12.9.1]의 R_j)을 구하는 것이다. n을 블록(물리치료사)의 수, k를 열(의료기기)의 수라고 하면, Friedman 검정통계량은 다음과 같다.

$$X_r^2 = \frac{12}{nk(k+1)}\sum_{j=1}^{k}\left(R_j^2\right) - 3n(k+1) \qquad (12.9.1)$$

⑤ **검정통계량의 분포** 다양한 n과 k에 대해, 검정통계량의 정확한 분포에 대한 임계값은 부록의 [표 B]를 참고하면 된다. X_r^2는 근사적으로 카이제곱분포를 따른다.

⑥ **결정규칙** 식 (12.9.1)을 이용하여 계산한 값이 부록의 [표 B]의 임계값보다 크거나 같으면 영가설을 기각한다. 혹은 n이 충분히 큰 경우에 카이제곱분포를 이용하여 가설검정을 수행할 수 있다.

⑦ **검정통계량의 계산** [표 12.9.1]의 데이터를 이용하여 식 (12.9.1)을 계산하면 다음과 같다.

$$X_r^2 = \frac{12}{9\cdot 3\cdot(3+1)}[15^2+25^2+15^2] - 3\cdot 9\cdot(3+1) = 8.222$$

⑧ **통계적 결정** 부록의 [표 B(a)]에 의해 영가설이 사실일 때 검정통계량이 8.222보다 클 확률은 0.016임을 알 수 있다. 따라서 유의수준 0.05에서 영가설을 기각한다. [그림 12.9.2]는 Rex를 이용하여 근사적으로 카이제곱분포를 따른다는 가정하에서 검정한

결과를 보여준다.

[Rex 분석: '표 12.9.1' Sheet] Rex → 비모수분석 → 위치문제 → k-대응표본 [그림 12.9.1]과 같이, '변수설정' 탭에서 A, B, C 변수들을 종속변수 상자로 이동 시킨다. '분석옵션' 탭에서 프리드만 검정을 선택하고, '확인' 버튼을 클릭한다.

그림 12.9.1 [표 12.9.1] 데이터의 Friedman 검정 설정화면

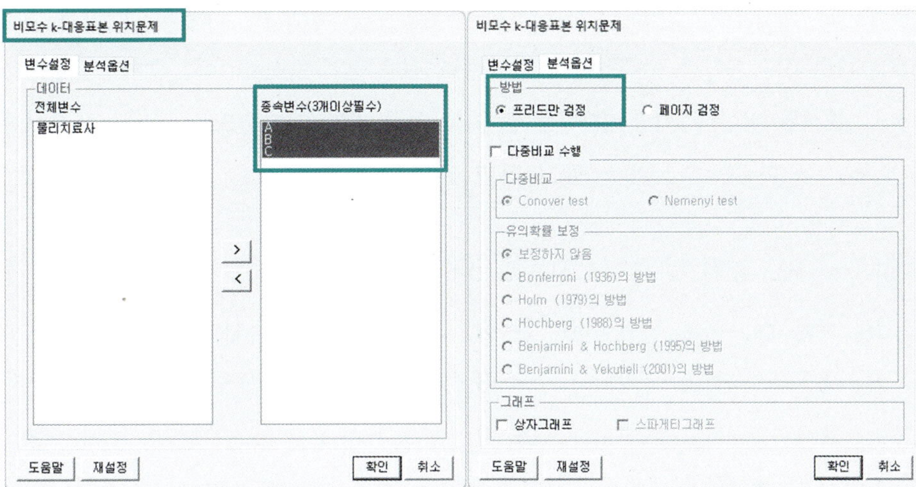

그림 12.9.2 [표 12.9.1] 데이터의 Friedman 검정 결과

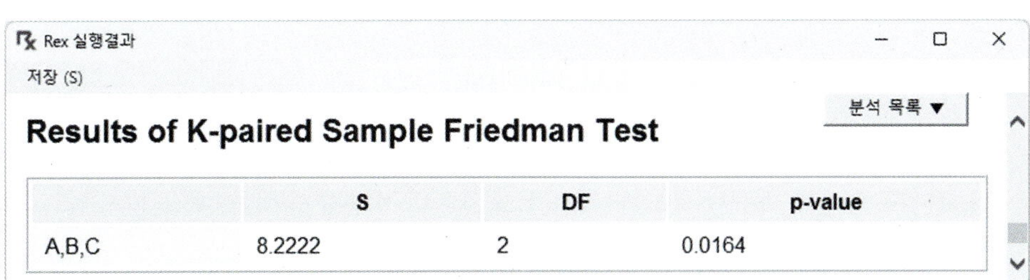
Rex 실행결과

저장 (S)

분석 목록 ▼

Results of K-paired Sample Friedman Test

	S	DF	p-value
A,B,C	8.2222	2	0.0164

⑨ **결론** 따라서 적어도 하나의 의료기기의 중위수가 다르다고 볼 수 있다.

⑩ ***p*-값** p-값은 0.016이다. ▣

[동점의 처리] 관측값이 구간척도이거나 비척도인 경우, 각 블록 내에서 관측값의 순서를 이용하여 열의 합을 계산해야 한다. 만약 동점이 존재하면 동점인 관측값들의 순서의 평균을 사용하면 된다.

12.10 Spearman 순위상관계수

상관계수도 비모수적 방법을 이용하여 계산할 수 있으며, 계산의 간편성 때문에 Spearman(1904)이 제안한 순위상관계수가 주로 이용된다. Spearman의 순위상관계수는 앞으로 r_s로 표시할 것이다. 이 방법은 두 변수 X, Y를 각각 크기순으로 나열하여 순서를 매긴 후에, 순서를 이용하여 상관계수를 구하면 된다.

[가설] Spearman 순위상관계수를 이용한 가설검정은 다음의 대립가설을 고려할 수 있다.

i. H_0: X와 Y는 서로 독립이다. vs H_A: X와 Y는 서로 독립이 아니다.

ii. H_0: X와 Y는 서로 독립이다. vs H_A: X가 크면 Y도 큰 경향이 있다.

iii. H_0: X와 Y는 서로 독립이다. vs H_A: X가 크면 Y는 작은 경향이 있다.

i은 양측검정으로, 독립성에서 얼마나 벗어났는지 확인하고자 하는 경우에 사용한다. ii와 iii은 단측검정으로 두 변수가 양의 상관관계(ii)인지 음의 상관관계(iii)인지 알고 싶은 경우에 이용한다.

[가설검정 순서] 가설검정의 순서는 다음과 같다.

① n쌍의 (X_i, Y_i) 가 주어져 있다고 가정하자. 이때 X_i를 크기순으로 나열한 뒤에, 1부터 n까지 순서를 매긴다. 마찬가지로 Y_i도 1부터 n까지 순서를 매긴다.

② X_i의 순서와 Y_i의 순서의 차이를 d_i라고 하고, 이를 계산한다.

③ d_i를 제곱하고 제곱 합인 $\sum d_i^2$를 구한다.

④ r_s는 다음과 같이 계산할 수 있다.

$$r_s = 1 - \frac{6\sum d_i^2}{n(n^2-1)} \tag{12.10.1}$$

⑤ 만약 n이 4보다 크거나 같고 30보다 작을 때, 계산된 r_s를 부록의 [표 C]로부터 구한 임계값 r_s^*와 비교한다. 양측검정의 경우 r_s가 r_s^*보다 크거나 $-r_s^*$보다 작으면 영가설이 기각된다. 이때 유의수준을 α라고 하면 r_s^*는 $\alpha/2$에 해당하는 열과 관측값의 개수 n에 대응되는 행이 교차하는 곳의 값이다. 유형 ii의 단측검정의 경우 r_s가 유의수준 α와 관측값의 개수 n에 대응되는 r_s^*보다 크면 영가설을 기각한다. 마지막으로 유형 iii의 단측검정은 r_s가 α와 n에 대응되는 $-r_s^*$보다 작으면 영가설을 기각한다.

⑥ 만약 n이 30보다 크면, 다음을 계산하고 표준정규분포를 이용하여 p-값을 구하면 된다.

$$z = r_s\sqrt{n-1} \tag{12.10.2}$$

⑦ 만약 동점인 관측값이 존재하면 검정 방법이 복잡해진다. 부록의 [표 C]는 동점인 관측값이 없는 경우에 적절한 방법이다. 만약 동점이 있다면 동점을 데이터에서 제거한 뒤에 [표 C]를 이용하여 검정할 수 있다. 동점이 너무 많으면, 동점을 제거하는 것은 적절하지 않다. 이때, 동점의 효과를 보정하기 위하여 먼저 다음을 구해야 한다.

$$T = \frac{t^3 - t}{12} \tag{12.10.3}$$

위 식에서 t는 동점인 관측값의 개수이다. T_x는 X에서 계산한 T, T_y는 Y에서 계산한 T, $\sum x^2 = \frac{n^3-n}{12} - \sum T_x$, $\sum y^2 = \frac{n^3-n}{12} - \sum T_y$이라고 하자. 이때 다음의 식을 이용하여 상관계수를 구하면 된다.

$$r_s = \frac{\sum x^2 + \sum y^2 - \sum d_i^2}{2\sqrt{\sum x^2 \sum y^2}} \tag{12.10.4}$$

동점의 수가 지나치게 많지 않으면 식 (12.10.4)와 식 (12.10.1)은 거의 차이가 없음을 기억하자. 또한 r_s를 구하는 과정을 제외하면, 동점이 존재하는 경우의 가설검정 과정은 동점이 존재하지 않는 경우의 가설검정과 동일하다.

예제 12.10.1

[표 12.10.1]의 데이터를 이용하여 두 변수 X와 Y가 독립인지 검정하라.

표 12.10.1 [예제 12.10.1]의 데이터

식별번호	X	Y	식별변호	X	Y
1	500	525	10	50	60
2	475	130	11	175	105
3	390	325	12	130	148
4	325	190	13	76	75
5	325	90	14	200	250
6	205	295	15	174	102
7	200	180	16	201	151
8	75	74	17	125	130
9	230	420			

풀이 가설검정의 10단계는 다음과 같다.

① **데이터** 데이터는 [표 12.10.1]을 참고하라.

② **가정** 분석대상이 되는 표본은 확률표본이며, X와 Y는 서열척도, 구간척도 혹은 비척도이다.

③ **가설** 영가설과 대립가설은 각각 다음과 같다.

H_0 : X와 Y는 서로 독립이다

H_A : X와 Y는 서로 독립이 아니다.

④ **검정통계량** 검정통계량은 식 (12.10.1)과 같다.

⑤ **검정통계량의 분포** 검정통계량의 임계값은 부록의 [표 C]에 의해 0.4853임을 알 수 있다.

⑥ **결정규칙** r_s가 0.4853보다 크거나 −0.4853보다 작으면 영가설을 기각한다.

⑦ **검정통계량의 계산** [표 12.10.1]의 데이터를 이용하여 d_i, d_i^2, $\sum d_i^2$을 구한 결과는 [표 12.10.2]와 같다. [표 12.10.2]를 식 (12.10.1)에 대입하면 Spearman 상관계수는 다음과 같다.

$$r_s = 0.697$$

⑧ **통계적 결정** r_s가 기각역에 속하므로 유의수준 $\alpha = 0.05$에서 H_0를 기각한다.

⑨ **결론** 따라서 두 변수 간의 상관성은 유의하다.

⑩ ***p*-값** p-값은 0.00186으로 0.05보다 작다.

[Rex 분석: '표 12.10.1' Sheet] Rex → 상관분석 → 상관분석 [그림 12.10.1]과 같이, '변수설정' 탭에서 X와 Y 변수들을 종속변수 상자로 이동 시킨다. '분석옵션' 탭에서 Spearman을 선택하고, '확인' 버튼을 클릭한다.

그림 12.10.1 [표 12.10.1] 데이터의 Spearman 분석 설정화면

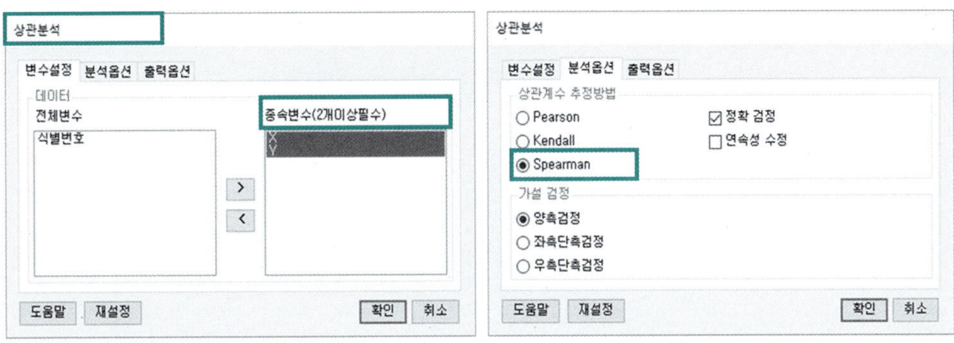

그림 12.10.2 [표 12.10.1] 데이터의 Spearman 분석 결과

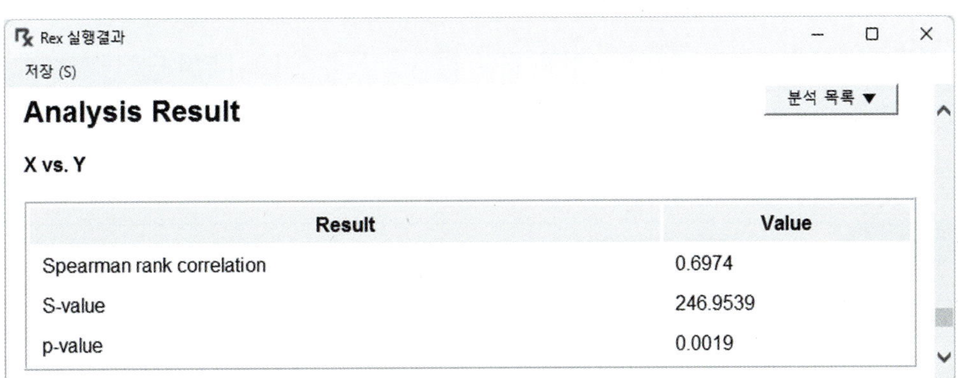

표 12.10.2 [표 12.10.1]의 데이터를 이용한 $\sum d_i^2$의 계산

식별번호	순서 (X)	순서 (Y)	d_i	d_i^2
1	17	17	0.0	0.00
2	16	7.5	8.5	72.25
3	15	15	0.0	0.00
4	13.5	12	1.5	2.25
5	13.5	4	9.5	90.25
6	11	14	-3.0	9.00
7	8.5	11	-2.5	6.25
8	2	2	0.0	0.00
9	12	16	-4.0	16.00
10	1	1	0.0	0.00
11	7	6	1.0	1.00
12	5	9	-4.0	16.00
13	3	3	0.0	0.00
14	8.5	13	-4.5	20.25
15	6	5	1.0	1.00
16	10	10	0.0	0.00
17	4	7.5	-3.5	12.25
		$\sum d_i^2$ =246.5		

다음으로 n이 30 이상이고, 동점이 존재하는 경우를 살펴보자.

예제 12.10.2

35명의 환자를 대상으로 나이와 조직의 무기질 농도를 측정하였다. 데이터는 [표 12.10.3]과 같다. [표 12.10.3]을 이용하여 계산한 순위, d_i, d_i^2, $\sum d_i^2$은 [표 12.10.4]를 참고하라. 이때 유의수준 $\alpha = 0.05$에서 두 변수가 서로 독립인지 아닌지 검정하라.

표 12.10.3 [예제 12.10.2]의 데이터

식별번호	나이 (*X*)	무기질 농도 (*Y*)	식별번호	나이 (*X*)	무기질 농도 (*Y*)
1	82	169.62	19	50	4.48
2	85	48.94	20	71	46.93
3	83	41.16	21	54	30.91
4	64	63.95	22	62	34.27
5	82	21.09	23	47	41.44
6	53	5.40	24	66	109.88

식별번호	나이 (*X*)	무기질 농도 (*Y*)	식별번호	나이 (*X*)	무기질 농도 (*Y*)
7	26	6.33	25	34	2.78
8	47	4.26	26	46	4.17
9	37	3.62	27	27	6.57
10	49	4.82	28	54	61.73
11	65	108.22	29	72	47.59
12	40	10.20	30	41	10.46
13	32	2.69	31	35	3.06
14	50	6.16	32	75	49.57
15	62	23.87	33	50	5.55
16	33	2.70	34	76	50.23
17	36	3.15	35	28	6.81
18	53	60.59			

풀이 [표 12.10.3]의 데이터를 이용해, 식 (12.10.1)을 계산하면 다음과 같다.

$$r_s = 1 - \frac{6 \cdot 1788.5}{35 \cdot (35^2 - 1)} = 0.7495$$

r_s를 이용하여 가설검정을 하기 위해서 z를 계산하면 다음과 같다.

$$z = 0.75 \cdot \sqrt{35 - 1} = 4.370$$

4.370은 3.89보다 크고, 표준정규분포가 3.89보다 크거나 같을 확률은 0.001이다. 따라서 양측 검정에 대한 p-값은 0.05보다 작으므로, 유의수준 $\alpha = 0.05$에서 두 변수는 서로 독립이 아니라고 결론을 내릴 수 있다. ■

[표 12.10.3]의 데이터에는 동점이 있다. 동점을 무시했을 때의 결과와 보정했을 때의 결과를 비교하기 위해 식 (12.10.3)을 이용하여 동점을 보정해보자. 먼저 식 (12.10.4)를 이용하여 r_s를 계산해야 한다. X가 13.5, 17, 19.5, 21.5, 23.5 그리고 32.5일 때 동점이 있으며, 이 중에서 다섯 점에서 2개의 동점, 그리고 한 점에서 3개의 동점이 있다. 2개의 동점이 있는 점에서 T_x는 다음과 같다.

$$T_x = \frac{2^3 - 2}{12} = 0.5$$

마찬가지 방법으로 3개의 동점이 있는 점에서 T_x는 다음과 같이 구할 수 있다.

$$T_x = \frac{3^3 - 3}{12} = 2$$

따라서 $\sum T_x = 5 \cdot 0.5 + 2 = 4.5$, $\sum x^2 = \frac{n^3-n}{12} - \sum T_x = \frac{35^3-35}{12} - 4.5 = 3565.5$이다. Y는 동점이 없으므로, $\sum T_y = 0$이고, $\sum y^2 = \frac{35^3-35}{12} - 0 = 3570.0$이다. [표 12.10.4]에 의해 $\sum d_i^2 = 1788.5$이므로, 식 (12.10.4)의 계산 결과는 다음과 같다.

$$r_s = \frac{3565.5 + 3570.0 - 1788.5}{2\sqrt{3565.5 \cdot 3570}} = 0.75$$

표 12.10.4 [예제 12.10.2]의 데이터를 이용하여 $\sum d_i^2$를 계산한 결과

식별 번호	순서($\boldsymbol{X}$)	순서($\boldsymbol{Y}$)	$\boldsymbol{d_i}$	$\boldsymbol{d_i^2}$	식별 번호	순서($\boldsymbol{X}$)	순서($\boldsymbol{Y}$)	$\boldsymbol{d_i}$	$\boldsymbol{d_i^2}$
1	32.5	35	− 2.5	6.25	19	17	9	8.0	64.00
2	35	27	8.0	64.00	20	28	25	3.0	9.00
3	34	23	11.0	121.00	21	21.5	21	0.5	0.25
4	25	32	− 7.0	49.00	22	23.5	22	1.5	2.25
5	32.5	19	13.5	182.25	23	13.5	24	− 10.5	110.25
6	19.5	11	8.5	72.25	24	27	34	− 7.0	49.00
7	1	14	− 13.0	169.00	25	6	3	3.0	9.00
8	13.5	8	5.5	30.25	26	12	7	5.0	25.00
9	9	6	3.0	9.00	27	2	15	− 13.0	169.00
10	15	10	5.0	25.00	28	21.5	31	− 9.5	90.25
11	26	33	− 7.0	49.00	29	29	26	3.0	9.00
12	10	17	− 7.0	49.00	30	11	18	− 7.0	49.00
13	4	1	3.0	9.00	31	7	4	3.0	9.00
14	17	13	4.0	16.00	32	30	28	2.0	4.00
15	23.5	20	3.5	12.25	33	17	12	5.0	25.00
16	5	2	3.0	9.00	34	31	29	2.0	4.00
17	8	5	3.0	9.00	35	3	16	-13.0	169.00
18	19.5	30	− 10.5	110.25					
								$\sum d_i^2$ =1788.5	

따라서 동점을 보정한 r_s는 보정하지 않은 결과와 동일함을 알 수 있다.

[Rex 분석: '표 12.10.3' Sheet] Rex → 상관분석 → 상관분석 [그림 12.10.3]과 같이, '변수설정' 탭에서 나이와 무기질농도 변수들을 종속변수 상자로 이동 시킨다. '분석옵션' 탭에서 Spearman 을 선택하고, '확인' 버튼을 클릭한다.

그림 12.10.3 [표 12.10.3] 데이터의 Spearman 분석 설정화면

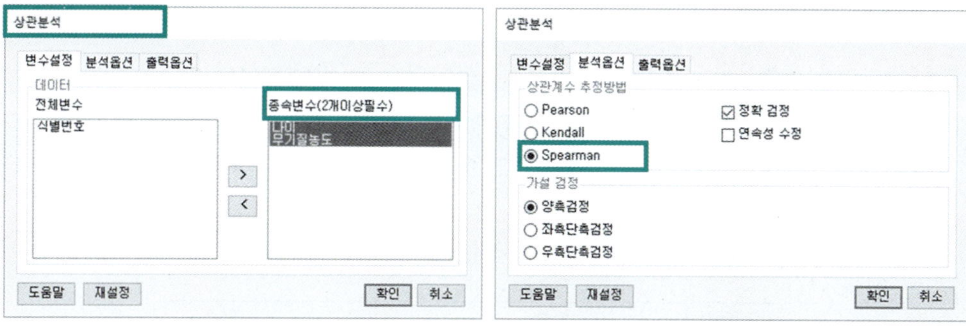

그림 12.10.4 [표 12.10.3] 데이터의 Spearman 분석 결과

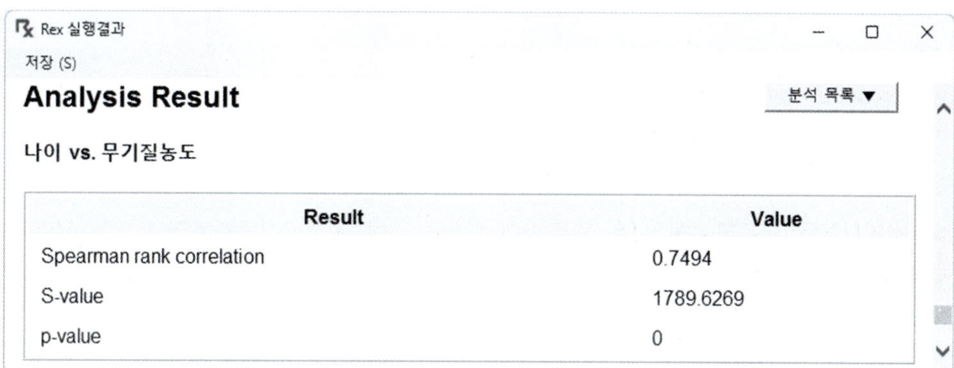

Chapter 12 연습문제

1. 비모수 통계학은 무엇인지 설명하라.

2. 비모수 분석의 장단점을 설명하라.

3. 15명의 학생의 권위주의에 대한 성향을 측정한 결과가 다음과 같다.

일련번호	점수	일련번호	점수
1	75	9	82
2	90	10	104
3	85	11	88
4	110	12	124
5	115	13	110
6	95	14	76
7	132	15	98
8	74		

모집단의 중위수가 100인지 아닌지 유의수준 $\alpha = 0.05$에서 검정하고 p-값을 구하라.

4. 16마리의 실험실 동물에게 생후 12주까지 특별히 선별된 사료만을 먹였다. 12주 뒤에 동물의 몸무게(g)는 다음과 같다고 한다.

63 68 79 65 64 63 65 64 76 74 66 66 67 73 69 76

평균 몸무게가 70g보다 작다고 결론내릴 수 있는지, 유의수준 $\alpha = 0.05$에서 검정하라.

5. 다음은 8명의 환자의 치료 전후 신체계측치이다. 다음의 질문에 답하라.

대상	1	2	3	4	5	6	7	8
전	214	362	202	158	403	219	307	331
후	232	276	224	412	562	203	340	313

1) t-검정을 사용하여 치료 전후의 신체계측치의 평균에 차이가 있는지 검정하라.
2) 비모수적 방법을 사용하여 1)을 검정하라.
3) 1)과 2)의 차이는 무엇인가? 또한 어떠한 검정이 더 적절한지 설명하라.

6. 두 병원에서 15명의 환자의 수술 후 체중을 측정한 결과는 다음과 같다.

A	99	85	73	98	83	88	99	80	74	91	80	94	94	98	80
B	78	74	69	79	57	78	79	68	59	91	89	55	60	55	79

1) 두 모집단의 중위수가 다른지 유의수준 $\alpha = 0.05$에서 검정하라.

2) 또한 위 검정에서의 p-값을 구하라.

7. 두 모집단의 모중위수가 같은지 확인하기 위하여, 다음과 같이 두 표본을 얻었다. Mann-Whitney 검정을 이용하여, 두 모중위수가 서로 다른지 유의수준 $\alpha = 0.05$에서 검정하라.

무게 (lb)					
그룹1			그룹2		
252	215	240	185	195	220
240	190	302	310	210	295
205	270	312	212	190	202
200	159	126	238	172	268
170	204	268	184	190	220
170	215	215	136	140	311
320	254	183	200	280	164
148	164	287	270	264	206
214	288	210	200	270	170
270	138	225	212	210	190
265	240	258	182	192	
203	217	221	225	126	

8. 어떤 질병을 앓았던 25명의 부검 당시 뇌의 무게는 다음과 같다.

뇌의 무게 (g)				
859	1073	1041	1166	1117
962	1051	1064	1141	1202
973	1001	1016	1168	1255
904	1012	1002	1146	1233
920	1039	1086	1140	1348

모집단이 모평균 1050, 표준편차는 50인 정규분포를 따르는지 적합도 검정을 수행하라.

9. 세 지역의 수술 비용에 차이가 있는지 조사하기 위하여, 각 지역의 병원을 방문한 외래 환자의 수술 비용을 조사하였다. 세 지역의 수술 비용에 차이가 있다고 결론을 내릴 수 있는지 유의수준 $\alpha = 0.05$에서 검정하라.

Ⅰ	Ⅱ	Ⅲ
80.75	58.63	84.21
78.15	72.7	101.76
85.4	64.2	107.74
71.94	62.5	115.3
82.05	63.24	126.15

10. 9명의 학생들의 3과목 기말 고사 점수를 조사하였다. 세 과목 성적 사이에 차이가 있는지 유의수준 $\alpha = 0.05$에서 검정하라.

번호	시험 과목		
	기초과목	생리학	해부학
1	98	95	77
2	95	71	79
3	76	80	91
4	95	81	84
5	83	77	80
6	99	70	93
7	82	80	87
8	75	72	81
9	88	81	83

11. 10개의 지역에서 100명의 어린이의 영구치우식경험자 수와 공설 급소의 불소 농도(ppm)를 비교하여, 각 지역의 순위를 조사하였다.

지역	순위		지역	순위	
	영구치우식경험자 수 순위	불소농도 순위		영구치우식경험자 수 순위	불소농도 순위
1	8	1	6	4	7
2	9	3	7	1	10
3	7	4	8	5	6
4	3	9	9	6	5
5	2	8	10	10	2

100명당 영구치우식경험자의 수와 불소농도 사이에 양의 상관성이 있다고 할 수 있는지 유의수준 $\alpha = 0.05$에서 검정하라.

부록

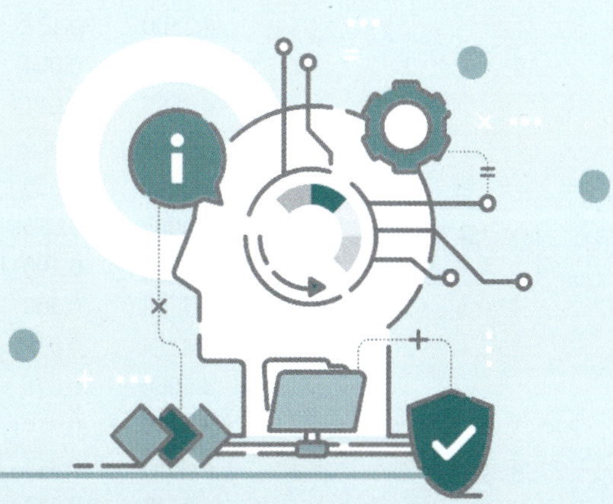

【표 A】 Kruskal-Wallis 검정의 임계값

【표 B(a)】 $k = 3,\ n = 2, \ldots, 9$일 때, Friedman 검정에서 X_r^2의 검정 통계량값과 대응되는 값에서의 정확한 p-값

【표 B(b)】 $k = 4,\ n = 2, 3, 4$일 때, Friedman 검정에서 X_r^2의 검정통계량값과 대응되는 값에서의 정확한 p-값

【표 C】 Spearman 검정에서 $\mathrm{P}(r > r_s^*) \le \alpha$을 만족하는 임계값 r_s^*

【표 A】 Kruskal-Wallis 검정의 임계값

표본크기			임계값	α	표본크기			임계값	α
n_1	n_2	n_3			n_1	n_2	n_3		
2	1	1	2.7000	0.500	4	3	2	6.4444	0.008
2	2	1	3.6000	0.200				6.3000	0.011
2	2	2	4.5714	0.067				5.4444	0.046
			3.7143	0.200				5.4000	0.051
3	1	1	3.2000	0.300				4.5111	0.098
3	2	1	4.2857	0.100				4.4444	0.102
			3.8571	0.133	4	3	3	6.7455	0.010
3	2	2	5.3572	0.029				6.7091	0.013
			4.7143	0.048				5.7909	0.046
			4.5000	0.067				5.7273	0.050
			4.4643	0.105				4.7091	0.092
3	3	1	5.1429	0.043				4.7000	0.101
			4.5714	0.100	4	4	1	6.6667	0.010
			4.0000	0.129				6.1667	0.022
3	3	2	6.2500	0.011				4.9667	0.048
			5.3611	0.032				4.8667	0.054
			5.1389	0.061				4.1667	0.082
			4.5556	0.100				4.0667	0.102
			4.2500	0.121	4	4	2	7.0364	0.006
3	3	3	7.2000	0.004				6.8727	0.011
			6.4889	0.011				5.4545	0.046
			5.6889	0.029				5.2364	0.052
			5.6000	0.050				4.5545	0.098
			5.0667	0.086				4.4455	0.103
			4.6222	0.100	4	4	3	7.1439	0.010
4	1	1	3.5714	0.200				7.1364	0.011
4	2	1	4.8214	0.057				5.5985	0.049
			4.5000	0.076				5.5758	0.051
			4.0179	0.114				4.5455	0.099
4	2	2	6.0000	0.014				4.4773	0.102
			5.3333	0.033	4	4	4	7.6538	0.008
			5.1250	0.052				7.5385	0.011
			4.4583	0.100				5.6923	0.049
			4.1667	0.105				5.6538	0.054
4	3	1	5.8333	0.021				4.6539	0.097
			5.2083	0.050				4.5001	0.104
			5.0000	0.057	5	1	1	3.8571	0.143
			4.0556	0.093	5	2	1	5.2500	0.036
			3.8889	0.129				5.0000	0.048
								4.4500	0.071

표본크기			임계값	α
n_1	n_2	n_3		
5	2	2	6.5333	0.008
			6.1333	0.013
			5.1600	0.034
			5.0400	0.056
			4.3733	0.090
			4.2933	0.122
5	3	1	6.4000	0.012
			4.9600	0.048
			4.8711	0.052
			4.0178	0.095
			3.8400	0.123
5	3	2	6.9091	0.009
			6.8218	0.010
			5.2509	0.049
			5.1055	0.052
			4.6509	0.091
			4.4945	0.101
5	3	3	7.0788	0.009
			6.9818	0.011
			5.6485	0.049
			5.5152	0.051
			4.5333	0.097
			4.4121	0.109
5	4	1	6.9545	0.008
			6.8400	0.011
			4.9855	0.044
			4.8600	0.056
			3.9873	0.098
			3.9600	0.102
5	4	2	7.2045	0.009
			7.1182	0.010
			5.2727	0.049
			5.2682	0.050
			4.5409	0.098
			4.5182	0.101
5	4	3	7.4449	0.010
			7.3949	0.011
			5.6564	0.049
			5.6308	0.050
			4.2000	0.095
			4.0500	0.119
			4.5487	0.099
			4.5231	0.103
5	4	4	7.7604	0.009
			7.7440	0.011
			5.6571	0.049
			5.6176	0.050
			4.6187	0.100
			4.5527	0.102
5	5	1	7.3091	0.009
			6.8364	0.011
			5.1273	0.046
			4.9091	0.053
			4.1091	0.086
			4.0364	0.105
5	5	2	7.3385	0.010
			7.2692	0.010
			5.3385	0.047
			5.2462	0.051
			4.6231	0.097
			4.5077	0.100
5	5	3	7.5780	0.010
			7.5429	0.010
			5.7055	0.046
			5.6264	0.051
			4.5451	0.100
			4.5363	0.102
5	5	4	7.8229	0.010
			7.7914	0.010
			5.6657	0.049
			5.6429	0.050
			4.5229	0.099
			4.5200	0.101
5	5	5	8.0000	0.009
			7.9800	0.010
			5.7800	0.049
			5.6600	0.051
			4.5600	0.100
			4.5000	0.102

【표 B(a)】 $k = 3$, $n = 2, \ldots, 9$일 때, Friedman 검정에서 X_r^2의 검정통계량값과 대응되는 값에서의 정확한 p-값

$n = 2$		$n = 3$		$n = 4$		$n = 5$	
X_r^2	P	X_r^2	P	X_r^2	P	X_r^2	P
0	1.000	0.000	1.000	0.0	1.000	0.0	1.000
1	0.833	0.667	0.944	0.5	0.931	0.4	0.954
3	0.500	2.000	0.528	1.5	0.653	1.2	0.691
4	0.167	2.667	0.361	2.0	0.431	1.6	0.522
		4.667	1.94	3.5	0.273	2.8	0.367
		6.000	0.028	4.5	0.125	3.6	0.182
				6.0	0.069	4.8	0.124
				6.5	0.042	5.2	0.093
				8.0	0.0046	6.4	0.039
						7.6	0.024
						8.4	0.0085
						10.0	0.00077

$n = 6$		$n = 7$		$n = 8$		$n = 9$	
0.00	1.000	0.000	1.000	0.00	1.000	0.000	1.000
0.033	0.956	0.286	0.964	0.25	0.967	0.222	0.971
1.00	0.740	0.857	0.768	0.75	0.794	0.667	0.814
1.33	0.570	1.143	0.620	1.00	0.654	0.889	0.865
2.33	0.430	2.000	0.486	1.75	0.531	1.556	0.569
3.00	0.252	2.571	0.305	2.25	0.355	2.000	0.398
4.00	0.184	3.429	0.237	3.00	0.285	2.667	0.328
4.33	0.142	3.714	0.192	3.25	0.236	2.889	0.278
5.33	0.072	4.571	0.112	4.00	0.149	3.556	0.187
6.33	0.052	5.429	0.085	4.75	0.120	4.222	0.154
7.00	0.029	6.000	0.052	5.25	0.079	4.667	0.107
8.33	0.012	7.143	0.027	6.25	0.047	5.556	0.069
9.00	0.0081	7.7141	0.021	6.75	0.038	6.000	0.057
9.33	0.0055	8.000	0.016	7.00	0.030	6.222	0.048
10.33	0.0017	8.857	0.0084	7.75	0.018	6.889	0.031
12.00	0.00013	10.286	0.0036	9.00	0.0099	8.000	0.019
		10.571	0.0027	9.25	0.0080	8.222	0.016
		11.143	0.0012	9.75	0.0048	8.667	0.010
		12.286	0.00032	10.75	0.0024	9.556	0.0060
		14.000	0.000021	12.00	0.0011	10.667	0.0035
				12.25	0.00086	10.889	0.0029
				13.00	0.00026	11.556	0.0013
				14.25	0.000061	12.667	0.00066
				16.00	0.0000036	13.556	0.00035
						14.000	0.00020
						14.222	0.000097
						14.889	0.000054
						16.222	0.000011
						18.000	0.0000006

【표 B(b)】 $k = 4$, $n = 2, 3, 4$일 때, Friedman 검정에서 X_r^2의 검정통계량값과 대응되는 값에서의 정확한 p-값

$n = 2$		$n = 3$		$n = 4$			
X_r^2	P	X_r^2	P	X_r^2	P	X_r^2	P
0.0	1.000	0.2	1.000	0.0	1.000	5.7	0.141
0.6	0.958	0.6	0.958	0.3	0.992	6.0	0.105
1.2	0.834	1.0	0.910	0.6	0.928	6.3	0.094
1.8	0.792	1.8	0.727	0.9	0.900	6.6	0.077
2.4	0.625	2.2	0.608	1.2	0.800	6.9	0.068
3.0	0.542	2.6	0.524	1.5	0.754	7.2	0.054
3.6	0.458	3.4	0.446	1.8	0.677	7.5	0.052
4.2	0.375	3.8	0.342	2.1	0.649	7.8	0.036
4.8	0.208	4.2	0.300	2.4	0.524	8.1	0.033
5.4	0.167	5.0	0.207	2.7	0.508	8.4	0.019
6.0	0.042	5.4	0.175	3.0	0.432	8.7	0.014
		5.8	0.148	3.3	0.389	9.3	0.012
		6.6	0.075	3.6	0.355	9.6	0.0069
		7.0	0.054	3.9	0.324	9.9	0.0062
		7.4	0.033	4.5	0.242	10.2	0.0027
		8.2	0.017	4.8	0.200	10.8	0.0016
		9.0	0.0017	5.1	0.190	11.1	0.00094
				5.4	0.158	12.0	0.000072

【표 C】 Spearman 검정에서 $P(r > r_s^*) \le \alpha$을 만족하는 임계값 r_s^*

n	α					
	0.001	0.005	0.010	0.025	0.050	0.100
4	–	–	–	–	0.8000	0.8000
5	–	–	0.9000	0.9000	0.8000	0.7000
6	–	0.9429	0.8857	0.8286	0.7714	0.6000
7	0.9643	0.8929	0.8571	0.7450	0.6786	0.5357
8	0.9286	0.8571	0.8095	0.7143	0.6190	0.5000
9	0.9000	0.8167	0.7667	0.6833	0.5833	0.4667
10	0.8667	0.7818	0.7333	0.6364	0.5515	0.4424
11	0.8364	0.7545	0.7000	0.6091	0.5273	0.4182
12	0.8182	0.7273	0.6713	0.5804	0.4965	0.3986
13	0.7912	0.6978	0.6429	0.5549	0.4780	0.3791
14	0.7670	0.6747	0.6220	0.5341	0.4593	0.3626
15	0.7464	0.6536	0.6000	0.5179	0.4429	0.3500
16	0.7265	0.6324	0.5824	0.5000	0.4265	0.3382
17	0.7083	0.6152	0.5637	0.4853	0.4118	0.3260
18	0.6904	0.5975	0.5480	0.4716	0.3994	0.3148
19	0.6737	0.5825	0.5333	0.4579	0.3895	0.3070
20	0.6586	0.5684	0.5203	0.4451	0.3789	0.2977
21	0.6455	0.5545	0.5078	0.4351	0.3688	0.2909
22	0.6318	0.5426	0.4963	0.4241	0.3597	0.2829
23	0.6186	0.5306	0.4852	0.4150	0.3518	0.2767
24	0.6070	0.5200	0.4748	0.4061	0.3435	0.2704
25	0.5962	0.5100	0.4654	0.3977	0.3362	0.2646
26	0.5856	0.5002	0.4564	0.3894	0.3299	0.2588
27	0.5757	0.4915	0.4481	0.3822	0.3236	0.2540
28	0.5660	0.4828	0.4401	0.3749	0.3175	0.2490
29	0.5567	0.4744	0.4320	0.3685	0.3113	0.2443
30	0.5479	0.4665	0.4251	0.3620	0.3059	0.2400

참고문헌

[1] Akaike H. *A new look at the statistical model identification*. Automatic Control, IEEE Transactions on. 1974; 19(6):716-23.

[2] Akaike H. *Information theory and an extension of the maximum likelihood principle*. Selected Papers of Hirotugu Akaike: Springer; 1998. p. 199-213.

[3] Akaike H. *Prediction and entropy*: Springer; 1985.

[4] Anderson RL, Bancroft TA. *Statistical theory in research*. 1952.

[5] Barnard G. A new test for 2×2 tables. *Nature*. 1945; 156:177.

[6] Behrens WU. *Ein beitrag zur fehlerberechnung bei wenigen beobachtungen*: Institut für Pflanzenbau; 1928.

[7] Bowerman BL, O'Connell RT. *Linear statistical models: An applied approach*: PWS-Kent Publishing Company; 1990.

[8] Brown GW, Mood AM, editors. *On median tests for linear hypotheses*. Proceedings of the Second Berkeley Symposium on Mathematical Statistics and Probability; 1951: Univ. of California Press Berkeley.

[9] Carr WE. Fisher's exact test extended to more than two samples of equal size. *Technometrics*. 1980; 22(2):269-70.

[10] Cochran WG. Approximate significance levels of the Behrens-Fisher test. *Biometrics*. 1964; 20(1):191-5.

[11] Cochran WG. Some methods for strengthening the common χ^2 tests. *Biometrics*. 1954; 10(4):417-51.

[12] Cochran WG. The χ^2 test of goodness of fit. *The Annals of Mathematical Statistics*. 1952: 315-45.

[13] Connor DF, Steingard RJ, Anderson JJ, Melloni Jr RH. Gender differences in reactive and proactive aggression. *Child Psychiatry and Human Development*. 2003; 33(4):279-94.

[14] Daniel WW. *Applied nonparametric statistics*. 1990.

[15] Dietz EJ. Teaching regression in a nonparametric statistics course. *The American Statistician*. 1989; 43(1):35-40.

[16] Diskin AM, Španěl P, Smith D. Time variation of ammonia, acetone, isoprene and ethanol in breath: a quantitative SIFT-MS study over 30 days. *Physiological Measurement*. 2003; 24(1):107.

[17] Doane DP. Aesthetic frequency classifications. *The American Statistician*. 1976;30 (4): 181-3.

[18] Dupont WD. Sensitivity of Fisher's exact test to minor perturbations in 2×2 contingency tables. *Statistics in Medicine*. 1986; 5(6):629-35.

[19] Eldridge B, Galea M, McCoy A, Wolfe R, Graham H. Uptime normative values in children aged 8 to 15 years. *Developmental Medicine & Child Neurology*. 2003; 45(3):189-93.

[20] Evans DA. Estimated prevalence of Alzheimer's disease in the United States. *The Milbank Quarterly*. 1990:267-89.

[21] Finney DJ. The Fisher-Yates test of significance in 2×2 contingency tables. *Biometrika*. 1948; 35(1/2):145-56.

[22] Fisher R. A new test for 2× 2 tables. *Nature*. 1945; 156(3961):388.

[23] Fisher RA. *Statistical Methods for Research Workers*: Genesis Publishing Pvt Ltd; 1925.

[24] Fisher RA. The asymptotic approach to Behrens's integral, with further tables for the d test of significance. *Annals of Eugenics*. 1941; 11(1): 141-72.

[25] Fisher RA. The comparison of samples with possibly unequal variances. *Annals of Eugenics*. 1939; 9(2):174-80.

[26] Fisher RA. The Distribution of the Partial Correlation Coefficient. *Metron*. 1924; 3: 329-32.

[27] Fisher RA. The logic of inductive inference. *Journal of the Royal Statistical Society*. 1935; 98(1):39-82.

[28] Fisher SRA, Fisher RA, Genetiker S, Fisher RA, Genetician S, Fisher RA, et al. *The Design of Experiments*: Oliver and Boyd Edinburgh; 1960.

[29] Friedman M. A comparison of alternative tests of significance for the problem of m rankings. *The Annals of Mathematical Statistics*. 1940;11(1):86-92.

[30] Friedman M. The use of ranks to avoid the assumption of normality implicit in the

analysis of variance. *Journal of the American Statistical Association*. 1937; 32(200): 675-701.

[31] Granholm E, Anthenelli R, Monteiro R, Sevcik J, Stoler M. Brief Integrated Outpatient Dual-diagnosis Treatment Reduces Psychiatric Hospitalizations. *The American journal on addictions*. 2003; 12(4): 306-13.

[32] Greenwood PE, Nikulin MS. *A guide to chi-squared testing*: John Wiley & Sons; 1996.

[33] Haight FA. *Handbook of the Poisson distribution*. 1967.

[34] Hartley HO. The maximum F-ratio as a short-cut test for heterogeneity of variance. *Biometrika*. 1950; 37(3/4):308-12.

[35] Hartwig F, Dearing BE. *Exploratory data analysis*: Sage; 1979.

[36] Hinkelmann K, Kempthorne O. *Design and Analysis of Experiments, Special Designs and Applications*: John Wiley & Sons; 2012.

[37] Hotelling H. New light on the correlation coefficient and its transforms. *Journal of the Royal Statistical Society Series B* (Methodological). 1953; 15(2):193-232.

[38] Hsu J. *Multiple comparisons: theory and methods*: CRC Press; 1996.

[39] Hyndman RJ, Fan Y. Sample quantiles in statistical packages. *The American Statistician*. 1996; 50(4):361-5.

[40] Irwin J. Tests of significance for differences between percentages based on small numbers. *Metron*. 1935; 12(2):84-94.

[41] Johnstone IM, Velleman PF. The resistant line and related regression methods. *Journal of the American Statistical Association*. 1985; 80(392):1041-54.

[42] Keppel G. *Design and analysis: A researcher's handbook*: Prentice-Hall, Inc; 1991.

[43] Kolmogorov AN. *Foundations of the Theory of Probability*. 1950.

[44] Kolmogorov AN. *Sulla determinazione empirica di una legge di distribuzione*: na; 1933.

[45] Kramer CY. Extension of multiple range tests to group means with unequal numbers of replications. *Biometrics*. 1956; 12(3):307-10.

[46] Kruskal WH, Wallis WA. Use of ranks in one-criterion analysis of variance (errata). *Journal of the American Statistical Association*. 1953; 48:907-11.

[47] Kuehl RO. *Statistical principles of research design and analysis*: Duxbury Resource Center; 1994.

[48] Laake J, Røttingen JA. Rocuronium and anaphylaxis–a statistical challenge. *Acta Anaesthesiologica Scandinavica*. 2001; 45(10):1196-203.

[49] LaMont DH, Budoff MJ, Shavelle DM, Shavelle R, Brundage BH, Hagar JM. Coronary calcium scanning adds incremental value to patients with positive stress tests. *American Heart Journal*. 2002; 143(5):861-7.

[50] Lancaster H. 0.(1969), *The Chi-Squared Distribution*: Wiley, New York MR. 1972; 40: 6667.

[51] Latscha R. Tests of significance in a 2× 2 contingency table: extension of Finney's table. *Biometrika*. 1953; 40(1/2):74-86.

[52] MacNeil DR. *Interactive data analysis: a practical primer*: Wiley; 1977.

[53] Mann HB, Whitney DR. On a test of whether one of two random variables is stochastically larger than the other. *The Annals of Mathematical Statistics*. 1947: 50-60.

[54] Mantel N, Haenszel W. Statistical aspects of the analysis of data from retrospective studies. *Journal of the National Cancer Institute*. 1959; 22(4):719-48.

[55] Mantel N. Chi-square tests with one degree of freedom; extensions of the Mantel-Haenszel procedure. *Journal of the American Statistical Association*. 1963; 58(303): 690-700.

[56] Marx ML, Larsen RJ. *Introduction to mathematical statistics and its applications*: Pearson/Prentice Hall Upper Saddle River, NJ, USA; 2006.

[57] Mikhail B. Prenatal Care Utilization Among Low-Income African American Women Prenatal Care. *Journal of Community Health Nursing*. 2000; 17(4): 235-46.

[58] Montgomery DC. *Design and analysis of experiments*: John Wiley & Sons; 2008.

[59] Mood AM. *Introduction to the Theory of Statistics*. 1950.

[60] Myers JL, Well A, Lorch RF. *Research design and statistical analysis*: Routledge; 2010.

[61] Neave HR. A new look at an old test. *Journal of Applied Statistics*. 1982; 9(2): 165-78.

[62] Neter J, Kutner MH, Nachtsheim CJ, Wasserman W. *Applied linear statistical models*: Irwin Chicago; 1996.

[63] Neyman J. Fiducial argument and the theory of confidence intervals. *Biometrika*. 1941; 32(2):128-50.

[64] Pearson ES. The choice of statistical tests illustrated on the interpretation of data classed in a 2× 2 table. *Biometrika*. 1947; 34(1/2):139-67.

[65] Pearson K. *On the Criterion that a Given System of Deviations from the Probable in*

the Case of a Correlated System of Variables is Such that it Can be Reasonably Supposed to have Arisen from Random Sampling. Breakthroughs in Statistics: Springer; 1992. p. 11-28.

[66] Prevention KCfDCa. *The Fifth Korea National Health and Nutrition Examination Survey* (KNHANES V-2). 2011.

[67] Rice J. *Mathematical statistics and data analysis*: Nelson Education; 2006.

[68] Satterthwaite FE. An approximate distribution of estimates of variance components. *Biometrics Bulletin*. 1946; 2(6):110-4.

[69] Savage LJ. *The foundations of statistics*: Courier Corporation; 1972.

[70] Scheffé H. A note on the Behrens-Fisher problem. *The Annals of Mathematical Statistics*. 1944; 15(4):430-2.

[71] Scheffé H. On solutions of the Behrens-Fisher problem, based on the t-distribution. *The Annals of Mathematical Statistics*. 1943; 14(1):35-44.

[72] Schoenborn CA, Adams PF, Barnes PM, Vickerie JL, Schiller JS. *Health behaviors of adults: United States, 1999-2001*: Vital and Health Statistics Series 10, Data From the National Health Survey. 2004(219): 1-79.

[73] Smirnov NV. *Estimate of deviation between empirical distribution functions in two independent samples*: Bulletin Moscow University. 1939; 2(2):3-16.

[74] Snedegor G, Cochran WG. Statistical methods. *Statistical methods*. 1967(6th ed).

[75] Spearman C. The proof and measurement of association between two things. *The American Journal of Psychology*. 1904; 15(1):72-101.

[76] Steel RGD, Torrie JH. Principles and procedures of statistics. *Principles and Procedures of Statistics*. 1960.

[77] Student. The probable error of a mean. *Biometrika*. 1908:1-25.

[78] Sturges HA. The choice of a class interval. *Journal of the American Statistical Association*. 1926;21(153): 65-6.

[79] Sweetland A. *A Comparison of the Chi-Square Test for 1 df and the Fisher Exact Test*. 1972.

[80] Tabachnick BG, Fidell LS. *Experimental designs using ANOVA*: Thomson/Brooks/Cole; 2007.

[81] Tate RF, Klett GW. Optimal confidence intervals for the variance of a normal distribution. *Journal of the American statistical Association*. 1959; 54(287): 674-82.

[82] Theil H. *A rank-invariant method of linear and polynomial regression analysis. Henri Theil's Contributions to Economics and Econometrics*: Springer; 1992. p.

345-81.

[83] Tukey J. *The Problem of Multiple Comparisons*: Princeton University. 1953.

[84] Tukey JW. *Exploratory data analysis*. 1977.

[85] Velleman PF, Hoaglin DC. *Applications, basics, and computing of exploratory data analysis*: Duxbury Press; 1981.

[86] Walker HM. Degrees of freedom. *Journal of Educational Psychology*. 1940; 31(4):253.

[87] Welch BL. The generalization ofstudent's' problem when several different population variances are involved. *Biometrika*. 1947; 34(1/2):28-35.

[88] Welch BL. The significance of the difference between two means when the population variances are unequal. *Biometrika*. 1938; 29(3/4):350-62.

[89] Westenberg J. Significance test for median and interquartile range in samples from continuous populations of any form. *Proceedings Koninklijke Nederlandse Akademie van Wetenshappen*. 1948; 51:252-61.

[90] Westfall PH, Tobias RD, Rom D, Wolfinger DRD. PhD., and Yosef Hochberg. *Multiple Comparisons and Multiple Tests Using the SAS System:* SAS Publishing. 1999.

[91] Winer BJ, Brown DR, Michels KM. *Statistical principles in experimental design*: McGraw-Hill New York; 1971.

[92] Yates F. Contingency tables involving small numbers and the χ^2 test. Supplement to the *Journal of the Royal Statistical Society*. 1934; 1(2):217-35.

[93] Zar JH. *Biostatistical analysis*: Pearson Education India; 1999.

찾아보기

ㄱ

ㄷ

ㄹ

ㅁ

ㅂ

ㅅ

ㅇ

ㅈ

ㅊ

ㅋ

ㅌ

ㅍ

ㅎ

기타

Rex를 활용한 보건통계학 개론 제2판

지은이 최성경 · 원성호 · 김호
펴낸이 조경희
펴낸곳 경문사
펴낸날 2019년 3월 5일 1판 1쇄
2023년 3월 2일 2판 1쇄
등 록 1979년 11월 9일 제1979-000023호
주 소 04057, 서울특별시 마포구 와우산로 174
전 화 (02)332-2004 팩스 (02)336-5193
이메일 kyungmoon@kyungmoon.com

값 32,000원

ISBN 979-11-6073-608-3